Christian Plaaß, Lukas Weisskopf (Hrsg.)

Die Sehne

Christian Plaaß, Lukas Weisskopf (Hrsg.)

Die Sehne

Leitfaden zur Behandlung von Sehnenpathologien

Unter Mitarbeit von
Anja Hirschmüller

DE GRUYTER

Herausgeber
Dr. med. Christian Plaaß
Orthopädische Klinik der Medizinischen Hochschule
Hannover im DIAKOVERE Annastift
Anna-von-Borries-Str. 1-7
30625 Hannover
E-Mail: christian.plaass@web.de

Dr. med. Lukas Weisskopf
ALTIUS Swiss Sportmed Center
Habich-Dietschy-Str. 5a
4310 Rheinfelden
Schweiz
E-Mail: lukas.weisskopf@altius.ag

ISBN 978-3-11-042728-8
e-ISBN (PDF) 978-3-11-042402-7
e-ISBN (EPUB) 978-3-11-042422-5

Library of Congress Cataloging-in-Publication Data
A CIP catalog record for this book has been applied for at the Library of Congress.

Bibliografische Information der Deutschen Nationalbibliothek
Die Deutsche Nationalbibliothek verzeichnet diese Publikation in der Deutschen Nationalbibliografie; detaillierte bibliografische Daten sind im Internet über http://dnb.dnb.de abrufbar.

Umschlagabbildung: Nastco/iStock/Thinkstock
Satz: PTP-Berlin, Protago-TEX-Production GmbH, Berlin
Druck und Bindung: CPI books GmbH, Leck
♾ Gedruckt auf säurefreiem Papier
Printed in Germany

www.degruyter.com

Gewidmet den Familien und Lehrern der Herausgeber

Vorwort der Herausgeber

„Die Sehne“ ist eine komplexe Struktur mit wichtiger Funktion für die Mobilität des Menschen. Die an sie gestellten Anforderungen können nur durch herausragende biomechanische Eigenschaften erfüllt werden. Mythen und Diskussionen umranken seit jeher die optimale Behandlung der verschiedenen Sehnenpathologien.

Dieses Buch soll die spannende Diskrepanz zwischen der marginalen Stoffwechsellage von Sehnen mit entsprechend langsamen Regenerationsvorgängen einerseits und den, bei adäquater Umsetzung, sehr effektiven, Evidenz-basierten Behandlungsstrategien andererseits aufzeigen.

Dabei fliessen neben der wissenschaftlichen Aufarbeitung der aktuellen Literatur die jahrelangen klinischen Erfahrungen der Autoren und Editoren mit ein.

Es ist von unschätzbarem Wert, diese Erfahrungen weiterzugeben, da die oft langwierige Therapie Patienten und Therapeuten vor eine grosse Herausforderung stellt.

In nach anatomischen Regionen strukturierten Kapiteln werden sämtliche konservative und operative Therapiemethoden der unterschiedlichen Verletzungsformen der Sehnen behandelt und neben den wissenschaftlichen Grundlagen zahlreiche wertvolle klinische Tipps und Tricks vermittelt.

In Anlehnung an das Standardwerk „Das Knie“ von Prof. Werner Müller soll das Buch eine umfassende Übersicht über die Sehnenpathologien geben und ein fundiertes Wissen der physiologischen und pathophysiologen Prozesse vermitteln. Hierbei gilt der besondere Dank den Lehrern und Mentoren der Herausgeber, die diese bei ihrem Interesse an einem solchen tiefgreifenden Verständnis der behandelten Erkrankungen und insbesondere der Sehnen stimuliert haben. Insbesondere seien hier Dr. Bernhard Segesser und Prof. Werner Müller genannt.

Christian Plaaß, Lukas Weißkopf, Anja Hirschmüller
März 2017

DOI 10.1515/9783110424027-001

Geleitwort

Warum ein Buch über Sehnen – ist doch eh alles klar. Sehnen degenerieren im Lauf der Jahre, rupturieren spontan und ab einem gewissen Alter ist ein funktionelles Defizit in Kauf zu nehmen. Dazu tragen die Radiologen mit ihrer MRI-Diagnostik bei, die unbesehen der Funktion den Begriff Tendinose fast inflatorisch häufig verwenden und damit Diagnosen zementieren, die der klinischen und funktionellen Untersuchung eigentlich nicht standhalten würden. Diese leider auch heute noch oft praktizierte Haltung muss auch im Bereich der Sehnentraumatologie einer differenzierten Diagnostik und Therapie Platz machen. Dysfunktionen der Sehnen reduzieren die Lebensqualität oft nachhaltiger als artikuläre Instabilitäten. Dabei ist es angesichts der aktuell mehr und mehr gelenkorientierten Sporttraumatologie nötiger denn je, darauf hinzuweisen, dass die funktionelle Stabilisierung der Gelenke auch bei der besten Rekonstruktion des Kapsel-Bandapparats über ein intaktes muskulo-tendinöses System erfolgt. Dabei sind die Sehnen, ihre anatomischen Führungsstrukturen und ihre Ansätze diejenigen Elemente, die nur durch funktionelle Untersuchung beurteilt werden können und die wegen ihrer bradytrophen Ernährung am meisten Zeit zur Regeneration und Qualitätsverbesserung brauchen.

Im Bereich Achillessehne durfte ich zusammen mit meinem Freund dem Biomechaniker Peter Brüggemann von der Sporthochschule Köln gute, wenig publizierte praxisrelevante Forschung machen, die ich meinem besten Schüler Lukas Weisskopf weitergeben durfte, der wie die anderen Herausgeber vom Virus „Sehne“ befallen ist und die zusammen in diesem Buch Ihre praktische Erfahrung und Hintergründe der Behandlung von Sehnenerkrankungen beweisen.

Bernhard Segesser

DOI 10.1515/9783110424027-002

Inhalt

Autorenverzeichnis

PD Dr. Christoph Becher
HKF – Internationales Zentrum für Hüft-, Knie und Fußchirurgie
ATOS Klinik Heidelberg
Bismarckstraße 9–15
69115 Heidelberg
E-Mail: becher@atos.de

Dr. Carlo Camathias
Klinik für Orthopädie des Universitätskinderspitals beider Basel
Spitalstrasse 33
4056 Basel, Schweiz
E-Mail: camathias.carlo@gmail.com

Prof. Jill Cook, PhD
La Trobe University
La Trobe Sports and Exercise Medicine Research Centre
Melbourne (Bundoora), Victoria, Austrialien
E-Mail: j.cook@monash.edu

Dr. Nikolaus Császár
Ludwig-Maximilians-Universität München
Anatomische Anstalt
Pettenkoferstraße 11
80337 München
E-Mail: nikolaus.csaszar@med.uni-muenchen.de

Sean Docking
La Trobe University
La Trobe Sports and Exercise Medicine Research Centre
Melbourne (Bundoora), Victoria, Australien
E-Mail: s.docking@monash.edu

Dr. Mahmut Nedim Doral
Hacettepe University
Medical School
Chair and Department of Orthopaedics and Traumatology
6100 Sıhhiye-Ankara, Türkei
E-Mail: mndoral@gmail.com

Klaus Eder
EDEN REHA
Zentrum für Physiotherapie und Rehabilitation
Lessingstraße 39–41
93093 Donaustauf
E-Mail: verwaltung@eden-reha.de

Prof. Dr. Martin Engelhardt
Klinikum Osnabrück GmbH
Orthopädische Klinik
Am Finkenhügel 1
49076 Osnabrück
E-Mail: martin.engelhardt@klinikum-os.de

Dr. Mehmet Eroğlu
Afyonkarahisar University
Faculty of Medicine
Department of Orthopaedics and Traumatology
Afyon, Türkei

Dr. Marco Ezechieli
Klinik für Orthopädie, Unfallchirurgie und Sporttraumatologie
St. Josefs Krankenhaus
Dr.- Krismann-Str. 12
33154 Salzkotten
E-Mail: m.ezechieli@sjks.de

Dr. Dr. Andreas Först, M.D.O.
Praxis für Chirurgie, Orthopädie und Osteopathie
Industriestraße 15
96114 Hirschaid
E-Mail: praxis@dr-foerst.de

PD Dr. Renée Andrea Fuhrmann
Klinik für Fuß- und Sprunggelenkchirurgie
Salzburger Leite 1
97616 Bad Neustadt a.d. Saale
E-Mail: reneeandrea.fuhrmann@fusschirurgie-bad-neustadt.de

PD Dr. Ariane Gerber Popp
Kantonsspital Baselland, Standort Liestal
Mühlemattstrasse 26
4410 Liestal, Schweiz
E-Mail: ariane.gerberpopp@ksbl.ch

Dr. Andreas Gösele-Koppenburg
Crossklinik
Swiss Olympic Medical Center
Bundesstrasse 1
4009 Basel, Schweiz
E-Mail: goesele@crossklinik.ch

Dr. Michael Hackl
Uniklinik Köln
Klinik und Poliklinik für Orthopädie und Unfallchirurgie
Kerpener Str. 62
50937 Köln
E-Mail: michael.hackl@uk-koeln.de

Dr. Patricia Heisterbach
Universitätsspital Basel
Spitalstrasse 21 / Petersgraben 4
4031 Basel, Schweiz
E-Mail: patricia.heisterbach@usb.ch

PD Dr. Anja Hirschmüller
ALTIUS Swiss Sportmed Center
Habich-Dietschy-Strasse 5a
4310 Rheinfelden,Schweiz
E-Mail: anja.hirschmueller@altius.ag

Helmut Hoffmann
EDEN REHA
Zentrum für Physiotherapie und Rehabilitation
Lessingstraße 39–41
93093 Donaustauf
E-Mail: helmut.hoffmann@eden-reha.de

Dr. Gazi Huri
Hacettepe University
Faculty of Medicine
Department of Orthopaedics and Traumatology
Ankara, Türkei

PD Dr. Dr. Max J. Kääb
Sporthopaedicum
Bahnhofplatz 27
94315 Straubing
E-Mail: max.kaeaeb@sporthopaedicum.de

Prof. Dr. Karsten Knobloch
Sportpraxis
Heiligerstraße 3
30159 Hannover
E-Mail: info@sportpraxis-knobloch.de

PD Dr. Markus Knupp
Mein Fusszentrum
Eichenstrasse 31
CH-4054 Basel, Schweiz
E-Mail: markus.knupp@meinfusszentrum.ch

PD Dr. Fabian Krause
Inselspital Bern
Universitätsklinik für Orthopädische Chirurgie und Traumatologie
Freiburgstrasse 4
3010 Bern, Schweiz
E-Mail: fabian.krause@insel.ch

Dr. Tim Leschinger
Uniklinik Köln
Klinik und Poliklinik für Orthopädie und Unfallchirurgie
Kerpener Str. 62
50937 Köln
E-Mail: tim.leschinger@uk-koeln.de

PD Dr. Martin Majewski
Spital Oberengardin / Universitätsspital Basel
Orthopädie
Via Nouva 3
7503 Samedan, Schweiz
E-Mail: mmajewski@uhbs.ch

Sebastian A. Müller
Klinik für Orthopädie und Unfallchirurgie
Universitätsklinikum Heidelberg
Im Neuenheimer Feld 672
69120 Heidelberg
E-Mail:
sebastian.mueller@med.uni-heidelberg.de

PD Dr. Andreas Marc Müller
Universitätsspital Basel
Klinik für Orthopädie und Traumatologie
Spitalstr. 21
4031 Basel, Schweiz
E-Mail: a.mueller@usb.ch

Univ.-Prof. Dr. Lars P. Müller
Uniklinik Köln
Klinik und Poliklinik für Orthopädie und Unfallchirurgie
Kerpener Str. 62
50937 Köln
E-Mail: lars.mueller@uk-koeln.de

Prof. Dr. Sven Ostermeier
Gelenk-Klinik
Alte Bundesstraße 29
79794 Gundelfingen
E-Mail: svenostermeier@googlemail.com

Dr. Christian Plaaß
Orthopädische Klinik der Medizinischen Hochschule Hannover im DIAKOVERE Annastift
Abteilung für Fuß- und Sprunggelenkchirurgie
Anna-von-Borries-Straße 1–7
30625 Hannover
E-Mail: christian.plaass@web.de

Prof. Dr. Andreas Platz
Stadtspital Triemli
Klinik für Unfallchirurgie
Birmensdorferstrasse 497
8063 Zürich, Schweiz
E-Mail: andreas.platz@triemli.zuerich.ch

Dr. Christian Ries
Uniklinik Köln
Klinik und Poliklinik für Orthopädie und Unfallchirurgie
Kerpener Str. 62
50937 Köln
E-Mail: christian.ries@uk-koeln.de

Dr. Ebonie Kendra Rio
La Trobe University
La Trobe Sports and Exercise Medicine Research Centre
Melbourne (Bundoora), Victoria, Australien
E-Mail: e.rio@latrobe.edu.au

Mathias Ritsch
Praxis für Sportorthopädie, Orthopädie und Unfallchirurgie Rosenheim
Salinstraße 11
83022 Rosenheim
E-Mail: mathiasritsch@web.de

PD Dr. Claudio Rosso
ARTHRO Medics
shoulder and elbow center
Thannerstrasse 45
4054 Basel, Schweiz
E-Mail: c.rosso@arthro.ch

Dr. Mustafa Fevzi Sargon
Hacettepe University
Faculty of Medicine
Department of Orthopaedics and Traumatology
Ankara, Türkei

Univ. Prof. Dr. Christoph Schmitz
Ludwig-Maximilians-Universität München
Anatomische Anstalt
Pettenkoferstraße 11
80336 München
E-Mail:
christoph_schmitz@med.uni-muenchen.de

PD Dr. Andreas Schweizer
Universitätsklinik Balgrist
Forchstrasse 340
8008 Zürich, Schweiz
E-Mail: andreas.schweizer@balgrist.ch

Dr. Bernhard Segesser
Achilles-Consult GmbH
Im Kleeacker 2
4108 Witterswil, Schweiz
E-Mail: consult@bluewin.ch

Prof. Dr. Christina Stukenborg-Colsman
Orthopädische Klinik der Medizinischen Hochschule Hannover im DIAKOVERE Annastift
Abteilung für Fuß- und Sprunggelenkchirurgie
Anna-von-Borries-Straße 1–7
30625 Hannover
E-Mail:
christina.stukenborg-colsman@diakovere.de

Dr. Thomas Suter
Kantonsspital Baselland, Standort Liestal
Mühlemattstrasse 26
4410 Liestal, Schweiz
E-Mail: thomas.suter@ksbl.ch

Prof. Dr. Hajo Thermann
ATOS Klinik Heidelberg
Zentrum für Hüft-, Knie- und Fußchirurgie
Bismarckstraße 9–15
69115 Heidelberg
E-Mail: hajo.thermann@atos.de

Dr. Atanas Todorov
Universitätsspital Basel
Abteilung Biomedizin
Hebelstrasse 20
E-Mail: atanas.todorov@usb.ch

PD Dr. Siegfried Trattnig
Medizinische Universität Wien
Allgemeines Krankenhaus der Stadt Wien
Lazarettgasse 14
1090 Wien, Österreich
E-Mail: siegfried.trattnig@akhwien.at

Dr. Egemen Turhan
Hacettepe University
Faculty of Medicine
Department of Orthopaedics and Traumatology
Ankara, Türkei

Prof. Dr. Markus Walther
Schön Klinik München Harlaching
Harlachinger Straße 51
81574 München
E-Mail: mwalther@schoen-kliniken.de

PD Dr. Kilian Wegmann
Uniklinik Köln
Klinik und Poliklinik für Orthopädie und Unfallchirurgie
Kerpener Str. 62
50937 Köln
E-Mail: kilian.wegmann@uk-koeln.de

Dr. Frank Weinert
Frontenhausener Straße 20
84140 Gangkofen
E-Mail: hilfe@drfrankweinert.de

Dr. Lukas Weisskopf
ALTIUS Swiss Sportmed Center
Habich-Dietschy-Strasse 5a
4310 Rheinfelden, Schweiz
E-Mail: lukas.weisskopf@altius.ag

Felix Zimmermann
ALTIUS Swiss Sportmed Center
Habich-Dietschy-Strasse 5a
4310 Rheinfelden, Schweiz
E-Mail: felix.zimmermann@altius.ag

S. Zwyssig
Spital Oberengardin / Universitätsspital Basel
Orthopädie
Via Nouva 3
7503 Samedan, Schweiz

1 Grundlagen der Sehnenphysiologie

Anja Hirschmüller

1.1 Sehnenphysiologie

Das zunehmende Wissen um die Relevanz körperlicher Aktivität und die daraus resultierende steigende sportliche Betätigung der Bevölkerung haben in den letzten drei Jahrzehnten zu einer deutlichen Zunahme muskuloskelettaler Beschwerden geführt [1]. Dies betrifft sowohl die arbeitende Allgemeinbevölkerung als auch den Freizeit- und Leistungssport. Sehnenerkrankungen spielen dabei eine übergeordnete Rolle, da sie oft große Auswirkungen auf die Lebensqualität und das Wohlbefinden haben und die Trainings- und Wettkampffähigkeit von Athleten erheblich einschränken können. Häufig ist eine längere Behandlungsdauer erforderlich, um eine vollständige Ausheilung zu erreichen.

Sowohl klinisch tätige Ärzte als auch Wissenschaftler zeigten daher in den letzten vier Jahrzehnten ein wachsendes Interesse an Sehnenpathologien [2]. Dies spiegelt sich unter anderem in stetig ansteigenden Publikationszahlen wider. Wurden im Jahr 1966 ca. 250 Publikationen zum Themenkomplex „Sehne" veröffentlicht, so waren dies 2015 bereits knapp 3500 (Pubmed-Medline „tendon", vgl. Abb. 1.1).

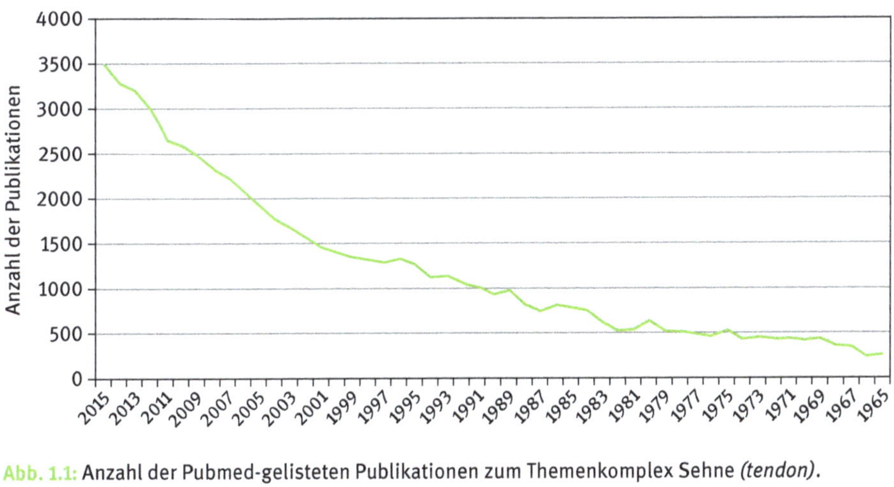

Abb. 1.1: Anzahl der Pubmed-gelisteten Publikationen zum Themenkomplex Sehne *(tendon)*.

Während Sehnen klassisch als schlecht durchblutetes, bradytrophes Gewebe galten, wurden dabei zunehmend ihre hohe Anpassungsfähigkeit an körperliche Belastung und ihre herausragenden Gewebeeigenschaften erkannt, die sie zugleich hoch widerstandsfähig und elastisch machen [2, 3]. Durch ihre besondere Fähigkeit zur Speicherung und Freisetzung von Bewegungsenergie spielen sie eine entscheidende Rolle

DOI 10.1515/9783110424027-003

für die Fortbewegung und die körperliche Leistungsfähigkeit. Ihre Funktion bei der präzisen Einstellung von Gelenkbewegungen liefert außerdem die Grundlage für jede Form der Feinmotorik. Im folgenden ersten Kapitel werden zunächst die anatomischen, physiologischen und biomechanischen Grundlagen aufgearbeitet, gefolgt von der Darstellung der Pathophysiologie und der Bildgebung.

1.1.1 Anatomie und Physiologie

Die **Hauptaufgabe** der Sehnen besteht darin, Spannungen, die bei der Muskelkontraktion entstehen, auf die Knochenoberfläche zu übertragen [4]. Dadurch ermöglichen sie die Fortbewegung sowie die Einnahme und Aufrechterhaltung verschiedenster Körperpositionen [5].

Sehnen weisen eine sehr hohe Zugfestigkeit mit einem Elastizitätsmodul von etwa 200 mPa auf [6]. Dieses Elastizitätsmodul ist immer noch etwa 10 × geringer als das des Knochens, so dass der Sehnenansatz als Übergang von weichem zu hartem Gewebe eine komplexe Struktur erfordert [7]. Diese sogenannte **Enthese** sichert den Sehnen-Knochen-Übergang, indem sie die einwirkende Energie verteilt und mechanische Spitzenbelastungen abfängt [5].

Anhand ihrer Struktur und ihres Vorkommens lassen sich zwei Arten von Enthesen unterscheiden: eine fibröse und eine fibrokartilaginäre Form. *Fibröse Enthesen* bestehen aus dichtem Bindegewebe und bilden die Endstrecke von Zugsehnen an den Meta- und Diaphysen der langen Röhrenknochen. Hier finden sich unter anderem die sog. Sharpey'schen Fasern, die als mineralisierte Kollagenfasern ins Periost einstrahlen und den Sehnenansatz verstärken [8]. Ein typisches Beispiel einer fibrösen Enthese ist die Insertion der Adduktoren am Femur.

Fibrokartilaginäre Enthesen kommen typischerweise an den Apo- und Epiphysen der langen Röhrenknochen vor und besitzen eine Übergangszone aus Faserknorpel. Die fibrokartilaginären Enthesen sind aus vier Zonen aufgebaut: der Sehne, einer Zone aus nichtkalzifiziertem Faserknorpel, einer Zone aus kalzifiziertem Faserknorpel und dem Knochen [8]. Der komplexe fibrokartilaginäre Aufbau wird als Ausdruck der Adaptation an lokale Scher- und Druckbeanspruchungen verstanden, gewährleistet eine dosierte Kraftübertragung und schützt Knochen und Sehne vor dem Abreißen [9–11]. Insgesamt werden die Enthesen heute zunehmend aus funktioneller Sicht betrachtet, was sich im Begriff des „Enthesenorgans" widerspiegelt. So finden sich oft weitere Strukturen, die zu einer Belastungsreduktion beitragen, wie beispielsweise an der Achillessehneninsertion, wo zusätzlich zum Faserknorpel des Sehnenansatzes eine Faserknorpelschicht auf der Knochenoberfläche sowie Faserknorpel auf der ventralen Sehnenoberfläche gefunden werden können (sog. „periostaler" und „sesamoider" Faserknorpel). Auch die Bursa subachillea und der subachilläre Fettkörper sind funktionell in die Achillessehnenenthese mit einbezogen.

Anatomisch werden außerdem sog. *Gleitsehnen* von *Zugsehnen* unterschieden. Während die Zugrichtung bei *Zugsehnen* in die Wirkungsrichtung des zugehörigen Muskels verläuft, werden die Kräfte bei *Gleitsehnen* oft ähnlich wie bei einem Kranseil um die Ecke übertragen. Dies geschieht, indem sich Muskelbauch und Gelenk voneinander entfernen und Knochenvorsprünge als Hypomochlion genutzt werden [5, 10]. Sehnen mehrgelenkiger Muskeln, die hohen Reibungskräften ausgesetzt sind, werden häufig von *Sehnenscheiden* umgeben. Diese Sehnenscheiden bestehen – ähnlich wie Gelenkkapseln und Schleimbeutel – aus einer äußeren Bindegewebsschicht (Stratum fibrosum) und einer inneren Synovialschicht (Stratum syoviale) und sind mit Synovialflüssigkeit gefüllt, um die Reibung zu reduzieren.

Strukturell gesehen sind Sehnen Composite-Material mit einem außergewöhnlichen Aufbau, der dieses Gewebe mit exzellenten mechanischen Qualitäten ausstattet. Gesunde Sehnen bestehen hauptsächlich aus faserreichem Bindegewebe, in das einzelne Sehnenzellen eingelagert sind. *Kollagen* – das am häufigsten vorhandene Protein (80 % der Trockenmasse) – bildet dabei die Basis für den hierarchischen Sehnenaufbau [12, 13]

Die Sehnenzellen (Tenozyten) sind in länglichen Reihen zwischen den Kollagenfasern angeordnet und werden aufgrund ihres typischen Aussehens klassischerweise als „Flügelzellen“ bezeichnet. Sie kommunizieren untereinander über Gap Junctions, durch die Ionen und Moleküle ungehindert diffundieren können [14, 15].

Die umgebende extrazelluläre Matrix besteht hauptsächlich aus Wasser (~ 70 %) und Typ-I-Kollagen (~ 30 %) sowie aus etwas Grundsubstanz und Elastin. Innerhalb der extrazellulären Matrix sorgen die dichten, hierarchisch angeordneten Kollagenfasern für die hohe Widerstandskraft von Sehnen. Dies ist hauptsächlich den Anordnungen des Tropokollagens zuzuschreiben, welches aus Aminosäurensequenzen von Glycin, Prolin und Hydroxyprolin besteht. Drei linksdrehende Alpha-Helices bilden eine rechtsdrehende Helix [5, 12]. Verbindende Crosslinks zwischen den Aminosäureketten erhöhen die Stabilität. Die stabförmigen Tropocollagenmoleküle sind etwa 300 nm lang und so versetzt aufgebaut, dass sie eine überlappende Länge von 67 nm aufweisen, die sog. D-Periode. So entstehen Mikrofibrillen, die sich dann zu Kollagenfasern vereinigen (Abb. 1.2). Diese haben einen Durchmesser von 1–50 µm und sind somit bereits im Lichtmikroskop erkennbar [16]. Mehrere Fasern lagern sich hierarchisch zu immer größeren Einheiten (Faszikeln) zusammen, die von einer Bindegewebsschicht, dem Endotenon, umgeben sind. Das Endotenon führt Blutgefäße und Nerven und ermöglicht ein reibungsarmes Gleiten der einzelnen Faszikel gegeneinander. Wiederum mehrere Faszikel zusammen bilden dann die Sehne, die von Epitenon eingeschlossen wird. Wenn Faszikel oder Sehnen gegeneinander gleiten, reduzieren Epitenon und Endotenon die Reibung und ermöglichen eine strukturelle Adaptation an Kompressions- und Scherkräfte [5, 14].

Die *Grundsubstanz* besteht hauptsächlich aus hochvernetzten Proteoglykanen, die extrazelluläre Flüssigkeit binden und eine gelartige Matrix bilden, welche die Stabilität der Kollagenfasern erhöht [5, 17] Obwohl der Elastingehalt der Sehne

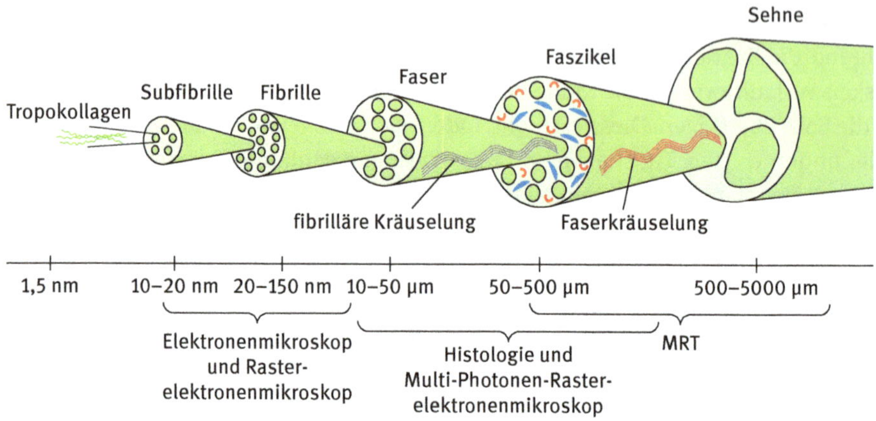

Abb. 1.2: Hierarchischer Sehnenaufbau von Nanometer zu Zentimeter mit Angabe zur Darstellbarkeit mit bildgebenden Verfahren modifiziert nach [12].

nur minimal ist, steigert dieser die Elastizität der Gesamtstruktur entscheidend. So erreichen die Sehnen ihre sehr hohe Zugfestigkeit [6]. Die Widerstandsfähigkeit gegen Druckkräfte fällt wesentlich geringer aus, da die typische Form der Sehne bei Kompression verloren geht [7, 12].

1.1.2 Biomechanik

Die im entspannten Zustand wellenförmige Anordnung der Kollagenfasern wird als wichtigster Faktor für die biomechanischen Eigenschaften der Sehne angesehen [18] (s. Abb. 1.4). Als viskoelastisches Gewebe verhalten sich Sehnen nichtlinear-elastisch. Das Elastizitätsmodul, welches aus dem Anstieg der Spannungs-Dehnungs-Kurve errechnet werden kann, ist dabei maßgebend für die viskoelastischen Eigenschaften (Abb. 1.3). Am Anfang einer Belastung ist die Spannungszunahme im Vergleich zur Längenänderung der Sehne gering, was der initialen Streckung der Kollagenfasern zugeschrieben wird. Ab etwa 2 % Längsdehnung haben die Kollagenfasern ihre wellenförmige Anordnung verloren, und es beginnt ein linearer Anstieg von Dehnung und Spannung. Bei hohen Kräften ändert sich die Sehnenlänge wegen ihrer hohen Steifigkeit nur noch gering. Die Kurve flacht durch das schrittweise Versagen dann immer weiter bis hin zur vollständigen Ruptur ab. Die maximale Längendehnung der Sehne wird mit 8–10 % angegeben [19, 20]. Die Angaben zur maximalen Zugfestigkeit variieren je nach Lokalisation und Testverfahren zwischen 34 und 46 N/mm^2 für den faserknorpeligen und 60 bis 120 N/mm^2 für den parallelfaserigen Bereich [21].

Die plastische Deformation von Sehnen ist gering, was bedeutet, dass sie nach Ablauf eines physiologischen Belastungszyklus erneut ihre Ausgangslängen einnehmen und die bei Belastung aufgewendete Verformungsenergie bei Entlastung nahezu

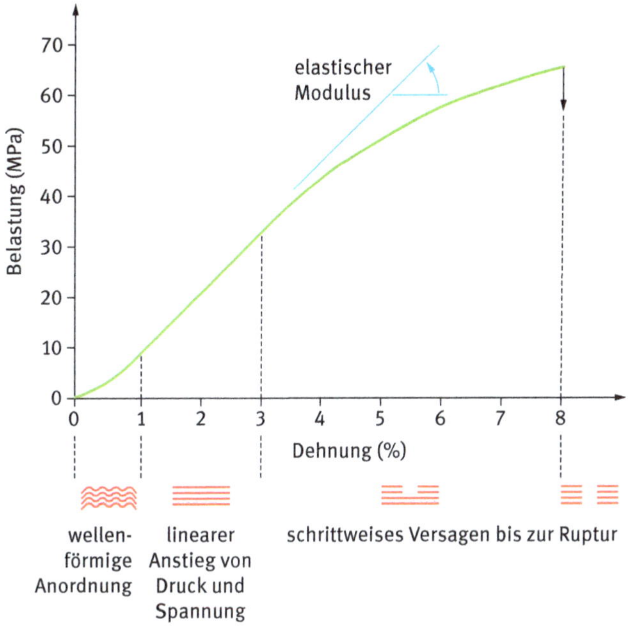

Abb. 1.3: Beispiel einer typischen Längen-Dehnungskurve von Kollagen (nach [22]).

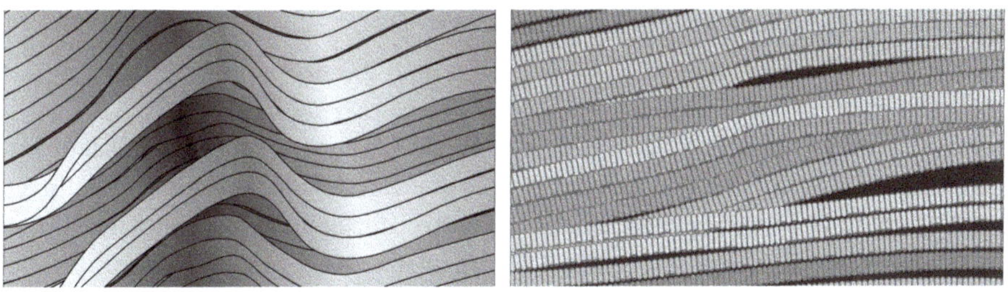

Abb. 1.4: Kollagenfasern bei entspannter (a) und gespannter (b) Sehne, Maßstab 1 μm. Aus [12]. Mit Genehmigung von [23].

vollständig wieder freigesetzt wird. So beträgt der Energieverlust insgesamt weniger als 10 %.

1.1.3 Anpassung der Sehnen an Belastung/Mechanobiologie

In den letzten Jahren wurde zunehmend verstanden, dass muskuloskelettale Gewebe ausreichend Belastung benötigen, um gesund zu bleiben bzw. zu heilen. Das Zusammenspiel zwischen den mechanischen Belastungen, die auf die Sehne einwirken, und den Antworten der Zellebene geschieht über ein komplexes homöostatisches, mechano-biologisches Feedback, dessen Verständnis für Diagnostik, Behandlung und Prävention von Sehnenerkrankungen entscheidend wichtig ist [12]. Während lange Zeit angenommen wurde, dass die Anpassungsfähigkeit von Sehnen bezüglich Durchblutung und Umsetzung der extrazellulären Matrix unter Belastung sehr gering ist, weiß man heute, dass sich der Metabolismus des Kollagens und des restlichen Bindegewebes der Belastung anpasst und sich die Stoffwechselaktivität entsprechend der körperlichen Aktivität ändert. In verschiedenen klinisch-experimentellen Arbeiten ließ sich zeigen, dass die Sauerstoff- und die Glukoseaufnahme der Sehne unter mechanischer Belastung zunehmen [3]. In einer kürzlich veröffentlichten Metaanalyse ist eindrucksvoll zusammengefasst, wie enorm anpassungsfähig die Sehne in Bezug auf ihre mechanischen, morphologischen und strukturellen Eigenschaften ist. Eine nachhaltige Adaptation ist dabei insbesondere durch ein Hochlasttraining und hohe Intensitäten über einen längeren Zeitraum (> 12 Wochen) zu erreichen, während die Trainings- bzw. die Kontraktionsform der Muskulatur (isometrisch/konzentrisch/exzentrisch) eine untergeordnete Rolle zu spielen scheint. Dies legt den Grundstein für Diagnostik, Therapie und Prävention von Sehnenpathologien, da das Verständnis der Biologie grundlegend wichtig ist für das Verständnis der Therapieoptionen und die kompetente Beratung von Patienten mit Sehnenbeschwerden.

Sean I. Docking, Ebonie Kendra Rio und Jill Cook

1.2 Sehnenpathologie

Das verbesserte Verständnis von Verletzungen und Schmerzen am Bewegungsapparat lässt immer mehr Kliniker und Akademiker die Relevanz lokaler Gewebsschädigungen bei Erkrankungen wie Rückenschmerz, Arthrose oder Sehnenerkrankungen hinterfragen. Verschiedene Studien haben eine Prävalenz von Sehnenveränderungen bei asymptomatischen Personen von 10–20 % gezeigt und somit die fehlende sichere Korrelation zwischen Schmerz und strukturellen Veränderungen [24, 25]. Wenn jedoch Veränderungen in der Sehne nur einen fraglichen Zusammenhang mit der klinischen Relevanz bzw. zumindest Schmerzen aufweisen, warum ist es dann dennoch so wichtig, die Sehnenerkrankungen und -veränderungen zu verstehen? Dieses Kapitel zeigt die histopathologischen Eigenschaften von verändertem Sehnengewebe, diskutiert die Pathogenese-Modelle mit ihren Stärken und Schwächen und zeigt die kritischen Punkte von Sehnenerkrankungen.

1.2.1 Histopathologische Eigenschaften von Sehnenerkrankungen

Während es andauernde Diskussionen über die Ätiologie und Progression von Sehnenveränderungen gibt, sind die histopathologischen Veränderungen ausgiebig beschrieben. Diese Veränderungen können am besten anhand der vier primären Strukturelemente der Sehne beschrieben werden, wobei sich diese aufgrund der Komplexität der Sehne nicht nur auf diese vier beschränken.

1.2.1.1 Tenozyten

Die Tenozyten sind die zellulären Maschinerien der Sehne und verantwortlich für die Produktion und den Erhalt der Extrazellulären Matrix. (ECM)[26–28]. In pathologisch veränderten Sehnen findet sich im Gegensatz zu gesunden Sehnen, in denen die Tenozyten lang und schlank zwischen den Kollagenfibrillen liegen, eine deutliche Veränderung der Zellzahl und des Phänotyps. Diese Tenozyten erscheinen runder in der Form mit abgerundeten Nuclei und einem auffallenden Anstieg des Cytoplasmas. (Abb. 1.5) [29–33]. Diese Veränderungen sind zuvor als Chondrozyten aufgrund der Ähnlichkeit zu den Zellen in hyalinem Knorpel ähnlich beschrieben worden. Diese Änderung im Zell-Phänotyp ist ebenso mit einem Anstieg der metabolischen Aktivität und einer Hochregulation der Matrix-Protein-Produktion verbunden [34, 35]. Obwohl in pathologisch veränderten Sehnenregionen absterbende und apototische Zellen beschrieben werden [30–32, 36, 37] finden sich nur wenige bzw. keine Studien, die eine Abnahme der absoluten Zellzahl anführen. Die Herkunft der zusätzlichen Zellen ist unbekannt, vermutliche Quellen sind die peritendinösen Strukturen, inklusive der interfasciculären Matrix, ein noch unidentifizierter Pool an Stammzellen oder Divisionen von residenten Zellen.

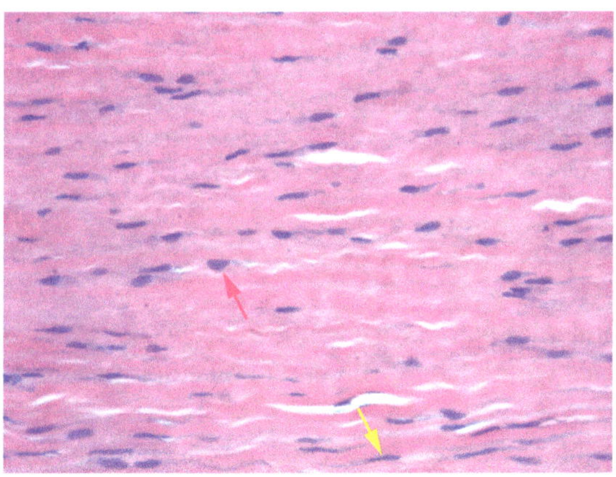

Abb. 1.5: Histologie einer pathologisch veränderten humanen Patellasehne. Im Gegensatz zur gesunden Zelle mit langen, schlanken Zellen zwischen den Fibrillen (gelber Pfeil) sind ein Anstieg der Zellzahl und abgerundete Zellen (roter Pfeil) zu erkennen. Lichtmikroskopsiches Bild, 200-fache Vergrößerung, gefärbt mit Haematoxiylin und Eosin (mit freundlicher Genehmigung von SF Bonar).

1.2.1.2 Kollagen

Das Hauptmerkmal erkrankter Sehnen ist der Verlust der geordneten kollagenbasierten hierarchischen Sehnenstruktur mit Separierung der Kollagenbündel durch vermehrte Bildung von Grundsubstanz [31, 32, 38].

Zusammen mit der Veränderung der Faseranordnung geht ein Anstieg von Typ-III-Kollagen einher, das dünnere und weniger hierarchisch angeordnete Fasern bildet. (Abb. 1.6) [31, 38–44]. Pingel et al. [44] zeigten einen Anstieg der dünneren Kollagenfasern zusammen mit einem Anstieg des Typ-III/I-Kollagen-Verhältnisses. Dazu zeigte sich ein Abknicken der Kollagenfibrillen, welches das Fehlen von Zugkräften auf diese Fasern nahelegt [44]. Mit dem Verlust der Anordnung der Kollagenfasern in der Extrazellular-Matrix verliert dieser Bereich der Sehne auch die Fähigkeit, Zugkräfte zu übertragen [45].

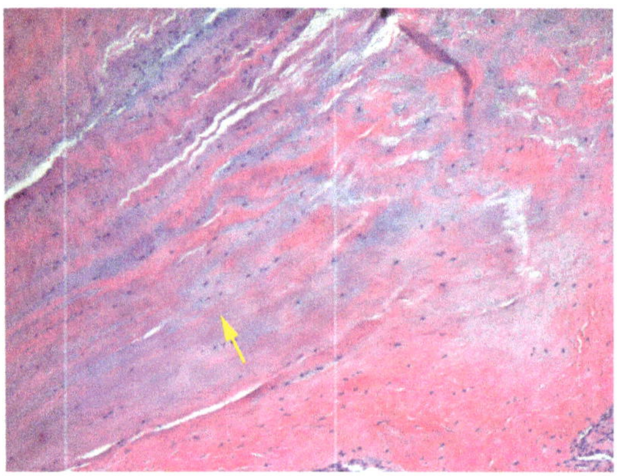

Abb. 1.6: Lichtmikroskopisches Bild einer pathologisch veränderten Patellasehne. Die parallele Organisation der Kollagenfasern ist verloren gegangen (gelber Pfeil). (40-fache Vergrößerung, Haematoxylin und Eosin-Färbung) (mit freundlicher Genehmigung von SF Bonar).

1.2.1.3 Proteoglykane

Aufgrund der gelatinösen Erscheinung des pathologischen Sehnengewebes und des veränderten Proteoglykan-(PG-)Profils wurde häufig von einer mukoiden Degeneration der Sehne gesprochen [32, 46].

Einige Studien haben einen erhöhten PG-Anteil, direkt [47–49] oder indirekt über eine erhöhte Konzentration von assoziierten Glycosaminoglykan-(GAG-)Seitenketten [50–52] gezeigt.

Spezifischer scheint die Änderung in der PG-Zusammensetzung primär durch einen Anstieg großer PG, wie Aggrecan und Versican, bedingt zu sein. Verglichen mit Decorin (~ 45 kDa mit ein oder zwei GAG-Seitenketten), bestehen Aggrecan und Versican aus großen Proteinstrukturen mit ~ 150 GAG-Seitenketten (Abb. 1.7) [48, 53, 54]. Durch diese Veränderung im PG-Profil kommt es zu einem Anstieg des

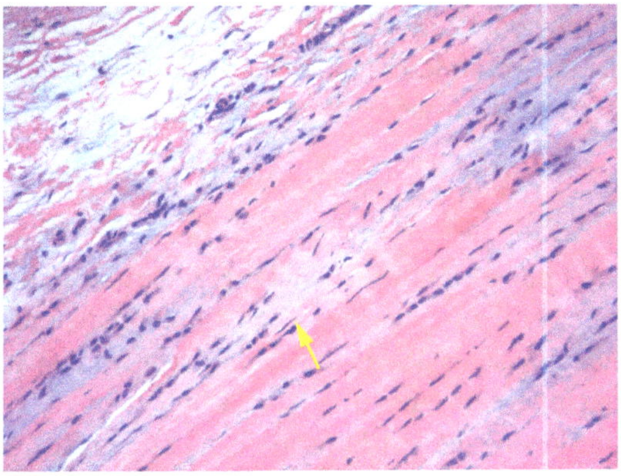

Abb. 1.7: Lichtmikroskopie einer pathologisch veränderten Patellasehne. Eine Zunahme der Grundsubstanz zwischen den Kollagenfibrillen kann erkannt werden (gelber Pfeil). (100-fache Vergrößerung, Färbung mit Haematoxylin und Eosin) (mit freundlicher Genehmigung von SF Bonar).

Wasser-Gehaltes innerhalb der Zellen aufgrund der hydrophilen Eigenschaften der GAG-Seitenketten [55].

1.2.1.4 Blutgefäße und Nerven

Die Infiltration von Blutgefäßen in erkrankten Sehnenarealen ist gut dokumentiert. In Studien wurde sowohl berichtet, dass diese Gefäße zufällig angeordnet und ungleichmäßig im Sehnenareal verteilt [31, 32, 56–58], als auch, dass sie parallel zu den Sehnenfasern angeordnet sein können [41]. Es gibt ausreichend Hinweise, die zeigen, dass diese Gefäße mit Arealen von gestörter Matrix-Organisation assoziiert sind, weshalb angenommen wird, dass Störungen der Kollagen-Faser-Anordnung das Einwachsen von Gefäßen ermöglicht [59–61]. Im Doppler-Ultraschall konnten Weinberg et al. [62] zeigen, dass sich diese Neovaskularisation nur in Bereichen gestörter Kollagenanordnung fand, nicht aber in verdickten Sehnenbereichen mit erhaltener ausgerichteter Faserstruktur.

1.2.2 Verstehen der Pathogenese der Sehnenerkrankungen

Die meisten histologischen Untersuchungen von erkranktem Sehnengewebe sind an bereits stark verändertem Sehnengewebe, das während operativer Eingriffe entfernt wurde, erfolgt, da frühe Stadien von Sehnenerkrankungen am Menschen selten operiert werden. Daher fehlen Untersuchungen zu den frühen Veränderungen der Sehnen, obwohl Tierstudien einigen Einblick liefern. Es existieren daher verschiedene Hypothesen zur Entstehung von Sehnenerkrankungen und den initialen histologischen Veränderungen. Diese verschiedenen Modelle können grundsätzlich kategorisiert werden in Kollagenriss, Entzündung oder Zell-Aktivierungsmodelle, abhängig von der propagierten initialen Ursache der Veränderungen. Es ist anzumerken, dass sich die Modelle nicht zwangsläufig gegenseitig ausschließen.

1.2.2.1 Kollagenriss-Hypothese

Einige Pathogenese-Modelle gehen von initialen Änderungen der Faserstruktur, insbesondere Mikrotraumen der Kollagenfasern, aus. Abate et al. [63] beschrieben die „Eisberg-Theorie" basierend auf epidemiologischen Daten und Grundlagenstudien an Mensch und Tier. Während Belastungen innerhalb eines physiologischen Rahmens zu positiven Anpassungen führen können, ziehen relative Überlastungen Läsionen in der Faserstruktur nach sich. Diese wiederholten Dehnungen und Überlastungen können Kreuzvernetzungen der Kollagenfasern zerstören, Mikrorupturen genannt, und zur Gewebsdegeneration führen. Ähnlich gehen auch andere Modelle davon aus, dass Mikrotraumen das initiale Ereignis bei der Entwicklung von Sehnenpathologien darstellen [64, 65]. Bei der „Eisberg-Theorie" führen die Veränderungen der Faserstruktur mit anderen Faktoren (wie Überlastung, Störungen des Zellmetabolismus oder Durchblutung) zu einer Überlastung der Regenerationsmöglichkeiten der Sehne und Degeneration der ECM, Neovaskularisation und Nerven-Proliferation. Trotz solcher Veränderungen der Sehnenstruktur können diese unterhalb der „Spitze des Eisberges" bleiben und asymptomatisch sein.

Eine Limitierung der „Eisberg-Theorie" besteht darin, dass der alleinige Verlust der Sehnenstruktur in der Bildgebung, wie Ultraschall (US) oder Magnetresonanztomographie (MRT), nicht sicher mit klinischen Beschwerden einhergeht. Bei Patienten mit schmerzhaften Patellasehnenproblemen finden sich im US normal erscheinendes Gewebe, diffus verdicktes Gewebe mit diffusen Veränderungen der Echogenität bis hin zu stark verdickten Sehnen mit fokalen Bereichen mit Hypoechogenität [25, 66]. Hohe Anteile asymptomatischer, aber deutlich veränderter Sehnenbereiche haben sich in verschiedenen Sehnen (Achilles, Patella, Quadrizeps und Rotatorenmanschette) gezeigt [24, 66–69], insbesondere bei Gruppen mit hohen Belastungen dieser Sehnen (z. B. Patellasehnen bei Basketball-Spielern) [70]. Während sich Schmerzen am häufigsten bei Sehnen mit fokalen Bereichen von Hypoechogenität fanden, ist das Konzept, dass wesentliche Strukturveränderungen nötig sind, um die Beschwerden auszulösen, nicht durch die Literatur belegt.

Der Hauptaspekt der kollagenrissbasierten Pathogenesemodelle zeigt sich dahingehend, dass das primäre Ereignis ein Mikrotrauma oder Riss von Kollagenfibrillen ist. Während Mikrotraumen des Kollagens in späten Stadien der Erkrankung auftreten können, wird das Konzept, dass normales Kollagen *in vivo* ohne signifikante Veränderungen der Nicht-Kollagenmatrix vorliegen kann, nicht unterstützt [71]. Veränderungen der Zellularität und Grundsubstanz scheinen Veränderungen der Kollagenstruktur voranzugehen [30]. Ähnlich scheint die Langlebigkeit des Kollagens innerhalb der Sehne den kollagenrissbasierten Theorien zu widersprechen [72, 73].

Diese Modelle setzen voraus, dass Kollagenläsionen bei physiologischen Belastungen entstehen und eine Remodellierungsreaktion sowie einen Kollagenumbau bedingen. Zu beachten ist, dass Kollagenumbauprozesse limitiert sind auf die Zeit nach der Skelettreife bei Halbwertszeiten des Kollagens in der Sehne von ~ 200 Jahren [72, 73]. Dies würde bedeuten, dass Kollagenläsionen oder Verluste der Struktur nicht das primäre Ereignis bei der Entwicklung von Sehnenläsionen sind.

1.2.2.2 Entzündung

Vor den 1980er Jahren wurde die traditionelle Entzündungskaskade für Schmerz und Pathologien in der Sehne verantwortlich gemacht. Puddu et al. [74] stellten als Erste die Rolle der Entzündungszellen bei Sehnenpathologien in einer Reihe von Studien in Frage, die keine oder nur geringe Entzündungszeichen bei degenerativen Sehnenläsionen zeigten [75, 76]. Während sich diese Studien auf nur einen Aspekt der Entzündungsreaktion beschränkten (z. B. die Hochregulation von Prostaglandin E2), zeigten andere eine geringe Infiltration mit Entzündungszellen [77, 78]. Aufgrund der geringen Evidenz für inflammatorische Prozesse in der pathologischen Sehne und eines schlechten Ansprechens traditioneller anti-entzündlicher Behandlungsmethoden, wie Pause, Kühlung und antiinflammatorischen Medikamenten [79], wurde das Konzept einer zugrundeliegenden Entzündung verlassen [80]. Die Einschätzung der Sehnenpathologie änderte sich von einem entzündlichen zu einem degenerativen Prozess. Dennoch wird die Auffassung, dass die Entzündung eine primäre Rolle in der Entstehung von Sehnenerkrankungen spielt, weiterhin von einem Teil der Kliniker und Wissenschaftler als möglich erachtet. Die erneute Diskussion der Entzündung als pathologisches Korrelat der Sehnenveränderungen wird begründet mit aktuellen Publikationen über die Anwesenheit von entzündungsfördernden Cytokinen und Zellen sowie der Infiltration von Blutgefäßen in die Sehne.

Insbesondere die Veränderungen der Entzündungsmediatoren, die bei einem systemischen Schock zu finden sind, unterstützen die These [81, 82]. Das Vorliegen und die Hochregulation von Entzündungscytokinen (TNF-α, IL-1β, COX-2, IL-6, TGF-β) sind in verschiedenen Studien gezeigt worden [83–86]. Diese Cytokine werden von den Tenozyten jedoch auch in normalem Sehnengewebe als Reaktion auf mechanische Belastung jeglicher Art produziert (Tab. 1.1). So zeigen Mikrodialyse-Studien des peritendinösen Gewebes einen Anstieg von Entzündungscytokinen, wie PGE2, IL-6 und Thromboxan B2, als Reaktion auf Belastung. Dies legt nahe, dass diese Cytokine als Reaktion auf mechanische Reize gebildet werden [87]. Die Hochregulation der Entzündungscytokine als Reaktion auf mechanische Belastung kann auch die Infiltration mit Entzündungszellen bedingen, die sich in überlasteten oder pathologisch veränderten Zellen zeigen.

Die Gründe für die Anwesenheit dieser Zellen, wie Neutrophile, Makrophagen und Mastzellen, in der Sehne sind nicht eindeutig, da auch eine künstlich zugeführte Schädigung einer Sehne, sei es durch Injektion von Kollagenasen oder Setzen chirurgischer Läsionen, zu einer Infiltration von Entzündungszellen führen kann, z. B. durch die makroskopische Zerstörung der Sehne und ihrer Durchblutung [88, 89]. Die Entzündungszellen finden sich jedoch nicht nur in partiell oder komplett zerrissenen Sehnen [90], sondern es fanden sich auch Entzündungs- und endotheliale Zellen (Zellen, die im Inneren der Blutgefäße zu finden sind) in pathologisch veränderten, aber nicht rupturierten Sehnen [91, 92]. Ähnlich wurde ein inverser Zusammenhang zwischen Entzündungs-/bzw. Endothel-Zellen und der Größe eines Sehnenrisses gezeigt [93, 94]. Es scheint so, dass die Anwesenheit von Blutgefäßen und Entzündungszellen miteinander korreliert.

Die Infiltration von Blutgefäßen in die pathologische Sehne ist ebenfalls als Nachweis eines entzündlichen Prozesses angeführt worden [81]. Interessanterweise finden

Tab. 1.1: Zusammenfassung der Literatur, die die Änderung der Entzündungszellen als Reaktion auf mechanische Stimuli in normalen Zell-/Gewebskulturen darstellt. PGE2, Prostaglandin E2; IL-6, Interleukin 6; TGF-α, Transforming Growth Factor alpha; TGF- β, Transforming Growth Factor beta; TNF-α, Tumour-Nekrose-Faktor alpha; PDGF, Platelet-derived Growth Factor; COX-1, Cyclooxygenase 1; COX-2, Cyclooxygenase 2; VEGF-A, Vascular Endothelial Growth Factor A; VEGF-C, Vascular Endothelial Growth Factor C; ↑ zeigt einen Anstieg der Zytokine, ↔ keine Änderung der Zytokinkonzentration.

Studie	Mechanische Stimulation	Entzündungs-cytokine
Almekinders et al. [95]	25 % max. Belastung, 1 Hz Frequenz, Bewegung 12 h und 12 h weg für 72 h	↑ PGE2
Almekinders et al. [96]	25 % max. Belastung, 0.17 oder 1 Hz für 3 h	↑ PGE2
Skutek et al. [97]	5 % max. Belastung, 1 Hz für 1 h	↑ IL-6 ↔ TGF-β ↔ TNF-α ↔ PDGF
Skutek et al. [98]	5 % max Belastung, 1 Hz für 1 h	↑ TGF-β ↑ PDGF
Li et al. [99]	8 % oder 12 % max. Belastung, 0.5 Hz für 4 h	↑ PGE2 ↑ Leukotriene B4
Wang et al. [100]	8 % max. Belastung, 0.1, 0.5 oder 1 Hz für 4 h	↑ PGE2 ↑ COX-1 ↑ COX-2
Mousavizadeh et al. [101]	10 % max. Belastung, 1 Hz für 24 h	↑ COX-2 ↑ TGF-α ↑ VEGF-A ↑ VEGF-C
Bayer et al. [102]	Entspannung für 1, 2, 4 und 6 Tage	↑ TGF-β ↑ COX-1 ↑ COX-2

sich die Entzündungszellen vorwiegend um die Blutgefäße herum. Während sich die Blutgefäße – wie im Doppler-Ultraschall zu erkennen – häufig bei Sehnenpathologien zeigen, finden sie sich oftmals in späten Stadien der Sehnenpathologien [62]. Ähnlich tritt nur eine moderate Assoziation zwischen Doppler-Signal und der Anwesenheit von Beschwerden auf: Asymptomatische Sehnen können kräftige Doppler-Signale zeigen [103–106]. Dies verdeutlicht, dass weder die Infiltration von Blutgefäßen und begleitenden Nerven die primäre Ursache noch die Entzündung entscheidend für die Entwicklung von Beschwerden ist.

Dennoch scheinen einige Aspekte der Entzündungsentwicklung kritisch bei der Entwicklung von Sehnenpathologien zu sein, dabei könnten die Tenozyten und ihr Ansprechen auf mechanische Stimulation zentral sein. Die Hochregulation und der Anstieg der Cytokine werden durch die mechanische Stimulation bedingt sein und eher auf auto- bzw. parakrine Art wirken denn auf pro-entzündliche Art. Diese Ergebnisse suggerieren, dass die Reaktion der Sehnenzellen wichtig bei der Reaktion auf mechanischen Stress ist und Überlastung zu der Entwicklung pathologischer Sehnenveränderungen führen kann.

Zellbasierte Theorie

Leadbetter [108] zeigte als Erster, dass Sehnenpathologien durch eine initiale Zell-Matrix-Reaktion auf mechanische Überlastung bedingt war. Er schlug vor, dass ein entsprechender Reiz zu einer entsprechenden Zellreaktion mit Veränderung der ECM führt. Wenn die mechanische Stimulation zu stark ist, kann eine überschießende ECM-Reaktion zur Sehnendegeneration und subsequenter Läsion führen. (Abb. 1.8). Während die Eigenschaften von Tendinosen gut beschrieben sind (Änderung der Zellzahl, Phänotyp, einwachsende kleine Blutgefäße, Kollagen-Faser-Desorganisation und Mikrorisse), sind die initialen Reaktionen nur unvollständig erläutert.

Ähnlich dem Tendinosezyklus schlugen Cook & Purdam [107] ein Kontinuum bei der Entwicklung von Sehnenpathologien vor, bei dem die Schlüsselrolle der Pathologie eine initiale Tenozytenreaktion war. Die Zellen erhalten die ECM in Reaktion auf mechanische Stimulation. Im Gegensatz zum Tendinosezyklus, der eine unidirektionale Pathogenese darstellt, postuliert der zellbasierte Ansatz, dass sich die Sehne von normalen und pathologischen Zuständen und zurück entwickeln kann, zumindest während früher Stadien [107]. Diese Zustände, genannt „reaktiv“, „dysrepair“ und „Degeneration“, sind *in vivo* nicht scharf getrennt.

Reaktive Sehnenpathologie: eine akute Adaptation und Überlastung

Die erste Stufe der Sehnenpathologie, die reaktive Sehnenpathologie (engl. reactive tendon pathology), ist eine Reaktion auf eine akute Überlastung der Sehne. In der Bildgebung zeigt sich eine Verdickung der Sehne, während das Kollagengewebe noch intakt ist. Die primären Veränderungen in der Sehne, die für diese Anpassungen verantwortlich zeichnen, sind die Tenozytenproliferation und ein Anstieg in der Protein-

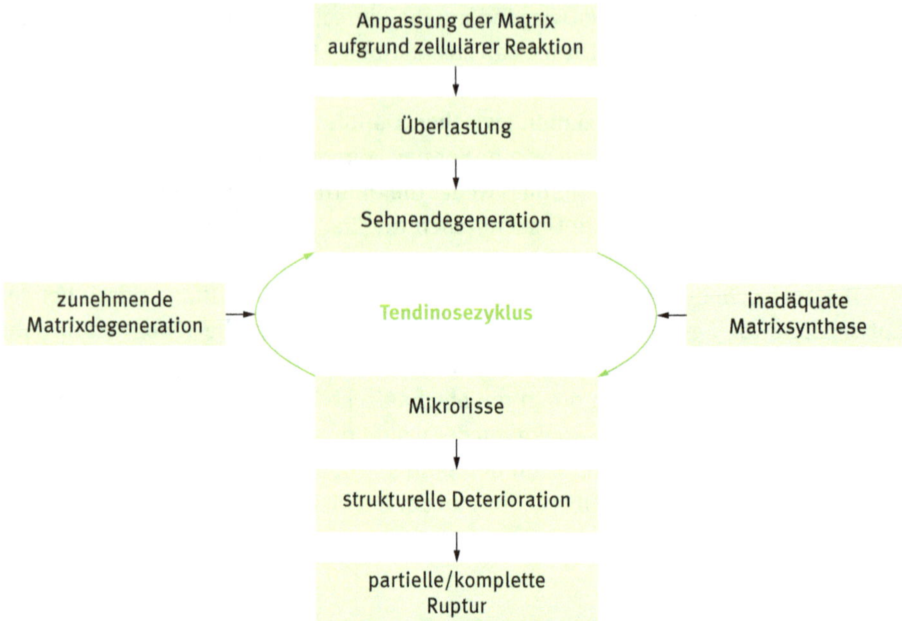

Abb. 1.8: Ablauf des Tendinoseprozesses entsprechend dem Vorschlag von Leadbetter. Überlastung der Sehne führt zu Veränderungen in der Matrix, was Kollagenläsionen und/oder partielle oder komplette Sehnenläsionen nach sich ziehen kann (modifziert nach [108] mit freundlicher Genehmigung).

produktion, insbesondere Aggrecan und Versican. Diese großen hydrophilen PGs sind bei Sehnenpathologien erhöht und könnten zu einer Vergrößerung des Sehnendurchmessers durch einen Anstieg des gebundenen Wassers führen [49, 109]. Es wurde vorgeschlagen, dass der Anstieg der Sehnendicke durch die Zellen und Änderungen der Grundsubstanz ein schneller, aber letztlich dysfunktionaler Versuch der Sehne ist, die Belastung (Kraft/Sehnendurchmesser) der Sehne zu reduzieren.

Im Gegensatz zur Kollagen-Läsionstheorie, bei der die degenerativen Veränderungen durch Entzündungsmoderatoren bedingt sind, werden hier die Veränderungen durch die Tenozyten als Reaktion auf die mechanische Stimulation angestoßen. Tierversuche bestätigen das Konzept, dass die Veränderungen, wie Abrundung der Zellen und erhöhte PG-Expression, durch die lokale Stimulation der Tenozyten eher als durch Entzündungszellen oder Collagen-Risse bedingt sind [110]. Da die reaktive Stufe keine fibrilläre Desorganisation aufweist, kann sie sich in normale Sehnenstruktur zurückbilden, wenn wieder geeignete Belastungen auftreten [107].

Sehnen-Dysrepair: ausbleibende Heilung

Wenn die Überlastung anhält, produzieren die Tenozyten weiter Proteine und stören hierdurch die Struktur der parallel angeordneten Kollagenstruktur. Diese Stufe wird Sehnenfehlreparatur (Dysrepair) bzw. früher fehlgeschlagene Heilungsantwort (engl. failed healing response) genannt [111]. Histologisch, zeigen sich eher fokale Bereiche mit Matrixdegeneration als die diffusen Veränderungen bei der reaktiven Sehnenpathologie. Vergleichbar mit der reaktiven Sehnenpathologie erscheinen die Tenozyten ähnlich Chondrozyten (rund und plump) und die Expression von großen PG ist weiter gesteigert. Durch die erhöhte Bildung der Grundsubstanz weichen die Kollagenfibrillen auseinander und dies führt zur Desorganisation der Kollagenmatrix. Ein Anstieg des Anteils von Typ-III-Kollagen wird ebenso beobachtet, woraus eine reduzierte Festigkeit gegenüber Zugbelastungen resultiert [41]. Obwohl die Kollagenarchitektur durch den höheren Anteil an Typ-III-Kollagen verändert ist, wird angenommen, dass diese Veränderungen noch reversibel, jedoch langwieriger sind, bis eine normale ECM erreicht ist.

Degenerative Sehnenpathologie: End-stage-Pathologie

Degenerative Sehnenveränderungen sind das Endergebnis des Prozesses mit deutlichen Veränderungen der ECM. Dieses Stadium ist charakterisiert durch extensive Veränderungen des Kollagens und Neovaskularisation. Diese Befunde sind von Studien an Pferde- [112–114] und Menschensehnen bekannt [32, 115]. Es wurde postuliert, dass die Infiltration der Blutgefäße in die Sehne durch die große Menge an Grundsubstanz und Separierung der Kollagenfibrillen bedingt ist [116, 117]. Es ist jedoch unklar, ob die Präsenz der Gefäße förderlich oder schädlich für die Sehnenheilung ist [116, 118]. Kraushaar & Nirschl [57] fanden, dass die Durchblutung insbesondere in Bereichen mit stark gestörter Kollagenstruktur zu finden ist, und postulierten, dass die Gefäße nicht mit einer besseren Sehnenheilung korrelieren

Aufgrund der erheblichen Veränderungen der ECM ist die Möglichkeit zur vollständigen Normalisierung der Sehnenstruktur limitiert. Die Regenerationsfähigkeit kann auch durch Tenozyten-Tod, Erschöpfung oder Trauma beschränkt sein. Fokale Bereiche von Zelltod konnten in Pferdesehnenpathologien nachgewiesen werden und wurden für die reduzierte Regenerationskraft der Sehnen verantwortlich gemacht [119, 120].

Evidenz der zellbedingten Pathologie

Eine der wenigen Studien, die frühe Veränderungen an humanem Sehnengewebe untersuchten, wurde an Patellasehnen bei Patienten durchgeführt, die eine vordere Kreuzbandplastik erhielten [30]. Veränderungen der Tenozyten (Zunahme der Anzahl und Abrundung) waren die einzigen Auffälligkeiten, die isoliert gefunden wurden. Ein Anstieg der Grundsubstanz und ein Auseinanderweichen der Matrix wurden beobachtet, aber nur in Zusammenhang mit pathologisch veränderten Tenozyten. Diese Abweichungen wurden lediglich in dieser Querschnittsstudie untersucht, suggerieren jedoch, dass die zellulären Veränderungen tatsächlich die primären pathologischen Veränderungen darstellen, die zur Umgestaltung der Grundsubstanz, Kollagen-Läsionen und Neovaskularisation führen [30].

Aufgrund der Schwierigkeiten, humanes Gewebe mit frühen Sehnenveränderungen zu erhalten, ist man für Studien auf Tierversuche angewiesen. Das Pferd ist ein geeignetes Modell, da die Veränderungen der Sehnen denen des Menschen eher ähneln als die im Kleintiermodell [121, 122]. Einige Studien am Pferdemodell bestätigen die zellbasierte Theorie. Birch et al. [51] untersuchten subklinische Zehenbeuger-Sehnenläsionen (engl. superficial digital flexor tendon (SDFT)), die anhand postmortaler Befunde (Entfärbung des Sehnenzentrums, engl central core discolouration) diagnosiziert wurden, und verglichen die extrazellulären Anteile mit normalen Sehnen. Diese Pferde hatten zuvor keine klinischen Anzeichen von Sehnenverletzungen. Es fanden sich keine signifikanten Unterschiede im Kollagengehalt, Kollagen-Typ-III-Anteil, in der Kollagenvernetzung und dem Wassergehalt, jedoch war der GAG-Gehalt in der zentralen Portion der veränderten Sehnen gegenüber normalen Sehnen signifikant erhöht [51]. Die Autoren nehmen daher an, da sich der Kollagengehalt nicht unterschied, dass Kollagenläsionen als primärer histopathologischer Befund bei der Entwicklung von Sehnenpathologien eher nicht anzunehmen ist.

Veränderungen des nicht betroffenen Beines bei experimentell induzierten Sehnenläsionen unterstützen ebenfalls die zellbasierte Theorie. Williams et al. [123] beobachteten, dass sich nach Kollagenase-Injektionen auch auf der Gegenseite eine erhöhte Zahl von Tenozyten zeigte, die weniger langgestreckt und mehr abgerundet wirkten. Ähnliche Beobachtungen wurden bei mechanisch verursachten Veränderungen am Hasen gemacht. Veränderungen im Zellphänotyp repräsentieren Zell-Aktivierungen, die Veränderungen der Zusammensetzung der ECM durch eine gesteigerte Proteinsynthese entsprechen [35]. Der Mechanismus, der zu den Veränderungen der Gegenseite führt, ist noch unklar (Veränderungen der Gewichtsverteilung zwischen den Beinen, systemische Reize oder nerval bedingte Veränderungen wurden diskutiert), aber es unterstützt die Hypothese, dass primär die Veränderungen der Zellen den übrigen Veränderungen vorangehen und nicht Kollagenverletzungen oder entzündliche Prozesse.

Da es sehr schwierig ist, humanes Sehnengewebe mit frühen degenerativen Veränderungen zu gewinnen, gibt es wenige Untersuchungen über die Sequenzabfolge der pathologischen Veränderungen. Aufgrund des Fehlens entsprechender Proben wird versucht die Entstehung über die Bildgebung besser zu begreifen. Wenige Studien haben prospektiv die natürliche Entwicklung von Sehnenpathologien versucht zu erfassen. Malliaras et al. [124] haben monatliche Ultraschall-Untersuchungen an 58 Volleyball-Spielern während fünf Monaten der Wettkampfsaison durchgeführt. Die Bilder wurden kategorisiert in drei Gruppen: normale Sehne (normale Echogenität und Dicke), diffuse Verdickung (diffuse Veränderungen der Echogenität und keine Verdickung) und hypoechogene Sehne (fokale hypoechogene Läsionen). Obwohl diese Sehnen nicht nach dem Kontinuum von Cook & Purdam [107] klassifiziert wurden, können die Befunde retrospektiv aufgrund der Beschreibungen übertragen werden (normale, reaktive und degenerative Sehnen).

Vergleiche der Klassifikationen zeigten, dass Patellasehnen, die normal oder degenerativ waren, zumeist unverändert blieben (Wahrscheinlichkeit: 0,78 bzw. 0,81). Interessanterweise zeigten die reaktiven eine geringere Wahrscheinlichkeit, reaktiv zu bleiben (0,54), sondern sie wandelten sich mit einer ähnlichen Wahrscheinlichkeit in normale oder degenerative Sehnen (0,26 bzw. 0,2). Obwohl dies kaum Rückschlüsse auf die histologischen Eigenschaften der Sehne ermöglicht, erlaubt es die Annahme, dass sich die Sehnen entlang einem Kontinuum von pathologischen Veränderungen entwickeln können. Insbesondere reaktive Veränderungen scheinen reversibel zu sein oder weiter zu degenerieren. Demgegenüber können sich degenerative Sehnen kaum wieder normalisieren. Dies hat Auswirkungen auf die Art, wie wir Sehnenveränderungen beobachten und welche Erfolgsaussichten bei der Sehnenrehabilitation bestehen.

1.2.3 Sehnenpathologie: worüber sich ein Kliniker Gedanken machen sollte.

Für einen Kliniker stellen sich bei der Beurteilung von Sehnenpathologien v. a. die folgenden drei Fragen:

1. Ist die Sehnenpathologie verantwortlich für Schmerz oder Dysfunktion?
2. Was sind die kritischen Merkmale einer Sehnenpathologie, die die klinische Besserung von Schmerz und Dysfunktion limitieren?
3. Muss sich die Sehnenstruktur verbessern oder normalisieren, um die Sehnenfunktion und den Schmerz zu verbessern?

1.2.3.1 Sehnenpathologien sind ein Risikofaktor zur Entwicklung von Schmerzen

Wie dargestellt besteht kein strikter Zusammenhang zwischen Beschwerden und degenerativen Veränderungen von Sehnen. Dennoch zeigen einige prospektive Studien, dass Sehnengewebe mit degenerativen Veränderungen das Risiko von Beschwerden erhöht. Patienten mit einer veränderten Achilles- oder Patellasehne in der Bildgebung haben ein 3- bis 15-fach erhöhtes Risiko, hier auch Beschwerden zu entwickeln, verglichen mit normalen Sehnen [25, 68, 125]. Interessanterweise ist das Ausmaß des Risikos vergleichbar mit anderen etablierten Risikofaktoren, wie z. B. plötzlich erhöhter Belastung [126, 127]. Trotz der nicht 100 %igen Korrelation von Degeneration und Schmerz scheinen lokale Schmerzrezeptoren zur Schmerzentstehung beizutragen.

1.2.3.2 Was sind die kritischen Faktoren, die die Verbesserung von Schmerz und Dysfunktion begrenzen?

Das Kontinuum der Sehnenpathologie beschreibt das Fortschreiten der Veränderungen durch drei Stadien: reaktiv, Dysrepair und Degeneration. Obwohl es sich um ein Kontinuum handelt, lassen sich diese drei Stadien in der Bildgebung primär von der Art und dem Ausmaß der pathologischen Veränderungen unterscheiden. Reaktive Veränderungen zeigen eine Verdickung der Sehnen und z. T. leicht diffuse hypoechogene Bereiche innerhalb der Sehne. Die dysreparative Sehne ist auch verdickt und hat kleine fokale Bereiche von Hypoechogenität. Degenerative Sehnen zeigen klar umschriebene hypoechogene Areale und ein erhöhtes Doppler-Signal. Das Kontinuum erlaubt eine Klassifikation des Zustandes der Sehne und auch eine Einschätzung bzgl. der weiteren Entwicklung und des Ansprechens der Sehne auf eine Behandlung.

Weitere Beweise für das Kontinuum kamen aus prospektiven Ultraschallstudien, die sowohl die Veränderung als auch die Stabilität der Sehnenpathologie mit der Zeit zeigten. Malliaras et al. [66] beschrieben die begrenzte Fähigkeit degenerativer Sehnen, sich zu normalisieren. Interessanterweise zeigten de Vos et al. [128], dass ein 16-wöchiges exzentrisches Trainingsprogramm die Sehnenstruktur nicht beeinflusste, obwohl sich die klinische Symptomatik deutlich besserte. Die Unfähigkeit der degenerativ veränderten Sehnenanteile, mechanische Reize zu spüren und zu übertragen, kann für dieses fehlende Ansprechen verantwortlich sein.

Arnoczky et al. [64] diskutierten die Relevanz der Mechanobiology (= Verständnis, wie mechanische Reize biologische Prozesse regulieren können) bei der Pathogenese von Sehnenveränderungen und stellten infrage, ob eine Über- oder Unterstimulation der Tenozyten wirklich kritisch sei. *In-vitro*-Studien ergaben, dass eine Überstimulation der Zellen zu einer Ausschüttung von Cytokinen und degenerativen Veränderungen führen kann [96, 98, 100, 129–132]. Diese mechanische Überstimulation und Reaktion können mit frühen reaktiven Veränderungen korrespondieren, wie im Kontinuum vorgeschlagen. Interessanterweise kann auch eine fehlende Stimulation der Tenozyten eine negative Antwort der Sehne produzieren [133–137]. Die frühen reaktiven Veränderungen könnten dem Versuch der Tenozyten entsprechen, die mechanische Belastung der Zellen zu reduzieren, indem sie große Proteoglykane (führt zur reduzierten Wasser-Permeabilität und Reduktion der Scherkräfte) produzieren. Anhaltende Überlastung und die Reaktion der Zelle können dazu führen, dass sich die Zelle selbst geschützt, jedoch die fibrilläre Matrix geschädigt hat. Diese Umgebung kann wieder eine Unterstimulation der Sehne mit katabolen Reaktionen und Fortschreiten der pathologischen Veränderungen nach sich ziehen. In diesen Arealen fibrillärer Desorganisation kann die Fähigkeit der Fibrillen, mechanische Kräfte auf die Zellen zu übertragen, eingeschränkt sein und so zu „mechanisch stillen" Regionen der Sehne führen sowie zu der Unfähigkeit, pathologische Bereiche zu remodeln.

Der Verlust der normalen Sehnenarchitektur innerhalb der pathologischen Bereiche kann Bereiche entstehen lassen, die belastungsdeprimiert sind. Mit geringer Zugspannung in diesen Bereichen können die Zellen evtl. nicht mehr die notwendige Stimulation bekommen, um zu remodeln. Das Konzept der Unterstimulation bzw. der „mechanisch stille" Bereich kann auch erklären, warum sich degenerative Sehnen nicht normalisieren können. Thornton & Hart [138] schlugen vor, dass nicht heilende Bereiche chronischer Sehnenveränderungen in der Sehne lokalisiert sein können und einen erheblichen Matrix-Umbau zeigen, jedoch ohne Bildung reifer Sehnen, wie es bei der akuten Wundheilung zu beobachten ist. Klinische Hinweise unterstützen dieses Konzept, da sich degenerative Veränderungen (Bereiche mit Hypoechogenität im Ultraschall) nicht regenerieren können [66] und kontrollierte Beübungen nur einen geringen Effekt auf das Ultraschallmuster der pathologischen Sehnen ausüben [128]. Während das pathologische Gewebe entsprechend keine Kräfte überträgt, muss dies von den umgebenen Geweben übernommen werden.

Untersuchungen mit ultraschallbasierter Gewebe-Charakterisierung (engl. ultrasound tissue characterisation = UTC) zeigen, wie andere Areale diese „mechanisch stummen" Achilles- oder Patellasehnenareale kompensieren. Diese neue Bildgebung erlaubt die dreidimensionale Darstellung der Sehne, die Quantifikation der Sehnenstruktur und ein besseres Verständnis der kritischen Eigenschaften der Sehnenpathologie. Docking und Cook [139] verglichen die pathologische Achilles- und Patellasehne mit normalen Sehnen und fanden einen signifikant größeren mittleren Querschnitt (engl. Mean cross-sectional area (mCSA)) der angeordneten Kollagenfibrillen in der pathologisch veränderten Sehne. Interessanterweise war der mCSA der Desorganisation variabel, dennoch ließ sich ein signifikanter linearer Zusammenhang mit den Sehnendimensionen (AP-Durchmesser und totaler mCSA) und mCSA der Desorganisation sowohl bei der pathologisch veränderten Achilles- als auch der Patellasehne finden. Obwohl durch das Studiendesign eingeschränkt, zeigte sich doch, dass krankhaft veränderte Sehnen mit einer Verdickung reagieren, um einen suffizienten mCSA angeordneter Fibrillen erreichen und die anderen Bereiche kompensieren zu können.

Obwohl diese Befunde neu erscheinen mögen, wurde ein Anstieg der Sehnendimensionen auch in älteren, strukturell und mechanisch veränderten Sehnen gefunden. Magnusson et al. [55] beobachteten einen Anstieg des Achilles-CSA in der Mittelsubstanz der Achillessehne bei älteren Damen (Durchschnittsalter: 79 Jahre). Dieser erhöhte Sehnendurchmesser wurde als Versuch der Sehne gesehen, trotz des alternden Gewebes den mechanischen Stress innerhalb der Toleranzen der Sehne durch Verbreiterung der Toleranzbereiches zu halten, bevor eine Läsion der Sehne erfolgt [55, 140]. Enttäuschenderweise waren bei der Studie die MR-Bilder nicht beschrieben und Informationen, ob die Sehnen normal oder abnorm in der Bildgebung erschienen, nicht enthalten.

Das Verständnis des Potenzials pathologischer Sehnen, degenerierte Areale zu kompensieren, ist notwendig. Verschiedene Theorien der Sehnenpathologie suggerieren, dass eine Akkumulation von Mikrotraumen innerhalb der Sehne die Heilungskräfte der Sehne überschreitet und so zu der Entwicklung degenerativer Bereiche führt [63, 108]. Der zunehmende Verlust der organisierten fibrillären Struktur oder der Mangel des Remodelns scheint keine Eigenschaft pathologischer Sehnen zu sein. Die Sehne scheint Versuche der Regeneration abzubrechen und versucht diese mit anderen Arealen bzw. einem Anstieg des Durchmessers geordneter fibrillärer Strukturen zu kompensieren und so die mechanischen Belastungen weiter zu übernehmen.

1.2.3.3 Muss die Sehnenstruktur verbessert werden oder sich normalisieren, um Schmerzen und Dysfunktion zu verbessern?

Strukturell scheinen degenerative Sehnen die Bereiche mit Degeneration zu kompensieren. Was jedoch die klinische Verbesserung hinsichtlich Schmerz und Funktion limitiert, ist nach wie vor unklar. Eine reduzierte Kapazität der umgebenden Muskeln, eine veränderte Biomechanik der kinematischen Kette und Änderungen des ZNS können hierzu beitragen. Dennoch bleiben Veränderungen der Sehnenstruktur und Zellaktivität weiter ein kritischer Faktor bei der klinischen Präsentation erkrankter Sehnen. Thornton & Hart [138] diskutierten, dass eine reduzierte Belastung in den degenerierten Sehnenanteilen zu einer Überlastung der übrigen Sehnenstrukturen führen kann. Das Kontinuum der Sehnenpathologien nimmt dies durch die Möglichkeit auf, dass eine reaktive Antwort neben degenerativen Anteilen in der Sehne parallel vorhanden sein kann. Da die pathologische Sehne ausreichend angeordnete Fibrillen aufweist und eine zelluläre Reaktion innerhalb des verbliebenen Sehnenmaterials eine Quelle von Schmerzen darstellen kann, sollte die Behandlung eher auf diese Areale gerichtet werden als auf die pathologisch veränderten.

Die fehlende Fähigkeit der Sehnen zum Remodling und der fehlende Beweis, dass ein Remodeln für eine Verbesserung der klinischen Symptomatik notwendig ist [128, 141], lässt eine Konzentration alleinig auf die pathologischen Veränderungen nicht sinnvoll erscheinen. Kontrollierte Übungsprogramme, wie exzentrisches oder isometrisches Training, zeigen konstant positive Effekte auf die Sehnenfunktion und den Schmerz [40, 142, 143]. Diese Interventionen können für die Reduktion der Überstimulation und den Aufbau angeordneter Kollagenfibrillen verantwortlich sein. Vor diesem Zusammenhang ist das Erreichen einer erhöhten Sehnenstabiltät mit begleitender Reduktion von Schmerz und Einschränkungen als sinnvolles Outcome anzusehen. Während Änderungen der Sehnenstruktur zu beobachten sein können [144], müssen Kliniker und Patient wissen, dass sich die Sehnenstruktur einer degenerativen Sehne möglicherweise nie normaliseren wird. Zukünftige Untersuchungen werden benötigt, um die Unterschiede des klinischen Outcomes zu erklären, wenn das Sehnengewebe unverändert bleibt, sich verbessert oder verschlechtert.

Literatur

[1] Jarvinen TA, Kannus P, Maffulli N, et al. Achilles tendon disorders: etiology and epidemiology. Foot and ankle clinics. 2005; 10(2): 255–266. doi: 10.1016/j.fcl.2005.01.013.

[2] Wiesinger HP, Kosters A, Muller E, et al. Effects of Increased Loading on In Vivo Tendon Properties: A Systematic Review. Medicine and science in sports and exercise. 2015; 47(9): 1885–1895. doi: 10.1249/MSS.0000000000000603.

[3] Kjaer M, Langberg H, Heinemeier K, et al. From mechanical loading to collagen synthesis, structural changes and function in human tendon. Scandinavian journal of medicine & science in sports. 2009; 19(4): 500–510. doi: 10.1111/j.1600-0838.2009.00986.

[4] Smith DW, Rubenson J, Lloyd D, et al. A conceptual framework for computational models of Achilles tendon homeostasis. Wiley interdisciplinary reviews. Systems biology and medicine. 2013; 5(5): 523–538. doi: 10.1002/wsbm.1229.

[5] Schlecht SH. Understanding entheses: bridging the gap between clinical and anthropological perspectives. Anatomical record. 2012; 295(8): 1239–1251. doi: 10.1002/ar.22516.

[6] Thomopoulos S, Genin GM, Galatz LM. The development and morphogenesis of the tendon-to-bone insertion – what development can teach us about healing. Journal of musculoskeletal & neuronal interactions. 2010; 10(1): 35–45.

[7] Hems T, Tillmann B. Tendon entheses of the human masticatory muscles. Anatomy and embryology. 2000; 202(3): 201–208.

[8] Doschak MR, Zernicke RF. Structure, function and adaptation of bone-tendon and bone-ligament complexes. Journal of musculoskeletal & neuronal interactions. 2005; 5(1): 35–40.

[9] Benjamin M, McGonagle D. Entheses: tendon and ligament attachment sites. Scandinavian journal of medicine & science in sports. 2009; 19(4): 520–527. doi: 10.1111/j.1600-0838.2009.00906.

[10] Benjamin M, Moriggl B, Brenner E, et al. The „enthesis organ“ concept: why enthesopathies may not present as focal insertional disorders. Arthritis and rheumatism 2004; 50(10): 3306–3313. doi: 10.1002/art.20566.

[11] Spalazzi JP, Gallina J, Fung-Kee-Fung SD, et al. Elastographic imaging of strain distribution in the anterior cruciate ligament and at the ligament-bone insertions. Journal of orthopaedic research: official publication of the Orthopaedic Research Society. 2006; 24(10): 2001–2010. doi: 10.1002/jor.20260.

[12] Thompson MS. Tendon mechanobiology: experimental models require mathematical underpinning. Bulletin of mathematical biology. 2013; 75(8): 1238–1254. doi: 10.1007/s11538-013-9850-5.

[13] Amiel D, Frank C, Harwood F, et al. Tendons and ligaments: a morphological and biochemical comparison. Journal of orthopaedic research: official publication of the Orthopaedic Research Society. 1984; 1(3): 257–265. doi: 10.1002/jor.1100010305.

[14] Benjamin M, Ralphs JR. Fibrocartilage in tendons and ligaments – an adaptation to compressive load. Journal of anatomy. 1998; 193(4): 481–494.

[15] McNeilly CM, Banes AJ, Benjamin M, et al. Tendon cells in vivo form a three dimensional network of cell processes linked by gap junctions. Journal of anatomy. 1996; 189(3): 593–600.

[16] Kannus P. Structure of the tendon connective tissue. Scandinavian journal of medicine & science in sports. 2000; 10(6): 312–320.

[17] Rees SG, Dent CM, Caterson B. Metabolism of proteoglycans in tendon. Scandinavian journal of medicine & science in sports. 2009; 19(4): 470–478. doi: 10.1111/j.1600-0838.2009.00938.

[18] Patterson-Kane JC, Firth EC, Goodship AE, et al. Age-related differences in collagen crimp patterns in the superficial digital flexor tendon core region of untrained horses. Australian veterinary journal. 1997; 75(1): 39–44.

[19] Wang JH. Mechanobiology of tendon. Journal of biomechanics. 2006; 39(9): 1563–1582. doi: 10.1016/j.jbiomech.2005.05.011.
[20] Wang JH, Iosifidis MI, Fu FH. Biomechanical basis for tendinopathy. Clinical orthopaedics and related research. 2006; 443: 320–332. doi: 10.1097/01.blo.0000195927.81845.46.
[21] Jopp I, Reese S. Morphological and biomechanical studies on the common calcaneal tendon in dogs. Veterinary and comparative orthopaedics and traumatology: V.C.O.T. 2009; 22(2): 119–124.
[22] Butler DL, Grood ES, Noyes FR. Biomechanics of ligaments and tendons. Exerc Sport Sci Rev. 1978; 6: 125–181.
[23] Franchi M, Fini M, Quaranta M, De Pasquale V, Raspanti M, Giavaresi G, Ottani V, Ruggeri A. Crimp morphology in relaxed and stretched rat Achilles tendon. J Anat. 2007; 210: 1–7.
[24] Giombini A, Dragoni S, Di Cesare A, Di Cesare M, Del Buono A, Maffulli N. Asymptomatic Achilles, patellar, and quadriceps tendinopathy: a longitudinal clinical and ultrasonographic study in elite fencers. Scandinavian Journal of Medicine and Science in Sports. 2013; 23(3): 311–316.
[25] Malliaras P, Cook J. Patellar tendons with normal imaging and pain: change in imaging and pain status over a volleyball season. Clin J Sport Med. 2006; 16(5): 388–391.
[26] Birch HL, Worboys S, Eissa S, Jackson B, Strassburg S, Clegg PD. Matrix metabolism rate differs in functionally distinct tendons. Matrix Biol. 2008; 27(3): 182–189.
[27] Hayem, G. Tenology: a new frontier. Joint Bone Spine. 2001; 68(1): 19–25.
[28] Riley G. Tendinopathy – from basic science to treatment. Nature clinical practice Rheumatology. 2008; 4(2): 82–89.
[29] Astrom M, Rausing A. Chronic Achilles tendinopathy. A survey of surgical and histopathologic findings. Clinical Orthopaedics and Related Research. 1995; 316: 151–164.
[30] Cook JL, Feller JA, Bonar SF, Khan KM. Abnormal tenocyte morphology is more prevalent than collagen disruption in asymptomatic athletes' patellar tendons. J Orthop Res 2004; 22(2): 334–338.
[31] Jarvinen M, Jozsa L, Kannus P, Jarvinen TL, Kvist M, Leadbetter W. Histopathological findings in chronic tendon disorders. Scand J Med Sci Sports. 1997; 7(2): 86–95.
[32] Khan KM, Cook JL, Bonar F, Harcourt P, Astrom M. Histopathology of common tendinopathies. Update and implications for clinical management. Sports Med. 1999; 27(6): 393–408.
[33] Shalabi A, Kristoffersen-Wiberg M, Papadogiannakis N, Aspelin P, Movin T. Dynamic contrast-enhanced mr imaging and histopathology in chronic achilles tendinosis. A longitudinal MR study of 15 patients. Acta Radiologica. 2002; 43(2): 198–206.
[34] Dowling BA, Dart AJ, Hodgson DR, Smith RK. Superficial digital flexor tendonitis in the horse. Equine Vet J. 2000; 32(5): 369–378.
[35] Smith R, Webbon P. The physiology of normal tendon and ligament. In: The Equine Athlete: Tendon, Ligament and Soft Tissue Injuries. Dubai International Equine Symposium; 1996. 55–81 pp.
[36] Scott A, Khan KM, Heer J, Cook JL, Lian O, Duronio V. High strain mechanical loading rapidly induces tendon apoptosis: an ex vivo rat tibialis anterior model. British Journal of Sports Medicine. 2005; 39(5): e25.
[37] Yuan J, Murrell GAC, Wei A-Q, Wang M-X. Apoptosis in rotator cuff tendonopathy. J Orthop Res. 2002; 20(6): 1372–1379.
[38] Paavola M, Kannus P, Järvinen TAH, Khan K, Józsa L, M. Järvinen. Achilles tendinopathy. The Journal of Bone and Joint Surgery. American volume. 2002; 84-A(11): 2062–2076.
[39] de Mos M, van El B, DeGroot J, et al. Achilles tendinosis: changes in biochemical composition and collagen turnover rate. Am J Sports Med. 2007; 35(9): 1549–1556.
[40] Eriksen HA, Pajala A, Leppilahti J, Risteli J. Increased content of type III collagen at the rupture site of human Achilles tendon. J Orthop Res. 2002; 20(6): 1352–1357.

[41] Maffulli N, Ewen SW, Waterston SW, Reaper J, Barrass V. Tenocytes from ruptured and tendinopathic achilles tendons produce greater quantities of type III collagen than tenocytes from normal achilles tendons. An in vitro model of human tendon healing. American Journal of Sports Medicine. 2000; 28(4): 499–505.
[42] Riley GP. Gene expression and matrix turnover in overused and damaged tendons. Scandinavian journal of medicine & science in sports. 2005; 15(4): 241–251.
[43] Riley GP, Harrall RL, Constant CR, Chard MD, Cawston TE, Hazleman BL. Tendon degeneration and chronic shoulder pain: changes in the collagen composition of the human rotator cuff tendons in rotator cuff tendinitis. Ann Rheum Dis. 1994; 53(6): 359–366.
[44] Pingel J, Lu Y, Starborg T, et al. 3-D ultrastructure and collagen composition of healthy and overloaded human tendon: evidence of tenocyte and matrix buckling. J Anat. 2014; 224(5): 548–555.
[45] Magnusson SP, Kjaer M. Region-specific differences in Achilles tendon cross-sectional area in runners and non-runners. European Journal of Applied Physiology and Occupational Physiology. 2003; 90(5–6): 549–553.
[46] Józsa L, Réffy A, Kannus P, Demel S, Elek E. Pathological alterations in human tendons. Archives of Orthopaedic and Trauma Surgery. 1990; 110(1): 15–21.
[47] Parkinson J, Samiric T, Ilic MZ, Cook J, Feller JA, Handley CJ. Change in proteoglycan metabolism is a characteristic of human patellar tendinopathy. Arthritis Rheum. 2010; 62(10): 3028–3035.
[48] Samiric T, Ilic MZ, Handley CJ. Characterisation of proteoglycans and their catabolic products in tendon and explant cultures of tendon. Matrix Biol. 2004; 23(2): 127–140.
[49] Samiric T, Parkinson J, Ilic MZ, Cook J, Feller JA, Handley CJ. Changes in the composition of the extracellular matrix in patellar tendinopathy. Matrix Biol. 2009; 28(4): 230–236.
[50] Benazzo F, Stennardo G, Valli M. Achilles and patellar tendinopathies in athletes: pathogenesis and surgical treatment. Bulletin/Hospital for Joint Diseases. 1996; 54(4): 236–240.
[51] Birch HL, Bailey AJ, Goodship AE. Macroscopic 'degeneration' of equine superficial digital flexor tendon is accompanied by a change in extracellular matrix composition. Equine Veterinary Journal. 1998; 30(6): 534–539.
[52] Movin T, Gad A, Reinholt FP, C. Rolf. Tendon pathology in long-standing achillodynia. Biopsy findings in 40 patients. Acta Orthopaedica Scandinavica. 1997; 68(2): 170–175.
[53] Yoon JH, Halper J. Tendon proteoglycans: biochemistry and function. Journal of musculoskeletal & neuronal interactions. 2005; 5(1): 22–34.
[54] Hardingham TE, Fosang AJ. Proteoglycans: many forms and many functions. FASEB J. 1992; 6(3): 861–870.
[55] Magnusson SP, Beyer N, Abrahamsen H, Aagaard P, Neergaard K, Kjaer M. Increased cross-sectional area and reduced tensile stress of the Achilles tendon in elderly compared with young women. Journals of Gerontology. Series A, Biological Sciences and Medical Sciences. 2003; 58(2): 123–127.
[56] Kannus P, Józsa L. Histopathological changes preceding spontaneous rupture of a tendon. A controlled study of 891 patients. The Journal of Bone and Joint Surgery. American volume. 1991; 73(10): 1507–1525.
[57] Kraushaar BS, Nirschl RP. Tendinosis of the elbow (tennis elbow). Clinical features and findings of histological, immunohistochemical, and electron microscopy studies. J Bone Joint Surg Am. 1999; 81(2): 259–278.
[58] Williams JG. Achilles tendon lesions in sport. Sports Medicine. 1986; 3(2): 114–135.
[59] Ingber DE. Control of capillary growth and differentiation by extracellular matrix. Use of a tensegrity (tensional integrity) mechanism for signal processing. Chest. 1991; 99(3): 34–40.

[60] Pufe T, Petersen WJ, Mentlein R, Tillmann BN. The role of vasculature and angiogenesis for the pathogenesis of degenerative tendons disease. Scandinavian Journal of Medicine and Science in Sports. 2005; 15(4): 211–222.
[61] Yang X, Pugh ND, Coleman DP, Nokes LD. Are Doppler studies a useful method of assessing neovascularization in human Achilles tendinopathy? A systematic review and suggestions for optimizing machine settings. Journal of Medical Engineering and Technology. 2010; 34(7–8): 365–372.
[62] Weinberg EP, Adams MJ, Hollenberg GM. Color Doppler sonography of patellar tendinosis. American Journal of Roentgenology. 1998; 171(3): 743–744.
[63] Abate M, Gravare-Silbernagel K, Siljeholm C, et al. Pathogenesis of tendinopathies: inflammation or degeneration? Arthritis Research & Therapy. 2009; 11(3): 235.
[64] Arnoczky SP, Lavagnino M, Egerbacher M. The mechanobiological aetiopathogenesis of tendinopathy: is it the over-stimulation or the under-stimulation of tendon cells? Int J Exp Pathol. 2007; 88(4): 217–226.
[65] Fu S-C, Rolf C, Cheuk Y-C, Lui PP, Chan K-M. Deciphering the pathogenesis of tendinopathy: a three-stages process. Sports Medicine, Arthroscopy, Rehabilitation, Therapy & Technology. 2010; 2: 30.
[66] Malliaras P, Purdam C, Maffulli N, Cook JL. Temporal sequence of gray-scale ultrasound changes and their relationship with neovascularity and pain in the patellar tendon. British Journal of Sports Medicine. 2010; 44(13): 944–947.
[67] Cook JL, Khan KM, Kiss ZS, Coleman BD, Griffiths L. Asymptomatic hypoechoic regions on patellar tendon ultrasound: A 4-year clinical and ultrasound followup of 46 tendons. Scand J Med Sci Sports. 2001; 11(6): 321–327.
[68] Fredberg U, Bolvig L, Andersen NT. Prophylactic training in asymptomatic soccer players with ultrasonographic abnormalities in Achilles and patellar tendons: the Danish Super League Study. Am J Sports Med. 2008; 36(3): 451–460.
[69] Yamamoto A, Takagishi K, Osawa T, et al. Prevalence and risk factors of a rotator cuff tear in the general population. Journal of Shoulder and Elbow Surgery. 2010; 19(1): 116–120.
[70] Cook J, Khan K. Harcourt P, et al. Patellar tendon ultrasonography in asymptomatic active athletes reveals hypoechoic regions: a study of 320 tendons. Victorian Institute of Sport Tendon Study Group. Clin J Sport Med. 1998; 8(2): 73–77.
[71] Screen HRC, Shelton JC,. Chhaya VH, Kayser MV, Bader DL, Lee DA. The influence of noncollagenous matrix components on the micromechanical environment of tendon fascicles. Annals of Biomedical Engineering. 2005; 33(8): 1090–1099.
[72] Thorpe CT, Streeter I, Pinchbeck GL, Goodship AE, Clegg PD, Birch HL. Aspartic acid racemization and collagen degradation markers reveal an accumulation of damage in tendon collagen that is enhanced with aging. Journal of Biological Chemistry. 2010; 285(21): 15674–15681.
[73] Heinemeier KM, Schjerling P, Heinemeier J, Magnusson SP, Kjaer M. Lack of tissue renewal in human adult Achilles tendon is revealed by nuclear bomb (14). C. FASEB Journal. 2013; 27(5): 2074–2079.
[74] Puddu G, Ippolito E, Postacchini F. A classification of Achilles tendon disease. American Journal of Sports Medicine. 1976; 4(4): 145–150.
[75] Alfredson H, Forsgren S, Thorsen K, Lorentzon R. In vivo microdialysis and immunohistochemical analyses of tendon tissue demonstrated high amounts of free glutamate and glutamate NMDAR1 receptors, but no signs of inflammation, in Jumper's knee. J Orthop Res. 2001; 19(5): 881–886.
[76] Alfredson H, Ljung BO, Thorsen K, Lorentzon R. In vivo investigation of ECRB tendons with microdialysis technique – no signs of inflammation but high amounts of glutamate in tennis elbow. Acta Orthop Scand. 2000; 71(5): 475–479.

[77] Khan KM, Bonar F, Desmond PM, Cook JL, Young DA, Visentini PJ, Fehrmann MW, Kiss ZS, O'Brien PA, Harcourt PR, Dowling RJ, O'Sullivan RM, Crichton KJ, Tress BM, Wark JD., Patellar tendinosis (jumper's knee): findings at histopathologic examination, US, and MR imaging. Victorian Institute of Sport Tendon Study Group. Radiology. 1996; 200(3): 821–827.

[78] Pecina M, Bojanic I, Ivkovic A, Brcic L, Smoljanovic T, Seiwerth S. Patellar tendinopathy: histopathological examination and follow-up of surgical treatment. Acta Chirurgiae Orthopaedicae et Traumatologiae Cechoslovaca. 2010; 77: 277–283.

[79] Almekinders LC, Temple JD. Etiology, diagnosis, and treatment of tendonitis: an analysis of the literature. Med Sci Sports Exerc. 1998; 30(8): 1183–1190.

[80] Khan KM, Cook JL, Kannus P, Maffulli N, Bonar SF. Time to abandon the „tendinitis" myth. BMJ. 2002; 324(7338): 626–627.

[81] Rees JD, Stride M, Scott A. Tendons – time to revisit inflammation. British Journal of Sports Medicine. 2014; 48(21): 1553–1557.

[82] Fredberg U, Stengaard-Pedersen K. Chronic tendinopathy tissue pathology, pain mechanisms, and etiology with a special focus on inflammation. Scand J Med Sci Sports. 2008; 18(1): 3–15.

[83] Fenwick SA, Curry V, Harrall RL, Hazleman BL, Hackney R, Riley GP. Expression of transforming growth factor-beta isoforms and their receptors in chronic tendinosis. J Anat. 2001; 199(3): 231–240.

[84] Legerlotz K, Jones ER, Screen HR, Riley GP. Increased expression of IL-6 family members in tendon pathology. Rheumatology. 2012; 51(7): 1161–1165.

[85] Gaida JE, Bagge J, Purdam C, Cook J, Alfredson H, Forsgren S. Evidence of the TNF-alpha system in the human Achilles tendon: expression of TNF-alpha and TNF receptor at both protein and mRNA levels in the tenocytes. Cells Tissues Organs. 2012; 196(4): 339–352.

[86] Gotoh M, Hamada K, Yamakawa H, Tomonaga A, Inoue A, Fukuda H. Significance of granulation tissue in torn supraspinatus insertions: an immunohistochemical study with antibodies against interleukin-1 beta, cathepsin D, and matrix metalloprotease-1. Journal of Orthopaedic Research. 1997; 15(1): 33–39.

[87] Langberg H, Skovgaard D, Karamouzis M, Bülow J, Kjaer M. Metabolism and inflammatory mediators in the peritendinous space measured by microdialysis during intermittent isometric exercise in humans. J Physiol (Lond). 1999; 515(3): 919–927.

[88] Sugg KB, Lubardic J, Gumucio JP, Mendias CL. Changes in macrophage phenotype and induction of epithelial-to-mesenchymal transition genes following acute Achilles tenotomy and repair. Journal of Orthopaedic Research. 2014; 32(7): 944–951.

[89] Cetti R, Junge J, Vyberg M. Spontaneous rupture of the Achilles tendon is preceded by widespread and bilateral tendon damage and ipsilateral inflammation: a clinical and histopathologic study of 60 patients. Acta Orthop Scand. 2003; 74(1): 78–84.

[90] Dean BJ, Gettings P, Dakin SG, Carr AJ. Are inflammatory cells increased in painful human tendinopathy? A systematic review. Br J Sports Med. 2015.

[91] Schubert TE, Weidler C, Lerch K, Hofstadter F, Straub RH. Achilles tendinosis is associated with sprouting of substance P positive nerve fibres. Annals of the Rheumatic Diseases. 2005; 64(7): 1083–1086.

[92] Kragsnaes MS, Fredberg U, Stribolt K, Kjaer SG, Bendix K, Ellingsen T. Stereological quantification of immune-competent cells in baseline biopsy specimens from achilles tendons: results from patients with chronic tendinopathy followed for more than 4 years. American Journal of Sports Medicine. 2014; 42(10): 2435–2445.

[93] Millar NL, Hueber AJ, Reilly JH, et al. Inflammation is present in early human tendinopathy. American Journal of Sports Medicine. 2010; 38(10): 2085–2091.

[94] Matthews TJ, Hand GC, Rees JL, Athanasou NA, Carr AJ. Pathology of the torn rotator cuff tendon. Reduction in potenzial for repair as tear size increases. Journal of Bone and Joint Surgery. British Volume. 2006; 88(4): 489–495.
[95] Almekinders LC, Baynes AJ, Bracey LW. An in vitro investigation into the effects of repetitive motion and nonsteroidal antiinflammatory medication on human tendon fibroblasts. American Journal of Sports Medicine. 1995; 23(1): 119–123.
[96] Almekinders LC, Banes AJ, Ballenger CA. Effects of repetitive motion on human fibroblasts. Medicine and Science in Sports and Exercise. 1993; 25(5): 603–607.
[97] Skutek M, van Griensven M, Zeichen J, Brauer N, Bosch U. Cyclic mechanical stretching enhances secretion of Interleukin 6 in human tendon fibroblasts. Knee Surgery, Sports Traumatology, Arthroscopy. 2001; 9(5): 322–326.
[98] Skutek M, van Griensven M, Zeichen J, Brauer N, Bosch U. Cyclic mechanical stretching modulates secretion pattern of growth factors in human tendon fibroblasts. European Journal of Applied Physiology. 2001; 86(1): 48–52.
[99] Li Z, Yang G. Khan M, Stone D, Woo SL, Wang JH. Inflammatory response of human tendon fibroblasts to cyclic mechanical stretching. American Journal of Sports Medicine. 2004; 32(2): 435–440.
[100] Wang JH, Jia F, Yang G, et al. Cyclic mechanical stretching of human tendon fibroblasts increases the production of prostaglandin E2 and levels of cyclooxygenase expression: a novel in vitro model study. Connective Tissue Research. 2003; 44; 3–4: 128–133.
[101] Mousavizadeh R, Khosravi S. Behzad H, McCormack RG, Duronio V, Scott A. Cyclic strain alters the expression and release of angiogenic factors by human tendon cells. PLoS One. 2014; 9(5): e97356.
[102] Bayer ML, Schjerling P, Herchenhan A, et al. Release of tensile strain on engineered human tendon tissue disturbs cell adhesions, changes matrix architecture, and induces an inflammatory phenotype. PLoS One. 2014; 9(1): e86078.
[103] Gisslen K, Alfredson H. Neovascularisation and pain in jumper's knee: a prospective clinical and sonographic study in elite junior volleyball players. Br J Sports Med. 2005; 39(7): 423–428.
[104] Divani K, Chan O, Padhiar N, et al. Site of maximum neovascularisation correlates with the site of pain in recalcitrant mid-tendon Achilles tendinopathy. Manual Therapy. 2010; 15(5): 463–468.
[105] de Jonge S, Warnaars JL, De Vos RJ, et al. Relationship between neovascularization and clinical severity in Achilles tendinopathy in 556 paired measurements. Scandinavian Journal of Medicine and Science in Sports, 2014; 24(5): 773–778.
[106] Cook JL, Malliaras P, De Luca J, Ptasznik R, Morris ME, Goldie P. Neovascularization and pain in abnormal patellar tendons of active jumping athletes. Clinical Journal of Sport Medicine. 2004; 14(5): 296–299.
[107] Cook JL, Purdam CR. Is tendon pathology a continuum? A pathology model to explain the clinical presentation of load-induced tendinopathy. British Journal of Sports Medicine. 2009; 43(6): 409–416.
[108] Leadbetter WB. Cell-matrix response in tendon injury. Clin Sports Med. 1992; 11(3): 533–578.
[109] Corps AN, Robinson AH, Movin T, Costa ML, Hazleman BL, Riley GP. Increased expression of aggrecan and biglycan mRNA in Achilles tendinopathy. Rheumatology (Oxford). 2006; 45(3): 291–294.
[110] Scott A, Cook JL, Hart DA, Walker DC, Duronio V, Khan KM. Tenocyte responses to mechanical loading in vivo: a role for local insulin-like growth factor 1 signaling in early tendinosis in rats. Arthritis Rheum. 2007; 56(3): 871–881.

[111] Clancy W. Failed healing response. In: Leadbetter W, Buckwalter J, Gordon S. (eds.). Sports-induced inflammation: clinical and basic science concepts. Park Ridge, IL: American Orthopedic Society for Sports Medicine; 1989. 609–618 pp.

[112] Strömberg B, Tufvesson G. Lesions of the superficial flexor tendon in race horses. A microangiographic and histopathologic study. Clinical Orthopaedics and Related Research. 1969; 62: 113–123.

[113] Strömberg B. The normal and diseased superficial flexor tendon in race horses. A morphologic and physiologic investigation. Acta Radiol Suppl. 1971; 305: 1–94.

[114] Kobayashi A, Sugisaka M, Takehana K, et al. Morphological and histochemical analysis of a case of superficial digital flexor tendon injury in the horse. J Comp Pathol. 1999; 120(4): 403–414.

[115] Maffulli N, Testa V, Capasso G, et al. Similar histopathological picture in males with Achilles and patellar tendinopathy. Medicine and Science in Sports and Exercise. 2004; 36(9): 1470–1475.

[116] Benjamin M, Toumi H, Suzuki D, Redman S, Emery P, McGonagle D. Microdamage and altered vascularity at the enthesis-bone interface provides an anatomic explanation for bone involvement in the HLA-B27-associated spondylarthritides and allied disorders. Arthritis Rheum. 2007; 56(1): 224–233.

[117] Ingber DE. Mechanical signaling and the cellular response to extracellular matrix in angiogenesis and cardiovascular physiology. Circ Res. 2002; 91(10): 877–887.

[118] Alfredson H. The chronic painful Achilles and patellar tendon: research on basic biology and treatment. Scand J Med Sci Sports. 2005; 15(4): 252–259.

[119] Hosaka Y, Kirisawa R, Ueda H, Yamaguchi M, Takehana K. Differences in tumor necrosis factor (TNF)alpha and TNF receptor-1-mediated intracellular signaling factors in normal, inflamed and scar-formed horse tendons. Journal of Veterinary Medical Science. 2005; 67(10): 985–991.

[120] Hosaka Y, Teraoka H, Yamamoto E, Ueda H, Takehana K. Mechanism of cell death in inflamed superficial digital flexor tendon in the horse. J Comp Pathol. 2005; 132(1): 51–58.

[121] Patterson-Kane JC, Becker DL, Rich T. The pathogenesis of tendon microdamage in athletes: the horse as a natural model for basic cellular research. Journal of Comparative Pathology. 2012; 147(2–3): 227–247.

[122] Smith R, Birch HL, Patterson-Kane J, Goodman S, Cauvin E, Goodship AE. A Review of the Etiopathogenesis, and Current Proposed Strategies for Prevention of Superficial Digital Flexor Tendonitis in the Horse. 2000; 1–5.

[123] Williams IF, McCullagh KG, Goodship AE, Silver IA. Studies on the pathogenesis of equine tendonitis following collagenase injury. Res Vet Sci. 1984; 36(3): 326–338.

[124] Malliara P, Cook J, Ptasznik R, Thomas S. Prospective study of change in patellar tendon abnormality on imaging and pain over a volleyball season. British Journal of Sports Medicine. 2006; 40(3): 272–274.

[125] Comin J, Cook JL, Malliaras P, et al. The prevalence and clinical significance of sonographic tendon abnormalities in asymptomatic ballet dancers: a 24-month longitudinal study. Br J Sports Med. 2013; 47(2): 89–92.

[126] Orchard JW, Blanch P, Paoloni J, et al. Cricket fast bowling workload patterns as risk factors for tendon, muscle, bone and joint injuries. Br J Sports Med. 2015; 49(16): 1064–1068.

[127] Visnes H, Bahr R. Training volume and body composition as risk factors for developing jumper's knee among young elite volleyball players. Scandinavian Journal of Medicine and Science in Sports. 2013; 23(5): 607–613.

[128] de Vos RJ, Heijboer MP, Weinans H, Verhaar JA, van Schie JT. Tendon structure's lack of relation to clinical outcome after eccentric exercises in chronic midportion Achilles tendinopathy. Journal of Sport Rehabilitation. 2012; 21(1): 34–43.

[129] Archambault JM, Hart DA, Herzog W. Response of rabbit Achilles tendon to chronic repetitive loading. Connective Tissue Research. 2001; 42(1): 13–23.
[130] Archambault J, Tsuzaki M, Herzog W, Banes AJ. Stretch and interleukin-1beta induce matrix metalloproteinases in rabbit tendon cells in vitro. Journal of Orthopaedic Research. 2002; 20(1): 36–39.
[131] Banes AJ, Horesovsky G. Larson C, et al. Mechanical load stimulates expression of novel genes in vivo and in vitro in avian flexor tendon cells. Osteoarthritis and Cartilage. 1999; 7(1): 141–153.
[132] Tsuzaki M, Bynum D, Almekinders L, Yang X, Faber J, Banes AJ. ATP modulates load-inducible IL-1beta, COX 2, and MMP-3 gene expression in human tendon cells. Journal of Cellular Biochemistry. 2003; 89(3): 556–562.
[133] Lavagnino M, Arnoczky SPSP, Frank K, Tian T. Collagen fibril diameter distribution does not reflect changes in the mechanical properties of in vitro stress-deprived tendons. J Biomech. 2005; 38(1): 69–75.
[134] Lavagnino M. Arnoczky SP, Egerbacher M, Gardner KL, Burns ME. Isolated fibrillar damage in tendons stimulates local collagenase mRNA expression and protein synthesis. Journal of Biomechanics. 2006; 39(13): 2355–2362.
[135] Lavagnino M, Arnoczky SP. In vitro alterations in cytoskeletal tensional homeostasis control gene expression in tendon cells. Journal of Orthopaedic Research. 2005; 23(5): 1211–1218.
[136] Arnoczky SP, Tian T, Lavagnino M, Gardner K. Ex vivo static tensile loading inhibits MMP-1 expression in rat tail tendon cells through a cytoskeletally based mechanotransduction mechanism. Journal of Orthopaedic Research. 2004; 22(2): 328–333.
[137] Egerbacher M, Arnoczky S, Caballero O, Gardner K. Stress-deprivation induces apoptosis in tendon cells: A mechanistic explanation for the histologic changes seen in tendinopathy. Transactions of the Annual Meeting of the Orthopaedic Research Society. 2007; 32: 862.
[138] Thornton GM, Hart DA. The interface of mechanical loading and biological variables as they pertain to the development of tendinosis. Journal of Musculoskeletal and Neuronal Interactions. 2011; 11(2): 94–105.
[139] Docking SI, Cook J. Pathological tendons maintain sufficient aligned fibrillar structure on ultrasound tissue characterisation (UTC). Scand J Med Sci Sports. 2015.
[140] Kjaer M, Langberg H, Miller BF, et al. Metabolic activity and collagen turnover in human tendon in response to physical activity. Journal of Musculoskeletal and Neuronal Interactions. 2005; 5(1): 41–52.
[141] Drew BT, Smith TO, Littlewood C, Sturrock B. Do structural changes (eg, collagen/matrix) explain the response to therapeutic exercises in tendinopathy: a systematic review. British Journal of Sports Medicine. 2014; 48(12): 966–972.
[142] Alfredson H, Pietila T, Jonsson P, Lorentzon R. Heavy-load eccentric calf muscle training for the treatment of chronic Achilles tendinosis. Am J Sports Med. 1998; 26(3): 360–366.
[143] Rio E, Kidgell D, Moseley L, Pearce A, Gaida J, Cook J. Exercise to reduce tendon pain: A comparison of isometric and isotonic muscle contractions and effects on pain, cortical inhibition and muscle strength. Journal of Science and Medicine in Sport. 2013; 16: e28.
[144] Shalabi A, Kristoffersen-Wilberg M, Svensson L, Aspelin P, Movin T. Eccentric training of the gastrocnemius-soleus complex in chronic Achilles tendinopathy results in decreased tendon volume and intratendinous signal as evaluated by MRI. American Journal of Sports Medicine. 2004; 32(5): 1286–1296.

2 Bildgebung bei Sehnenpathologien

Vladimir Juras, Klaus Bohndorf, Markus Schreiner, Sebastian Röhrich, Hannes Platzgummer und Siegfried Trattnig

2.1 Konventionelle Röntgendiagnostik

Konventionelle Röntgenaufnahmen stellen Dichteunterschiede der Gewebe dar, indem ionisierende Strahlen unterschiedlich stark absorbiert werden und dadurch Kontraste auf dem Bild entstehen. Zwar existieren Dichteunterschiede auch im Bindegewebe, doch ist ein gut sichtbarer Röntgenkontrast nur beim Knochen vorhanden. Somit dient bei Verfügbarkeit besser geeigneter Bildgebungsmodalitäten, wie der MRT oder Sonographie, die konventionelle Röntgendiagnostik bei Sehnenpathologien vorwiegend der Diagnostik von Begleitpathologien und möglichen zugrunde liegenden Fehlstellungen.

2.1.1 Röntgendiagnostik der Sehnen nach Trauma

Der Nutzen konventioneller Röntgenaufnahmen liegt bei traumatischen Läsionen im Erkennen von knöchernen Begleitverletzungen und Avulsionsfrakturen. Dabei zeigt sich ein Knochenfragment, welches durch den Zug der Sehne verlagert wurde (Abb. 2.1).

Indirekte Hinweise auf Sehnenrisse können ebenfalls beobachtet werden. So kommt es beim Riss des Ligamentum patellae zu einem Höhertreten der Patella und

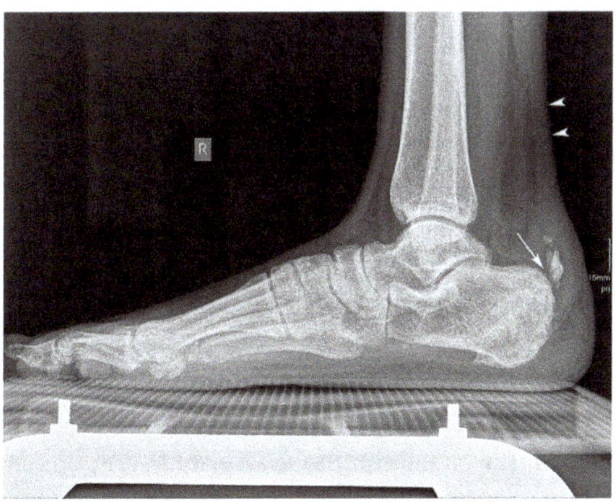

Abb. 2.1: Hier zeigt sich eine Avulsionsfraktur eines dorsalen Calcaneussporns am Ansatz der Achillessehne (weißer Pfeil). Anterior zur hellen Verschattung durch die Achillessehne (weiße Pfeilköpfe) stellt sich das Fettgewebe als dunkle Aufhellung dar.

DOI 10.1515/9783110424027-004

eine Achillessehnenruptur führt zur Verringerung des anterioren Winkels zwischen der Tibia und dem ersten Metatarsalknochen [1].

2.1.2 Röntgendiagnostik von Tendinopathien und Enthesiopathien

Das Nativröntgen eignet sich nicht zur definitiven Diagnose von Tendinopathien, doch können einzelne Aspekte, wie Kalkeinlagerungen und Weichstellschwellungen, welche auf Pathologien hindeuten, beobachtet werden. Aufgrund der unterschiedlichen Morphologie der Kalkeinlagerungen in unterschiedlichen Entstehungsphasen sollte es sich hierbei um eine aktuelle Röntgenaufnahme handeln [2]. Eine typische Lokalisation einer Ansatzverkalkung oder einer sog. Tendinosis calcarea ist die Supraspinatussehne. Am fibroossären Übergang finden sich Traktionsosteophyten als Ausdruck eines enthesiopathischen Geschehens, wie der Calcaneus- oder Olecranonsporn. Diese sind im Gegensatz zu Osteophyten bei degenerativen Gelenkserkrankungen stielförmig und setzen sich, beginnend an der Insertion, entlang der Sehne fort. Weichteilschwellungen und Ödeme, als Zeichen der Überlastung oder Ruptur einer Sehne, stellen sich als Verschattung der streifigen Struktur des Fettgewebes dar. Ein Seitenvergleich erleichtert das Erkennen der Schwellung der die Sehne umgebenden Weichteile. Aus prognostischer Sicht oder zur Therapieentscheidung kann ein Malalignment der Gelenke als Risikofaktor für degenerative Sehnenveränderungen auf konventionellen Röntgenaufnahmen evaluiert werden. Viele dieser auf konventionellen Röntgenaufnahmen erkennbaren Zeichen sind auch für die Abklärung von Differentialdiagnosen der Tendinopathien wichtig. Diese reichen von simplen Bursitiden über Arthrosen bis hin zu onkologischen Pathologien, weshalb auch heute bei entsprechender Klinik aufgrund der raschen Durchführbarkeit oft das konventionelle Röntgen den ersten Schritt in der Bildgebung darstellt.

Merke: Konventionelle Röntgenbilder bieten die Möglichkeit eines schnellen Überblickes und liefern erste Hinweise auf mögliche Pathologien der Sehnen, ersetzen aber selten die Notwendigkeit von weiterführender Diagnostik, wie z. B. der MRT oder Sonographie.

2.2 Ultraschall

Ultraschall ist eine etablierte Methode in der Diagnostik von Sehnenerkrankungen. Die oberflächliche Lage vieler Sehnen erlaubt die Verwendung moderner hochfrequenter linearer Schallköpfe (bis 20 MHz), welche eine hohe Ortsauflösung bieten. Die Stärken der Ultraschalluntersuchung liegen in ihrer großen Patientenakzeptanz, dem Auskommen ohne ionisierende Strahlung sowie der, in geübten Händen, hohen diagnostischen Genauigkeit. Ultraschall ist untersucherabhängig und setzt eine genaue Kenntnis der lokalen Anatomie, der unterschiedlichen Präsentationen gesunder und kranker Gewebe sowie möglicher Artefakte voraus. Um die Vergleichbarkeit zu fördern und die Untersucherabhängigkeit zu minimieren, wurden von internationalen Gesellschaften für die meisten Regionen und deren typische Pathologien Untersuchungsstandards sowie eine standardisierte Schnittbilddokumentation etabliert.

2.2.1 Morphologische Bildgebung

Der überwiegende Anteil der kollagenhaltigen Sehnenfasern verläuft parallel zur Sehnenlängsachse. Sie gelangen im longitudinalen Schnitt als dichte, bandförmige Echos zur Darstellung und erzeugen das typische fibrilläre Muster, welches Reflexionen an Grenzflächen zwischen Kollagenbündeln und Septen des Endotenons entspricht. Eine axiale Schnittführung durch die Sehne bildet die fibrilläre Sehnenstruktur als punktförmiges Muster echoreicher Reflexionen ab (siehe Abb. 2.2).

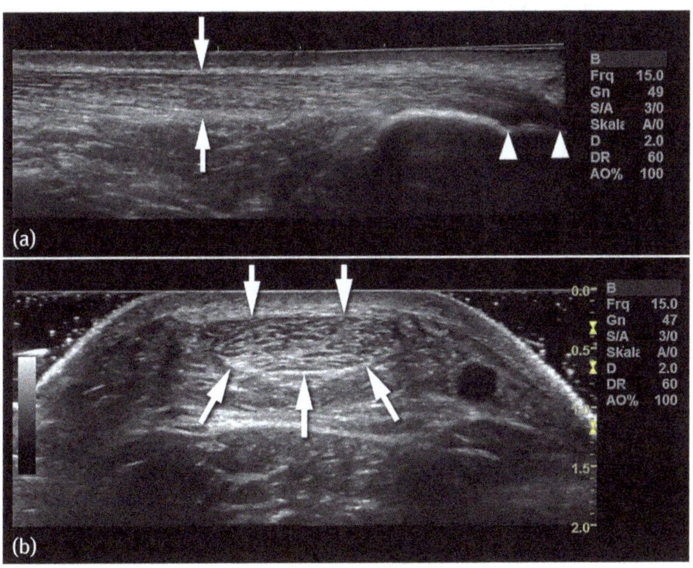

Abb. 2.2: Sonographischer Längsschnitt durch die distale Achillessehne im Panoramamodus: Normalbefund; intaktes fibrilläres Muster und regelrechte Sehnendicke (Pfeile); knapp begrenzte, unauffällig Enthese (Pfeilspitzen); man bemerke den Anisotropieeffekt an der Insertion.

Nicht zuletzt durch die hohe örtliche Auflösung erlaubt die Ultraschalluntersuchung schon die Detektion sehr diskreter morphologischer Schädigungen, wie unter anderem am Beispiel der Achillessehne gezeigt werden konnte [3].

Merke: Die fibrilläre Struktur einer intakten Sehne zeigt sich im longitudinalen Schnitt in Form dichter bandförmiger Echos sowie als punktförmiges Muster echoreicher Binnenechos im axialen Schnitt.

Ein wesentlicher Vorteil der Sonographie gegenüber anderen bildgebenden Modalitäten besteht in der einfachen Durchführbarkeit der dynamischen Untersuchung. Die Integrität der Bewegungsketten des Muskuloskeletalsystems lässt sich somit unmittelbar in ihrem Zusammenspiel visualisieren, was die Diagnose von Pathologien erlaubt, welche der statischen Untersuchung entgehen können.

Merke: Mittels einfach durchführbarer dynamischer Untersuchung erlaubt die Ultraschalldiagnostik eine funktionelle Beurteilung der Integrität der muskulotendinösen Einheit.

Besondere Bedeutung hat die Ultraschalluntersuchung in der Diagnostik unter anderem folgender Pathologien des Sehnenapparat:
- partielle Sehnenrisse, Sehnenabrisse,
- Tendinosen,
- Tenosynovitis,
- Tendinitis und Paratendinitis,
- Enthesiopathien.

Eine Kenntnis der methodeninhärenten Artefakte ist Voraussetzung für die korrekte Interpretation des erzeugten Ultraschallbildes. Besondere Bedeutung kommt bei der Untersuchung von Sehnen der orthogonalen Ausrichtung des Schallkopfes zur Sehne zu. Schon geringe Veränderungen des Einfallwinkels der Schallwellen resultieren in Anisotropie-Effekten, welche die Echogenität der Sehnentextur ändern und so Pathologien vortäuschen oder maskieren können [4].

2.2.2 Elastographie

Die Ultraschall-Elastographie erlaubt, ergänzend zur morphologischen Beurteilung mittels B-Bild, eine Beurteilung der biomechanischen Eigenschaften der untersuchten Sehne. Über externe Kompression oder über Scherwellen werden Gewebsverformungen induziert, anhand deren Ausmaßes auf die Steifigkeit des untersuchten Gewebes rückgeschlossen werden kann. In mehreren Studien zeigte sich bei guter Reproduzierbarkeit eine gute Korrelation mit dem histologischen Goldstandard [5, 6]. Die Ultraschall-Elastographie konnte in ausgewählten Bereichen Zusatzinformationen liefern und ist vor allem im Forschungsrahmen als additive diagnostische Modalität zur klassischen Ultraschalluntersuchung zu sehen.

2.2.3 Farbdoppler

Der Farbdoppler kann über den Nachweis von pathologischen Gefäßeinsprossungen wertvolle Zusatzinformationen liefern. Insbesondere in verdickten echoreichen Sehnenanteilen lässt sich regelmäßig eine Hypervaskularisation als Ausdruck des degenerativen Prozesses der Tendinopathie beobachten (siehe Abb. 2.3). Aktiv entzündliche Veränderungen an der Synovialmembran oder der Enthese können sowohl detektiert als auch quantifiziert werden, um den Therapieeffekt zu monitorisieren. Den Dopplereinstellungen muss dabei besondere Aufmerksamkeit gewidmet werden. Mit der Auswahl der gewünschten Puls-Repetitions-Frequenz (PRF) wird das Frequenzspektrum an die zu erwartenden Flussgeschwindigkeiten angepasst. Die Verwendung regionsspezifischer Standardeinstellungen minimiert falsch negative Befunde und erleichtert die Vergleichbarkeit.

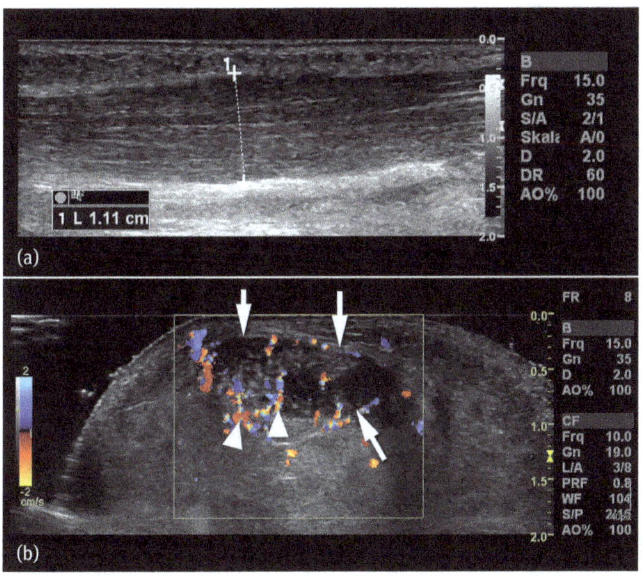

Abb. 2.3: Achillessehne einer 57-jährigen Läuferin mit Achillodynie; spindelförmig verdickte Achillessehne (> 0,5 cm) im Längsschnitt (a); peri- und intratendinöse Hypervaskularisierung (Pfeilspitzen) im dopplersonographischen Querschnitt (b).

2.3 Magnetresonanztomographie

2.3.1 Morphologische Bildgebung

Zur Darstellung der Sehnen mittels MR-Tomographie werden in der klinischen Routine in erster Linie Messsequenzen verwendet, die einen normalen oder pathologischen Wassergehalt sowie Veränderungen der Relaxationszeit T2 sensitiv erfassen. Dies gelingt mit konventionellen und so genannten „schnellen“ Spin-Echo-Sequenzen und Fett bzw. freies Wasser unterdrückenden Inversion Recovery Sequenzen (STIR, FLAIR). Auch klinisch weniger gebräuchliche Sequenzen wie EPI, Diffusions- und suszeptibilitätsgewichtete Bildgebung beruhen auf einem Signal, welches durch lange T2-Relaxationszeiten hervorgerufen wird [7].

Wie andere Gewebe auch, bestehen Sehnen aus Komponenten mit sehr unterschiedlichen T2-Relaxationszeiten. In Sehnen wie auch in Bändern oder Menisken dominieren allerdings die Anteile mit sehr kurzer T2-Relaxationszeit. Diese Komponenten mit kurzen T2-Zeiten produzieren in klinisch gebräuchlichen Messsequenzen kein oder ein zu kurzes Signal, das nicht detektiert werden kann. Entsprechend sind Sehnen in diesen Sequenzen „signallos“, d. h. im Bild schwarz. Dies kann durchaus bei der Bildinterpretation und Abgrenzung der normalen Anatomie genutzt werden. Die schwarze Sehne kontrastiert gut gegenüber Strukturen mit langen T2-Zeiten, z. B. Wasser oder erkranktem Gewebe. Trotzdem geht die Information der Gewebekomponenten mit kurzen T2-Zeiten (< 10 ms) in der normalen Bildgebung weitgehend verloren. Wasserprotonen, die an Makromoleküle (wie z. B. Kollagene) gebunden sind oder sich gar innerhalb von Makromolekülen befinden, haben T2-Zeiten von 1 ms bis zu extrem kurzen 10 µs [8].

2.3.2 Welche klinisch gebräuchlichen Messsequenzen können genutzt werden?

Sehnen werden häufig nicht gezielt untersucht, sondern sind Teil einer umfassenden Abklärung eines Gelenks oder einer anatomischen Region, wie z. B. des Fußes. Eine an der Routine orientierte Bildgebung wird deswegen versuchen, alle potenziellen anatomischen Strukturen eines Gelenkes oder einer Region abzuklären. Dazu haben sich an den heute üblichen 1,5- und 3,0-Tesla-Geräten als Standardsequenzen vor allem sog. T2- bzw. intermediär gewichtete Spin-Echo-Sequenzen etabliert. Neben langen Repetitionszeiten (TR von 3000–4000 ms) sind Echozeiten von 60–90 ms zu wählen, um vornehmlich den „T2-Effekt“ detektieren zu können. Die intermediären Sequenzen verlangen kürzere Echozeiten von 30–40 ms, die garantieren, dass sowohl der Wassergehalt als auch die Relaxationszeit T2 noch ausreichend Einfluss auf das Signal der Gewebe nehmen. Diese Spin-Echo-Sequenzen werden in der Regel mit einer Fettunterdrückung kombiniert (um auch Protonendichte- und T2-Effekte im Fettgewebe detektieren zu können) und mittels spezieller Techniken beschleunigt (Standardmesszeit pro Sequenz zwischen 2,5 und vier Minuten). Damit bildet sich die Sehne homogen schwarz ab. Die interne Struktur der Sehnen, wie wir sie aus der histologischen Aufarbeitung kennen, ist damit nicht visualisierbar. Eine Ausnahme bilden die ansatznahen Anteile sehr großer Sehnen, speziell der Achillessehne. Hier sind aufgrund ihrer Größe einzelne Gefäße, Membranen und Septen – ohne sie im Einzelnen differenzieren zu können – als lineare oder punktförmige helle Strukturen im signallosen Kollagen abzugrenzen.

Merke: Gesunde Sehnen bilden sich in den gebräuchlichsten MR-Sequenzen schwarz bzw. dunkel ab.

Morphologie und Funktion der Sehnen sind in Abhängigkeit von ihrer Lokalisation sehr unterschiedlich. Mit den obengenannten Sequenzen lassen sich jedoch alle klinisch relevanten Sehnen an der Schulter, am Ellbogen, am Handgelenk, aber auch an den unteren Extremitäten (Hüfte, Knie, oberes Sprunggelenk, Rück- und Vorfuß) gut darstellen. Dies ist die Basis, um Abweichungen von der Norm feststellen zu können.

Gradienten-Echo-Sequenzen werden zur Bildgebung der Sehnen nicht routinemäßig verwendet, obwohl kürzere Echozeiten als in den Spin-Echo-Sequenzen angewandt werden können. Gründe sind ein schlechterer Kontrast zwischen normalem und pathologischem Sehnengewebe und der umgebenden Muskulatur sowie die Anfälligkeit für Suszeptibilitätsartefakte.

Um die Komponenten der Sehne mit sehr kurzen T2-Zeiten detektieren und charakterisieren zu können, sind aufwändigere Ansätze nötig:

Spin-Echo und Gradienten-Echo-Bildgebung mit sehr kurzer Echozeit (1.4–3 ms)

Liegen aufwendige technische Voraussetzungen vor (z. B. extrem schnelle Gradienten), kann die Echozeit (die Zeit zwischen der Anregung und der Messung des Signals) so kurz gewählt werden, dass auch noch das Signal aus Geweben mit sehr kurzen T2-Zeiten ausgelesen werden kann.

„Magic-Angle"-Bildgebung

Interaktionen zwischen den Protonen spielen in Geweben oder Flüssigkeiten, die eine „freie" Bewegung der Protonen erlauben, eine untergeordnete Rolle und führen zu keiner Verkürzung der T2-Relaxationszeit. Dies ist grundsätzlich anders in hoch organisierten Geweben wie Sehnen. Die Organisation und Vernetzung des Kollagens verhindern die freie Beweglichkeit und Orientierung der Protonen. Eine verstärkte Interaktion zwischen den Protonen ist die Folge, verbunden mit einer starken Verkürzung der T2-Zeit. Zudem ist das Signal von Gewebe auch abhängig von der Lage des statischen Magnetfeldes im Verhältnis zur Z-Achse. Denn die beschriebene Interaktion der Protonen wird dann „gelockert", wenn die länglich verlaufende Sehne anatomisch etwa 55° zur Z-Achse des Magneten ausgerichtet wird oder anatomisch von Natur aus so angeordnet ist. „Lockerung" der Interaktion bedeutet, dass sich die T2-Zeit erhöht und Sehnen in entsprechenden Sequenzen plötzlich an Signal gewinnen.

Die Signalsteigerung durch den „Magic-Angle"-Effekt ist praktisch wichtig als Ursache für die Fehlinterpretation von Signalsteigerungen, sofern er nicht erkannt und fälschlicherweise einer Pathologie der Sehne zugeordnet wird.

Merke: Der „Magic-Angle"-Effekt kann unter bestimmten Umständen zu einer Signalsteigerung (heller im MR-Bild) des Sehnengewebes führen und damit eine pathologische Veränderung imitieren.

2.3.3 MRT der pathologisch veränderten Sehne und ihrer Substrukturen

Die Tendinose ist MR-tomographisch primär durch eine Verdickung gekennzeichnet, die sich diffus, spindelförmig oder – seltener – nodulär abbilden kann. Dieser Befund wird in der Regel von einer oft longitudinal angeordneten Signalsteigerung begleitet. Diese Signalveränderungen sind in der klinischen Praxis am besten in den gebräuchlichen „Turbo"- oder sog. „schnellen" Spin-Echo-Sequenzen mit längerer Repetitionszeit (> 2500 ms) und intermediärer (35–40 ms) oder längerer (> 60 ms) Echozeit zu detektieren. Buck et al. konnten histologische Befunde einer mukoiden Degeneration und einer chondroiden Metaplasie in der Supraspinatussehne mit einem erhöhten Signal in wassersensitiven Sequenzen korrelieren [9]. Im Falle einer intratendinösen Partialruptur ist das erhöhte Signal heterogener dargestellt und kann wasseräquivalente „Einsprengsel" aufweisen.

Gärdin et al. beschrieben eine starke Korrelation zwischen einer intratendinösen Signalerhöhung (in Protonendichte (PD)-gewichteten Sequenzen und nach i. v. Kontrastmittelgabe) und dem klinischen Verlauf der Tendinose der Achillessehne [10]. Sie arbeiteten ebenfalls heraus, dass vor allem stärker T2-gewichtete Sequenzen mit längerer Echozeit geeignet sind, Rupturen zu identifizieren. Sie kommen in dieser Sequenz als Konturunterbrechung mit hohem oder intermediärem Signal zur Abbildung.

Merke: Sowohl Tendinosen als auch Partialrupturen von Sehnen stellen sich in den gebräuchlichsten MR-Sequenzen durch eine Signalsteigerung, also heller als eine gesunde Sehne, dar.

Robson et al. [11] waren die ersten Autoren, die klinische Bilder der Achillessehne unter Anwendung von UTE-(Ultrashort-Time-Echo-)Sequenzen vorstellten. Sie konnten so die Sehnenkomponenten mit kurzen Echozeiten auch bei einer Achillessehnenpathologie visualisieren. Wie zu antizipieren, vergrößerte sich der Anteil der Komponenten mit langen T2-Zeiten zu Ungunsten der Komponenten mit kurzer T2-Zeit [11]. Alternativ zu UTE-Sequenzen kann eine neue Gradienten-Echo-Sequenz verwendet werden, die mit variablen Echozeiten arbeitet (vTE). Sie erlaubt die Visualisierung von kurzen T2-Relaxationszeiten in einer Sehne, ohne Einschränkungen wie starkes „Verschwimmen" oder geringe Auflösung bei den UTE-Sequenzen. Obwohl die kürzeste Echozeit der Sequenz nur etwa knapp 1 ms beträgt, konnte gezeigt werden, dass die Quantifizierung der Sehnenkomponenten mit kurzer T2-Zeit einen robusten Marker zur Identifizierung von Veränderungen des Wassergehalts und der Kollagenorientierung in der Achillessehne darstellt [12].

Der Einsatz der Ultrahochfeldtechnik (7T) in Kombination mit den UTE-Sequenzen mit Echozeiten weit unter einer Millisekunde verbessert auch die morphologische

Darstellung der Achillessehne und ihrer Pathologie. Han und Mitarbeiter konnten die gestörte innere Struktur einer Achillessehne auf diese Weise überzeugend darstellen und neue Informationen im Vergleich zu einer quantitativen Darstellung von T2- oder T2*-Relaxationszeiten belegen [13]. In einem Patienten mit einer postpartalen operativen Sehnenverlängerung konnten Irregularitäten der Faszikel aufgedeckt werden (Abb. 2.4).

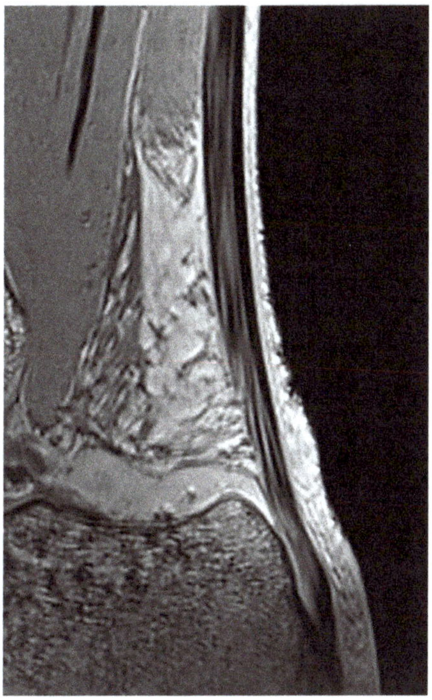

Abb. 2.4: Sagittaler Längsschnitt durch die Achillessehne. 3D-VTE-Sequenz im Ultrahochfeld MRT (7T); Normalbefund; auch beim Gesunden wird die faszikuläre Struktur der Achillessehne sichtbar, die sonst in den Standardsequenzen wegen deren zu langen Echozeiten nicht dargestellt werden kann.

Die Tendinose einer Sehne kann in einer vollständigen Ruptur der Sehne enden. Die MRT bildet die Rissenden ab, die im akuten Fall von einem Hämatom separiert werden. Der Vergleich mit der Operation hat gezeigt, dass die MRT die Ruptur einer Achillessehne sensitiv erfassen kann [14]. Morphologische Veränderungen des Muskel-Sehnen-Komplexes, wie Verdickung, Signalsteigerung, Verfettung, Verkalkung sowie partielle und komplette Rupturen, werden von der MRT sicher erfasst. Allerdings sind diese Veränderungen unspezifisch und erlauben nicht immer eine eindeutige Diagnose der ursächlichen Erkrankung. Die wesentliche, nicht immer zu klärende Frage bezieht sich auf die Unterscheidung zwischen entzündlichen (z. B. bei den Spondyloarthritiden) und degenerativen Veränderungen der Sehne.

2.3.4 Neueste Techniken

T2*-Mapping, Natrium- und CEST-(„Chemical-exchange-saturation-transfer")Bildgebung der Sehnen im Ultrahochfeld (7T)

In Ergänzung zur morphologisch orientierten Bildgebung hat sich bei der Erfassung früher pathologischer Veränderungen an Sehnen die sog. „quantitative" Bildgebung etabliert. Sie ist allerdings derzeit an Standardgeräten zur klinisch-morphologischen Bildgebung noch nicht einsetzbar. Unter den erweiterten technischen Bedingungen lässt sich eine neue 3D-UTE-Sequenz einsetzen, um die T2*-Komponente der verschiedenen Gewebe oder Materialien mit sehr kurzen Echozeiten zu identifizieren.

Wie durch die Natriumbildgebung an Achillessehnen exemplarisch festgestellt werden konnte, führt deren Degeneration morphologisch in der Regel zu einer Verdickung von Sehnen und aufgrund des erhöhten Proteoglykan- und Wassergehaltes mikroskopisch zu einer Disaggregation der Fibrillen und verschiedenen Bündel [15, 16]. Auch kann die Natriumbildgebung genutzt werden, um Veränderungen des Sehnengewebes unter Medikamenten zu detektieren. So verursacht Ciprofloxacin, ein Antibiotikum aus der Gruppe der Fluorchinolone, eine Erniedrigung des Proteoglykangehaltes von Sehnen [17]. Erwähnt sei noch die sich in der Forschung befindliche CEST-Bildgebung, welche aufgrund ihrer kurzen Aufnahmezeit in klinische Standardprotokolle integriert werden könnte [18].

Die Aussichten, dass diese quantitativen Informationen die morphologische Bildgebung vor allem bei frühen degenerativen oder entzündlichen Veränderungen ergänzen können, sind vielversprechend.

Literatur

[1] Kiely PD, Baker JF, Fat L, Colgan G, Perera A, Awan N, et al. Achilles Tendon Rupture Must Be Excluded in the Neutral, Non-Fractured Ankle X-Ray Study. Journal of Emergency Medicine. 2011; 41(6):718–722.

[2] Speed CA, Hazleman BL. Calcific tendinitis of the shoulder. New England Journal of Medicine. 1999; 340(20): 1582–1584.

[3] Kainberger F, Engel A, Trattnig S, Polzleitner D, Kutschera HP, Seidl G. Sonographic Structural-Analysis of the Achilles-Tendon and Biomechanical Implications. Ultraschall in Der Medizin. 1992; 13(1): 28–30.

[4] Fornage BD. The Hypoechoic Normal Tendon – a Pitfall. Journal of Ultrasound in Medicine. 1987; 6(1): 19–22.

[5] Porta F, Damjanov N, Galluccio F, Iagnocco A, Matucci-Cerinic M. Ultrasound elastography is a reproducible and feasible tool for the evaluation of the patellar tendon in healthy subjects. Int J Rheum Dis. 2014; 17(7): 762–766.

[6] Klauser AS, Miyamoto H, Tamegger M, Faschingbauer R, Moriggl B, Klima G, et al. Achilles tendon assessed with sonoelastography: histologic agreement. Radiology. 2013; 267(3): 837–842.

[7] Gatehouse PD, Bydder GM. Magnetic resonance imaging of short T2 components in tissue. Clinical radiology. 2003; 58(1): 1–19.

[8] Henkelman RM, Stanisz GJ, Graham SJ. Magnetization transfer in MRI: a review. NMR in biomedicine. 2001; 14(2): 57–64.
[9] Buck FM, Grehn H, Hilbe M, Pfirrmann CW, Manzanell S, Hodler J. Magnetic resonance histologic correlation in rotator cuff tendons. J Magn Reson Imaging. 2010; 32(1): 165–172.
[10] Gardin A, Bruno J, Movin T, Kristoffersen-Wiberg M, Shalabi A. Magnetic resonance signal, rather than tendon volume, correlates to pain and functional impairment in chronic Achilles tendinopathy. Acta radiologica. 2006; 47(7): 718–724.
[11] Robson MD, Benjamin M, Gishen P, Bydder GM. Magnetic resonance imaging of the Achilles tendon using ultrashort TE (UTE) pulse sequences. Clinical radiology. 2004; 59(8): 727–735.
[12] Juras V, Apprich S, Szomolanyi P, Bieri O, Deligianni X, Trattnig S. Bi-exponential T2 analysis of healthy and diseased Achilles tendons: an in vivo preliminary magnetic resonance study and correlation with clinical score. European radiology. 2013; 23(10): 2814–2822.
[13] Han M, Larson PE, Liu J, Krug R. Depiction of achilles tendon microstructure in vivo using high-resolution 3-dimensional ultrashort echo-time magnetic resonance imaging at 7 T. Investigative radiology. 2014; 49(5): 339–345.
[14] Kuwada GT. Surgical correlation of preoperative MRI findings of trauma to tendons and ligaments of the foot and ankle. Journal of the American Podiatric Medical Association. 2008; 98(5): 370–373.
[15] Samiric T, Parkinson J, Ilic MZ, Cook J, Feller JA, Handley CJ. Changes in the composition of the extracellular matrix in patellar tendinopathy. Matrix Biol. 2009; 28(4): 230–236.
[16] Schweitzer ME, Karasick D. MR imaging of disorders of the Achilles tendon. Ajr. 2000; 175(3): 613–625.
[17] Juras V, Winhofer Y, Szomolanyi P, Vosshenrich J, Hager B, Wolf P, et al. Multiparametric MR Imaging Depicts Glycosaminoglycan Change in the Achilles Tendon during Ciprofloxacin Administration in Healthy Men: Initial Observation. Radiology. 2015; 275(3): 763–771.
[18] Ling W, Regatte RR, Schweitzer ME, Jerschow A. Characterization of bovine patellar cartilage by NMR. NMR in biomedicine. 2008; 21(3): 289–295.

3 Grundlagen aktueller konservativer Therapieansätze an der Sehne

Klaus Eder und Helmut Hoffmann

3.1 Aspekte aktueller Rehabilitationskonzeptionen

3.1.1 Grundlegende Aspekte komplexer Rehabilitationsstrategien nach Sehnenverletzungen/-erkrankungen

Patienten mit Sehnenerkrankungen weisen meist Verletzungen und/oder Überlastungen am Bewegungsapparat mit orthopädisch-traumatologischen Schwerpunkten auf, welche die Funktions- und Leistungsfähigkeit des Bewegungsapparates der gesamten betroffenen Extremität beeinträchtigen.

Ein qualifizierter Therapeut kann dem Patienten mit seinem Portfolio an therapeutischen Techniken ausreichend helfen und eine Linderung/Besserung seiner Beschwerden nach ärztlicher Therapie (konservativ und/oder operativ) bewirken. Jedoch müssen neben den sehnenspezifischen Aspekten auch achsenspezifische Aspekte der jeweiligen betroffenen Extremität (statistisch betreffen über 65 % der Problemfälle die untere Extremität und damit die Becken-Bein-Achse) berücksichtigt werden.

3.1.1.1 Biomechanische Aspekte

Je nach Anatomie und Funktion der betroffenen Sehne sind prinzipiell neben gelenkspezifischen Aspekten auch Veränderungen sowohl von aufsteigenden als auch von absteigenden Ursache-Folge-Ketten zu berücksichtigen (beispielsweise werden Sehnenverletzungen dann als so genannte *Wringing out-phenomenons* (Helixstruktur) bezeichnet und an der unteren Extremität beispielsweise an der Achillessehne sowie an der oberen Extremität an der Supraspinatussehne lokalisiert).

In der Physiotherapie werden oft **offen kinetische und geschlossen kinetische Bewegungsmuster** für eine Übungs- und Funktionsunterteilung benannt, die sich letztlich auch in der Fachliteratur terminologisch nicht eindeutig trennen lassen und durchaus auf eine lange Tradition von Missverständnissen und Fehlinterpretationen [1, 2] zurückzuführen sind.

Die Stabilisierung der jeweiligen Gelenke in der betroffenen Kette hängt dabei von der ausreichenden und adäquaten ossären, ligamentären und muskulären Stabilität der Einzelgelenke sowie der jeweiligen neuromuskulären Steuerung ab. Die bereits angesprochenen Ursache-Folge-Ketten innerhalb beispielweise der Becken-Bein-Achse kommen entsprechend auch bei den funktionellen Betrachtungen zum Einsatz.

Neben Maßnahmen der **physikalischen Therapie** kommen Maßnahmen der **Physiotherapie** sowie der **medizinischen Trainingstherapie** zur Anwendung. Der

DOI 10.1515/9783110424027-005

zeitliche Anwendungsrahmen sollte sich dabei an den Wundheilungsphasen (Akut-/ Proliferations- und Remodellierungsphasen) orientieren.

3.1.2 Therapiemöglichkeiten der physikalischen Therapie

Aus dem gesamten möglichen Portfolio an Maßnahmen der physikalischen Therapie wird nachfolgend lediglich eine kleine Auswahl an Maßnahmen aufgezählt, die aufgrund technischer Möglichkeiten oder aktueller neuerer Erkenntnisse gegenüber dem allgemeinen Standardwissen das Behandlungsspektrum erweitern und/oder verändern (vgl. hierzu Kap. 3.3 Stoßwelle).

3.1.2.1 Elektrotherapie

Alle elektrotherapeutischen Verfahren basieren auf dem **Wirkmechanismus**, dass dem Bewegungssystem von extern Energie entweder als elektrische oder thermische Energie zugeführt wird. Die dabei vom Bewegungsapparat absorbierte Energie stimuliert in der Folge eine physiologische Reaktion. Physiologische Prozesse werden durch die jeweilige Therapieanwendung der physikalischen Therapie eingeleitet. Im Folgenden werden Verfahren vorgestellt, jeweils ausgehend von der zugeführten Energie (als physikalische Effekte), und deren physiologische Auswirkungen sowie therapeutischen Anwendungen dargestellt. Die üblichen Kontraindikationen für die jeweiligen Anwendungen müssen unbedingt beachtet werden.

Hochvolt

Hochvoltströme bestehen aus Serien von sehr kurz andauernden Impulsen (ca. 10–50 msec), die motorische und sensible Nerven stimulieren. Folgende Therapieeffekte können induziert werden:
- Detonisierung von Muskulatur mit entsprechender analgenisierender Wirkung,
- Lockerung (Frequenzen bis ca. 10 Hz), vergleichbar mit geringamplitudigen Schüttelungen, der überlasteten Muskulatur.

Mikro-Ampere-Ströme

Hier werden Ströme in der Größenordnung körpereigener Signale verwendet. Im Wesentlichen ändert sich infolge einer lokalen Verletzung die lokale bioelektrische Aktivität. Es entstehen Ströme im Mikroamperebereich. Durch die externe Zuführung dieser kleinen Energiemengen werden Zellmembranspannungen nicht überwunden, sondern die Zellmembranen werden angeregt. Diese Zellen arbeiten kräftiger und schneller und können nachfolgende physiologische Wirkungen induzieren:
- Steigerung der ATP-Produktion (um bis zu 500 %),
- Erhöhung des Membrantransportes,

- Stimulation der Aktivität der Fibroblasten,
- Stimulation der T-Lymphozyten,
- Entzündungshemmung,
- Analgesie und andere mehr.

3.1.2.2 Ultraschall

Schallwellen zwischen 0.75 MHz und 3 MHz werden auf das Gewebe übertragen und bringen es zum Oszillieren. In der Folge ergibt sich eine Steigerung der molekularen Vibration im Gewebe, welche direkt Wärme erzeugt und dadurch eine Hoch-Regulation des Zellmetabolismus mit nachfolgenden physiologischen Wirkungen bewirkt:

- Stimulation von Mastzellen, Thrombozyten, neutrophilen Leukozyten und Makrophagen, Fibroblasten und Myofibroblasten.

3.1.2.3 Hochfrequenz-Kondensatorfeld-Tiefenwärme

Das Gewebe wird Teil des Kondensators, dann wird eine Schwingung von 1 MHz erzeugt. Die kinetische Energie wird in Wärme umgewandelt. Es entsteht außerdem ein lang anhaltender erwärmender Effekt. In der Folge werden sich ein erhöhter Metabolismus, eine gesteigerte Elastizität, eine Veränderung des Tonus und eine herabgesetzte Viskosität des Muskels einstellen.

3.1.2.4 Kryotherapie: lokale Kälteapplikationen

Nach ehemaliger unkritischer Anwendung von Eisbeuteln in der Physiotherapie sollte ein modernes Temperaturmanagement (Cryotherapie) nach Verletzungen am Bewegungsapparat, speziell nach Sehnenverletzungen, reflektierter betrachtet werden.

Die lokale Kälteapplikation kann mittels verschiedener Medien (Wasser, Gel, Spray, Luft etc.) mit der Körperoberfläche in Kontakt treten. Hierzu hat sich – im Gegensatz zum Wasser/Eis mit sehr direkter Übertragung an die Haut – die Temperaturänderung über gekühlte Luft (Spray, Cryojet), vor allem wegen der guten Compliance der Patienten, bewährt und ist im Rahmen der Rehabilitation nach Muskelverletzungen besonders zu empfehlen. Ohne autoreparative Stoffwechselprozesse zu unterbrechen, werden eine analgesierende Wirkung sowie eine Reduktion der Schwellneigung erreicht.

3.1.3 Therapiemöglichkeiten der Physiotherapie

Aufgrund des Umfanges wird hier auf eine komplette Darstellung der manualtherapeutischen Basistechniken verzichtet und auf die entsprechende Literatur verwiesen

[3–5]. Den Schwerpunkt der Darstellungen sollen myofasziale und arthroligamentäre Release-Techniken bilden. Hierzu haben sich in jüngster Vergangenheit verschiedene osteopathische Techniken etabliert und werden erfolgreich angewandt. Eine Auswahl an Techniken wird nachfolgend dargestellt.

3.1.3.1 Myofasciale Release-Techniken

Bei Sehnenerkrankungen/Sehnenverletzungen kann die Ursache der Funktionseinschränkung neben potenziellen mechanischen Störungen auch in der Störung der Zirkulation der interstitiellen Flüssigkeiten (neben dem Blut durchströmen unseren Körper zusätzlich 14 l Flüssigkeit) bestehen, welche neben der arteriellen und venösen Zirkulation eine wichtige Ernährungs- und Versorgungsfunktion für alle Gewebe besitzt.

Dabei stellt das Bindegewebe eine wichtige Transitstrecke zwischen den Kapillaren (Lieferanten) und der Zelle (Empfänger) dar. Kollagenfasern sind positiv geladen und können eine Bindung mit negativ geladenen Proteoglykanen der Matrix eingehen. Wasser kann dadurch gespeichert werden. In der Folge bildet sich ein druckbelastbares Gel. Des Weiteren haben Glykoproteine gemeinsam mit Vernetzungsproteinen einen kraftabsorbierenden und dehnfähigen Charakter, der für die Elastizität bzw. für die typische Viskoelastizität des menschlichen Bindegewebes sorgt.

Die Zellen in einem krankhaft veränderten Bereich zeigen eine geringere Vitalität – u. a. weil die hydrodynamische Fluktuation nicht ausreichend zum Tragen kommt. Werden die Restriktionen aufgelöst, wird in der Folge mittels therapeutischer myofascialer Releasetechniken die hydrodynamische Fluktuation im Bereich der Dysfunktion wiederhergestellt.

Lokalisiert sind solche Störungen häufig auch an den Diaphragmen beispielsweise der unteren Extremität. Die Diaphragmen stellen auch horizontale Verbindungselemente zwischen den unterschiedlichen myofascialen Ketten dar. Damit vergrößern sie die Möglichkeiten für Kombinationen, Interaktionen und Kompensationen zwischen den einzelnen myofascialen Ketten, wie sie in der Individualität der Alltagsmotorik und Alltagsstereotype vorherrschen und anzutreffen sind.

Bei bindegewebigen sowie myofascialen Restriktionen haben sich Therapietechniken bewährt, die nach dem Prinzip der so genannten **„ Unwinding-Technik“** mit Lageänderungen des Patienten arbeiten, indem der Physiotherapeut den betreffenden Muskelabschnitt mit den Händen (Daumen oder Finger) führt und dabei der abnehmenden Spannung folgt und diese sozusagen „entfaltet“. So sind jeweils ja nach Indikation bei Sehnenverlketzungen/-erkrankungen entsprechende Therapietechniken für das Becken-, Knie- und Fuß-Diaphragma beschrieben.

Neben Veränderungen infolge von Sehnenerkrankungen und Sehnenverletzungen der beteiligten gelenk- sowie achsenstabilisierenden Muskulatur der Extremitäten können Veränderungen sowohl im zentral-motorischen peripheren Nervensystem als auch im peripher-motorischen Nervensystem direkte Kausalursache myofascialer Veränderungen darstellen. Hierzu dominiert neben der integrativen Rolle des Rückenmarks beim erwachsenen Menschen die supraspinale Kontrolle bei der Steuerung der Motorik.

3.1.3.2 Strain-Counterstrain (Zerrrungsumkehr)

Bei dieser Behandlungstechnik wird der Patient so positioniert, dass die überprogrammierten myofascialen Strukturen angenähert und somit entspannt sind („Spontaneous release by positioning").

3.1.3.3 Spray and Strech

Bei dieser Therapietechnik wird der betroffene Muskel in leicht gedehnter Ausgangsposition vom Ursprung zum Ansatz hin über ca. 30 Sekunden mit Chloräthyl oder entsprechenden anderen technischen Kühlvarianten (kalte Luft bis –20–25 °C) abgekühlt. Durch die Temperaturreduktion wird eine nozizeptive Hemmung über die Nervenendigungen der Haut erreicht.

3.1.3.4 Muskel-Release-Techniken (Contract Release, MET II)

Diese Dehntechnik bringt die betroffene Muskulatur in Elongation, ohne dass über die intrafusalen Fasern der Muskelspindel ein Eigenreflex zur Spannungserhöhung und damit in der Folge ein unphysiologischer Zugstress auf die betroffenen Sehnenstrukturen ausgelöst wird. Der Muskel wird also langsam und kontrolliert bis an die Schmerzgrenze gedehnt. Bei Erreichen der Schmerzgrenze wird die Länge des Muskels etwas verkürzt, um den Schmerz wieder zu reduzieren. In dieser Position wird der Patient aufgefordert, einzuatmen und während der nachfolgenden Ausatmung isometrisch gegen den Therapeutenwiderstand für ca. sechs bis acht Sekunden anzuspannen. Im Anschluss soll der Patient wiederum bewusst locker lassen und normal weiteratmen. Der Therapeut nutzt diese Phase, um den betreffenden Muskel an die neue – meist etwas vergrößerte Muskellänge – Schmerzgrenze langsam und kontrolliert zu führen. Dieses Procedere kann 4- bis 5-mal wiederholt werden, um eine optimierte schmerzfreie Muskellänge zu erarbeiten.

3.1.3.5 Tender- und Trigger-Punkte

In beiden Fällen handelt es sich um Spannungszonen in der Muskulatur mit entsprechenden pathophysiologischen Spannungen an den jeweiligen betroffenen Sehnen, wobei sich der **Tenderpoint** aus den intraartikulären Nerven (Proprioreceptoren) entwickelt. Ein Tenderpoint ist eine Störung des arthronalen Systems, der sich in erster Linie an gelenknahen Strukturen (Menisci, Ligamente, Sehnen, Muskeln) projiziert. Aus diesem Grunde sprechen wir von einer „rezeptorvermittelten Spannungszone".

Der **Triggerpoint** manifestiert sich nach allgemeiner Lehrmeinung (Travell) am neurovasculären Hilus an der Muskulatur. Der neurovasculäre Hilus ist die Eintrittspforte der neurovasculären Strukturen durch die Faszie in den Muskel. Er wird von Spannungsfühlern (Pressorrezeptoren) umgeben. Verändert sich die Spannung im Muskel, wird dies von diesem Pressorrezeptor registriert und es entsteht um dieses Gebiet eine Spannungszone, welche als Triggerpoint bezeichnet wird. Der Triggerpoint wird mit intermittierendem Druck bis zur Toleranzgrenze zum Auflösen gebracht, während er anschließend gedehnt wird.

3.1.4 Therapiemöglichkeiten der medizinischen Trainingstherapie

Komplettiert werden aktuelle komplexe Rehabilitationskonzepte mit Hilfe der Möglichkeiten und Maßnahmen der medizinischen Trainingstherapie. Parallel zur Wiederherstellung der Funktionsfähigkeit und Belastbarkeit nach Sehnenerkrankungen/Sehnenverletzungen mittels Physiotherapie und physikalischer Therapie stellt die Leistungsfähigkeit des aktiven und passiven Bewegungsapparates ein weiteres notwendiges Kriterien adäquater Rehabilitationskonzepte nach Sehnenerkrankungen und Sehnenverletzungen dar. Dabei orientiert sich das Therapieziel bezüglich der wiederherzustellenden Leistungsfähigkeit an den körperlichen Anforderungen der Zielmotorik des Patienten.

3.1.4.1 Spannungs- und steuerungsorientierte Aspekte der medizinischen Trainingstherapie

Die Hauptaufgabe der medizinischen Trainingstherapie besteht in der Herstellung der zur Stabilität der Gelenke, der gesamten Extremität und/oder des Rumpfes notwendigen Spannungsfähigkeit der betroffenen myofascialen Strukturen. Diese Zielsetzung stellt ein **notwendiges** Kriterium der Funktions- und Leistungsfähigkeit des aktiven Bewegungsapparates dar. Um seine funktionellen Aufgaben im Rahmen der Gesamtmotorik adäquat erfüllen zu können, muss die Muskulatur die notwendige Muskelspannung schnell genug aufbauen können, um einen **hinreichenden** Beitrag zur Vermeidung unphysiologischer Belastungen für die Strukturen des Bewegungsapparates zu leisten und verletzte Sehnenstrukturen zu vermeiden.

Hierzu ist im Rahmen der medizinischen Trainingstherapie auf der Basis der Trainingsprinzipien und Erkenntnisse der Trainings- und Bewegungslehre das Spannungsvermögen (**Maximalkraft-Aspekt**) der Muskulatur unter den gegebenen Zeitstrukturen und Anforderungen (**Schnellkraft-Aspekt**) zu entwickeln. Neben diesen intramuskulären Anforderungen sind zeitnah auch intermuskuläre Koordinationsanforderungen zu entwickeln und die adäquate Spannungsentwicklung ist in komplexe Bewegungsprogramme zu integrieren. Hierzu bietet es sich an, die Trainingsmittel und einzelnen Trainingsinhalte (Übungen) in **spannungsorientierte Übungen** sowie

neuromuskulär/koordinativ orientierte Übungen zu klassifizieren (z. B. einfache Klassifikation in ein- und mehrgelenkige Übungen).

Im Rahmen der Rehabilitation von Sehnenerkrankungen/Sehnenverletzungen steht die Wiedergewinnung der gelenkspezifischen Spannungs- und Funktionsfähigkeit des myofascialen Systems im Fokus aller therapeutischen Überlegungen. Aus trainingstherapeutischer Sicht orientiert sich die Auswahl der entsprechenden Trainingsmittel dabei an der jeweiligen Zielsetzung und der damit verbundenen Muskelarbeitsweise. Hierbei hat sich in der Praxis nachfolgende methodische Reihenfolge der Muskelarbeitsweisen aufgrund des notwendigen „neuromuskulären Anspruchsniveaus" in der Praxis bewährt:

- **Isometrischen** muskulären Spannungsentwicklungen folgen **konzentrische** Spannungen, bevor Trainingsmittel mit **exzentrisch**-muskulären Belastungsschwerpunkten erarbeitet werden können und abschließend die Kopplung exzentrisch-konzentrischer Kontraktionsfolgen realisiert wird.
- **Eingelenkige Übungsformen** aus gesicherten Ausgangspositionen und mit limitierten und adäquaten Spannungsintensitäten folgen **mehrgelenkige** Bewegungsabfolgen mit zunehmend komplexem neuromuskulärem Anspruchsniveau.
- Bewegungsabfolgen mit **moderater Ausführungsgeschwindigkeit** zu Beginn der Rehabilitation werden zunehmend von Bewegungsabfolgen mit **schnellerer Bewegungsgeschwindigkeit** ergänzt.

Unter diesen Voraussetzungen können die nachfolgenden synoptischen Zusammenstellungen der Maßnahmen der physikalischen Therapie, der Physiotherapie sowie der medizinischen Trainingstherapie am Beispiel einer Rehabilitation nach Patellasehnenentzündung zeitbasiert und zielorientiert zusammengestellt werden.

3.1.5 Beispielhafte Übersicht der Therapieinhalte nach Patellasehnenentzündung

Die Basis potentieller Therapieinhalte/-maßnahmen nach Patellasehnenentzündungen stellen die Wundheilungsphasen dar. Nach Verletzungen reagiert unser Organismus nach diesen festgelegten biologischen Abläufen, die jeweils in einer geregelten und strukturierten Reihenfolge ablaufen, um eine schnellstmögliche Heilung und Wiederherstellung zu ermöglichen. Eine ausführliche Darstellung und Beschreibung liefert van den Berg [4]. Bei Wiederherstellung nach Sehnenerkrankungen/ Sehnenverletzungen können entsprechend nachfolgende drei Wundheilungsphasen unterschieden werden:

1. Akut- oder Entzündungsphase,
2. Proliferationsphase (Wucherungsphase),
3. Remodellierungsphase.

Neben den ärztlichen Therapiemaßnahmen begründet sich in der richtigen Auswahl adäquater Therapiereize auf das verletzte Bindegewebe und der adäquaten Dosierung dieser Reize die eigentliche therapeutische Aufgabe. Der Physiotherapeut hat die Möglichkeit, je nach Reizsetzung die Regeneration des Gewebes zu beeinflussen und zu fördern. Hierzu werden adäquate Reize von Physiotherapeuten gesetzt, um die spezifische Neubildung von Gewebe zu erreichen. Diese physiotherapeutischen Interventionen können von den zuvor beschriebenen Maßnahmen der physikalischen Therapie zur Optimierung deren Effekte vorbereitet und/oder begleitet werden. Parallel sollte die Funktions- und Leistungsfähigkeit des muskuloskelettalen Systems im Rahmen der Medizinischen Trainingstherapie nach den zuvor beschriebenen Prinzipien wieder hergestellt werden.

Felix Zimmermann

3.2 Exzentrisches Training und neue Belastungsmodelle

3.2.1 Exzentrisches Training

Seit Jahrzehnten ist das exzentrische Training ein regulärer Bestandteil des spezifischen Krafttrainings. In den letzten Jahren wurde das exzentrische Training auch explizit in der Rehabilitation, bei Verletzungen des Bewegungsapparates von Sehnen, Muskeln und Bänder eingesetzt. Das Ziel dieses Kapitels liegt darin, den Nutzen des exzentrischen Trainings in der Rehabilitation von Sehnenproblematiken, Übungsbeispiele und aktuelle Therapiemodelle aufzuzeigen. Als Grundlage dient die Tendinose der Achilles- und der Patellasehne, die Sehnenpathologien, die am häufigsten in unserem klinischen Alltag anzutreffen sind.

Therapieansätze des exzentrischen Trainings

Bei der Behandlung von Sehnenpathologien kommt der Differentialdiagnostik eine besondere Bedeutung zu. Vor allem akute Entzündungen (Tendinitis, Paratendinitis) reagieren auf exzentrische Trainingsreize häufig mit verstärkten Schmerzen, aber kaum einem Therapieerfolg [6, 7]. Anhand dieser Schmerzreaktion kann somit auch beurteilt werden, ob die gewählte Therapieform für die jeweilige Pathologie wirklich geeignet ist. Folgend ist ein Belastungstest für eine Achillessehnenproblematik durchzuführen [8, 9]. Der Patient absolviert selbstständig die Übung „calf raise" Fersenheben: drei Serien à 15 Wiederholungen. Bei der Durchführung muss auf eine lange exzentrische Phase mit mindestens dem Rhythmus (3-0-1) geachtet werden. Bei der Beurteilung des Belastungstests kann bei keiner oder nur kurzer Beschwerdezunahme von einem degenerativen Prozess ausgegangen werden. Dieser Prozess kann durch Training positiv beeinflusst, ja sollte sogar wieder rückgängig gemacht werden können. Sind Beschwerden mit Ruhe- und Nachtschmerzen auch am Folgetag auszumachen, so ist von einer Tendinitis auszugehen, wobei hier zu Beginn der Ansatz des exzentrischen Trainings nicht indiziert ist.

Wird das Überschreiten der Schmerzgrenze in der aktiven physiotherapeutischen Behandlung häufig als allgemeine Kontraindikation angesehen, könnte dies hier paradoxerweise gerade der umgekehrte Fall sein. Im Fall einer Tendinopathie ist für die Intensitätsbestimmung der Schmerz der richtige Index, um die positiven Adaptationsprozesse und Remodellierung der Sehne zu steuern und zu begünstigen. Beachtliche Erfolgsraten scheinen dies in zahlreichen Studien an der unteren Extremität zu bestätigen [10–14]. Noch ausstehend sind jedoch Vergleichsstudien mit nicht schmerzhaften und etwas defensiveren Therapieformen.

Wirksamkeit des exzentrischen Trainings

Der Wirkungsmechanismus der exzentrischen Belastung auf den Muskel-Sehnen-Komplex stützt sich trotz zahlreicher Studien vielfach auf Hypothesen, wobei die folgenden Punkte mehrheitlich als relevant betrachtet werden: Schmerzabnahme, Verminderung der Neovaskularisation, Normalisierung der Sehnenstruktur sowie Abnahme der Sehnenverdickung, erhöhte Kollagensynthese, verbesserte Kraftwerte und Bewegungszunahme [15].

3.2.2 Aktives Training bei Achillestendinopathien

Achillestendinopathien in Lauf- und Sprungsportarten sind häufig und schränken die Belastbarkeit ein. Die Überlastungserscheinung ist charakterisiert durch Schmerzen, Schwellung und Verdickung im betroffenen Bereich und häufig auch Morgensteifigkeit. Je nach Auftreten der Schmerzen können die Achillessehnenbeschwerden zur Mid-portion- (im Sehnenverlauf) oder Insertionstendinopathie gezählt werden. Obwohl die klinischen Erscheinungen sehr ähnlich ausfallen, sind bei den Insertionstendinopathien exzentrische Belastungen über die Neutral-Null-Stellung in Dorsalextension in den ersten Trainingswochen zu vermeiden.

Zu Beginn der Beschwerden kann der Patient noch häufig seinen regulären Aktivitäten und seinem Sport nachgehen. Häufig verschlechtern sich infolgdessen die Beschwerden aber so sehr, dass die Einschränkungen immer größer werden. Auch die Rückkehr in den Sport, „return to play“ (RTP), dauert oft sehr lange und ist mit Geduld und Konformität des Patienten verbunden. Ein Risiko für eine erneute Verletzung stellt zudem ein frühzeitiges Comeback dar, bei dem nicht ein sukzessives Nachbehandlungsprogramm für das RTP zur Verfügung steht. Ein Beispiel eines Nachbehandlungsprogramms (vgl. Tab. 3.1 und Abb. 3.1), das sich in der Klinik bewährt hat, basiert auf randomisierten Studien sowie der Empfehlung der Autoren Silbernagel und Crossley [16].

Tab. 3.1: Progressives Achillessehnenbelastungskräftigungsprogramm, nach [17–19], aus dem Englischen übersetzt.

Phase 1: Woche 1–2

Patienten-Status: Schmerzen und Mühe bei allen Aktivitäten, Schwierigkeit zehn Wiederholungen von einbeinigem Fersenheben durchzuführen

Ziel: Übungsstart, Verständnis für die Art der Verletzung bekommen sowie Anwendung des Schmerzüberwachungsmodells (Abb. 3.2)

Programm: tägliches Üben; Schmerzüberwachungsmodell zur Information und Steuerung der Übungsaktivität

Übung	Wiederholungen
Bewegen des Fußes auf und ab (Durchblutungsübung)	Mehrmals täglich
Zweibeiniges Fersenheben ab Fußboden	3 × 10–15
Einbeiniges Fersenheben ab Fußboden	3 × 10
Sitzendes Fersenheben	3 × 10
Exzentrisches Fersenheben ab Fußboden	3 × 10

Phase 2: Woche 2–5

(bei Insertionsachillestendinopathien Weiterführen der Übungen ab Fußboden)

Patienten-Status: Schmerzen bei Aktivitäten, Morgensteifigkeit, Schmerzen beim Fersenheben

Ziel: Kräftigung

Programm: tägliches Üben

Übung	Wiederholungen
Zweibeiniges Fersenheben ab Kante Treppentritt	3 × 15
Einbeiniges Fersenheben ab Kante Treppentritt	3 × 15
Sitzendes Fersenheben	3 × 15
Exzentrisches Fersenheben ab Kante Treppentritt	3 × 15
Schnelles Fersenheben ab Fußboden	3 × 20

Phase 3: Woche 3–12 oder länger, falls nötig

(bei Insertionsachillestendinopathien Weiterführen der Übungen ab Fußboden)

Patienten-Status: toleriert die Phase 2 des Übungsprogrammes gut, keine Schmerzen im Sehnenansatzbereich, Morgensteifigkeit der Sehne manchmal erhöht, manchmal reduziert

Ziel: intensives Kräftigungsprogramm, mit Lauf- sowie Sprungaktivitäten darf begonnen oder gesteigert werden

Programm: tägliches Üben, 2- bis 3-mal pro Woche mit höherer Intensität

Übung	Wiederholungen
Einbeiniges Fersenheben ab Kante Treppentritt mit Zusatzgewicht	3 × 15
Sitzendes Fersenheben ab Treppentritt	3 × 15
Exzentrisches Fersenheben ab Kante Treppentritt mit Zusatzgewicht	3 × 15
Schnelle Wiederholungen von Fersenheben ab Fußboden	3 × 20
Plyometrie-Training	

Tab. 3.1: (fortgesetzt)

Phase 4: Woche 3 bis 6 Monate oder länger, falls nötig
(Insertionsachillestendinopathien Weiterführen der Übungen ab Fußboden)
Patienten-Status: minimale Symptome, keine Morgensteifigkeit, kann ohne Probleme bei sportlichen Aktivitäten teilnehmen

Ziel: Aufrechterhaltung der Übungen, keine Symptome
Programm: 2- bis 3-mal pro Woche

Übung	**Wiederholungen**
Einbeiniges Fersenheben ab Kante Treppentritt mit Zusatzgewicht	3 × 15
Sitzendes Fersenheben ab Kante Treppentritt	3 × 15
Exzentrisches Fersenheben ab Kante Treppentritt mit Zusatzgewicht	3 × 15
Schnelle Wiederholungen von Fersenheben ab Fußboden	3 × 20

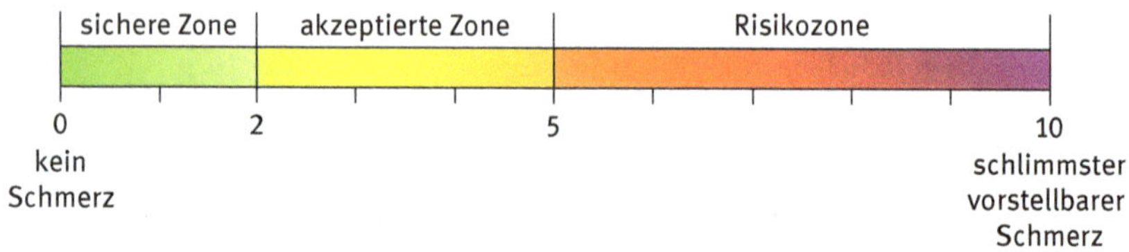

1. Schmerzen während der Aktivität sind bis 5 erlaubt
2. Schmerzen nach den Übungen sind bis 5 erlaubt
3. Schmerzen am Morgen nach der Aktivität sollten nicht bis 5 gehen
4. Verschlimmerung der Schmerzen und Steifigkeit von Woche zu Woche sind nicht erlaubt

Abb. 3.1: Schmerzüberwachungsmodell nach [17–19], aus dem Englischen übersetzt.

Die Ausheilung der Achillestendinopathien kann bis zu einem Jahr oder länger dauern. Das Ausmaß und die Lokalität der Verletzung, das Geschlecht und Alter des Athleten, die Symptome von Schmerz sowie die Dimension der Einschränkung und natürlich die Sportart selbst müssen für die Planung des RTP berücksichtigt werden. Die Übungstherapie ist, gemäß diversen Autoren und den in 2010 von Carcia et al. aufgestellten evidenzbasierten Richtlinien für Physiotherapeuten entscheidend für einen Behandlungserfolg [20]. Das exzentrische Training stellt vor allen anderen Behandlungsoptionen die bewährteste Methode dar, muss aber für unbedingt mindestens drei Monate durchgeführt werden [21–23].

Zusätzlich zu den aktiven Übungen gibt es eine Vielzahl weiterer begleitender konservativer Interventionen, so zum Beispiel: medikamentöse Behandlung und Injektionstherapien, Schuh- und Einlagenversorgung, physiotherapeutische Maßnahmen zur Stimulation der Kollagensynthese (extrakorporale Stoßwellen- und Ultraschalltherapie) sowie Dehnungsübungen [24]. Die Evidenz der Effektivität dieser Interventionen variiert aber oft sehr stark und keine dieser Optionen ist isoliert so effektiv wie die Übungstherapie. In Kombination zur Übungstherapie weisen die extrakorporale Stoßwellentherapie und die „Low-level"-Lasertherapie eine gute Evidenz auf [25, 26].

Wie auf den Fotos in Abb. 3.2 und Abb. 3.3 zu sehen, wird empfohlen, die exzentrischen Übungen in verschiedenen Ausgangsstellungen durchzuführen. Mit dem

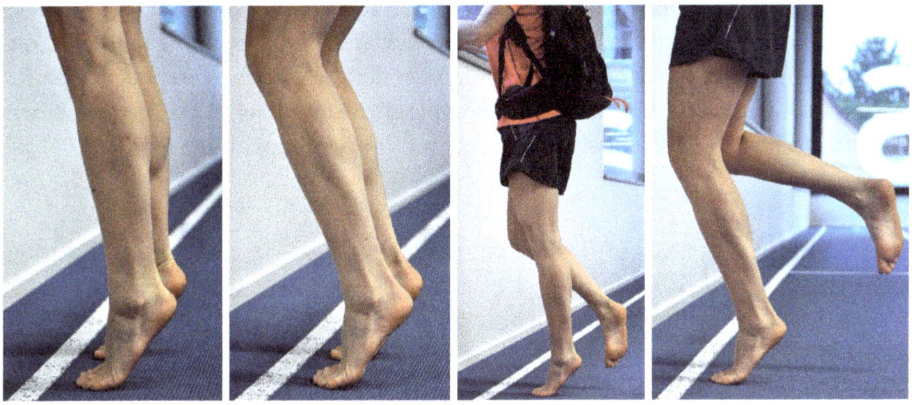

(a) (b) (c) (d)

Abb. 3.2: Zweibeiniges Fersenheben im Stand ab Fußboden gestreckt (a) und gebeugt (b). Einbeiniges Fersenheben im Stand ab Fußboden gestreckt mit Zusatzgewicht (c) und gebeugt (d) (die Konzentrik kann zu Beginn vollständig weggelassen werden, indem man das Hochdrücken des Körpergewichtes mit dem gesunden Bein übernimmt).

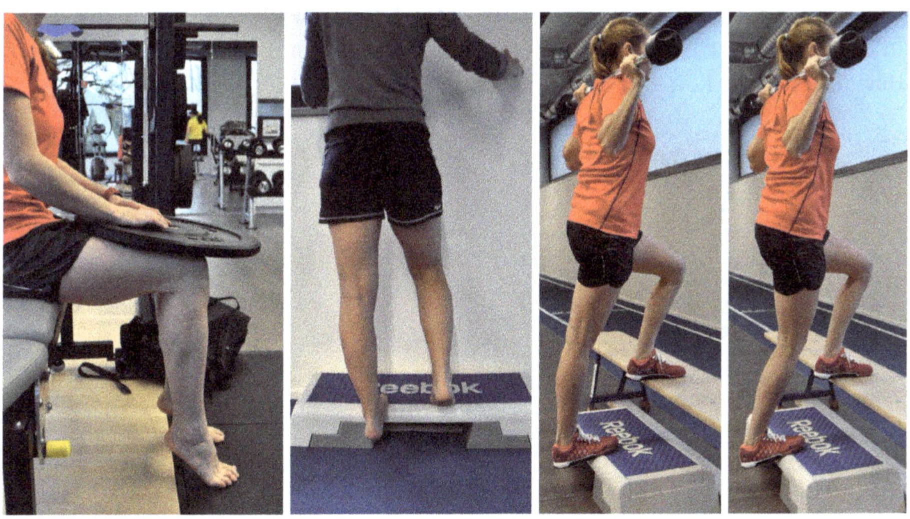

(a) (b) (c) (d)

Abb. 3.3: Zweibeiniges Fersenheben im Sitz ab Fußboden gebeugt mit Zusatzgewicht. Einbeiniges Fersensenken ab Kante Treppentritt in der Exzentrik (b) (die Konzentrik kann zu Beginn vollständig weggelassen werden, indem man das Hochdrücken des Körpergewichtes mit dem gesunden Bein übernimmt). Einbeiniges Fersensenken ab Kante Treppentritt gestreckt mit Zusatzgewicht (a) und gebeugt mit Zusatzgewicht (b).

Augenmerk auf den M. soleus ist es empfehlenswert, die Übungen schon frühzeitig mit gebeugtem Kniegelenk zu absolvieren [27]. Des Weiteren sind vielseitige Koordinationsübungen zur Kräftigung der gesamten Fußmuskulatur sowie zur Verbesserung des Propriozeptions- und Stabilitätsgefühls ratsam. Bei Profiathleten, wo meist die Rehabilitationszeit den größten Diskussionsfaktor darstellt, ist es empfehlenswert, das Therapie-Übungsprogramm in Kombination mit der Anwendung einer hochdosierten extrakorporal fokussierten Stoßwellentherapie einzusetzen. Jedoch sei hier vor einem unrealistischen Zeitfenster bei der Behandlung von Tendinopathien gewarnt.

3.2.3 Aktives Training bei Patellatendinopathien

Das exzentrische Training spielt auch eine gewichtige Rolle bei Patellatendinopathien [28]. Einige Studien zeigen eine 50–70 %ige Chance, eine Verbesserung des klinischen Zustandes zu erreichen. Allerdings sind die Arbeiten aufgrund unterschiedlicher Qualität und differierend exzentrischen Trainingsprogrammen schwierig zu vergleichen. Als Methode hat sich das „decline-squat“, das exzentrische oder negative Kniebeuge-Programm, bewährt [10, 29]. Es werden ähnlich dem exzentrischen Training bei der Achillestendinopathie 2-mal täglich, einbeinig, drei Serien à 15 Wiederholungen durchgeführt. Bei der Übungsausführung ist auf einen aufrechten Oberkörper und eine ca. 90°-Knieflexion zu achten, für die Übungsanlage wird eine schräg abfallende Unterlage, zum Beispiel ein Keil mit ca. 30° Neigungswinkel, benötigt (Abb. 3.4). In der konzentrischen Phase kann zu Beginn wiederum das gesunde Bein für das Hochdrücken des Körpergewichts eingesetzt werden.

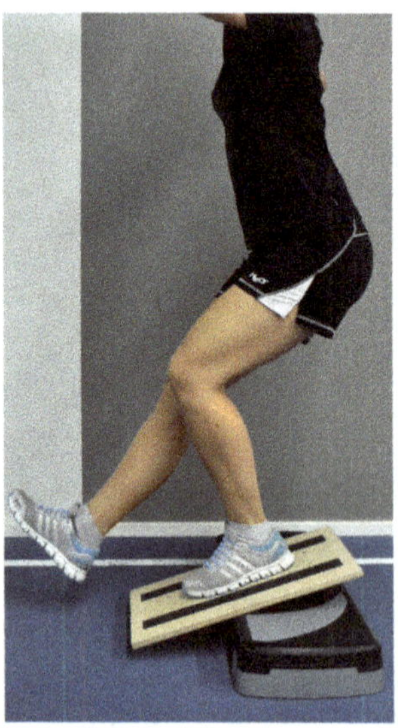

Abb. 3.4: Einbeinige exzentrische Kniebeuge, mit aufrechtem Oberkörper, 90°-Knieflexion oder max. Winkel, der schmerzabhängig toleriert wird.

Nun haben Cook et al. mit ihrer Arbeit aufgezeigt, dass mehr als ein Drittel aller Athleten, die sich aufgrund einer Patellatendinopathie behandeln ließen, in den ersten sechs Monaten nicht mehr fähig waren, den Anschluss in den Sport zu erlangen [30]. Mehr als die Hälfte der Athleten mit der gleichen Symptomatik war gezwungen, ganz mit dem Sport aufzuhören. Unter anderem wurde aus diesem Ergebnis der Schluss gezogen, dass die klassischen exzentrischen Übungen zu aggressiv für Patienten mit einer hochgradig gereizten Patellatendinopathie sein können. In Folge davon empfehlen Malliaras et al. auf der von Kongsgaard basierten Studie ein progressives 4-Phasen-Rehabilitationsprogramm mit isometrischen sowie isotonischen Übungen

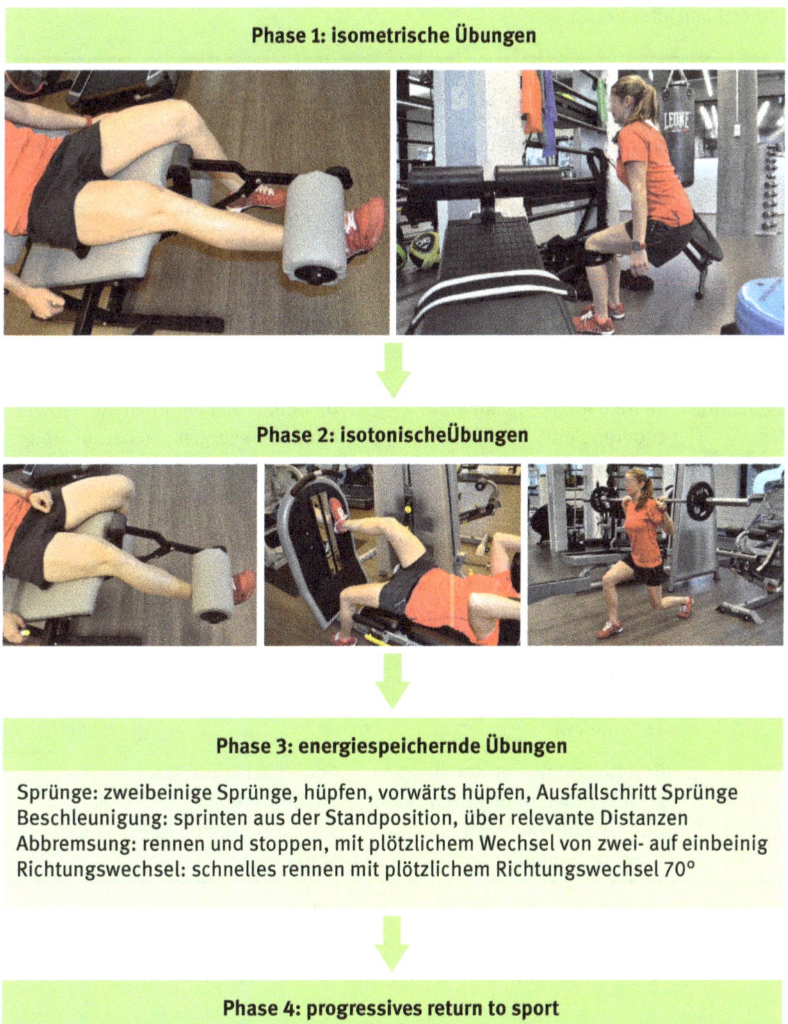
Phase 1: isometrische Übungen
Phase 2: isotonischeÜbungen
Phase 3: energiespeichernde Übungen
Sprünge: zweibeinige Sprünge, hüpfen, vorwärts hüpfen, Ausfallschritt Sprünge
Beschleunigung: sprinten aus der Standposition, über relevante Distanzen
Abbremsung: rennen und stoppen, mit plötzlichem Wechsel von zwei- auf einbeinig
Richtungswechsel: schnelles rennen mit plötzlichem Richtungswechsel 70°
Phase 4: progressives return to sport

Abb. 3.5: Rehabilitationsschema Patellatendinopathie, nach [32], aus dem Englischen übersetzt.

(vgl. Abb. 3.5; Tab. 3.2) [31, 32]. Der Fokus richtet sich dabei nicht nur auf die Belastungstoleranz, sondern vielmehr auch auf die Sehne und den muskuloskeletalen Komplex in der ganzen kinetischen Kette. Die Progression der Behandlungsrichtlinie basiert auf den individuellen Schmerzen, der Kraft und Funktion. Als Ausgangspunkt und zur Einschätzung gilt es, einen Provokationstest durchzuführen. Regulieren sich die Schmerzen nicht innert 24 Stunden auf das Ausgangsniveau zurück, so ist die Belastungstoleranz erreicht und es wird statt auf das reine exzentrische Training auf das 4-Phasen-Modell gewechselt.

Tab. 3.2: Rehabilitationschema Patellatendinopathie und Steigerungskriterien, nach [32], aus dem Englischen übersetzt und adaptiert.

Phase	Indikation	Dosierung
1 = isometrische Belastung	Mehr als minimaler[1] Schmerz während isometrischer Übung	5 Wiederholungen à 45 sek., 2- bis 3-mal täglich, Steigerung gegen 70 % der maximalen willkürlichen Kontraktion, gemäß Schmerztoleranz
2 = isotonische Belastung	Minimaler[1] Schmerz während isotonischer Übung	3–4 Serien mit einer Belastung von 15 RM (repetition maximum) zu einer Belastung von 6 RM, jeden 2. Tag bis zur Ermüdung
3 = Energie speichernde Belastung	Adäquate Kräftigung[2] übereinstimmend mit der anderen Seite Belastungstoleranz auf dem gleichen Level der Energie speichernden Übung (d. h. minimale Schmerzen während der Übung und Schmerzen während des Belastungstests, reduziert sich auf das Ausgangsniveau innerhalb von 24 Stunden)	Schrittweise Entwicklung des Umfanges und der Intensität auf die relevante energiespeichernde Übung, um die Anforderungen im Sport zu reproduzieren
4 = Return to sport	Belastungstoleranz der Energie speichernden Übung entwickeln, was die Anforderung des Trainings reproduziert	Schrittweise zusätzliche Trainingsübungen, bei voller Trainingstoleranz zurück in den Wettkampf

[1] minimaler Schmerz ist definiert als 3 oder weniger von 10 (vgl. VAS, NPRS)
[2] ca. um die 150 % Körpergewicht 4 × 8 für die meisten Athleten in Sprungsportarten

Nikolaus B.M. Császár und Christoph Schmitz

3.3 Stoßwellentherapie Effektivität und Sicherheit der extrakorporalen Stoßwellentherapie bei Sehnenpathologien: eine systematische Übersicht über in der PEDro Datenbank gelistete Studien

3.3.1 Einführung

Die extrakorporale Stoßwellentherapie (ESWT) wird seit mehr als 20 Jahren erfolgreich zur Behandlung verschiedenster Indikationen am Stütz- und Bewegungsapparat – insbesondere bei Tendinopathien – eingesetzt. Zunächst als Nebenprodukt der extrakorporalen Stoßwellenlithotripsie (ESWL) entwickelt, etablierte sich die ESWT alsbald als eine nichtinvasive, effektive Behandlungsmethode bei Tendinopathien und anderen Erkrankungen des Stütz- und Bewegungsapparates. Initiale Studien zur Behandlung von Tendinopathien zeigten gegenüber anderen Behandlungsformen (z. B. exzentrischen Übungen, traditioneller Physiotherapie, Steroidinjektionen und chirurgischen Eingriffen) einen zumindest gleichwertigen bzw. besseren Therapieerfolg bei der ESWT.

Unter dem Begriff extrakorporale Stoßwellen werden heute in der Medizin allgemein akustische Einzelwellen zur therapeutischen Anwendung zusammengefasst. Um eine bessere Vorstellung davon zu bekommen, was damit gemeint ist, stelle man sich eine durch ein Überschallflugzeug ausgelöste Druckwelle vor. Wäre es möglich, diese Druckwelle therapeutisch zu nutzen, würde sie unter den Begriff der extrakorporalen Stoßwellen fallen. Im Gegensatz zum therapeutischen Ultraschall, bei dem pro Sekunde eine Million und mehr Schallwellen appliziert werden, handelt es sich bei extrakorporalen Stoßwellen also um singuläre Ereignisse. Daraus ergibt sich aber auch, dass die pro Einzelwelle übertragene Energie bei extrakorporalen Stoßwellen um ein Vielfaches höher liegt als beim therapeutischen Ultraschall.

Kompliziert wird die Sache dadurch, dass der Begriff „Stoßwelle“ in der Medizin nicht direkt mit der Definition von Stoßwellen in der Physik übereinstimmt. Um dies zu verstehen, kehren wir noch einmal zum Beispiel des Überschallflugzeuges zurück. Durch die Bewegung des Flugzeuges in der Luft entsteht eine Druckwelle, die sich in alle Richtungen vom Flugzeug wegbewegt. Fliegt das Flugzeug mit weniger als Überschallgeschwindigkeit, können sich die Druckwellen vom Flugzeug auch in Flugrichtung wegbewegen, da ihre Ausbreitung schneller ist als die Geschwindigkeit des Flugzeuges. Fliegt das Flugzeug genau mit Schallgeschwindigkeit, ist dies aber

---

Anmerkung: Der hier vorliegende Text basiert auf der folgenden ausführlichen Studie in englischer Sprache: Schmitz et al.: Efficacy and safety of extracorporeal shock wave therapy for orthopedic conditions [33].

nicht mehr möglich. Stattdessen entsteht jetzt eine Schock- oder Stoßwelle. In der Physik wird in diesem Zusammenhang von nichtlinearer Akustik gesprochen.

Die physikalischen Eigenschaften der ersten in der Medizin (zur Zertrümmerung von Nierensteinen) verwendeten extrakorporalen Stoßwellen entsprachen denen der Schockwelle eines Überschallflugzeuges. Dabei wurden diese physikalischen Eigenschaften bei der Anwendung in der Medizin durch die Fokussierung von akustischen Einzelwellen erzielt. Dies führte dazu, dass bis heute in der Medizin die Begriffe „fokussierte Stoßwellen" und „echte Stoßwellen im physikalischen Sinne" oftmals gleichgesetzt werden. Für so genannte elektrohydraulische (EH) Stoßwellengeräte trifft dies auch zu. Bei elektromagnetischen (EM) und piezoelektrischen (PE) Stoßwellengeräten ist dies bei niedrigen Energien jedoch nicht unbedingt der Fall [34, 35]. In diesem Fall sind die Stoßwellen zwar fokussiert, aber keine echten Stoßwellen im physikalischen Sinne. Es kann davon ausgegangen werden, dass der überwiegende Teil der heutzutage an Sehnen applizierten fokussierten Stoßwellen keine echten Stoßwellen im physikalischen Sinne darstellt.

Bei radialen extrakorporalen Stoßwellen erfolgt keine Fokussierung. Hier findet die Ausbreitung der akustischen Einzelwellen weg von einem Applikator (meistens aus Metall) statt, wobei die Wellen durch den Aufschlag eines Projektils auf den Applikator generiert werden. Der Begriff „radial" ist wissenschaftlich jedoch nicht korrekt. Vielmehr kann durch Druckmessungen in unterschiedlichen Abständen zum Applikator gezeigt werden, dass die Wellenausbreitung nicht kugelförmig um den Applikator herum erfolgt [36].

Immer wieder wird in der Medizin auf den Versuch getroffen, radiale Stoßwellen von fokussierten Stoßwellen dadurch zu unterscheiden, dass radiale Stoßwellen als „Druckpulse" oder „Druckwellen" beschrieben werden. Wie oben erläutert, ist dies jedoch wissenschaftlich nicht korrekt. Stattdessen müsste die folgende Einteilung vorgenommen werden [35]:

- fokussierte Stoßwellen, die echte Stoßwellen im physikalischen Sinne sind,
- fokussierte Stoßwellen, die keine echten Stoßwellen im physikalischen Sinne sind, und
- radiale Stoßwellen, die keine echten Stoßwellen im physikalischen Sinne sind.

Die Tatsache, dass alle diese Formen von Stoßwellen heutzutage bei der Behandlung von Tendinopathien im Einsatz sind, macht deutlich, dass die Frage, ob es sich nun um echte Stoßwellen im physikalischen Sinne handelt oder nicht, bei der Bewertung der Eignung eines bestimmten Stoßwellengerätes zur Behandlung von Tendinopathien nicht im Vordergrund stehen kann.

Auch die Frage nach molekularen und zellulären Wirkmechanismen von Stoßwellen bei Tendinopathien hilft hier nur sehr bedingt weiter. Für viele der heute am Markt befindlichen Stoßwellengeräte sind entsprechende Daten entweder nur in sehr geringem Umfang oder aber überhaupt nicht verfügbar. Darüber hinaus erfährt dieses Feld in der Grundlagenforschung derzeit einen rasanten Wandel. Ganz allgemein lässt sich sagen, dass Stoßwellen bei Sehnenpathologien über mehrere Mechanismen wirken können [37–41]:

- Schmerzlinderung durch Verringerung von Substanz P in C-Nervenfasern,
- Unterbrechung der neurogenen Entzündung,
- Aktivierung der Proliferation von Fibroblasten,
- Unterstützung von Entzündungsmechanismen und katabolen Prozessen, die an der Entfernung von geschädigten extrazellulären Matrixkomponenten beteiligt sind, und
- (im Falle von Insertionstendinopathien) Aufbau von neuer Knochensubstanz im Bereich des Sehnenansatzes.

Einer der Hauptgründe für den dennoch recht geringen therapeutischen Einsatz der ESWT mag ein generelles Unwissen im Umgang mit dieser Technik sein. Obwohl frühere Übersichtsarbeiten die weithin akzeptierte Erkenntnis unterstützen, dass die ESWT sicher, leicht anwendbar und für bestimmte Indikationen hilfreich ist, sind viele dieser Übersichtsarbeiten mittlerweile veraltet und trugen gleichzeitig zu der heute noch weitverbreiteten Unsicherheit bezüglich Terminologie, Therapieprotokollen, der anzuwendenden Energieflussdichte und anderer Behandlungsparameter bei. Diese Unsicherheit macht es dem Anwender evtl. schwer, ein „Best-practice“-Protokoll zu etablieren. Aus diesen Gründen besteht der dringende Bedarf einer präzisen Zusammenfassung der vorhandenen Evidenz für den Einsatz der ESWT bei Tendinopathien im Klinikalltag einerseits und der Entwicklung eines allgemein anwendbaren Behandlungsleitfadens andererseits.

Die PEDro Datenbank (www.pedro.org.au; im folgenden Text als „PEDro“ abgekürzt) ist eine vollkommen unabhängige, offen zugängliche und mittlerweile größte Online-Datenbank zum Thema physikalische- und Rehabilitationsmedizin (PRM). PEDro stellt für derzeit mehr als 31.000 randomisierte, kontrollierte klinische Studien (RCTs), systematische Übersichtsarbeiten und klinische Leitlinien die genaue Zitierung, den Abstract und einen Link zur Originalpublikation zur Verfügung. Darüber hinaus werden alle RCTs in PEDro einer unabhängigen Qualitätsprüfung unterzogen, deren insgesamt elf Beurteilungskriterien im Wesentlichen auf der so genannten Delphi-Liste basieren. Aus diesen Beurteilungskriterien wird ein Qualitätsscore berechnet, mit 0 als schlechteste und 10 als beste Bewertung. PEDro gilt heutzutage in vielen Ländern als erste Referenz für Literatur zur PRM, wird im deutschsprachigen Raum aber bisher nur wenig genutzt.

Die hier vorliegende systematische Übersicht basiert auf Daten aus PEDro und entspricht den PRISMA-Leitlinien (Preferred Reporting Items for Systematic Reviews and Meta-Analyses). Insbesondere haben wir (i) die ESWT mit anderen, nichtoperativen Behandlungsmethoden für Tendinopathien und anderen Erkrankungen des Stütz- und Bewegungsapparates verglichen, wie auch (ii) die radiale ESWT (rESWT) mit der fokussierten ESWT (fESWT) und (iii) so genannte Hoch-Energie-ESWT mit so genannter Niedrig-Energie-ESWT.

3.3.2 Typen von RCTs

Die folgenden vier Typen von RCTs zur Behandlung von Tendinopathien mit ESWT wurden aus PEDro extrahiert: (1) rESWT mit positivem Ergebnis (d. h. rESWT statistisch signifikant besser im Vergleich zu Placebo und/oder anderen Behandlungsmethoden) (rESWT+; n = 23); (2) rESWT mit negativem Ergebnis (d. h. rESWT nicht statistisch signifikant besser im Vergleich zu Placebo und/oder anderen Behandlungsmethoden) (rESWT−; n = 3), (3) fESWT mit positivem Ergebnis (fESWT+; n = 66); und (4) fESWT mit negativem Ergebnis (fESWT−; n = 15). Dabei fiel auf, dass nur in wenigen dieser RCTs eindeutig spezifiziert wurde, ob es sich bei den beschriebenen Energieflussdichten (EFD) um den positiven Anteil (EFD_+) oder die Gesamt-EFD (EFD_{total}) handelte.

3.3.3 Hauptaussagen zur ESWT

Eine detaillierte Analyse dieser insgesamt 107 RCTs in PEDro zur ESWT bei Tendinopathien (vgl. Tab. 3.2) führte zu den folgenden zehn Hauptaussagen:

(1) ESWT ist wirksam
Die Wirksamkeit der ESWT wird durch die kumulativen Daten eindeutig gestützt. 88,5 % (23 von 26) aller RCTs in PEDro zur rESWT bei Tendinopathien und 81,5 % (66 von 81) aller RCTs in PEDro zur fESWT bei Tendinopathien erzielten gegenüber Placebo und/oder anderen Behandlungsmethoden ein positives Ergebnis.

(2) ESWT ist sicher
Die Sicherheit der ESWT wird ebenfalls eindeutig durch die kumulativen Daten in PEDro belegt. Schwerwiegende, unerwünschte Nebenwirkungen wurden in keiner der untersuchten RCTs berichtet.

(3) Für bestimmte Indikationen (allesamt Tendinopathien) sind Studien zur ESWT die vorherrschenden RCTs in PEDro und/oder erzielten den höchsten PEDro Qualitätsscore unter allen untersuchten Behandlungsmethoden
Beide Kriterien (vorherrschende Art von RCT in PEDro und höchster PEDro-Qualitätsscore unter allen untersuchten Behandlungsformen) sind bei den Indikation Plantarfasziopathie, nichtkalzifizierte Tendinopathie der Supraspinatussehne sowie der Kalkschulter erfüllt. Für die Tendinopathien der Achillessehne (Ansatz- und „Midportion"-Tendinopathie) und die laterale Epicondylitis (Tennisellenbogen) wurden 11,4 % beziehungsweise 15,1 % aller RCTs in PEDro mit ESWT durchgeführt. Diese erzielten ebenfalls die höchsten PEDro-Qualitätsscores unter allen für diese Indikationen untersuchten Behandlungsmethoden. Für andere Indikationen (Trochanter-

major-Schmerzsyndrom, Patellaspitzensyndrom, Kniegelenksarthrose, Frakturen langer Röhrenknochen, Femurkopfnekrose, Tendosynovitis der langen Bizepssehne, myofasziales Schmerzsyndrom, Myogelosen des M. masseter sowie Spastizität) liegen in PEDro nicht genügend RCTs zur ESWT vor, um Schlussfolgerungen über die Relevanz der ESWT bei diesen Erkrankungen zu ziehen.

(4) Im statistischen Mittel gibt es keinen Unterschied in der wissenschaftlichen Qualität zwischen RCTs in PEDro zur ESWT mit positivem oder negativem Ergebnis
RCTs zur ESWT, sowohl mit positivem als auch mit negativem Ergebnis, erzielten fast alle die gleichen durchschnittlichen PEDro-Qualitätsscores. Diese Erkenntnis widerspricht eindeutig der manchmal angetroffenen Annahme, dass „bessere" RCTs (d. h., RCTs mit höherem PEDro-Qualitätsscore) generell zeigen, dass die ESWT bei Tendinopathien nicht wirksam ist.

(5) Lokalanästhesie wirkt sich nachteilig auf die Ergebnisse bei ESWT aus
Zwei klinische Studien (die jedoch beide nicht in PEDro gelistet sind) haben gezeigt, dass die Anwendung von Lokalanästhesie einen negativen Einfluss auf die Ergebnisse von ESWT zeigt [42, 43]. Die molekularen Mechanismen, die diesem Phänomen zugrunde liegen, sind noch nicht vollständig aufgeklärt. Die vorhandene Evidenz deutet jedoch überwiegend auf eine wichtige Rolle des peripheren Nervensystems bei der Übermittlung molekularer und zellulärer Effekte der ESWT am Stütz- und Bewegungsapparat hin. Diese Effekte können durch Lokalanästhesie unterdrückt werden (ganz knapp zusammengefasst können die so genannten C-Schmerzfasern nicht gleichzeitig durch ESWT aktiviert und durch Lokalanästhetika inaktiviert werden). Deswegen wird generell empfohlen, ESWT ohne Lokalanästhesie anzuwenden.

(6) Die Verwendung einer unzureichenden Energieflussdichte wirkt sich nachteilig auf die Ergebnisse der ESWT aus
Die durchschnittliche Energieflussdichte (EFD), die in allen RCTs in PEDro zur ESWT bei der Kalkschulter (sowohl mit rESWT als auch mit fESWT) angewandt wurde und dabei positive Ergebnisse erzielte, betrug 0,28 (± 0,04) mJ/mm^2. Dies entspricht nahezu der 2,6-fachen Energieflussdichte, die in einem RCT in PEDro zur rESWT bei der Kalkschulter mit negativem Ergebnis zur Anwendung kam (EFD = 0,11 mJ/mm^2) [44]. Eine ähnliche Situation ergab sich bei der Behandlung der Plantarfasziopathie. Hier betrug die mittlere EFD aller positiven RCTs in PEDro zur ESWT 0,19 (± 0,02) mJ/mm^2, was mehr als der doppelten EFD entspricht, die in zwei RCTs zur fESWT bei der Plantarfasziopathie mit negativem Ergebnis appliziert wurde [45, 46]. In Bezug auf Tendinopathien der Achillessehne betrug die mittlere EFD aller positiven RCTs in PEDro zur ESWT 0,17 (± 0,04) mJ/mm^2, im Vergleich zu einer EFD von nur 0,06 mJ/mm^2,

welche in einem RCT zur fESWT bei dieser Erkrankung mit negativem Ergebnis verwendet wurde [47].

(7) Es gibt keine wissenschaftliche Evidenz zugunsten der rESWT oder der fESWT hinsichtlich der Behandlungsergebnisse bei Tendinopathien
„Was ist besser, rESWT oder fESWT?“ Wir bekommen diese Frage fast täglich gestellt. Unsere systematische Studie zu RCTs in PEDro hat deutlich gezeigt, dass es bei Tendinopathien keine wissenschaftliche Evidenz zugunsten der einen oder der anderen ESWT-Form in Bezug auf die Behandlungsergebnisse gibt. In einer der wenigen durchgeführten Studien, die diese zwei Techniken direkt miteinander verglichen, wurde von besseren Ergebnissen mit fESWT gegenüber rESWT bei der Behandlung von Patienten mit Plantarfasziopathie berichtet [48]. Hierbei wurde jedoch bei der fESWT eine höhere EFD als bei der rESWT verwendet. Andere Autoren, die bei der Behandlung des Patellaspitzensyndroms exakt die gleiche EFD bei fESWT und rESWT (und die gleichen ESWT-Geräte wie in der erstgenannten Studie zur Plantarfasziopathie) verwendeten, fanden keinen Unterschied in der Wirksamkeit zwischen beiden Techniken [49].

(8) Die weitverbreitete Unterscheidung zwischen rESWT als „Niedrig-Energie-ESWT“ und fESWT als „Hoch-Energie-ESWT“ ist willkürlich und sollte aufgegeben werden
Im Jahr 2007 definierte eine Gruppe von Autoren eine EFD von $0{,}2\,\mathrm{mJ/mm^2}$ als Grenze zwischen Niedrig-Energie-ESWT und Hoch-Energie-ESWT [50]. Gemäß dieser Definition wurden 100 % der RCTs in PEDro zur rESWT, 45 % der RCTs in PEDro zur fESWT mit positivem Ergebnis und ca. 77 % der RCTs in PEDro zur fESWT mit negativem Ergebnis mit Niedrig-Energie-ESWT durchgeführt. Folglich ist es nicht korrekt, die rESWT als Niedrig-Energie-ESWT und die fESWT als Hoch-Energie-ESWT zu bezeichnen. Auch mit anderen in der Literatur letztlich willkürlich vorgeschlagenen Grenzen zwischen Niedrig-Energie-ESWT und Hoch-Energie-ESWT [51, 52] kann keine Unterscheidung zwischen RCTs in PEDro zur rESWT und zur fESWT herbeigeführt werden. Dementsprechend sollten derartige Differenzierungen nicht länger verwendet werden.

(9) Es gibt keine wissenschaftliche Evidenz für die Überlegenheit einer bestimmten fESWT-Technologie gegenüber anderen fESWT-Technologien
Fokussierte Stoßwellen können durch elektrohydraulische (EH), elektromagnetische (EM) und piezoelektrische (PE) Stoßwellen-Generatoren erzeugt werden. Eine im Jahr 2001 publizierte Übersichtsarbeit zur ESWT kam zu dem Ergebnis, dass die elektrohydraulische Methode besser als die anderen Methoden sei [53]. Zur Unterstützung dieser Aussage beriefen sich die Autoren dieser Übersichtsarbeit jedoch auf Literatur zur ESWL, in der seinerzeit wesentlich höhere EFDs als heutzutage bei der ESWT üblich

angewendet wurden. In unserer eigenen Untersuchung fanden wir keinen statistisch signifikanten Unterschied in der Verteilung der Anzahl von fESWT+ und fESWT− RCTs in PEDro, die entweder mit EH-, EM- oder PE-Stoßwellengeneratoren durchgeführt worden waren. Dementsprechend zeigen RCTs in PEDro zur fESWT keinen Vorteil einer bestimmten fESWT-Technologie gegenüber den anderen Technologien.

(10) Ein optimales Behandlungsprotokoll bei Tendinopathien scheint eine dreimalige Behandlung in einwöchigen Intervallen mit 2000 Impulsen pro Sitzung und der höchstmöglichen Energieflussdichte zu sein
Diese Empfehlung basiert auf unserer quantitativen Analyse und spiegelt sowohl die durchschnittliche Anzahl der Behandlungen als auch den durchschnittlichen Zeitraum zwischen den Behandlungen in allen RCTs in PEDro zur ESWT wider. In Hinblick auf die EFD der Impulse (so hoch wie möglich, d. h. was der individuelle Patient ohne Gabe von Lokalanästhetika toleriert) basiert die Empfehlung „mehr ist besser" u. a. auf den positiven Ergebnissen eines RCT in PEDro zur rESWT bei der Plantarfasziopathie [54] sowie eines RCT in PEDro zur fESWT bei der Kalkschulter [55]. Es gibt keinen einzigen RCT in PEDro zur ESWT, der dieser Empfehlung („mehr ist besser") widerspricht.

3.3.4 Schlussfolgerung

Die extrakorporale Stoßwellentherapie hat sich in einer Vielzahl von qualitativ hochwertigen RCTs als wirksame, sichere und nichtinvasive Behandlungsmethode bei Tendinopathien und anderen Erkrankungen des Stütz- und Bewegungsapparates bewährt. Für die Indikationen Plantarfasziopathie, Tendinopathie der Supraspinatussehne und Kalkschulter sind RCTs zur ESWT mittlerweile die vorherrschenden RCTs in PEDro und erhielten von allen untersuchten Behandlungsmethoden die höchsten PEDro-Qualitätsscores. Letzteres Kriterium wurde auch für die Tendionopathien der Achillessehne (Ansatz- und „Mid-portion"-Tendinopathie) und die laterale Epicondylitis erzielt, wenngleich in einer geringeren Anzahl von RCTs. Insgesamt sollte die ESWT von Ärztinnen und Ärzten, Therapeutinnen und Therapeuten sowie Patientinnen und Patienten bei der Behandlung von Tendinopathien und anderen Erkrankungen des Stütz- und Bewegungsapparates in Erwägung gezogen werden. Zukünftige RCTs zur ESWT sollten vor allem systematische Tests bezüglich des optimalen Behandlungsprotokolls, das in der hier vorgestellten systematischen Studie identifiziert wurde (drei Behandlungen in einwöchentlichen Intervallen mit 2000 Impulsen pro Sitzung und der höchstmöglichen EFD), beinhalten sowie direkte Vergleiche zwischen rESWT und fESWT thematisieren.

Patricia E. Heisterbach, S. Zwyssig, Atanas Todorov, Sebastian A. Müller und Martin Majewski

3.4 Grundlagen aktueller Therapieansätze an der Sehne – Wachstumsfaktoren und PRP

3.4.1 Einleitung

Bereits in den 60er Jahren wurde von Schulte die Behandlung von Knochendefekten mittels Eigenblut beschrieben [56]. Die einfache Anwendung, die schnelle Verfügbarkeit, die Nähe des Wirkmechanismus zur physiologischen Heilung und das geringe Behandlungsrisiko dieser Methode führten in den drauffolgenden Jahrzehnten zu einer zunehmenden Verbreitung und Erweiterung des Indikationsspektrums [57]. Durch zahlreiche Versuche wurde dabei die Bedeutung von Thrombozyten und den darin enthaltenen Wachstumsfaktoren in dieser Therapieform erkannt. Das ursprüngliche Eigenblut wurde zum Thrombozytenkonzentrat, dem so genannten Platelet-Rich Plasma (PRP), weiterentwickelt. Ab 1997 waren die ersten kommerziell vertriebenen standardisierten Produkte zur Gewinnung von PRP auf dem Markt erhältlich. Heute werden zahlreiche PRPs zur Behandlung von Verletzungen und Überlastungsschäden von Gelenken, Knochen, Muskeln, Bändern und Sehen angeboten. Insbesondere Verletzungen im Bereich der Sehnen stehen im Fokus der therapeutischen Bemühungen. Aufgrund des langsamen Metabolismus und der eingeschränkten Durchblutung im Bereich der Sehnen manifestieren sich häufig therapeutisch frustrane Überlastungsschäden, jedoch ist in der Literatur eine gute Stimulierbarkeit des geschädigten Sehnengewebes durch Supplementierung unterschiedlichster Wachstumsfaktoren belegt [58–60]. Somit kann PRP hier ein wichtiges therapeutisches Prinzip nutzen. Wird das Schrifttum bezüglich der Wirksamkeit von PRP betrachtet, so fällt auf, dass im klinischen Kontext bis heute kein sicherer Nachweis zum Wirkerfolg erbracht werden konnte. Dieser Umstand lässt sich vor allem damit erklären, dass unter dem Begriff PRP eine Vielzahl unterschiedlicher Produkte zusammengefasst werden, die sich in der Herstellung, aber auch in der Zusammensetzung voneinander unterscheiden und somit bezüglich ihres Einflusses auf den Heilungsverlauf nicht miteinander verglichen werden können [57]. Nach Marx besteht die einzige Gemeinsamkeit der Produkte darin, dass die Konzentration an Thrombozyten (= Plättchen) im Produkt höher ist als im Blut [61]. Um die unterschiedlichen Zusammensetzungen der einzelnen auf dem Markt angebotenen Orthobiologika, zu denen PRP gerechnet wird, interpretieren zu können, muss man sich zunächst erst einmal wieder der Physiologie der entsprechenden Blutzellen, insbesondere der wachstumsfaktorausschüttenden Thrombozyten und deren pathophysiologischer Bedeutung, bewusst werden.

3.4.2 Pathophysiologie

3.4.2.1 Thrombozyten

Thrombozyten liegen in einer Konzentration von 150–450 × 10^3/ml Blut vor. Sie werden im Knochenmark von Megakaryozyten abgeschnürt und verbleiben ca. sieben bis zehn Tage im Blut, bevor sie in der Milz und Leber abgebaut werden. Thrombozyten beinhalten über 4000 verschiedene Proteine, davon mindestens 200 Membranproteine. In gesunden Probanden sind bis zu 85 % der Proteine identisch [62]. Unterschiedliche Oberflächenrezeptoren erlauben die Aktivierung von Thrombozyten bei der Gerinnung, Immunmodulation und Wundheilung. Multiple von den Thrombozyten gebildete Adhäsions- und Aggregationsfaktoren sowie stimulierende Proteine stellen wiederum einen essentiellen Bestandteil der Thrombozytenfunktion und Modulation von Signalkaskaden dar.

Nach der Aktivierung der Thrombozyten werden darin gespeicherte Signalproteine ausgeschüttet und ins Blut oder Gewebe abgegeben [63]. Gerinnungsfaktoren bilden ein Defektheilungsgerüst und erlauben kurzfristig die Anhäufung von Zellen und Proteinen in der Defektzone. Signalfaktoren führen zur Migration von Immunzellen und später auch Gewebsstammzellen mittels Chemotaxis. Wachstumsfaktoren instruieren die anwesenden Zellen darin, neues Gewebe und Gefäße zu bilden.

Insbesondere diese Wachstumsfaktoren möchte man sich bei der therapeutischen Anwendung von PRP in der Sehne zu Nutze machen. Ein Überblick der wichtigsten Wachstumsfaktoren ist in Tab. 3.3 dargestellt.

3.4.2.2 Sehnenheilung

Bei der Sehnenheilung werden zwei Mechanismen voneinander unterschieden, die intrinsische und die extrinsische Heilung [66]. Bei der intrinsischen Heilung proliferieren die Tenozyten und ersetzen die Kollagenbündel, bis der Defekt überbrückt ist [67]. Die extrinsische Heilung ist wiederum in vier unterschiedliche Phasen differenziert [68]:

1. die Entzündungsphase: 0–1 Tag,
2. die Proliferationsphase: 2–4 Tag,
3. die Reparaturphase: 5–14 Tag,
4. die Remodellierungsphase: 14–21 Tag.

In der Entzündungsphase werden Immunzellen und insbesondere Thrombozyten durch Signalproteine an den Ort des Defekts gelockt. Dabei sprießen auch vermehrt Gefäße in die ansonsten gefäßarme Sehne ein. Die von den aktivierten Thrombozyten ausgeschütteten Wachstumsfaktoren stimulieren unter anderem die im Sehnengewebe liegenden Tenozyten und die Fibroblasten des Paratenons (Proliferationsphase). Fibroblasten und Tenozyten bilden nach ihrer Aktivierung initial vermehrt Kollagen III und versuchen so, in der Reparaturphase den Gewebedefekt zu

Tab. 3.3: Wachstumsfaktoren, nach [64].

Wachstumsfaktor	Funktion	Referenz
TGF-β1	Zellmigration und Proliferation, Zellreplikation, Kollagensynthese, Produktion extrazellulärer Matrix, Rekonstruktion der Basalmembran, Narbenbildung bei Wundheilung	Molloy T (2003), Husmann I (1996), Kovacevic D (2011)
TGF-β2	Zunahme der Kollagenproduktion, narbenlose Wundheilung der Fetalwunden	Klein MB (2002) Pryce BA (2009)
TGF-β3	Abnahme der Narbenbildung bei Fetalwunden, verbessertes Verhältnis zw. Kollagen 1 und 3	Kovacevic D (2011)
VEFG	Angiogenese, Tenozytenproliferation, Typ-I-Kollagensynthese, Muskelfibrillenregeneration, Förderung der Angiogenese im Muskel	Anitua (2005), Arsic N (2004) Bachl (2009) Engebretsen (2010)
PDGF	Mesenchymale Stammzellenregeneration, Osteoidproduktion, Endothelzellreplikation, Kollagensynthese, Synthese anderer Faktoren	Hsu C (2004) Everts P (2006) Foster (2009)
IGF-1c (MGF)	Autokrin/Parakrin, stärker als IGF-1Ea zur Muskelhypertrophie	Philippou et al. (2007)
IGF-1a	Stimuliert die terminale Differenzierung der Muskelzellen der Myotuben und generiert stammzellenmediierte Muskelregeneration	Philippou et al. (2007)
BMP-12	Stimulation Tenozyten, Typ-I-Kollagensynthese	Enzura et al. (1996) Lou et al. (2001), Wolfman et al. (1997), Majewski M et al. (2008)
EGF	Proliferation von Fibroblasten und Epithelzellen, Synthese und Umsatzsteigerung von Matrixproteinen inklusive Fibronektin, Laminin und Glykosaminogylkane, hohe Chemotaxisfunktion für Fibroblasten und Epithelzellen	Borrione P (2010)

heilen. Das gebildete Narbengewebe zeigt aufgrund der geringen Kollagenquervernetzungsrate schlechtere biomechanische Eigenschaften im Vergleich zu gesundem Sehnengewebe [69–71]. In der Remodellierungsphase wird Kollagen III durch stabileres Kollagen I ersetzt. Teilweise bleibt aber auch unterschiedlich viel Kollagen III zurück und hat Auswirkungen auf die Biomechanik des narbig verheilten Sehnengewebes [72]. Möchte man die Defektheilung optimieren und die Kollagenbildung der im Paratenon beheimateten Fibroblasten und in der Sehne lokalisierten Tenozyten positiv beeinflussen, so liegt die gezielte Applikation essentieller Wachstumsfaktoren zur Modulation von Chemotaxis, Angiogenese, Zellproliferation und Kollagenbiosynthese auf der Hand [73].

3.4.3 Platelet-Rich Plasma (PRP)

Platelet-Rich Plasma (PRP) wird aus antikoaguliertem autologem Blut hergestellt (10 ml Blut → 1 ml PRP). Um die erwünschte therapeutische Wirkung zu erzielen, wird davon ausgegangen, dass die Thombozytenkonzentration um mindestens das Fünffache, im Vergleich zum Normalblut, erhöht sein muss [74].

Wie eingangs erwähnt werden auf dem Markt unterschiedliche Verfahren zur Herstellung von PRP angeboten. Nach erfolgter venöser Blutabnahme und einer ersten Zentrifugation differenzieren sich die Verfahren durch die jeweiligen Zentrifugationsschritte (Single Spin, Double Spin, Hard Spin, Soft), ein fakultatives manuelles Pipettieren oder eine Gelfiltration des Plasmas. Die daraus resultierenden Endprodukte differenzieren sich in abhängig von der Zentrifugationshäufigkeit und Separierungstechnik in Serum, Plasma, leukozytenarmes P-PRP und leukozytenhaltiges L-PRP [75]. Die produzierten Endprodukte unterscheiden sich aber nicht nur in der Anzahl der Zentrifugationsschritte und Fraktionstrennung, sondern auch in der Konzentration der im Endprodukt enthaltenen Thrombozyten und Leukozyten. So variiert die PRP-Konzentration der aktuell auf dem Markt erhältlichen Produkte zwischen der 5- bis 10-fachen Thrombozytenzahl pro Volumeneinheit im Vergleich zum Normalblut [75]. Leukozyten können proinflammatorische Mediatoren wie TNF-α und Interleukin-1 Beta (IL-1β) [76] ausschütten, welche die Produktion der extrazellulären Matrix hemmen können [64]. Ferner existieren unterschiedliche Applikationsformen: IV-Gabe, Suspension, Spray, Gelapplikation. Auch hier ist zu berücksichtigen, dass sich in Abhängigkeit von der Applikationsform Unterschiede in der Aktivierung der Thrombozyten nachweisen lassen [77].

Obwohl die Unterschiede groß sind, werden alle Produkte unter dem gleichen Begriff – „Platelet-Rich Plasma“ – vertrieben, was eine Einschätzung der therapeutischen Wirkung von PRP erschwert und eine wissenschaftliche Vergleichbarkeit ver-

Tab. 3.4: Einige auf dem Markt erhältliche PRP-Produkte

Produkt	Tc-N	Lc-N	Produktname (Hersteller)
P-PRP	+	–	Vivostat PRF (Vivolution, Alleroed, Dänemark)
(Pure Platelet-Rich Plasma)	–/+	–/+	Endoret PRGF (BTI, Vitoria, Spanien)
	–/+	–	ACP (Arthrex, Naples, FL, USA)
L-PRP		–/+	SmartPReP PRP (Harvest Corp, Plymouth, MA, USA)
(Leukocyte- and	+	+	Magellan PRP (Arteriocyte, Hopkinton, MA, USA)
Platelet-Rich Plasma			Angel PRP (Arthrex, FL, USA)
			GPS PRP (Biomet Biologic, Warsaw, IN, USA)
			PEAK PRP (Mitek, Seattle, USA)
			Aurix (Nuo Pharm., Geithersburg, MD, USA)

Abkürzungen: Tc-N: Thrombozytenanzahl, Lc-N: Leukozytenanzahl unmöglicht (siehe Tab. 3.4). So erscheint es nicht verwunderlich, dass die Studienlage zur Wirksamkeit von PRP im klinischen Alltag sehr heterogen ausfällt.

3.4.4 Wirkungen von PRP/Wachstumsfaktoren

In vitro konnte nachgewiesen werden, dass PRP die Zellproliferation aktiviert, die Zellfunktionen verbessert und die Kollagensynthese stimuliert. So wird durch die im PRP enthaltenen Wachstumsfaktoren VEGF (Vascular endothelial growth factor) und HGF (hepatic growth factor) die Angiogenese gefördert, was wohl gerade in gering durchbluteten Geweben, wie Sehnen, die Wirksamkeit begründet [78, 79]. In diesem Zusammenhang wies eine prospektive, randomisierte Studie bei Rotatorenmanschettenruptur eine Verbesserung der Vaskularisation in den ersten sechs Wochen nach Stimulation im Vergleich zur Kontrollgruppe nach, wobei die stimulierte und die nicht stimulierte Gruppe erst nach zwölf Wochen keinen Unterschied mehr aufzeigten [63]. Einen ähnlichen Effekt fanden von Wehren et al. nach der subacromialen Injektion von PRP zur Behandlung von Partialrupturen der Supraspinatussehne. Auch hier zeigten die Patienten nach sechs Wochen signifikant bessere Resultate [80]. Es wurden nach der Behandlung mit PRP ein niedrigerer Schmerz-Score, eine größere Beweglichkeit und bessere Kraftverhältnisse nachgewiesen [81]. Im Gegensatz dazu fanden Castricini et al. und Rodeo et al. keinen positiven Effekt von PRP auf die Heilung der Rotatorenmanschette [81]. Die Regressionsanalysen dieser beiden Untersuchungen konnten sogar zeigen, dass der Einsatz von PRP zwölf Monate postoperativ möglicherweise eine signifikant höhere Rerupturrate verursachen kann ($p = 0.037$). Darüber hinaus gibt es Hinweise, dass die Heilung bei der Verwendung von L-PRP zur Behandlung muskuloskelettaler Verletzungen, aufgrund der Hemmung der extrazellulären Matrixbildung durch die aus den Leukozyten freigesetzten Wachstumsfaktoren, negativ beeinflusst wird [82].

Diese teils widersprüchlichen Ergebnisse lassen sich für viele Erkrankungsbilder beobachten und verdeutlichen, wie schwierig eine Aussage über die PRP-Wirkung ist.

3.4.5 Zusammenfassung

Der Einfluss von Wachstumsfaktoren und PRP zur Modulation der Sehnenheilung wird intensiv erforscht. Die *in vitro* gefundenen positiven Resultate spiegeln sich aber noch nicht in der bis heute uneindeutigen Datenlage bei der Anwendung von PRP im Menschen wider. Eine Ursache könnte darin bestehen, dass unter dem Namen Platelet-Rich Plasma, dem so genannten PRP, in Realität zahlreiche verschiedene Präparate vereinigt werden, welche sich aber in Herstellungsart, Zusammensetzung, Konzentration und Applikationsform voneinander unterscheiden. Um das der Applikation von Wachstumsfaktoren und PRP inneliegende Potenzial richtig einschätzen zu können, ist es notwendig, eine einheitliche Klassifikation für die unterschiedlichen Produkte und Applikationsformen zu entwickeln und nachfolgend die jeweiligen Produktklassen in Abhängigkeit zu den einzelnen Behandlungsindikationen zu evaluieren.

Karsten Knobloch

3.5 Sklerosierungstherapie bei Tendinopathien

3.5.1 Neogefäße als Zielort einer Therapie

Die Idee, dass Neo- bzw. Entzündungsgefäße eine Rolle bei Tendinopathien spielen, ist nicht neu. Bereits am 26. Mai 1873 veröffentlichte Dr. F. Runge aus Nassau in der Berliner Klinischen Wochenschrift einen Beitrag mit dem Titel **„Zur Genese und Behandlung des Schreibekrampfes"**, im Übrigen auch eine oder ggf. die erste Beschreibung einer Epikondylitis, seinerzeit als Schreibekrampf bezeichnet [83, 84]:

> Im Laufe des verflossenen Jahres kamen einige Fälle von Schreibekrampf in meine Behandlung, welche so ausgezeichnet charakterisiert waren, dass eine nähere Schilderung derselben um so mehr dankbar erscheint, als über das Wesen dieser Affektion die Ansichten noch sehr variieren. [...] Die Affektion ist von vorn herein mit heftigen Schmerzen verlaufen, welche zunächst den Vorderarm und die Hand ergreifen, bei fortgesetzter Anstrengung aber auf Oberarm und bis in die Schulter verbreiten. [...] Bei genauer Betastung ist am Condylus externus des Oberarms gerade an der Stelle, wo Supinator longus, Extensor carpi und digitorum communis ansetzen, eine kleine Stelle, welche nicht nur sehr schmerzhaft, sondern auch beim Druck heftige Reflexbewegungen auslöst. Die Schmerzen bei fortgesetztem Drucke pflanzen sich auf die Hand und Oberarm fort. Offenbar ist das Periost des Condylus externus humeri der Sitz einer chronischen Entzündung. [...] Der Ansatzpunkt der Mm. Pronator longus, Extensor carpi radialis longus und Extensor digitorum communis ist der Sitz der chronischen Entzündung; die alternierenden Contractionen dieser Muskeln üben eine fortwährende Zerrung auf den **Herd der Entzündung** aus, den sich der Patient dadurch zu mildern sucht, dass er durch tonische Contraction einzelner Muskeln den Locus affectus fixiert. Trotzdem breitet sich die Erregung von der erkrankten Stelle bei fortdauernder Anstrengung in die nächste Umgebung weiter aus, die Muskeln werden hyperämisch.

Dies ist beachtlich im Jahr 1873, wenn man bedenkt, dass die so genannte Neovaskularisation mit der Farbdopplersonographie erst 2006 am Tennisellenbogen beschrieben wurde.

Auch die Therapieansätze von *Dr. Runge* sind bemerkenswert:

> Ich applicierte deshalb auf der schmerzhaften Stelle in **Cauterium**, welches die ganze Haut etwa wie ein Zehngroschenstück gross zerstörte. Mit der späteren Vernarbung trat auch, ich vermuthe durch **Fortschreiten des Verödungsprocesses der Gefäße in die Tiefe**, eine vollständige Beseitigung der schmerzhaften Stelle des Periost ein. Ich brauche kaum zu erwähnen, dass der Patient den Arm ununterbrochen in der Binde tragen musste, da Ruhe ein Factor ist, welchen man bei der Heilung dieser Affection nie entbehren kann, jedoch dauerte die Ruhe nur 6 Wochen bis zur vollständigen Vernarbung der geätzten Stelle. Nach dieser Kur war und blieb Patient von jeder

> krampfhaften Affection vollständig frei, wie er mir noch ein Jahr später bezeugte. Der Vorsicht halber liess ich natürlich in der ersten Zeit das Schreiben sehr einschränken.

Demnach ist Dr. Runge der erste Kollege, der eine lokale Kauterisierung im Sinne einer externen Sklerosierung bei einer Ellenbogentendinopathie durchführte, mit einem Follow-up von einem Jahr bei diesem Stadtschreiber.

3.5.2 Die Sklerosierung mit Polidocanol zur Behandlung von Gefäßen

Die Sklerosierung von Gefäßen mit Polidocanol findet bei einer Reihe von Erkrankungen von Blutgefäßen in unterschiedlichen Fachgebieten jenseitig der Orthopädie Anwendung:
1. Krampfadern (Besenreiservarizen) der Beine,
2. Ösophagusvarizen bei portalem Hypertonus,
3. Hämangiomen,
4. Hämorrhoiden.

Der Allgemeinchirurge H. Graeme Anderson beschreibt in einem Beitrag, dass er bereits seit 1907 unterschiedliche chemische Substanzen zur Behandlung von Hämorrhoiden injizierte [85]. So verwendete er Karbolsäure, Chinin, Harnstoff, Eisenperchlorid, Alkohol als auch Formalin, wobei in seinen Händen die Karbolsäure bei Hämorrhoiden die besten klinischen Ergebnisse lieferte. Die durch die Injektion in die Hämorrhoidalpolster ausgelöste Entzündungsreaktion führt zu einer Vernarbung des Gewebes und reduziert auf die Weise die Vaskularisation.

Polidocanol ist ein Polyalkylenglycolether mit der chemischen Summenformel $C_{30}H_{62}O_{10}$. Das europäische Arzneibuch definiert Polidocanol als ein Gemisch von Ethern verschiedener Macrogole und Fettalkohole. Durch den lipophylen Dodecylrest und die hydrophile Etherkette ergebe sich eine gute Wasserlöslichkeit.

3.5.3 Neogefäße bei Tendinopathien

Bei Tendinopathien spielen Neogefäße als Zeichen der fehlgeschlagenen Heilung eine Rolle. Diese können qualitativ mit der Farb-Doppler-Sonographie und heutzutage noch genauer mit der Power-Doppler-Sonographie visualisiert werden (Abb. 3.6). Mikrozirkulatorisch haben wir bei der Achillestendinopathie eine signifikante Kapillarflussbeschleunigung am Ort des Schmerzes sowohl bei Mid-portion- als auch insertionalen Problemen mit der Laser-Doppler-Flussmessung nachweisen können [87]. Auch Geschlechterunterschiede haben wir an der Achillessehne in Bezug auf die Mikrozirkulation beschreiben können [88]. Das exzentrische Krafttraining führt beispielsweise dabei zu einer Blutflussreduktion des pathologisch gesteigerten Blut-

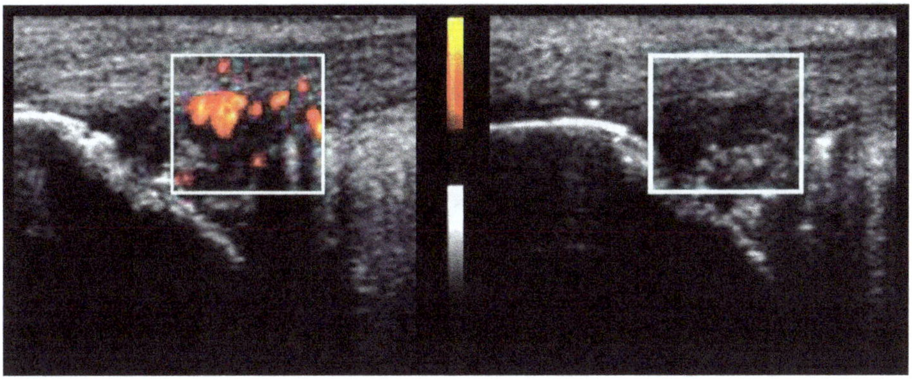

Abb. 3.6: Power-Doppler-gesteuerte Polidocanolsklerosierung bei persistierenden Haglundbeschwerden der Ferse vier Monate nach arthroskopischem Debridement.

flusses bei Achillestendinopathie um ca. 50 % nach zwölf Wochen des täglichen exzentrischen Krafttrainings [89].

Bei Patellasehnenproblemen sind die Neogefäße typischerweise aus dem Hoffa-Fettkörper entspringend Richtung Patellasehne darstellbar. Die konventionelle Graustufensonographie kann eine hypoechogene Textur typischerweise an der proximalen Patellasehne nachweisen. Die Power-Doppler-Sonographie des Knies sollte idealerweise in Streckstellung erfolgen [90]. Weiterhin sollten 30 min vor der Untersuchung keine schweren körperlichen Belastungen stattfinden, die den Ruheblutfluss potenziell verändern könnten. Bei der Achillessehne sind die Neogefäße sowohl bei Problemen in der Mid-portion wie auch häufig bei insertionalen Problemen parakalkanear im Bereich des Karger Fettdreieckes mit der PowerDopplerSonographie darstellbar. Im Karger Fettkörper sind bei chronischer Achillodynie Inflammationsmarker nachweisbar [91].

3.5.4 Polidcanolsklerosierung bei Achillestendinopathie

Die Arbeitsgruppe um Hakan Alfredson aus Umea in Schweden hat 2002 im British Journal of Sports Medicine die erste Fallserie mit zehn Patienten (sieben Männer, drei Frauen, mittleres Alter 55 Jahre) zur Polidocanolsklerosierung bei Achillestendinopathie vorgestellt [92].

Im randomisierten Design war die Polidocanolsklerosierung einer Kombination aus Lidocain + Adrenalin nach zwei Behandlungen in Bezug auf Schmerzlinderung wie auch Patienten bei Achillestendinopathie überlegen [93]. In einer klinischen Untersuchung mit einer mittleren Beschwerdedauer von 32 Monaten mit im Mittel drei Polidocanolsklerosierungen zeigte sich eine signifikante Schmerzlinderung von 75 auf sieben Punkte mit einem sonographischen Rückgang des Achillessehnendurchmessers von 10 mm auf 8 mm mit Rückgang der Neogefäße [94].

Klinisch empfiehlt es sich, die Polidocanolsklerosierung an der Achillessehne von medial, Power-Doppler-kontrolliert, extratendinös vorzunehmen, um den lateral verlaufenden N. suralis nicht zu irritieren [95, 96].

3.5.5 Polidocanolsklerosierung bei Patellatendinopathie

Eine schwedische Pilotstudie zur Polidocanolsklerosierung bei Patellatendinopathie schloss 15 Athleten (zwölf Männer, drei Frauen) mit im Mittel 23 Monaten bestehenden Patellasehnenschmerzen (Fallserie, Evidenzlevel IV) ein [97]. Es wurden zwischen einer und fünf Sklerosierungen im 6-Wochen-Intervall durchgeführt. Zwölf von 15 Patienten waren erfolgreich behandelt. Dabei verbesserte sich der Schmerz von 81 auf zehn Punkte im 6-Monats-follow-up bei erfolgreich behandelten Athleten. Bei Aufschlüsselung der Geschlechter zeigte sich, dass elf von zwölf Männern (92 %), aber nur eine von drei Frauen (33 %), erfolgreich mit Polidocanolsklerosierungen behandelt werden konnten. Eine Fallstudie bei einem Gewichtheber mit hochsymptomatischer Patellatendinpathie konnte zeigen, dass zwei Wochen nach Sklerosierung mit einem 240-kg-Kniebeugentraining begonnen werden kann, ohne dass die Patellasehne reißt (Fallstudie, Evidenzlevel IV) [98]. Eine randomisiert-kontrollierte Studie mit 33 eingeschlossenen Patienten verglich im Cross-over-Design die Polidocanol- vs. eine Lidocain-Epinephrin-Injektion (RCT, Evidenzlevel Ib) bei Patellatendinpathie [99]. Dabei zeigte die Polidocanol-behandelte Gruppe eine signifikante Verbesserung des VISA-P-Scores nach vier Monaten von 51 auf 62 Punkte. Eine just veröffentlichte Kohorte von 101 Patienten mit im Mittel 2,5 ± 0,9 Sklerosierungen ergab über einen Zeitrahmen von 24 Monaten einen verbesserten VISA-P-Score (39 auf 65 Punkte, $p < 0{,}001$) [100].

3.5.6 Polidocanolsklerosierung an der oberen Extremität

In Analogie zur unteren Extremität ist die Polidocanolsklerosierung auch bei Tendinopathien der oberen Extremität bereits angewendet worden. Handgelenksnah ist die Kombination eines exzentrischen Krafttrainings und der Polidocanolsklerosierung vom Autor bei der Flexor carpi radialis Tendinopathie wie auch der De-Quverain Tendinopathie des ersten Strecksehnenfaches am Handgelenk beschrieben [101, 102]. Bei der Epikondylitis lateralis liegt eine randomisierte Studie mit 32 Patienten vor, die nach drei und zwölf Monaten eine signifikante Schmerzlinderung und eine Verbesserung der Griffkraft nachweist [103]. Eine Kohortenstudie mit 15 Patienten mit Schulterimpingement bei Supraspinatustendinopathie mit Neogefäßen berichtet eine signifikante Schmerzlinderung von 79 auf 21 Punkte auf der VAS acht Monate nach Behandlung [104].

3.5.7 Vergleich der Polidocanolsklerosierung vs. Operation

Bereits 2007 veröffentlichte Hakan Alfredson eine vergleichende Studie zur Polidocanolsklerosierung vs. der minimalinvasiven, ultraschallgesteuerten Operation [105]. Die Poldicanolgruppe wurde bis zu zweimal sklerosiert. Die Schmerzlinderung war in der Polidocanolsklerosierungsgruppe von VAS 76 auf 24 Punkte signifikant, die operative Gruppe von 75 auf 21 Punkte ebenfalls signifikant, ohne dass ein Gruppenunterschied vorlag. Bezüglich der Komplikationsgruppe zeigte die operative Gruppe eine tiefe Wundinfektion (10 %).

Acht Jahre später, im Jahr 2015, hat die gleiche schwedische Arbeitsgruppe eine vergleichende Untersuchung zum Effekt der Polidocanolsklerosierung vs. ein operatives retrotendinöses Debridement (*arthroscopic shaving*) bei Patellatendinopathie vorgelegt [106]. 57 Patellasehnen von 43 Patienten mit chronischer Patellatendinopathie wurden drei bis fünf Jahre nach entweder der Sklerosierungstherapie oder dem arthroskopischen Shaving untersucht. Die Schmerzstärke war dabei von 64 ± 18 auf 17 ± 23 Punkten mit 74 % Zufriedenheit in der Polidocanolsklerosierungsgruppe signifikant reduziert. In der operativen Gruppe reduzierte sich der Schmerz von 77 ± 16 auf 13 ± 23 Punkte mit 80 % zufriedenen Patienten, ohne dass ein signifikanter Unterschied in der Schmerzlinderung zur Polidocanolgruppe vorlag. In beiden Gruppen reduzierte sich signifikant der Blutfluss. Unterschiede in der Komplikationsrate wurden nicht berichtet.

Frank Weinert

3.6 Nutrition und Sehne

Die Ernährung spielt im Zusammenhang mit Leistungsfähigkeit und Gesundheit unbestritten eine entscheidende Rolle. Dagegen findet der gezielte Einsatz von Makro- und Mikronährstoffen in der Therapie akuter und überlastungsbedingter (Sport-)Verletzungen kaum Beachtung [107, 108].

Ausreichende Energiezufuhr über Makronährstoffe (Kohlenhydrate, Proteine, Fette) sichert ein optimales Milieu für Sehnenanpassung und Heilung. Eine Ernährung, die die individuell notwendige Gesamtkalorienzahl nicht abdeckt, wirkt sich dagegen negativ auf die Sehnenqualität und -belastbarkeit aus [109–111]. Dies trifft auf Sportler mit hohen Trainingsumfängen, im Trainingslager oder bei Wettkämpfen im Ausland zu. Diäten zur Gewichtsreduktion (bei Übergewicht, in gewichtssensiblen Sportarten), Essstörungen, Nahrungsmittelunverträglichkeiten und vegetarische oder vegane Ernährung beinhalten ebenfalls das Risiko einer kalorischen

Unterversorgung. Zudem ist häufig die Aufnahme an proinflammatorisch wirkenden ungesättigten Fetten zu hoch [112, 113].

Merke: Menge und Qualität von Makronährstoffen beeinflussen die Sehnenanpassung und -heilung.

Im Rahmen der Adipositas werden die Sehnen der unteren Extremität nicht nur verstärkt belastet. Die im abdominalen Fettgewebe vermehrt gebildeten proinflammatorischen Zytokine (IL-1, IL-6, IL-8, IL-18, TNF-α, Leptin) wirken sich negativ auf die Qualität des Sehnengewebes aus. Die gehäuft im Zusammenhang mit Adipositas auftretenden metabolischen Erkrankungen (Hypercholesterinämie, Diabetes mellitus, metabolisches Syndrom) lassen ebenfalls das Milieu einer niedriggradigen chronischen Entzündungsreaktion entstehen. Im Rahmen der Hyperglykämie lässt sich ein Anstieg von „advanced glycation endproducts" nachweisen, die über Glykosylierung von Kollagen und Proteoglykanen die Sehnenstruktur negativ verändern. Daneben kommt es zu einer vermehrten Bildung freier Radikale und einer Steigerung der Apoptose von Tenozyten [114–117].

Merke: Adipositas und metabolische Erkrankungen sind Risikofaktoren für eine Tendopathie und beeinflussen das Ergebnis sehnenchirurgischer Eingriffe.

3.6.1 Mikronährstoffe

Zur optimalen Sehnenheilung werden folgende Mikronährstoffe benötigt: Vitamin A, C, Magnesium, Kupfer, Zink, Eisen und eine ausreichende Menge an Aminosäuren [111, 118, 119]. Dabei wirken Mikronährstoffe nicht alleine über den Ausgleich vorhandener Defizite, die bei einseitigen Kostformen und suboptimaler Zufuhr von Makronährstoffen entstehen. Zum Beispiel kann bei einer vegetarischen oder veganen Ernährungsweise ein Mangel an Eisen, Zink, Vitamin B12, Vitamin D und Kalzium entstehen [112]. Zusätzlich entfalten Mikronährstoffe spezifische pharmakologische Wirkungen als Botenstoffe der Signalübertragung. Die dabei modifizierte zelluläre Genexpression beeinflusst die Bildung von Proteinen (Kollagen, Proteoglykane, Enzyme, Zytokine) [120–122].

Mikronährstoffe können über folgende Mechanismen die unterschiedlichen Phasen der Sehnenpathologie, wie sie in den jeweiligen Modellen der Tendopathie beschrieben werden, positiv beeinflussen [123–126]:

- Schutz vor oxidativem Schaden durch freie Radikale,
- Antioxidantien limitieren die pathologischen Aspekte der Zytokin-vermittelten Antwort auf einen Zell- bzw. Matrixschaden [127],

- dazu gehören Vitamin C und E, mit den Co-Faktoren Kupfer, Zink, Mangan und Selen, Bioflavonoide Epigallocatechingallat aus Grünem Tee (EGCG) und Quercetin sowie gemischte Carotinoide, wie Astaxanthin,
- Omega-3-Fettsäuren reduzieren ebenfalls die Bildung freier Radikale [128].

3.6.2 Modulation der Entzündungsreaktion

Die verminderte Bildung von proinflammatorischen Zytokinen wird beschrieben durch:
- Omega-3-Fettsäuren [122, 127, 129, 130],
- Hyaluronsäure [131, 132],
- Polyphenole wie EGCG und Quercetin [133, 134]
- sowie eine Kombination von Mukopolysacchariden, Kollagenhydrolysat und Vitamin C [136].

3.6.3 Beeinflussung der Zellproliferation

Glucosamin und Hyaluronsäure bremsen die Fibroblasten-Proliferation [137, 145].

3.6.4 Zusätzliche biologische Funktionen/Wirkungen

- Die Kollagensynthese wird gefördert durch:
  - Omega-3,Fettsäuren [137],
  - Vitamin C [138–140],
  - Glucosamin und Chondroitin [141],
  - Quercetin [142],
  - EGCG und Glycin [143],
  - Kollagenhydrolysat [144].
- Hemmung der Kollagen Typ-III-Bildung: Hyaluronsäure [145],
- Bildung kleiner Proteoglykane: EGCG und Glycin [143],
- Hemmung der Neugefäßbildung durch Hyaluronsäure und Omega-3-Fettsäuren [146, 147].
- Hemmung von Kollagenasen (Matrix-Metalloproteinasen – 1, 3 und 13): Glucosamin und Chondroitin [135, 148–150],
- Narbenbildung und Adhäsionen werden postoperativ durch Hyaluronsäure, Omega-3-Fettsäuren, Vitamin E und Flavonoide reduziert [128, 151, 152],
- ein schmerzlindernder und abschwellender Effekt wird proteolytischen Enzymen, wie Bromelain, zugeschrieben [153, 154],

- Vitamin D verhindert die Apoptose von Fibroblasten und verbessert die Sehnen- und Sehnen-Knochen-Heilung [155–157].

Merke: Mikronährstoffe haben nachgewiesene Wirkung auf unterschiedliche pathogenetische Mechanismen in der Entstehung der Tendopathie und Phasen der Sehnenheilung.

3.6.5 Klinische Studien mit Mikronährstoffen bei Tendopathien

Bei Gabe von 3 × 500 mg Glucosamin/Tag zusätzlich zur oralen Anwendung von Ibuprofen bei Patienten mit Plantarfaszitis,erreichten mehr Patienten in der Mikronährstoffgruppe Schmerzfreiheit zum Studienendpunkt [158].

In einer randomisierten, plazebokontrollierten Doppelblindstudie bei 40 Freizeitsportlern mit Tendinopathien (Epicondylitis humeri radialis und ulnaris, Tendinopathie der Rotatorenmanschette, der langen Bizepssehne sowie der Patellasehne) wurde die Wirkung einer Kombination aus Omega-3-Fettsäuren und Antioxidantien in Ergänzung zu einer Ultraschalltherapie überprüft. Nach 32 Tagen waren im Vergleich zur Plazebogruppe signifikant mehr Teilnehmer aus der Mikronährstoffgruppe beschwerdefrei ($p < 0{,}001$). Zusätzlich zeigten sich signifikante Unterschiede in der Schmerzangabe nach isometrischer Belastung ($p < 0{,}001$). Die Wiederaufnahme der Sportaktivitäten lag bei 53 % in der Mikronährstoffgruppe, im Vergleich zu 11 % in der Plazebogruppe [159].

Die Anwendung einer Mikronährstoffkombination mit Mukopolysacchariden (Glykosaminoglykane wie Chondroitinsulfat und Hyaluronsäure), Kollagenhydrolysat und Vitamin C verbessert das Ergebnis (Schmerz und VISA-A-Score) in Kombination mit Physiotherapie vor allem in der frühen Phase der Achillessehnentendopathie und zeigt sich effektiv bezüglich Schmerzlinderung in der Behandlung bei Plantarfasziose, Achillessehnentendopathie, Tendopathie der Rotatorenmanschette und des Epicondylus humeri lateralis [160–162].

In einer Studie an 111 Patienten mit Tendopathie der Achillessehne und des Epicondylus humeri lateralis wurde der Effekt von Mikronährstoffen in Kombination zu physikalischer Therapie untersucht. Die Mikronährstoffkombination bestand aus Glucosamin- und Chondroitinsulfat, Kollagenhydrolysat, oral verfügbarer Hyaluronsäure, Antioxidantien, Bromelain, Papain, Vitamin D und Omega-3-Fettsäuren [163]. Die Patienten der Mikronährstoffgruppe zeigten im Vergleich mit der Kontrollgruppe nach vier Monaten eine signifikante Schmerzreduktion (VAS 53/100 auf 7/100 vs. 47/100 auf 19/100, $p < 0{,}0001$).

In einer randomisierten, plazebokontrollierten Doppelblindstudie bei 64 Patienten mit Insertionstendopathie der Achillessehne verbessert die zusätzlich Gabe einer Mikronährstoffkombination aus Arginin, Kollagenhydrolysat, MSM, Vitamin C und Polyphenolen das Behandlungsergebnis einer Stoßwellenbehandlung bezüglich Schmerzreduktion und Funktion [164].

Bei 90 Patienten mit Rotatorenmanschettenruptur wurden Schmerz und Schulterfunktion sowie die Integrität der Naht nach arthroskopischer Refixation durch MRT kontrolliert. Die zusätzliche Gabe von Arginin, MSM, Kollagenhydrolysat und Bromelain über drei Monate postoperativ verringert signifikant die Schmerzen und zeigt eine bessere Sehnenintegrität in der MRT [165].

Merke: Die ergänzende Anwendung von Mikronährstoffen verbessert die Behandlungsergebnisse bei konservativer oder operativer Therapie von Tendopathien.

Literatur

[1] Steindler A. Kinesiology of the human body, Springfield: Charles C. Thomas; 1973.

[2] Di Fabio RP. Making jargon from kinetic and kinematic chains Journal of orthopaedic & sports physical therapy. 1999; 29(3): 142–143.

[3] Kaltenborn FM, Evjenth O. Manuelle Therapie nach Kaltenborn – Untersuchung und Behandlung. Teil 1: Extremitäten. 10. Auflage. Oslo: Olaf Norlis Bokhandel; 1999.

[4] Van den Berg F. Angewandte Physiologie Band 1: Bindegewebe, Stuttgart, New York: Georg Thieme Verlag; 1999.

[5] Frisch H. Programmierte Untersuchung des Bewegungsapparates. 9. Auflage. Berlin, Heidelberg, New York: Springer; 2007.

[6] Fahlström M, Jonsson P, Lorentzon R, Alfredson H. Chronic achilles tendon pain treated with eccentric calf-muscle training. Knee Surgery, Sports Traumatology, Arthroscopy. 2003; 11(5): 327–333.

[7] Alfredson H. The chronic painful achilles and patellar tendon: research on basic biology and treatment. Scandinavian Journal of Medicine & Science in Sports. 2005; 15(4): 252–259.

[8] Shalabi A, Kristoffersen-Wilberg M, Svensson L, Aspelin P, Movin T. Eccentric training of the Gastrocnemius-Soleus complex in chronic Achilles tendinopathy results in decreased tendon volume and intratendinous signal a evaluated by MRI. Am J Sports Med. 1994; 32(5): 1286–1296.

[9] Diemer F, Sutor V. Praxis der medizinischen Trainingstherapie. Bd. 1. Stuttgart: Georg Thieme Verlag; 2011, S. 408.

[10] Jonsson P, Alfredson H. Superior results with eccentric compared to concentric quadriceps training in patients with jumper's knee: a prospective randomised study. Br J Sports Med. 2005; 39: 847–850.

[11] Jonsson P, Wahlstrom P, Ohberg L, Alfredson H. Eccentric training in chronic painful impingement syndrome of the shoulder: results of a pilot study. Knee Surg Sports Traumatol Arthrosc. 2006; 14: 76–81.

[12] Mafi N, Lorentzon R, Alfredson H. Superior short-term results with eccentric calf muscle training compared to concentric training in a randomized prospective multicenter study on patients with chronic Achilles tendinosis. Knee Surg Sports Traumatol Arthosc. 2001; 9: 42–47.

[13] Ohberg L, Alfredson H. Effects on neovascularisation behind the good results with eccentric training in chronic mid-portion Achilles tendinosis? Knee Surg Sports Traumatol Arthrosc. 2004; 12: 465–470.

[14] Lorenzen J, Krämer R, Vogt PM, Knobloch K. Systematische Literaturanalyse über exzentrisches Training bei chronischen Patellatendinopathie: Gibt es einen Standard? Sportverletzung Sportschaden. 2010; 4: 198–2003.

[15] Lorenz D, Reimann M. The role an implementation of eccentric training in Athletic Rehabilitation : Tendinopathy, Hamstrings Strains and ACL Reconstruction. Int J Sports Phys Ther. 2011; 6(1): 27–44.

[16] Silbernagel KG, Crossley KM. A Proposed Return-to-Sport Program for Patients With Midportion Achilles Tendinopathy: Rationale and Implementation. Journal of Orthopaedic & Sports Physical Therapy. 2015; 45(11): 876–888.

[17] Silbernagel KG, Thomeé R, Eriksson BI, Karlsson J. Continued sports activity, using a pain-monitoring model, during rehabilitation in patients with Achilles tendinopathy: a randomized controlled study. Am J Sports Med. 2007; 35(6): 897–906.

[18] Silbernagel KG, Thomeé R, Thomeé P, Karlsson J. Eccentric overload training for patients with chronic Achilles tendon pain – a randomised controlled study with reliability testing of the evaluation methods. Scand J Med Sci Sport. 2001; 11(4): 197–206.

[19] Thomeé R. A comprehensive treatment approach for patellofemoral pain syndrome in young women. Phys Ther. 1997; 77(12): 1690–1703.

[20] Carcia CR, Martin RL, Houck J, Wukich DK. Achilles pain, stiffness and muscle power deficits: achilles tendinitis. J Orthop Sport. Phys Ther. 2010; 40(9): A1–26.

[21] Kader D, Saxena A, Movin T, Maffulli N. Achilles tendinopathy: some aspects of basic science and clinical management. Br J Sport. Med. 2002; 36(4): 239–249.

[22] Magnussen RA, Dunn WR, Thomson AB. Nonoperative treatment of midportion Achilles tendinopathy: a systematic review. Clin J Sport Med. 2009; 19(1): 54–64.

[23] Krämer R, Lorenzen J, Vogt PM, Knobloch K. Systematische Literaturanalyse über exzentrisches Training bei chronischer Mid-portion-Achillestendinopathie: Gibt es einen Standard? Sportverletzung Sportschaden. 2010; 4: 204–211.

[24] Mayer F, Müller S, Hirschmüller A, Cassel M, Linné K, Baur H. Die Effizienz konservativer Therapiemaßnahmen bei Tendinopathien im Sport. Deutsche Zeitschrift für Sportmedizin. 2008; 59(11): 251–254.

[25] Al-Abbad H, Simon JV. The effectiveness of extracorporeal shock wave therapy on chronic achilles tendinopathy: a systematic review. Foot Ankle Int. 2003; 34(1): 33–41.

[26] Stergioulas A, Stergioula M, Aarskog R, Lopes-Martins RA, Bjordal JM. Effects of low-level laser therapy and eccentric exercises in the treatment of recreational athletes with chronic achilles tendinopathy. Am J Sport. Med. 2008; 36(5): 881–887.

[27] O'Neil S. http://www.biomechanics.completesportscare.com.au. [Online] 2015. http://www.biomechanics.completesportscare.com.au/rehab/important-soleus-managing-midportion-achilles-tendinopathy-seth-oneil/#sthash.Vxz0D0̂b0.RQXsDN0̂D.dpbs.

[28] Malliaras P, Barton CJ, Reeves ND, Langberg H. Achilles and patellar tendinopathy loading programmes. Sports Medicine. 2013; 43: 267–286.

[29] Young MA, Cook JL, Purdam CR, Kiss ZS, Alfredson H. Eccentric decline squat protocol offers superior results at 12 months compared with traditional eccentric protocol for patellar tendinopathy in volleyball players. Br J Sports Med. 2005; 39:102–105.

[30] Cook JL, Khan K, Harcourt PR, Grant M, Young DA, Bonar SF. A cross sectional study of 100 athletes with jumper's knee managed conservatively and surgically. BrJ Sports Med. 1997; 32(4): 332–336.

[31] Kongsgaard M, Kovanen V, Aagaard P et al. Corticosteroid injections, eccentric decline squat training and heavy slow resistance training in patellar tendinopathy. Scandinavian Journal of Medicine & Science in Sports. 2009; 19: 790–802.

[32] Cook J, Malliaras P, Purdam C, Rio E. Patellar tendinopathy: clinical diagnosis, load management, and advice for challenging case presentations. Journal of Orthopaedic & Sports Physical Therapy. 2015; 45(11): 887–898.
[33] Schmitz C, Császár NBM, Milz S, et al. Efficacy and safety of extracorporeal shock wave therapy for orthopedic conditions: a systematic review on studies listed in the PEDro database. Br Med Bull. 2015;116: 115–138.
[34] Cleveland RO, Chitnis PV, McClure SR. Acoustic field of a ballistic shock wave therapy device. Ultrasound Med Biol. 2007; 33: 1327–1335.
[35] Schmitz C, Császár NB, Rompe JD, et al. Treatment of chronic plantar fasciopathy with extracorporeal shock waves (review). J Orthop Surg Res 2013; 8: 31.
[36] Császár NB, Angstman NB, Milz S, et al. Radial shock wave devices generate cavitation. PLoS One. 2015; 10: e0140541.
[37] Maier M, Averbeck B, Milz S, Refior HJ, et al. Substance P and prostaglandin E2 release after shock wave application to the rabbit femur. Clin Orthop Relat Res. 2003; 406: 237–245.
[38] Hochstrasser T, Frank HG, Schmitz C. Dose-dependent and cell type-specific cell death and proliferation following in vitro exposure to radial extracorporeal shock waves. Sci Rep. 2016; 6: 30637.
[39] Waugh CM, Morrissey D, Jones E, et al. In vivo biological response to extracorporeal shockwave therapy in human tendinopathy. Eur Cell Mater. 2015; 29: 268–280.
[40] Tischer T, Milz S, Weiler C, et al. Dose-dependent new bone formation by extracorporeal shock wave application on the intact femur of rabbits. Eur Surg Res. 2008; 41: 44–53.
[41] Gollwitzer H, Gloeck T, Roessner M, et al. Radial extracorporeal shock wave therapy (rESWT) induces new bone formation in vivo: results of an animal study in rabbits. Ultrasound Med Biol. 2013; 39: 126–133.
[42] Rompe JD, Meurer A, Nafe B, Hofmann A, Gerdesmeyer L. Repetitive low-energy shock wave application without local anesthesia is more efficient than repetitive low-energy shock wave application with local anesthesia in the treatment of chronic plantar fasciitis. J Orthop Res. 2005; 23, 931–941.
[43] Labek G, Auersperg V, Ziernhold M, Poulios N, Bohler N. Einfluss von Lokalanästhesie und Energieflussdichte bei niederenergetischer extrakorporaler Stosswellentherapie der chronischen Plantaren Fasziitis – Eine prospektiv-randomisierte klinische Studie. [Influence of local anesthesia and energy level on the clinical outcome of extracorporeal shock wave-treatment of chronic plantar fasciitis] [Article in German]. Z Orthop Ihre Grenzgeb. 2005; 143: 240–246.
[44] Kolk A, Yang KG, Tamminga R, van der Hoeven H. Radial extracorporeal shock-wave therapy in patients with chronic rotator cuff tendinitis: a prospective randomised double-blind placebo-controlled multicentre trial. Bone Joint J. 2013; 95B: 1521–1526.
[45] Haake M, Buch M, Schoellner C, et al. Extracorporeal shock wave therapy for plantar fasciitis: randomised controlled multicentre trial. Br Med J. 2003; 327: 75–79.
[46] Porter MD, Shadbolt B. Intralesional corticosteroid injection versus extracorporeal shock wave therapy for plantar fasciopathy. Clin J Sport Med. 2005; 15: 119–124.
[47] Notarnicola A, Maccagnano G, Tafuri S, Forcignano MI, Panella A, Moretti B. CHELT therapy in the treatment of chronic insertional Achilles tendinopathy. Lasers Med Sci. 2014; 29: 1217–1225.
[48] Lohrer H, Nauck T, Dorn-Lange NV, Scholl J, Vester JC. Comparison of radial versus focused extracorporeal shock waves in plantar fasciitis using functional measures. Foot Ankle Int. 2010; 31: 1–9.
[49] van der Worp H, Zwerver J, Hamstra M, van den Akker-Scheek I, Diercks RL. No difference in effectiveness between focused and radial shockwave therapy for treating patellar tendinopathy: a randomized controlled trial. Knee Surg Sports Traumatol Arthrosc. 2014; 22: 2026–2032.

[50] Rompe JD, Furia J, Weil L, Maffuli N. Shock wave therapy for chronic plantar fasciopathy. Brit Med Bul. 2007; 81–82: 183–208.

[51] Neufeld SK, Cerrato R. Plantar fasciitis: evaluation and treatment. J Am Acad Orthop Surg. 2008; 16: 338–346.

[52] Lei H, Liu J, Li H, et al. Low-intensity shock wave therapy and its application to erectile dysfunction. World J Mens Health. 2013; 31: 208–214.

[53] Ogden JA, Alvarez R, Levitt R, Cross GL, Marlow M. Shock wave therapy for chronic proximal plantar fasciitis. Clin Orthop Relat Res. 2001; 387: 47–59.

[54] Chow IHW, Cheing GLY. Comparison of different energy densities of extracorporeal shock wave therapy (ESWT) for the management of chronic heel pain. Clin Rehabil. 2007; 21: 131–141.

[55] Loew M, Daecke W, Kusnierczak D, Rahmanzadeh M, Ewerbeck V. Shock-wave therapy is effective for chronic calcifying tendinitis of the shoulder. J Bone Joint Surg Br. 1999; 81: 863–867.

[56] Schulte WV. Die Eigenblutfüllung: eine neue Methode zur Versorgung größerer Knochendefekte nach intraoralen Eingriffen. Deutsche Zahnärztliche Zeitschrift. 1960;12: 910–914.

[57] Whitman DH, Berry RL, Green DM. A technique for improving the handling of particulate cancellous bone and marrow grafts using platelet gel. Journal of Oral and Maxillofacial Surgery. 1998; 56: 1217–1218.

[58] Majewski M, Betz O, Ochsner PE, Liu F, Porter RM, Evans CH. Ex vivo adenoviral transfer of bone morphogenetic protein 12 (BMP-12) cDNA improves Achilles tendon healing in a rat model. Gene Ther. 2008; 15(16): 1139–1146.

[59] Majewski M, Porter RM, Betz OB, Betz VM, Clahsen H, Flückiger R, Evans CH. Improvement of tendon repair using muscle grafts transduced with TGF-β1 cDNA. Eur Cell Mater. 2012; 23: 94–101.

[60] Majewski M, Ochsner PE, Liu F, Flückiger R, Evans CH. Accelerated healing of the rat Achilles tendon in response to autologous conditioned serum. Am J Sports Med. 2009; 37(11): 2117–2125.

[61] Marx E. Platelet-rich plasma (PRP). what is PRP and what is not PRP? Implant Dentistry. 2001; 10: 225–228.

[62] Burkhart JM, Vaudel M, Gambaryan S, Radau S, Walter U, Martens L, Geiger J, Sickmann A, Zahedi RP. The first comprehensive and quantitative analysis of human platelet protein composition allows the comparative analysis of structural and functional pathways. Blood. 2012 120(15): e73-82. doi: 10.1182/blood-2012-04-416594.

[63] Gulotta LV, Rodeo SA. Emerging Ideas: Evaluation of Stem Cells genetically modified with scleraxis to improve Rotator Cuff Healing. Clin Orthop Relat Res. 2011; 469(10): 2977–2980.

[64] McCarrel TM, Mina T, Fortier LA. Optimization of leukocyte concentrate in platelet-rich plasma for treatment of tendinopathy. J Bone Joint Surg Am. 2012; 94(19): e 143(1–8).

[65] Chan BP, Chan KM. Mafulli N. Effect of basic fibroblast growth factor: an in vitra study of tendon healing. Clin Orthop. 1997; 342: 239–247.

[66] Hefti F, Stoll TM. Healing of ligaments and tendons. Orthopaede. 1995; 24: 237–245.

[67] Lundburg G, Rank F. Experimental intrinsic healing of flexor tendons based on synovial fluid nutrition. Journal of Hand Surgery. 1978; 3(1):21–31.

[68] Lou J, Manske PR, Aoki M, Joyce ME. Adenovirus-mediated gene transfer into tendon and tendon sheath. J Orthop Res. 1996; 14: 513–517.

[69] Lou J, Kubota H, Hotokezaka S, Ludwig FJ, Manske PR. In vivo gene transfer and overexpression of focal adheasion kinase (125FAK mediated by recombinant adenovirus-induced tendon adheasion formation and epitenon cell change. J Orthop Res. 1997; 15: 911–918.

[70] Maffulli NR. Tendon Injuries. New-York: Springer-Verlag; 2005.

[71] Lin TW. Biomechanics of tendon injury and repair. J. Biomech. 2004; 37: 865–877.

[72] Benjamin ES. Structure-function relationships in tendons: a review. J. Anat. 2008; 212: 211–228.
[73] Nakamura Y, Ito K, Uno M. Single amino acid substitution in prokaryote polypeptide release factor 2 permits it to terminate translation at all three stop condons. Proc. Natl. Acad Sci USA. 1998; 95(14): 8165–8169.
[74] Marx RE. Platelet-Rich Plasma: evidence to support its use. J Oral Maxiollfac Surg. 2004; 62(4): 489–496.
[75] Zwyssig S. Eigenblut in der Orthopädie. Masterarbeit, Universitätsspital Basel. 2015.
[76] Silva A, Sampaio R. Anatomie ACL reconstruction: Does the platelet rich plasma accelerate tendon healing?, Knee Surg Sports Tramatol. Arthrosc. 2009; 17(6): 676–682.
[77] Schippinger G, et al. PRP bei sportmedizinischen Indikationen – eine Literaturübersicht, Sport Orthop. Tramatol. 2015; 31: 4553.
[78] Bosch GMM. The effect of platelet-rich plasma on the neovascularization of surgically created equine superficial digital flexor tendon lesion. Scand J Med Sci Sport. 2011; 21(4): 554–561.
[79] Mooren RE, HE. The effect of platelet-rich plasm in vitro on primary cells:Rat osteoblast-like cells and human endothel cells. Tissue Eng Part A. 2010; 16(10): 3159–3172.
[80] von Wehren L, Blanke F, Todorov A, Heisterbach P, Sailer J, Majewski M. The effect of subacromial injections of autologous conditioned plasma versus cortisone for the treatment of symptomatic partial rotator cuff tears. Knee Surg Sports Traumatol Arthrosc. 2015.
[81] Castricini R., Longo UG, De Benedetto M. Pnafoli N, Pirani P, Zini R, et al. Platelet-rich plasma augmentation for athroscopic rotator cuff repair: A randomized controlled trial, Am J Sports Med. 2011; 39(2): 258–265.
[82] Dragoo JL, Braun HJ, Durham JL, Ridley BA, Odegaard JL, Luong R., et al. Comparison oft he acute inflammatory response of two commercial platelet-rich plasma systems in healty rabbit tendons, AM J Sports Med. 2012; 40(6): 1274–1281.
[83] Knobloch K, Gohritz A, Dr. Runge. a German pioneer in sclerosing therapy in epicondylitis in 1873. Br J Sports Med. 2010; 16. [Epub ahead of print].
[84] Runge F. Zur Genese und Behandlung des Schreibekrampfes. Berlin Klein Wochenschr. 1873; 21: 245–248.
[85] Graeme Anderson H. The treatment of haemorrhoids by submucous injections of chemicals. Br Med J. 1924; 2(3316): 100–102.
[86] Blond K, Hoff H. Das Hämorrhoidalleiden. Leipzig/Wien: Deuticke Verlag; 1936.
[87] Knobloch K, Kraemer R, Lichtenberg A, Jagodzinski M, Gossling T, Richter M, et al. Achilles tendon and paratendon microcirculation in midportion and insertional tendinopathy in athletes. Am J Sports Med. 2006; 34(1): 92–97.
[88] Knobloch K, Schreibmueller L, Meller R, Busch KH, Spies M, Vogt PM. Superior Achilles tendon microcirculation in tendinopathy among symptomatic female vs. male patients. Am J Sports Med. 2008; 36(3): 509–514.
[89] Knobloch K. Eccentric training in Achilles tendinopathy: is it harmful to tendon microcirculation? Br J Sports Med. 2007; 41(6): e2.
[90] Koenig MJ, Torp-Pedersen ST, Christensen R, Boesen MI, Terslev L, Hartkopp A, et al. Effect of knee position on ultrasound Doppler findings in patients with patellar tendon hyperaemia (jumper's knee). Ultraschall Med. 2007; 28(5): 479–483.
[91] Pingel J, Petersen MCH, Fredberg U, Kjaer SG, Quistorff B, Langberg H, et al. Inflammatory and metabolic alterations of Kager's fat pad in chronic Achilles tendinopathy. PLoS One. 2015; 10(5): e0127811.
[92] Ohberg L, Alfredson H. Ultrasound guided sclerosis of neovessels in painful chronic Achilles tendinosis: pilot study of a new treatment. Br J Sports Med. 2002; 36(3):173–175.

[93] Alfredson H, Ohberg L. Sclerosing injections to areas of neo-vascularisation reduce pain in chronic Achilles tendinopathy: a double-blind randomised controlled trial. Knee Surg Sports Traumtol. 2005; 13(4): 338–344.

[94] Lind B, Ohberg L, Alfredson H. Sclerosing polidocanol injections in mid-portion Achilles tendinosis: remaining good clinical results and decreased tendon thickness at 2-year follow-up. Knee Surg Sports Traumatol Arthrosc. 2006; 14(12): 1327–1332.

[95] Knobloch K. Sclerosing polidocanol injections in Achilles tendinopathy in high level athletes. Knee Surg Sports Traumatol. 2008; 16(11): 1061–1062.

[96] Citak M, Knobloch K, Albrecht K, Krettek C, Hufner T. Anatomy of the sural nerve in a computer-assisted model: implications for surgical minimal-invasive Achilles tendon repair. Br J Sports Med. 2007; 41(7): 456–458.

[97] Alfredson H, Ohberg L. Neovascularisation in chronic painful patellar tendinosis-promising results after sclerosing neovessels outside the tendon challenge the need for surgery. Knee Surg Sports Traumatol. 2005; 13(2): 74–80.

[98] Gisslen K, Ohberg L, Alfredson H. Is the chronic painful tendinosis tendon a strong tendon? A case study involving an Olympic weightlifter with chronic painful Jumper's knee. Knee Surg Sports Traumatol Arthrosc. 2006; 14(9): 897–902.

[99] Hoksrud A, Ohberg L, Alfredson H, Bahr R. Ultrasound-guided sclerosis of neovessels in painful chronic patellar tendinopathy: a randomized controlled trial. Am J Sports Med. 2008; 34(11): 1738–1746.

[100] Hoksrud A, Torgalsen T, Hardstad H, Haugen S, Andersen TE, Risberg MA, et al. Ultrasound-guided sclerosis of neovessels in patellar tendinopathy: a prospective study of 101 patients. Am J Sports Med. 2012; 40(3): 542–547.

[101] Knobloch K, Spies M, Busch KH, Vogt PM. Sclerosing therapy and eccentric training in flexor carpi radialis tendinopathy in a tennis player. Br J Sports Med. 2007; 41(12): 920–921.

[102] Knobloch K, Gohritz A, Spies M, Vogt PM. Neovascularisation in de Quervain's disease of the wrist: novel combined therapy using sclerosing therapy with polidocanol and eccentric training of the forearms and wrists-a pilot report. Knee Surg Sports Traumatol. 2008; 16(8): 803–805.

[103] Zeisig E, Fahlström M, Ohberg L, Alfredson H. Pain relief after intratendinous injections in patients with tennis elbow: results of a randomised study. Br J Sports Med. 2008; 42(4): 267–271.

[104] Alfredson H, Harstad H, Haugen S, Ohberg L. Sclerosing polidocanol injections to treat chronic painful shoulder impingement syndrome-results of a two-centre collaborative pilot study. Knee Surg Sports Traumatol Arthrosc. 2006; 14(12): 1321–1326.

[105] Alfredson H, Ohberg L, Zeisig E, Lorentzon R. Treatment of midportion Achilles tendinosis: similar clinical results with US and CD-guided surgery outside the tendon and sclerosing polidocanol injections. Knee Surg Sports Traumatol Arthrosc. 2007; 15(12): 1504–1509.

[106] Sunding K, Willberg L, Werner S, Alfredson H, Forssblad M, Fahlström M. Sclerosing injections and ultrasound-guided arthroscopic shaving for patellar tendinopathy: good clinical results and decreased tendon thickness after surgery-a medium-term follow-up study. Knee Surg Sports Traumatol Arthrosc. 2015; 23(8): 2259–2268.

[107] Bucci LR. Nutrition applied to injury rehabilitation and sports medicine. Boca Raton, Florida, USA: CRC Press LLC.; 1994.

[108] Baker DF. Return to play after soft tissue injury: the role of nutrition in rehabilitation. New Zealand Journal of Sports Medicine. 2014; 41, 48–53.

[109] Reiser K, McGee C, Rucker R, McDonald R. Effects of aging and caloric restriction on extracellular matrix biosynthesis in a model of injury repair in rats. J Gerontol Series A – Biol Sci Med Sci. 1995; 50: 40–47.

[110] Kannus P, Paavola M, Józsa L. Aging and degeneration of tendons. In: Maffulli N, Renström P, Leadbetter WB. (eds.). Tendon Injuries. Basic science and clinical medicine. London, UK: Springer Verlag; 2005.
[111] Curwin SL. Rehabilitation after tendon injuries. In: Maffulli N, Renström P, Leadbetter WB. (eds.). Tendon Injuries. Basic science and clinical medicine. London, UK: Springer Verlag; 2005.
[112] Venderley AM, Campbell WW. Vegetarian diets. Nutritional considerations for athletes. Sports Med. 2006; 36: 293–305.
[113] Schek A. Ernährung im Top-Sport. Aktuelle Richtlinien für Bestleistungen. Wiesbaden, Deutschland: Umschau Zeitschriftenverlag; 2013.
[114] Park HS, Park JY, Yu R. Relationship of obesity and visceral adiposity with serum concentrations of CRP, TNF-alpha and IL-6. Diabetes. Res Clin Pract. 2005; 69: 29–35.
[115] Abate M, Schiavone C, Salini V, Andia I. Occurence of tendon pathologies in metabolic disorders. Rheumatology. 2013; 52(4): 599–608.
[116] Abate M. How obesity modifies tendons (implication for athletic activities). Muscles, Ligaments and Tendons Journal. 2014; 4: 298–302.
[117] Tilley BJ, Cook JL, Docking SI, Gaida JE. Is higher serum cholesterol associated with altered tendon structure or tendon pain? A systematic review. Br J Sports Med. 2015; 0: 1–7.
[118] Prockop D, Guzman NA. Collagen diseases and the biosynthesis of collagen. Hosp Pract. 1997; 12: 61–68.
[119] Andrews FJ. Effect of nutritional iron deficiency on acute and chronic inflammation. Ann Rheum Dis. 1987; 46: 859–865.
[120] Daniel H. Perspectives in post-genomic nutrition research. In: Zempleni J, Daniel H. (eds.). Molecular Nutrition. Wallingford, UK: CABI Publishing; 2003.
[121] Gillies PJ. Preemptive Nutrition of Pro-inflammatory States: A Nutrigenomic Model. Nutrition Reviews. 2008; 65: S217–S220.
[122] Oliver E, McGillicuddy F, Phillips C, Toomey S, Roche HM. The role of inflammation and macrophage accumulation in the development of obesity-induced type 2 diabetes mellitus and the possible therapeutic effects of long-chain n-3 PUFA. Proc Nutr Soc. 2010; 69: 232–243.
[123] Abate M, Silbernagel KG, Siljeholm C, et al. Pathogenesis of tendinopathies: inflammation or degeneration? Arthritis Research & Therapy. 2009; 11: 235.
[124] Cook JL, Purdam CR. Is tendon pathology a continuum? A pathology model to explain the clinical presentation of load-induced tendinopathy. Br J Sports Med. 2009; 43: 409–416.
[125] Fu SC, Rolf C, Cheuk YC, Lui PPY, Chan KM. Deciphering the pathogenesis of tendinopathy: a three stage process. Sports Med Arthrosc Rehabil Ther Technol. 2010; 2: 30.
[126] Rees JD, Stride M, Scott A. Tendons – time to revisit inflammation. Br J Sports Med. 2014; 48: 1553–1557.
[127] Grimble RF. Nutritional modulation of cytokine biology. Nutrition. 1998; 14: 634–640.
[128] Jia Y, Turek, JJ. Altered NF-kappaB gene expression and collagen formation induced by polyunsaturated fatty acids. The Journal of Nutritional Biochemistry. 2005; 1: 500–506.
[129] Calder PC. N-3 Polyunsaturated fatty acids, inflammation, and inflammatory diseases. American Journal of Clinical Nutrition. 2006; 83: S1505.
[130] Bakker GCM, van Erk MJ, Pellis L, et al. An antiinflammatory dietary mix modulates inflammation and oxidative and metabolic stress in overweight men: a nutrigenomics approach. Am J Clin Nutr. 2010; 91: 1044–1059.
[131] Mitsui Y, et al. Hyaluronic acid inhibits mRNA expression of pro-inflammatory cytokines and cyclooxygenase-2/prostaglandin E2 production via CD44 in interleukin-1-stimulated subacromial synovial fibroblasts from patients with rotator cuff disease. J Orthop Res. 2008; 26: 1032–1037.

[132] Toshinaga A, et al. Inflammatory response in epithelial cells induced by mechanical stress is suppressed by hyaluronic acid. Inflammation and Regeneration. 2010; 30: 120–127.
[133] Kawaguchi K, Matsumoto T, Kumazawa Y. Effects of antioxidant polyphenols on TNF-alpha-related diseases. Current Topics in Medicinal Chemistry. 2011; 11: 1767–1779.
[134] Cao H, Kelly MA, Kari F, et al. Green tea increases anti-inflammatory tristetraprolin and decreases proinflammatory tumor necrosis factor mRNA levels in rats. J Inflamm. 2007; 4: 1–12.
[135] Shakibaei M, Buhrmann C, Mobasheri A. Anti-inflammatory and anti-catabolic effects of TENDOACTIVE® on human tenocytes in vitro. Histol Histopathol. 2011; 26: 1173–1185.
[136] Chen CH, Huang JF, Chen LL, et al. The effects of hyaluronic acid and glucosamine on the migration and proliferation of tenocytes. *台灣復健醫學雜誌*. 2013; 41:13–19.
[137] Hankenson KD, Watkins BA, Schoenlein IA, Allen KGD, Turek JJ. Omega–3 fatty acids enhance ligament fibroblast collagen formation in association with changes in interleukin-6 production. PSEBM. 2000; 223: 88–95.
[138] Poulsen RC, Carr AJ, Hulley PA. Protection against glucocorticoid – induced damage in human tenocytes by modulation of ERK, Akt and Forkhead signaling. Endocrinology OP und nutritional rehabilitation. 2011; 152: 503–514.
[139] Omeroglu S, Peker T, Turkozkan N, Omeroglu H. High-dose vitamin C supplementation accelerates the Achilles tendon healing in healthy rats. Arch Orthop Trauma Surg. 2009; 129: 281–286.
[140] Hakimi O, Poulson R, Thakkar D, Yapp C, Carr A. Ascorbic acid is essential for significant collagen deposition by human tenocytes in vitro. Oxid Antioxid Med Sci. 2014; 3: 119–127.
[141] Ozer H, Taşkesen A, Kul O, Selek HY, TuranlıS, Köse K. [Effect of glucosamine and chondroitine sulphate on repaired tenotomized rat Achilles tendons]. Eklem Hastaliklari ve Cerrahisi = Joint Diseases & Related Surgery. 2011; 22: 100–106.
[142] Fu SC, Hui CWC, Li LC, et al. Total flavones of Hippophae rhamnoides promotes early restoration of ultimate stress of healing patellar tendon in a rat model. Medical Engineering & Physics. 2005; 27: 313–321.
[143] Vieira CP, Da Rè Guerra F, de Oliveira LP, Almeida MS, Marcondes MCC, Pimentell ER. Gree tea and glycine aid in the recovery of tendinitis of the Achilles tendon of rats. Connective Tissue Research. 2015; 56: 50–58.
[144] Farup J, Rahbek SK, Vendelbo MH, et al. Whey protein hydrolysate augments tendon and muscle hypertrophy independent of resistance exercise contraction mode. Scand J Med Sci Sports. 2014; 24: 788–798.
[145] Yamada T, Gotoh M, Nakama K, Mitsui Y, Higuchi F, Nagata K. Effects of hyaluronan on cell proliferation and mRNA expression of procollagen alpha1 (I) alpha 1 (III) in tendonderived fibroblasts from patients with rotator cuff disease: an in vitro study. Am J Sports Med. 2007; 35: 1870–1876.
[146] Halici M, Karaoglu S, Canoz O, Kabak S, Baktir A. Sodium hyaluronate regulating angiogenesis during Achilles tendon healing. Knee Surg Sports Traumatol Arthrosc. 2004; 12: 562–567.
[147] Iruela-Arispe ML, Caprizo D, Luque A. ADAMTS1: a matrix metalloproteinase with angioinhibitory properties. Ann NY Acad Sci. 2003; 995: 183–190.
[148] ArnoczkySP, Lavagnino M, Egerbacher M,Caballero O, Gardner K. Matrix metalloproteinase inhibitors prevent a decrease in the mechanical properties in stress deprived tendons: an in vitro experimental study. Am J Sports Med. 2007; 35(5): 763–769.
[149] Lu HT, Liang YC, Sheu MT, et al. Disease-modifying effects of Glucosamine HCl involving regulation of metalloproteinases and chemokines activated by interleukin-1β in human primary synovial fibroblasts, J Cell Biochem. 2008; 104(1): 38–50.
[150] du Souich P, Garcia AG, Vergés J, Montell E. Immunomodulatory and anti-inflammatory effects of chondroitin sulphate. Journal of Cellular and Molecular Medicine. 2009; 282(8): 1451–1463.

[151] Uitterlinden EJ, Koevoet JLM, Verkoelen CF, et al. Glucosamine increases hyaluronic acid production in human osteoarthritic synovium explants. BMC Musculoskeletal Disorders. 2008; 9(1): 120.

[152] Ramelli FD. Diagnosis, management and post-surgical rehabilitation of an Achilles tendon rupture: a case report. J Can Chiropr Assoc. 2003; 47: 261–268.

[153] Berg A, Peters M, Deibert P, König D, Birnesser H. Bromelain – Übersicht und Diskussion zur therapeutischen Anwendung und seiner Bedeutung in der Sportmedizin und Sporttraumatologie. Dtsch Z Sportmed. 2005; 56: 12–19.

[154] Aiyegbusi AI, Duru FI, Awelimobor D, Noronha CC, Okanlawon AO. The role of aqueous extract of pineapple fruit parts on the healing of acute crush tendon injury. Nig Q J Hosp Med. 2010; 20: 223–227.

[155] Nossov S, Dines JS, Murrell GA, Rodeo SA, Bedi A. Biologic augmentation of tendon-to-bone healing: scaffolds, mechanical load, vitamin D, and diabetes. Instr Course Lect. 2014; 63: 451–462.

[156] Adams LS, Teegarden D. 1,25-Dihydroxycholecalciferol inhibits apoptosis in C3H10T1/2 murine fibroblast cells through activation of nuclear factor κB. J Nutr. 2004; 134: 2948–2952.

[157] Angeline ME, Ma R, Pascual-Garrido C, et al. Effect of diet-induced vitamin D deficiency on rotator cuff healing in a rat model. Am J Sports Med. 2014; 42: 27–34.

[158] Johnson JJ, Gauer RA, Armstrong DW III. Glucosamine in treatment of plantar fasciitis. A pilot study [abstract]. Med Sci Sports Exerc. 2006; 28: S87.

[159] Mavrogenis S, Johannessen E, Jensen P, Sindberg C. The effect of essential fatty acids and antioxidants combined with physiotherapy treatment in recreational athletes with chronic tendon disorders: A randomized double-blind, placebo-controlled study. Physical Therapy in Sport. 2004; 5: 194–199.

[160] Nadal F, Bové T, Sanchís D, Martinez-Puig D. Effectiveness of treatment of tendinitis and plantar fasciitis by Tendoactive™. Osteoarthritis and Cartilage. 2009; 17(1): S253.

[161] Hal Binh B, Ramirez P, Martinez-Puig D. A randomized, placebo-controlled study to evaluate efficacy and safety of a dietary supplement containing mucopolysaccharides, collagen type I and vitamin C for management of different tendinopathies. Ann Rheum Dis. 2014: 73: 299.

[162] Balius R, Alvarez G, Baró F, et al. Management of Achilles tendinopathy in reactive vs degenerative stage: a prospective randomized, controlled trial evaluating the efficacy of a dietary supplement associated to eccentric training or passive stretching. Ann Rheum Dis. 2014; 73: 299–300.

[163] Weinert F, Authorsen S. Klinische Wirksamkeit einer supportiven Ernährungstherapie bei Patienten mit Tendopathien – Ergebnisse einer multizentrischen, kontrollierten Beobachtungsstudie. Ernährung und Medizin. 2010; 25: 172–177.

[164] Notarnicola A, Pesce V, Vicenti G, Tafuri S, Forcignanò M, Moretti B. SWAAT Study: Extracorporeal shock wave therapy and arginine supplementation and other nutraceuticals for insertional Achilles tendinopathy. Adv Ther. 2012; 29: 799–814.

[165] Gumina S, Passaretti D, Gurzi MD, Candela V. Arginine L-alpha-ketoglutarate, methylsulfonylmethane, hydrolyzed type I collagen and bromelain in rotator cuff tear repair: a prospective randomized study. Current Medical Research and Opinion. 2012; 28: 1767–1774.

4 Schulter

Andreas Müller und Claudio Rosso

4.1 Sehnenprobleme der Rotatorenmanschette

4.1.1 Einleitung

Das Schultergelenk ist das beweglichste, aber dadurch auch das instabilste Gelenk des menschlichen Körpers. Die dynamische Aktivität der Rotatorenmanschette sorgt nebst dem passiven Anspannen kapsulolabraler Strukturen dafür, dass auch in extremen Bewegungsausmaßen eine gewisse intrinsische Gelenkstabilität erreicht wird. Gleichzeitig ermöglicht die Dynamik der Rotatorenmanschette umfangreiche Rotations- und Elevationsbewegungen im glenohumeralen Gelenk. Die Rotatorenmanschette selbst umfasst vier Muskeln, deren Sehnenansätze eine komplexe Haube um den Humeruskopf bilden, so dass die oben genannten biomechanischen Aufgaben gewährleistet sind.

4.1.1.1 Anatomie und Biomechanik der Rotatorenmanschette

Wie eingangs erwähnt, besteht eine wichtige Aufgabe der Rotatorenmanschette darin, das glenohumerale Gelenk nach außen und innen zu rotieren sowie das Heben des Armes zu ermöglichen. Die Rotatorenmanschette arbeitet dabei mit dem M. deltoideus und der periskapulären Muskulatur zusammen. Die einzelnen Muskel-Sehnen-Einheiten der Rotatorenmanschette sollen nun im Hinblick dieser Funktion nochmals näher beleuchtet werden.

Eine Übersicht kann in Tab. 4.1 gefunden werden, welche die wichtigsten anatomischen Gegebenheiten aufzeigt.

4.1.2 Die Rotatorenmanschettenstrukturen von anterior nach posterior

4.1.2.1 Musculus Subscapularis

Der Susbcapularis ist der größte der Rotatorenmanschettenmuskeln (Abb. 4.1). Die Fasern der oberen zwei Drittel des Subscapularismuskels gehen lateral in eine feste Sehnenplatte über, welche am Tuberculum minus des Humeruskopfes, aber auch teilweise im Sulcus intertubercularis und sogar am Tuberculum majus inseriert. Sowohl der obere als auch untere Anteil des Subscapularis sind kräftige Innenrotatoren des glenohumeralen Gelenkes [1]. Bei höheren Abduktionsgraden nimmt die Aktivität des unteren Subscapularis als Innenrotator ab [2]. Der Subscapularis trägt zudem zur Abduktion des Armes von 0–60° bei, und dies in einem dem Supraspinatus vergleichbaren Ausmaß [3].

DOI 10.1515/9783110424027-006

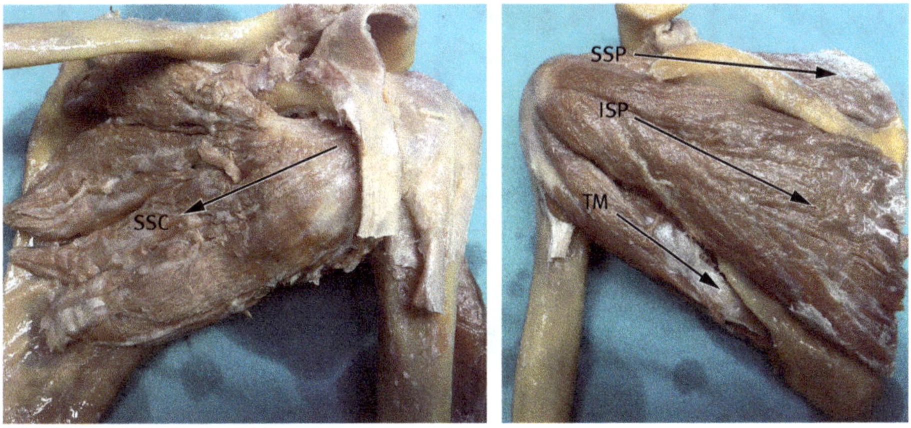

(a) (b)

Abb. 4.1: (a) Blick auf die Rotatorenmanschette von ventral. Abkürzung: SSC: Subscapularis. (Danksagung an das Anatomische Institut der Universität Basel). (b) Blick auf die posterioren Anteile der Rotatorenmanschette. Abkürzungen: SSP: Supraspinatus, ISP: Infraspinatus, TM: Teres minor. Die Zugrichtung der Muskulatur übt den so genannten „concavity compression effect" aus (siehe Text).

4.1.2.2 Rotatorenintervall und Bizepspulley

Das Rotatorenintervall ist eine dreiecksförmige Struktur, welche durch die Basis des Coracoids medial, der Supraspinatussehne superior und der Subscapularissehne inferior begrenzt wird. Die Spitze des Dreiecks bildet das Bizeps Pulley. Das Intervall wird strukturell durch das coracohumerale Ligament (CHL) und das superiore glenohumerale Ligament (SGHL) gebildet. Das CHL und SGHL ergeben eine Schlinge um die nach extraartikulär austretende Bizepssehne, das so genannte Bizepspulley (Abb. 4.2). Dabei handelt es sich um eine trichterförmige Struktur, deren inferomedialer Anteil vom SGHL und medialen Anteil des CHL gebildet wird. Das Dach des Trichters entsteht durch die lateralen Anteile des CHL [4].

4.1.2.3 Muculus Supraspinatus

Der Supraspinatusmuskel entspringt in der Fossa supraspinata der Skapula sowie dem anterioren Anteil der Spina scapulae. Er inseriert am ventralen Anteil des Tuberculum majus. Der Abstand zwischen der humeralen Knorpelfläche und dem Supraspinatussehnenansatz beträgt im Durchschnitt 1 mm (Abb. 4.2) [5]. Ist unter arthroskopischer, intraartikulärer Sicht die knöcherne Oberfläche des Tuberculum majus im Ansatzbereich des Supraspinatus zu mehr als 2 mm exponiert, kann von einer Partialruptur der Supraspinatussehne ausgegangen werden [6]. Der Supraspinatus ist vor allem ein Elevator und in einem geringeren Ausmaß ein Außenrotator des glenohumeralen Gelenkes. Der größte Hebelarm erreicht der Supraspinatus bei 30°-Abduktion, danach nimmt sein Hebelarm stetig ab und der mittlere Anteil des Deltoideusmuskels

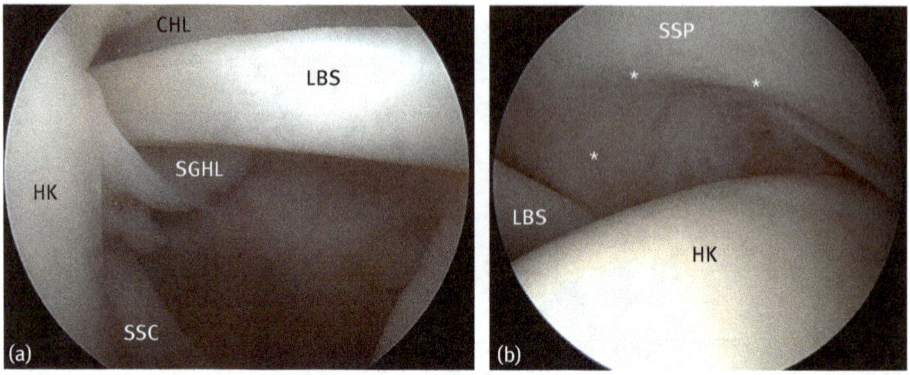

Abb. 4.2: (a) Arthroskopische Sicht auf das Bizepspulley einer linken Schulter. Abkürzungen: CHL: Coracohumerales Ligament, SGHL: Superiores glenohumerales Ligament, LBS: lange Bizepssehne, HK: Humeruskopf. (b) Rechte Schulter: Das Rotatorenmanschettencable (*) unter intraartikulärer Sicht einer rechten Schulter. Lateral des „cables" besteht eine kleine Supraspinatuspartialruptur. Abkürzungen: SSP: Supraspinatussehne, LBS: Lange Bizepssehne, HK: Humeruskopf.

wird zum Hauptabduktor des Schultergelenkes. Unterhalb einer 30°-Abduktion trägt der Supraspinatus vor allem zur Kompression und Zentrierung des glenohumeralen Gelenkes bei [7].

4.1.2.4 Musculus Infraspinatus

Der Musculus Infraspinatus entspringt in der Fossa infraspinata und dem posterioren Anteil der Spina scapulae und inseriert an den posterioren und inferioren Anteilen des Tuberculum majus. Die Distanz zwischen dem humeralen Knorpel und dem humeralen Sehnenansatz nimmt von superior nach posterior inferior stetig zu, so dass arthroskopisch eine so genannte „bare area" sichtbar wird [8]. Anhand dieser sehnenansatzfreien Fläche posterior am Tuberculum majus kann der Arthroskopeur die Infraspinatussehne gut von der Supraspinatussehne abgrenzen.

4.1.2.5 Musculus Teres minor

Der Muskelbauch des Teres minor entspringt kaudal des Infraspinatus in der Fossa infraspinata und inseriert an den postero-inferioren Anteilen des Tuberculum majus. Die Sehne des Teres minor ist im Vergleich zu derjenigen des Infraspinatus kürzer und geht im kaudalen Anteil in einen rein muskulären Ansatz über [9]. Anhand dieses Merkmals können der Infraspinatus und Teres minor von extrartikulär unterschieden werden.

Der Infraspinatus und Teres minor sind beide kräftige Außenrotatoren. Die Außenrotationskraft des Infraspinatus übertrifft aber diejenige des Teres minor unabhängig von der Armposition [7]. Der Infraspinatus trägt zudem auch zur Flexion und Abduktion bei, während der Teres minor keine solche Aktivität zeigt [3].

4.1.3 Rotatorenmanschettencable

Bei dieser Struktur handelt es sich um eine Verdickung der Supra- und Infrasspinatussehne, die sich vom Sulcus intertubercularis bis zum inferiorsten Anteil des Infraspinatussehnenansatzes aufspannt. Sie verläuft medial des Tuberculum majus bogenförmig innerhalb der Rotatorenmanschette (Abb. 4.2b) [10]. Die Sehnenanteile lateral dieses „cables“ werden kraftmäßig abgeschirmt und sind folglich für die Kraftübertragung der posterosuperioren Rotatorenmanschette auf den Humeruskopf weniger relevant. So zeigen beispielsweise Patienten mit Supraspinatusrupturen und bisher intaktem „cable“ ein noch gut erhaltenes Bewegungsausmaß [11].

4.1.4 Die Ruptur der Rotatorenmanschette

Die Genese der Rotatorenmanschettenläsion ist vielfältig. Die akut-traumatischen transmuralen Rotatorenmanschettenrupturen stellen eine andere Entität im Vergleich zu den degenerativen, chronischen Rupturen dar. Bei den traumatischen Rupturen sollte aufgrund der schnellen Sehnenretraktion die frühe Reparation indiziert werden. Es konnte gezeigt werden, dass genau diese Retraktion mit einer erhöhten Rerupturrate verbunden ist [14]. Ebenso gibt es viele Klassifikationen der Rupturen oder Re-Rupturen.

Wir gehen in diesem Kapitel auf die von uns bevorzugten Klassifikationen ein, welche sich im klinischen Alltag bewährt haben und eine therapeutische Konsequenz aufweisen. Zusammen mit der Rotatorenmanschette muss auch die lange Bizepssehne betrachtet werden, welche alleine durch ihre anatomische Nähe einen Einfluss auf Rotatorenmanschettenläsionen zeigt.

Der Einfluss der langen Bizepssehne (LBS) auf Rotatorenmanschettenläsionen wird in der Literatur kontrovers diskutiert. Sakurai et al. publizierten in ihrer Kadaverstudie an 170 Leichen, dass die LBS eine Teilfunktion der lädierten Rotatorenmanschette (RM) übernehmen könnte. Sie wiesen jedoch darauf hin, dass es infolgedessen zu einer Schwellung und Tendinopathie der LBS kommen kann [15]. Dahingegen steht die Lehrmeinung von Lafosse, der in 45 % der RM-Läsionen eine Bizepsinstabilität im Sinne einer Pulleyruptur gefunden hat. Die Autoren teilen aus ihrer Erfahrung die Lehrmeinung von Lafosse. Es kann biomechanisch gut nachvollzogen werden, dass die Bizepssehne durch ihre nur geringe intrinsische Stabilität die RM nach anterior sowie auch nach posterior einschneidet und somit zu einer Progression der Läsion führen kann. Wir verweisen hier auf Kapitel 4.2 dieses Buches für Details.

Tab. 4.1: Zusammenfassung Unterkapitel Anatomie und Funktion der Rotatorenmanschette.

Muskel	Ursprung	Ansatz	Innervation	Funktion
Subscapularis	Fossa subscapularis scapulae	Tuberculum minus: Kommaförmig [9] Medio-lateraler Dm: 20+/−6 mm [9] Infero-superiorer Dm: 40+/−3 mm Superiorer Anteil: tendinös Inferiores Drittel: muskulär [12]	Oberer Anteil: N. subscapularis superior Unterer Anteil: N. subscapularis inferior (Fasciculus posterior Plexus brachialis) [13]	Innenrotation Abduktion, Flexion
Supraspinatus	Fossa supraspinata scapulae	Tuberculum majus: Dreiecksförmig Mediolateraler Dm: 7+/−1 mm Anteroposterior Dm*: 13+/−2 mm Distanz zum Gelenksknorpel: 1 mm	N. suprascapularis nach Passage durch die Incisura scapulae unter lig. transversum	Abduktion, Flexion, (wenig) Außenrotation
Infraspinatus	Fossa infraspinata scapulae	Tuberculum majus Trapezförmig Mediolateraler Dm: 10+/−6 mm Anteroposterior Dm*: 20+/−6 mm Abgetrennt vom Gelenksknorpel durch bare area	N. suprascapularis nach Passage durch die spinoglenoidale notch	Abduktion Flexion Außenrotation
Teres minor	Fossa infraspinata scapulae	Tuberculum majus Dreiecksförmig Mediolateraler Dm: 20+/−6 mm Supero-inferiorer Dm*: 29+/−6 mm Abgetrennt vom Gelenksknorpel durch bare area	N. axillaris nach Durchtritt durch die laterale Achsellücke (quadrilateral space)	(wenig) Flexion Außenrotation

Abkürzung: Dm = Durchmesser, * = Gemessen am medialen Rand der Tuberculum majus

Bei der Ruptur der Rotatorenmanschette müssen Rupturen der Subscapularissehne (SSC) und der superioren RM (Supraspinatus und Infraspinatus) sowie der sehr seltenen Teres-minor-Ruptur unterschieden werden. Im klinischen Alltag ist einerseits die anatomische Lokalisation und andererseits die Genese der Ruptur (traumatisch oder chronisch) von therapeutischer Relevanz.

Die **Subscapularisläsion** ist grundsätzlich von der Supra- und Infraspinatussehnenläsion abzugrenzen. Dieses Prinzip gilt vor allem für Teilrupturen. So sind z. B. Teilrupturen der Supra- und Infraspinatussehne erst ab einer Sehnenbeteiligung von > 50 % eine Operationsindikation, wohingegen symptomatische, konservativ ungenügend therapierbare Subscapularisteilrupturen des oberen Drittels refixiert werden sollten (Tab. 4.2) [16, 17].

Tab. 4.2: Einteilung der Subscapularisruptur, nach Lafosse [17].

Grad	Ausdehnung	Modifikation	Therapie
I	Partialläsion des oberen Drittels, Oberrandläsionen	Oberrandläsionen	**konservativ**
II	Komplette Läsion des oberen Drittels	Läsion des oberen Drittels	**Operativ, falls nach konservativer Therapie weiterhin symptomatisch**
III	Komplette Läsion der oberen 2 Drittel	Läsion der oberen 2 Drittel	**Operativ, falls nach konservativer Therapie weiterhin symptomatisch, regelmäßige klinische Nachkontrollen**
IV	Komplette Läsion der ganzen Sehne mit zentriertem Humeruskopf und Muskeltrophik Goutallier ≤ 3	Komplette Läsion der ganzen Sehne mit zentriertem Humeruskopf und Muskeltrophik Goutallier ≤ 2	**Arthroskopische Refixation mit ausgedehntem Release**
V	Komplette Läsion der ganzen Sehne mit dezentriertem Humeruskopf oder Muskeltrophik Goutallier > 3	Komplette Läsion der ganzen Sehne mit dezentriertem Humeruskopf oder Muskeltrophik Goutallier > 2	**Sehnentransfer Pectoralis major oder inverse Prothese**

Abbildung 4.3 zeigt eine Lafosse-IV-Läsion.

Sind die Supra- und/oder die Infraspinatussehnen betroffen, hat sich die Einteilung nach Patte et al. bewährt [18]. Hier wird der Retraktionsgrad der Sehne in drei Stadien eingeteilt:
- Stadium I: geringe Retraktion mit dem Sehnenstumpf nahe der Insertionsstelle,
- Stadium II: Retraktion bis hin zur Mitte des Humeruskopfes,
- Stadium III: Retraktion bis an das Glenoid.

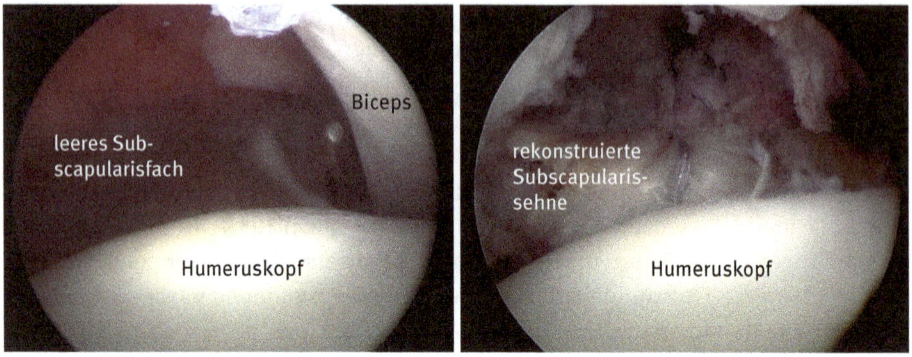

Abb. 4.3: Arthroskopische Sicht von posterior. In der linken Abb. zeigt sich drei Monate nach Subscapularis-Rupturtyp Lafosse IV eine komplett retrahierte Sehne. In der rechten Abb. ist die Refixation mit einer Lasso-Loop-Naht am superioren Anteil zu sehen.

Operativ ist diese Unterscheidung wegweisend für die Komplexität der Operation. Ein Stadium III verlangt eine ausgiebige Befreiung der Sehne juxtaglenoidal und subacromial.

Ein kürzlich erschienenes Review zeigte auf, dass die Rotatorenmanschettenruptur des Jüngeren (< 40-jährig) eine andere Entität als diejenige des älteren Patienten darstellt, da sie zum Großteil traumatischer Genese ist. Ausnahmen bilden hier Über-Kopf- und Wurfsportler [19]. Refixationen der Rotatorenmanschette führen bei traumatischer Genese und jungem Patienten meist zu einer hohen Patientenzufriedenheit. Bei Elite-Wurfsportlern wurde allerdings ein suboptimaler Rückkehr zum Sport (RTP) aufgezeigt. 25 %–97 % der Elitesportler hatten postoperativ signifikante Probleme ihren Sport wieder aufzunehmen [19].

Bei der Operationsplanung hat sich das System von Lafosse et al. bewährt. Die Ruptur wird durch einen so genannten 4-D-Code erfasst. Dadurch gelingt eine kurze, aber trotzdem komplette Beschreibung der Ruptur [20] (Tab. 4.3).

Tab. 4.3: 4D-Code.

Struktur	**AC-Gelenk**	**Subscapularis**	**Bizeps**	**Supraspinatus**	**Infraspinatus**	**Teres minor**	**Muskeltrophik**
Einteilung nach ...	AC = AC-Gelenk klinisch positiv	Lafosse et al. [17]	N = normal P = pathologisch A = abwesend SLAP	Patte et al. [18]	Patte et al.	Patte et al.	Goutallier et al. [21]
Möglicher Code	Kein oder AC	0/1/2/3/4	BN/BP/BA	0/1/2/3	0/1/2/3	0/1/2/3	G0/G1/G2/G3/G4

Beispiel-Code: AC 2 BP 210 G0 → positives AC-Gelenk, Subscapularis-Teilruptur Lafosse II, Supraspinatus Retraktion Patte 2, Infraspinatus Retraktion Patte 1, Teres minor intakt, normale Muskeltrophik Goutallier 0.

4.1.5 Therapie der Rotatorenmanschettenruptur

Bei der Entscheidungsfindung der optimalen Therapie sind die Symptomatik der Ruptur sowie die oben beschriebene Ausdehnung essentiell. Wegweisend ist hier der so genannte Subjective Shoulder Value (SSV) [22]. Hierbei gibt der Patient seine globale Funktionalität und Zufriedenheit mit der Schulter in Prozent einer gesunden Schulter an. Ein SSV > 80 % qualifiziert eher für eine konservative Therapie, wobei tiefe SSV-Werte mehr in Richtung operativer Therapie weisen.

4.1.5.1 Natürlicher Verlauf und Progression der Rotatorenmanschettenruptur

Um die optimale Therapie der Rotatorenmanschettenruptur zu finden, müssen die Prävalenz, der natürliche Verlauf der Ruptur sowie der Symptome in Betracht gezogen werden. Die Prävalenz der Rotatorenmanschettenruptur ist altersabhängig bei einer Gesamtprävalenz von 21 %. So weisen Patienten in den 60er-Jahren eine Prävalenz von 26 % auf [23]. Auch konnte gezeigt werden, dass bei Patienten unter 60-jährig in 50 % der Fälle die Rupturgröße innerhalb von durchschnittlich 29 Monaten zunimmt [24]. Artikulärseitige Partialläsionen (PASTA-Läsionen) nehmen in den meisten Fällen an Größe zu [25]. Eine genaue Aussage, welche Rupturen größer werden oder heilen, kann nicht getroffen werden [26].

Traumatische, transmurale Rupturen retrahieren zudem schneller als deren chronisches Pendant.

Aus den obengenannten Faktoren ergibt sich die optimale, dem Patienten angepasste Therapie:

- Subjective Shoulder Value SSV,
- Anspruch des Patienten inklusive Alter,
- Genese (traumatisch, degenerativ),
- involvierte Sehne (SSC, SSP, ISP, TMin),
- Ausmaß der Ruptur als Prozent der Sehneninsertion (> oder < 50 % beim Supra- und Infraspinatus und < oder > 1/3 beim Subscapularis),
- Muskeltrophik nach Goutallier (G0-4),
- vorhandene Glenohumeralarthrose.

4.1.5.2 Konservative Therapie

Die konservative Therapie ist in der Regel geringer-gradigen symptomatischen oder allen asymptomatischen Rupturen vorbehalten. Initial ist die Erhaltung des Bewegungsausmaßes von Bedeutung. Sollten die Symptome abklingen, kann mit glenohumeralen Zentrierungsübungen begonnen werden sowie mit glenohumeralen Innen- und Außenrotationsbewegungen bei adduziertem Ellbogen. Es erfolgt dann ein weiterer Kraftaufbau, ausgehend von der Skapulaebene.

4.1.5.3 Operative Therapie

Bei der operativen Therapie hat sich inzwischen die arthroskopische Refixation durchgesetzt, obwohl gegenüber der offenen Rekonstruktion klinisch kein klarer Vorteil gezeigt werden konnte [27]. Die Perzeption der Patienten fällt in Studien positiver für die arthroskopische Refixation aus [28].

Zur Diskussion stehen weiterhin die „single row (SR)"- und „double row (DR)"-Refixationen. Biomechanisch ergab die DR-Rekonstruktion einen minimalen Vorteil gegenüber der SR, wobei sich dies in klinischen Untersuchungen nicht gezeigt hat [29, 30]. DR-Rekonstruktionen wurden zum einen mit so genanntem „medial row-failure", also einem Ausreißen der Sehne an der medialen Reihe, in Verbindung gebracht. Zudem muss in Betracht gezogen werden, dass es durch einen DR-Repair oft zu einer Überspannung der Sehne kommen kann und somit zum einen die postoperativen Schmerzen akzentuierter sein können und zum anderen die Sehnenheilung kompromittiert sein könnte. Die Autoren führen in der Regel SR-Refixationen immer rein arthroskopisch durch.

Da das Bizeps-Pulley-System weder anterior (bei Subscapularis-Refixationen) noch posterior (bei Supraspinatus-Refixationen) in korrekter Spannung wiederhergestellt werden kann, wird bei Refixationen der Rotatorenmanschette je nach Sehnenqualität und Alter des Patienten die LBS tenotomiert oder tenodesiert.

4.1.6 Heilung und Nachbehandlung nach Rotatorenmanschetten-Rekonstruktion

Hier muss ein Mittelweg zwischen Sehnenheilung einerseits und Gelenksteifigkeit andererseits gefunden werden. In einem kürzlich von den Autoren dieses Kapitels publizierten Review wurde gezeigt, dass zum einen eine 6-wöchige komplette Immobilisation der Schulter im Abduktionskissen nicht zu einer längerfristigen Steifigkeit führte, andererseits wurde auch aufgezeigt, dass die frühfunktionelle Rehabilitation keine schlechtere Sehnenheilung nach sich zog [31, 32]. Wir immobilisieren unsere Patienten komplett für drei Wochen im Abduktionskissen, wobei das Kissen insgesamt für sechs Wochen getragen wird. Ab der 4. postoperativen Woche werden passive und ab der 7. postoperativen Woche aktive Bewegungsübungen durchgeführt. Eine Rückkehr zum Sport ist nach vier bis sechs Monaten vorgesehen.

4.1.7 Zusammenfassung

Zusammenfassend lässt sich sagen, dass jede Ruptur individuell der optimalen Therapie zum einen morphologisch, zum anderen patientenadaptiert zugeführt werden sollte.

Für die Autoren bestehen folgende Indikationsstufen:

1. Rasche Operation innerhalb von ein bis zwei Monaten:
   (a) Traumatische, transmurale Rupturen, egal an welcher Sehne.
2. Primär operative Therapie:
   (a) SSV < 80 %, Sportler,
   (b) Subscapularis-Läsionen ab Lafosse Grad II, symptomatisch (Schmerzen und/oder funktionelle Einschränkungen),
   (c) SSP- und ISP-Rupturen mit Retraktion Patte II.
3. Primär konservative Therapie mit initial 6-wöchigen Kontrollen
   (a) Wegweisend: SSV > 80 %,
   (b) SSP- und ISP-Rupturen mit Retraktion Patte I,
   (c) symptomatische Teilrupturen der Supra- oder Infraspinatus- oder Teres-minor-Sehne,
   (d) Pulley-Läsionen,
   (e) asymptomatische Rupturen.

Max Kääb

4.2 Probleme der langen Bizepssehne

4.2.1 Anatomie und Funktion

Die Bizepssehne ist charakterisiert durch ihren zweigeteilten Ursprung: die lange Bizepssehne (LBS) und die kurze Bizepssehne.

Die lange Bizepssehne läuft von ihrem Ursprung, dem superioren Glenoid, über den Humeruskopf zwischen Subscapularissehne und Supraspinatussehne in den Sulcus bicipitalis (Abb. 4.4 und 4.5). Distal des Sulcus geht sie in den Muskel über. Der distale Ansatz der Bizepssehne ist am Radius, an der Tuberositas radii.

Die Aufgaben der LBS sind die Stabilisierung, Abduktion, Flexion sowie Außenrotation des Glenohumeralgelenkes.

4.2.2 Pathologie

Schäden der Bizepssehne können an ihrem Ursprung, intraartikulär und im weiterem Verlauf im Sulcus sowie distal auftreten (Tab. 4.4).

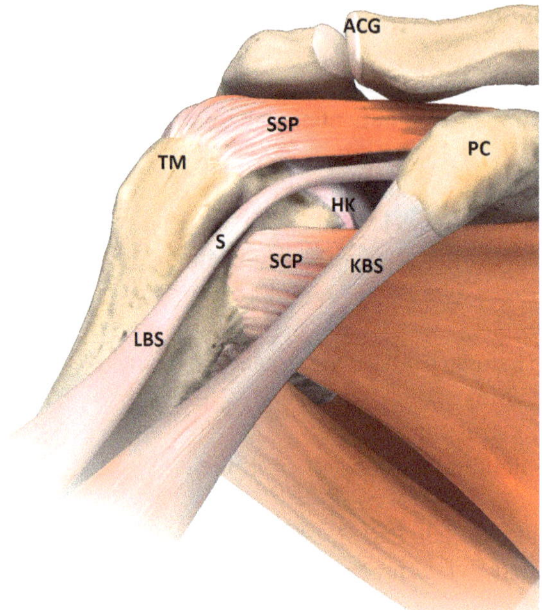

Abb. 4.4: Verlauf der langen Bizepssehne (LBS; proximal). ACG: Acromioklavikulargelenk, HK: Humeruskopf, KBS: kurze Bizepssehne, S: Sulcus intertubercularis, SCP: Subscapularissehne, SSP: Supraspinatussehne, TM: Tuberculum majus, PC: Proc. Coracoideus.

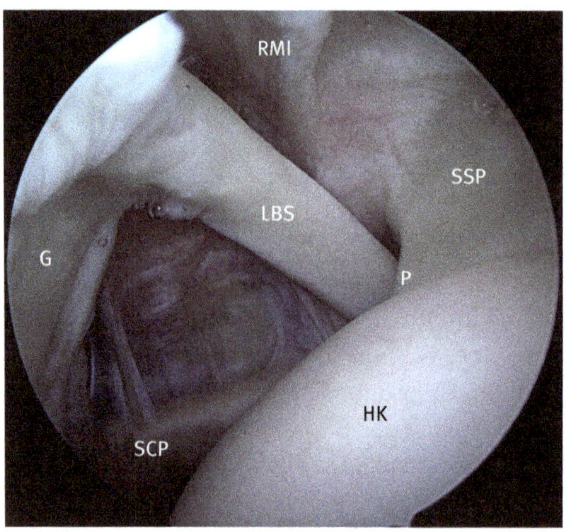

Abb. 4.5: Arthroskopische Darstellung der LBS intraartikulär. G: Glenoid, LBS: lange Bizepssehne, HK: Humeruskopf, SCP: Subscapularissehne, SSP: Supraspinatussehne, RMI: Rotatorenintervall, P: Pulley-System am Eintritt zum Sulcus.

Bei Läsionen des superioren Labrums (SLAP-Läsionen, superiores Labrum anterior und posterior) handelt es sich um komplexe Läsionen im Ansatzbereich der langen Bizepssehne am Glenoid. Sie sind häufig Folge wiederholter Über-Kopf-Belastungen. Die Einteilung der SLAP-Läsionen erfolgt nach Snyder (Typ 1–4) und erweitert nach Maffet [33].

Teil-Rupturen oder Tendinitiden der langen Bizepssehne entstehen häufig als Folge degenerativer Veränderungen (Abb. 4.6).

Tab. 4.4: Läsionen der LBS nach Lokalisation.

Lokalisation	Läsion
Ursprung LBS	SLAP-Läsionen
Intraartikulär Supratuberculär	Tendinitis, Teilrupturen, Instabilität, Ruptur
Sulcus	Subluxation/Luxation Pulley-Läsionen
Distal	Ruptur Muskel/Sehne, Tendinitis, Ruptur

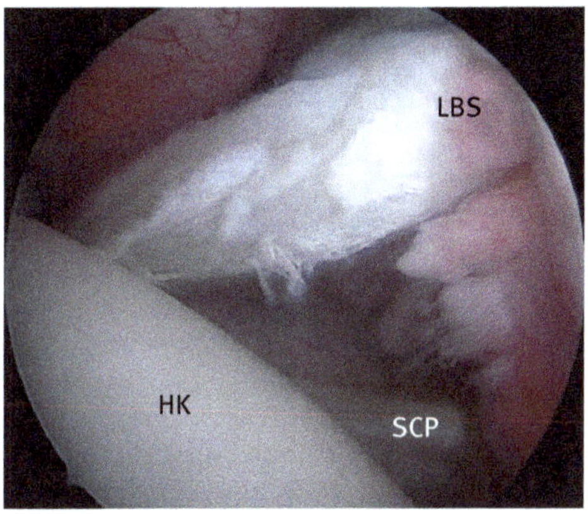

Abb. 4.6: Arthroskopisches Bild von Auffaserungen der LBS im gesamten intraartikulären Verlauf bis zum Eintritt in den Sulcus. HK: Humeruskopf, SCP: Subscapularissehne.

Durch entzündliche oder auch mechanische Prozesse kommt es zu einer Schädigung der Sehne zwischen Humeruskopf und Akromion, häufig in Verbindung mit Schäden der Rotatorenmanschette. Schäden der Rotatorenmanschette und des Pulley-Systems (Aufhängung der LBS) können zu Instabilität und Luxation/Subluxation der LBS führen (Abb. 4.4) [34]. Vollständige Risse der LBS werden häufig im zunehmenden Alter ab dem 60. Lebensjahr beobachtet. Dabei kommt es verschleißbedingt zu spontanen Rupturen der LBS. Seltener sind Rupturen der distalen Bizepssehne. Ursache für einen Riss der distalen Bizepssehne ist meist eine plötzlich auf den angespannten Muskel einwirkende Kraft.

4.2.3 Diagnostik

4.2.3.1 Anamnese und Symptome

Wichtig ist die Frage nach wiederholter Über-Kopf-Belastung oder Risikosportarten (Wurfsport). Schäden der langen Bizepssehne führen häufig zu unspezifischen Schmerzen bei Drehbewegungen über Kopf („moving pain"). Risse der LBS erfolgen meist nach einer Bagatellbelastung nach vorausgehenden Beschwerden. Es kommt kurzzeitig zu einem stechenden Schmerz mit Besserung nach wenigen Tagen. Vollständige Rupturen der langen Bizepssehne führen typischerweise zu einem

Hämatom im Bereich des Oberarmes und einer Distalisierung und Aufwulstung des Muskelbauches des M. bizeps („Popeye-Zeichen") (Abb. 4.7).

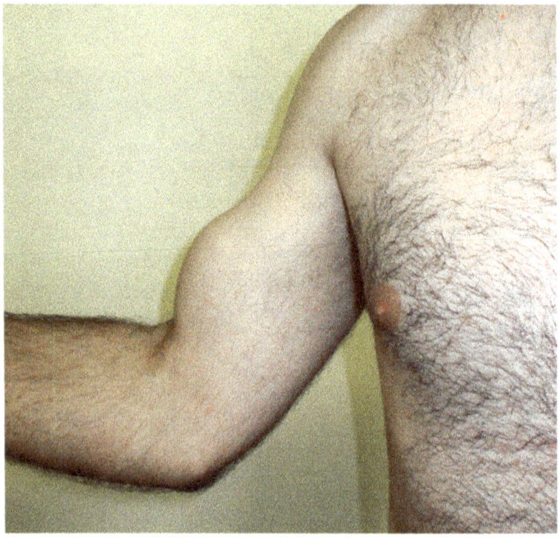

Abb. 4.7: Klinisches Zeichen einer Ruptur der LBS mit Distalisierung des M. bizeps („Popeye-Zeichen").

Bei Rissen der distalen Bizepssehne kommt es zu einer Proximalisierung des Muskelbauches mit Hämatom in der Ellenbeuge. Die Dokumentation eines möglichen Unfallmechanismus ist bei Rissen der Bizepssehne wichtig für mögliche unfallversicherungsrechtliche Fragen.

4.2.3.2 Klinische Untersuchung

Zur Diagnostik stehen verschiedene Tests zur Verfügung. Der „Speed-Test", der „O'Brien-Test" und der „Yergason-Test" besitzen eine akzeptable Treffsicherheit. Der Einsatz verschiedener Tests erhöht insgesamt die Treffsicherheit für die Diagnose. Bei Rissen der LBS ist der Kraftverlust bei forcierter Flexion meistens nur gering. Eine Druckschmerzhaftigkeit ventral im Bereich des Sulcus kann ein Hinweis für eine Schädigung der LBS sein. Bei der Untersuchung von Schäden der LBS muss auf begleitende Läsionen der Rotatorenmanschette geachtet werden (Rotatorenmanschetten-Tests). Bei einem Riss der distalen Bizepssehne kommt es bei Flexion und Supination des Unterarms gegen den Widerstand des Untersuchers zu einem Kraftverlust.

4.2.3.3 Apparative Diagnostik

Über Standard-Röntgenaufnahmen lassen sich begleitende knöcherne Pathologien erfassen. Sonographisch können Erguss und Teilrupturen im Bereich des Sulcus dokumentiert werden; intraartikuläre Läsionen können sonographisch nicht erfasst werden. Bei diagnostischer Unsicherheit ist die MRT die Untersuchung der Wahl. Teil-

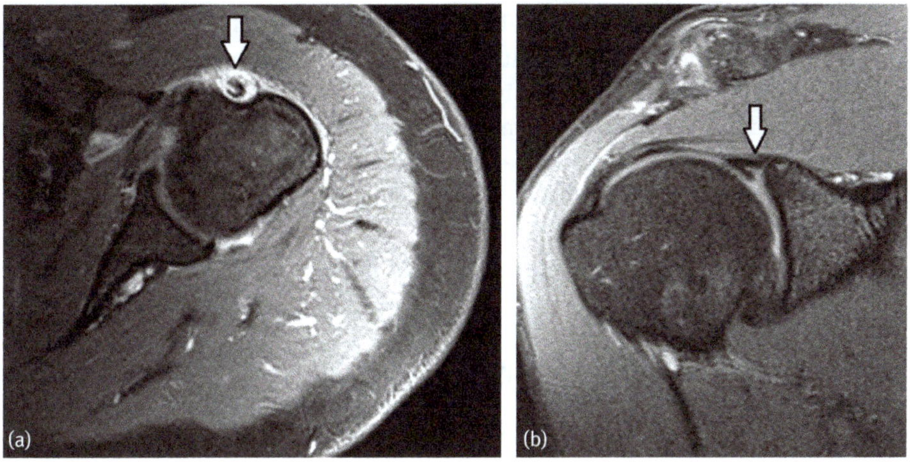

Abb. 4.8: MRT-Darstellung von Läsionen der LBS. (a): Teilruptur der LBS im Bereich des Sulcus. (b): SLAP-Läsion.

rupturen der langen Bizepssehne am Ursprung (SLAP-Läsionen) und im Bereich des Sulcus zeigen hier eine hohe Sensitivität (Abb. 4.8). Die MRT ist wichtig zur Diagnostik von Begleitläsionen (Rotatorenmanschette).

4.2.3.4 Arthroskopische Untersuchung

Häufig lassen sich krankhafte Veränderungen erst arthroskopisch feststellen (Abb. 4.3). Jedoch sollte eine rein diagnostische Arthroskopie ohne therapeutische Konsequenz nicht durchgeführt werden. Bei der arthroskopischen Operation muss der Verlauf der Bizepssehne im gesamten Verlauf intraartikulär unter Zuhilfenahme eines Tasthakens auch dynamisch untersucht werden. Besonderes Augenmerk ist auf begleitende Läsionen von Subscapularissehne, Pulley-System und Supraspinatussehne zu richten.

4.2.4 Therapie

4.2.4.1 Konservative Therapie

Insbesondere eine Tendinitis der LBS sollte zunächst konservativ behandelt werden. Ursache der Tendinitis ist meist eine mechanische Überlastung. Daher ist eine Entlastung zwingend erforderlich. Neben einer medikamentösen Therapie mit NSAR besteht die Möglichkeit der Behandlung mit tiefer Querfriktion sowie Iontophorese. Durch die Physiotherapie sollte eine Zentrierung des Humeruskopfes durch Kräftigung der Rotatorenmanschette erreicht werden. Bei den meisten SLAP-Läsionen ist zunächst eine konservative Therapie zu empfehlen. Als konservative Maßnahme stehen gleichfalls

Wärmeanwendung oder Cortisoninjektionen zur Verfügung. Injektionen im Bereich der LBS werden grundsätzlich kritisch gesehen [35]. Verschleißbedingte Rupturen und somit die meisten Rupturen der proximalen Bizepssehne werden konservativ behandelt, da sich eine wesentliche funktionelle Konsequenz nicht ergibt. Eine Refixation ist aufgrund der Distalisierung der Sehne nur erschwert oder nicht möglich. Ein Abwägen des operativen Aufwandes gegen den überwiegend kosmetischen Nutzen ist zu empfehlen (siehe Tab. 4.5).

4.2.4.2 Operative Therapie von SLAP-Läsionen

Geringgradige SLAP-Läsionen bei jüngeren Patienten werden nach erfolgloser konservativer Therapie am ehesten arthroskopisch mit Ankern fixiert. Bei ausgeprägten Läsionen und Patienten über dem 40. LJ wird meist eine Tenodese empfohlen [36]. Dies wird auch bei hoher Belastung (etwa Über-Kopf-Wurfsportlern) bei jüngeren Patienten angeraten. Bei einer SLAP-Läsion I erfolgt meist nur ein arthroskopisches Debridement. Bei einer SLAP- Läsionen II, also einer Ablösung des Ankers vom Labrum, ist meist eine Refixation mit Fadenanker indiziert. Bei einer SLAP-Läsion III und IV ist eine Refixation der Bizepssehne, ggf. auch eine Tenodese oder Tenotomie, indiziert.

Tenotomie

Bei Schäden wie Teilrupturen der LBS intraartikulär wird die LBS arthroskopisch elektrothermisch nahe am Ursprungsort/Labrum durchtrennt.

Tenodese

Die Durchtrennung und Fixierung der LBS ist mit Weichteil-Tenodese, epiossär und intraossär möglich. Grundsätzlich wird eine knöcherne Fixierung empfohlen [37]. Offene Techniken (z. B. die Schlüssellochplastik oder die Transposition der langen Bizepssehne auf den Ursprung der kurzen Bizepssehne) wurden weitgehend durch arthroskopische Techniken ersetzt. Bei der Weichteil-Tenodese erfolgt eine arthroskopische Durchflechtung der Bizepssehne an das Rotatorenintervall. Eine höhere Festigkeit bieten Techniken unter der Verwendung von Ankersystemen wie Schraubenankern oder auch knotenlosen Ankern. Die Anker werden dabei in der Regel proximal am Sulcus oder auch dem Sulcus suprapectoral platziert. Bei der epiossären Verankerung wird die Sehne meist mithilfe eines Schraubankers proximal am Sulcus fixiert. Bei der intraossären Fixationstechnik wird die tenotomierte Sehne mithilfe eines Ankers oder einer Schraube in einem Bohrloch fixiert (Abb. 4.9).

Ob Tenodese oder Tenotomie wird in der Literatur kontrovers diskutiert. Der Vorteil der Tenotomie liegt darin, dass es sich um ein schnelles und kostengünstiges Verfahren handelt. Ferner verläuft die Nachbehandlung unkompliziert, da keine Ruhigstellung erforderlich ist. Jedoch kommt es dabei zu einer Distalisierung des Muskelbauches und damit einer kosmetischen Beeinträchtigung (Abb. 4.7). Signifikante

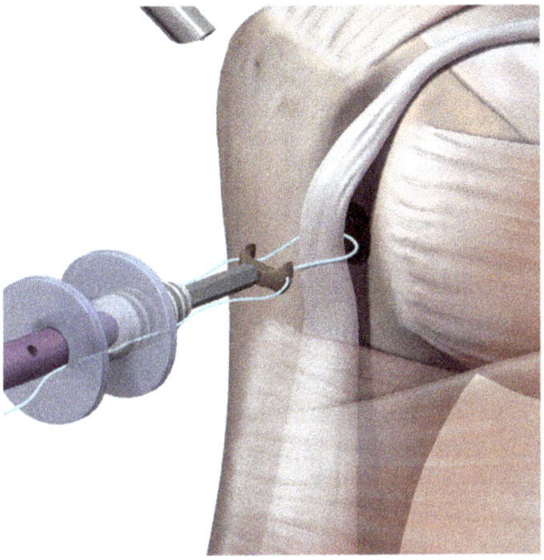

Abb. 4.9: Schematische Darstellung einer ossären Tenodese im Bereich des Sulcus intertubercularis. Dabei wird die LBS nach Tenotomie und nach Schaffen eines Bohrloches mit Hilfe eine Interferenzschraube fixiert.

Unterschiede bezüglich der Kraftentwicklung zwischen beiden Verfahren wurden in verschiedenen Studien meist nicht beschrieben [38, 39].

Refixation distale Bizepssehne

Bei Rupturen der distalen Bizepssehne ist in der Regel die operative Therapie zu empfehlen, da der Kraftverlust erheblich ist, für Flexion ca. 30–40 % und über 50 % für Supination. Eine anatomische Refixation der Sehne erfolgt meist über eine offene chirurgische Schrauben-Technik. Dabei wird die Sehne von ventral mit einem Fadenanker oder einer transossären Bohrloch-Technik fixiert. Wichtig ist, dass eine operative Therapie spätestens innerhalb von vier Wochen nach Ruptur erfolgt, da eine spätere Refixation kaum mehr möglich ist.

4.2.5 Zusammenfassung

Tab. 4.5: Zusammenfassung LBS: Diagnose und Therapiegrundsätze (Merksätze).

Pathologie	Rupturen, proximale LBS meist degenerativ Schäden LBS häufige Ursache von Schulterschmerz
Diagnose	Klinische Distalisierung mit Muskelbauch („Popeye-Zeichen“) oder Proximalisierung Spezifische klinische Tests teilweise ungenau MRT-Diagnostik bei Unsicherheit und für Begleit-Läsionen Begleitende Läsionen Supraspinatussehne und Subscapularissehne beachten
Therapie	Primär konservative Therapie Tenodese und Tenotomie haben ähnliche Ergebnisse Nachteil Tenotomie kosmetisches Ergebnis (Muskelbauch) Bis zum 65. Lebensjahr eher Tenodese empfohlen Arthroskopische Tenodese-Techniken Ruptur distale Bizepssehne erfordert operative Therapie

Mathias Ritsch

4.3 Pectoralsehnenprobleme

4.3.1 Ätiologie

Die Verletzung des M. pectoralis major tritt im Kraftsport und dort insbesondere beim Bankdrücken (zu ca. 85 %) auf [40–46]. Das untere Drittel der Bewegung ist hierbei sowohl in der Abwärts- als auch in der Aufwärtsbewegung die vulnerabelste Phase. Die Lokalisation der Verletzung betrifft eher den myotendinösen Übergang und die beiden unteren Anteile [46]. Auch beim Sturz auf den ausgestreckten Arm oder in den arretierten Arm sowie bei kräftigen Innenrotationsbewegungen sind Verletzungen des M. pectoralis beschrieben. Direkte Traumata treten hingegen selten auf [41, 42, 44, 45]

Der M. pectoralis major besteht aus drei Anteilen. Der claviculäre Anteil ist uniform, während sich der sternocostale Anteil in sechs bis sieben Segmente gliedert [47]. Der untere Rand des Muskels bildet die vordere Axillarfalte. Die Ausdehnung des dünnen Sehnenansatzes an der Christa tuberculi majores beträgt von proximal nach distal 72,3 ± 12,3 mm [48]. Nicht alle Autoren können zwischen einem vorderen und einem hinteren Sehnenblatt unterscheiden. Auch das häufig berichtete Verdrehen der beiden unteren Anteile um 180° zum Ansatz kann in den neueren anatomischen Publikationen nicht bestätigt werden [47, 48].

4.3.2 Epidemiologie

Die Ruptur des Pectoralis major ist eine seltene Verletzung. Die Anzahl der Publikationen hat aber deutlich zugenommen. So sind in der Literatur mittlerweile über 500 Fälle, vielfach in Form von Fallbeschreibungen und retrospektiven Untersuchungen, dokumentiert. Die Erstbeschreibung geht auf Patissier 1822 in Paris zurück.

4.3.3 Klinik

Der klinische Befund ist auch beim akuten Riss in der Regel immer eindeutig und das wichtigste Diagnostikum. Der Sportler berichtet in der Regel genau über ein Riss- oder Knallgeräusch. Dieser Hinweis sollte unbedingt beachtet werden und kündigt anamnestisch bereits eine relevante Ruptur an, dennoch wird das Ausmaß der Verletzung häufig unterschätzt. Bei den akuten Verletzungen zeigt sich neben Schmerzen, Schwellung, schmerzhafter Bewegungseinschränkung und Kraftverlust in der Regel ein Hämatom, welches jedoch weniger an der Brust, sondern mehr am Arm lokalisiert ist (Abb. 4.10). Das Vorhandensein oder die Größe eines Hämatoms lässt allerdings keine Rückschlüsse auf das Ausmaß der Verletzung zu. Bei den chronischen

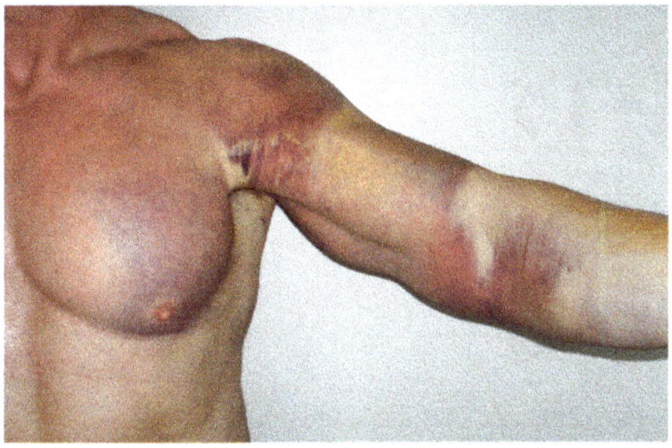

Abb. 4.10: Akute Pectoralis-major-Ruptur mit Hämatom und Konturzeichen.

Verletzungen besteht entweder ein sichtbarer Defekt oder ein störendes narbiges „Flügelfell“ (Abb. 4.11). Beweisend für eine relevante Ruptur ist das **Konturzeichen** mit dem Verlust der Kontur der vorderen Axillarfalte (Abb. 4.12). Der claviculäre Anteil bleibt häufig intakt und meistens ist der myotendinöse Übergang betroffen. Die Kenntnis der spezifischen Verletzungsmuster erleichtert zudem die Diagnostik.

Merke: In der Regel ist der Riss größer als primär vermutet.

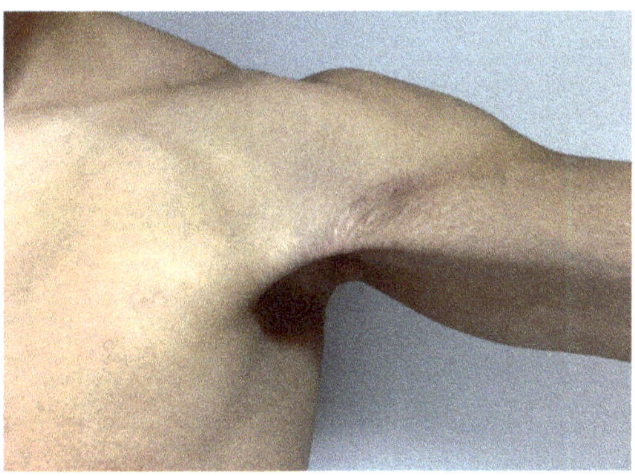

Abb. 4.11: Chronische Pectoralis-major-Ruptur mit „Flügelfell“-Bildung.

4.3.4 Bildgebung

Die korrekte und zügige Einschätzung des Ausmaßes der Verletzung bildet die Grundlage eines guten Verletzungsmanagements. In der Diagnostik der Muskel- und Sehnenverletzungen hat, neben dem klinischen Befund, die Sonographie als auch dynamische Untersuchungsmöglichkeit einen hohen Stellenwert. Eine MRT ist im Zweifel sinnvoll, aber nicht grundsätzlich erforderlich. Akut zeigt die MRT eine sehr gute Sen-

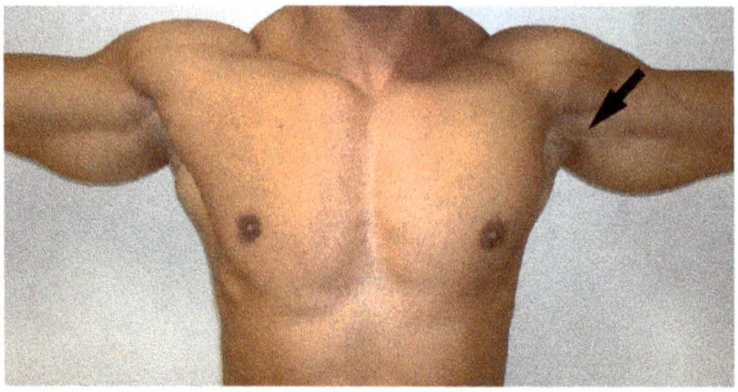

Abb. 4.12: Akute Pectoralis-major-Ruptur ohne Hämatom mit Konturzeichen (Pfeil).

sitivität, sollte dann aber zeitnah erfolgen. Bei chronischen Rissen ist die Sensitivität geringer [49].

4.3.5 Nomenklatur und Klassifikation

Tietjen hat 1980 die relevante Klassifikation nach Rupturlokalisation und Rupturtyp publiziert [55] (Tab. 4.6).

Tab. 4.6: Klassifikation nach Rupturlokalisation und Rupturtyp von Tietjen [55].

I	Kontusion und Zerrung
II	partielle Ruptur
III	komplette Ruptur angegeben
III-A	Muskelursprung
III-B	Muskelbauch
III-C	myotendinöser Übergang
III-D	sehniger Ansatz

Die meisten Autoren folgen dieser Einteilung, obwohl eine weitere Differenzierung nur bei III-gradigen Rupturtypen stattfindet und verschiedene Anteile keine Beachtung finden. Auch eignet sich diese Klassifikation nur bedingt zur Indikationsstellung einer operativen Therapie.

Bei den chronischen Rupturen zeigen sich zwei verschiedene Typen – zum einen der **Defekttyp** mit teilweise erheblicher Lückenbildung und zum anderen der **Flügelfelltyp**. Bei letzterem ist der Muskel nicht oder nur leicht retrahiert und teilweise mit der Deltafascie und/oder der Bizepsfascie verwachsen. Dies führt regelmäßig zu störenden narbigen Veränderungen der vorderen Axillarfalte wie bei einem Flügelfell (Abb. 4.11) [46].

Die Einteilung der Ergebnisse erfolgte nach der Klassifikation von Bak [54] (Tab. 4.7).

Tab. 4.7: Defekteinteilung nach der Klassifikation von Bak [54].

Sehr gut	Schmerzfrei, ROM-frei, kein kosmetischer Defekt, symmetrische Kraft für Adduktion, < 10 % isokinetisches Kraftdefizit im Seitenvergleich
Gut	Geringes funktionelles Defizit, ROM leicht eingeschränkt, keine störender kosmetisches Defekt, leichte Einschränkung der Adduktionskraft, < 20 % isokinetisches Kraftdefizit im Seitenvergleich
Mäßig	Funktionsdefizit mit Schmerz und Schwäche im Alltag und bei sportlicher Aktivität, unbefriedigender kosmetischer Defekt, Einschränkung der Adduktionskraft, > 20 %, isokinetisches Kraftdefizit im Seitenvergleich
Schlecht	Bewegungseinschränkung mit funktionellem Defizit, unbefriedigender kosmetischer Defekt, Einschränkung der Adduktionskraft, fehlgeschlagene Rekonstruktion

4.3.6 Konservative Therapie

Die konservative Therapie weist mit einer Erfolgsquote von 20–70 % die schlechtesten Ergebnisse mit bis zu 50 % Kraftverlust auf [41, 44]. Nur bei Muskelfaserrissen und kleineren Rissen im muskulären Anteil erweist sich die konservative Behandlung beim Sportler als sinnvoll. Die seltenen medialen Risse am sternalen Ursprung (Abb. 4.13) sind nicht traumatisch und auch eher konservativ zu behandeln. Eine Immobilisation ist konservativ in der Regel nicht erforderlich, aber die betroffene Brust sollte vier bis acht Wochen nicht voll trainiert werden.

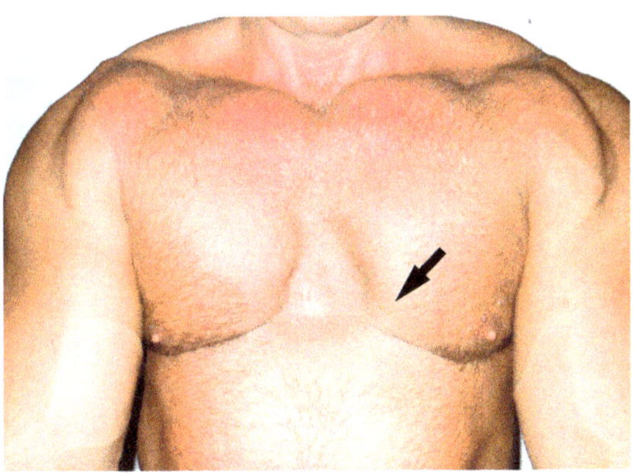

Abb. 4.13: Mediale Pectoralis-major-Ruptur (Pfeil).

4.3.7 Operative Therapie

Die Indikation zur Rekonstruktion ist bei fast allen distalen Rissen gegeben. Ziel der operativen Therapie ist die Wiederherstellung der ursprünglichen Anatomie mit dem korrekten Muskel-Sehnen-Spannungsverhältnis, um die volle Kraftleistung zu erhalten. In der akuten Versorgung werden die besten Ergebnisse mit 90–100 % bei primärer OP innerhalb der ersten zwei Wochen nach Trauma erreicht. Auch in der Isokinetik beträgt die Kraftfähigkeit hier 90–100 % der Gegenseite. Die sekundäre Rekonstruktion > 6 Wochen wird in der Literatur mit 70–90 % guten Resultaten bei einem Kraftverlust von 10–30 % trotz Operation beschrieben [40, 41, 44–46].

Die Rekonstruktion erfolgt mit zwei bis vier Fadenankern oder Buttons lateral der langen Bizepssehne an der Christa tuberculi majores. Die Ankerfäden werden je nach Gewebekonsistenz in modifizierter Mason-Allen-Naht oder Krackow-Naht am gerissenen proximalen Anteil des M. pectoralis im Sehnenstumpf oder im Muskel mehrschichtig vorgelegt (Abb. 4.14). In Adduktion und Innenrotation wird der gerissene Anteil nach ausreichender Mobilisation dann refixiert. Große Hämatome mit Verdrängung der gerissenen Anteile nach medial, bereits ausgekleidete Seromhöhlen sowie Verletzungen im rein muskulären Anteil erschweren die primäre Rekonstruktion. Bei den sekundären Rekonstruktionen liegt die Schwierigkeit in der Mobilisation und Separation der gerissenen Anteile sowie der vielfach nicht ausreichenden Länge zur direkten Refixation. In der Regel werden hier Auto- oder Allografts zur Interposition oder Augmentation benötigt (Abb. 4.15). Komplikationen können durch Wundheilungsstörungen bis zu tiefen Infekten und Armvenenthrombosen entstehen.

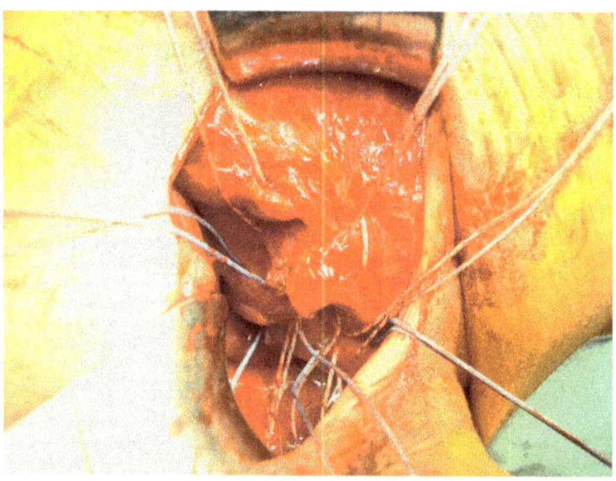

Abb. 4.14: Nahtführung der Ankernähte.

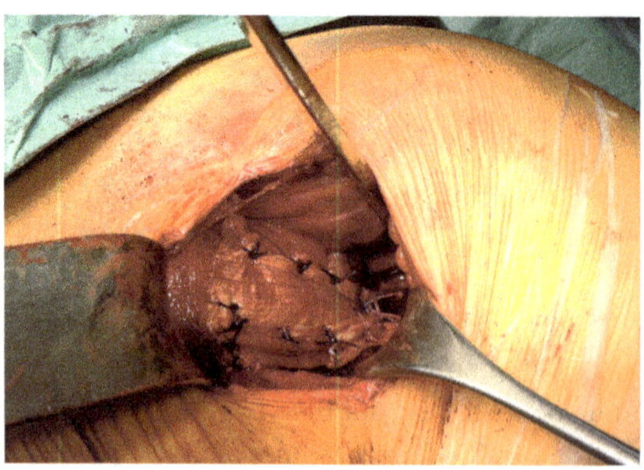

Abb. 4.15: Allograft-Augmentation bei chronischer Ruptur.

4.3.8 Nachbehandlung

Postoperativ erfolgte eine konsequente Ruhigstellung im Immobilizer für sechs Wochen. Während dieser Zeit sollte keine Schultermobilisation erfolgen. Ein moderates Beintraining und Training des nicht betroffenen Armes sind während der Immobilisation erlaubt. Im Anschluss daran erfolgt eine physiotherapeutische Mobilisation. Die Kombination von Außenrotation und Abduktion sollte noch für vier weitere Wochen vermieden werden. Ab der 11. Woche wird mit einem leichten Armtraining begonnen, anfangs noch in Innenrotation. Kraftsport mit Belastung des rekonstruierten Pectoralis findet nicht vor der 13. Woche postoperativ statt. Eine Vollbelastung erfolgt frühestens nach sechs Monaten.

4.3.9 Neue Therapien

Neue Therapie-Verfahren umfassen die Verwendung von Buttons und Tapes zur Rekonstruktion. Signifikante Vorteile ergeben sich hierdurch aber nicht [50]. Biomechanisch sind Nähte in fortlaufender und geblockter Weise (Krackow) vorteilhaft [51]. Schraubanker sind für den kräftigen corticalen Knochen nicht sinnvoll und zeigen teilweise ein Implantat-Versagen (Abb. 4.16) [52].

Die Augmentation/Interposition mit einem Auto- oder Allograft führt in der Therapie der chronischen Risse zu deutlich besseren Ergebnissen. Als Grafts sind Semitendinosus, Gracilis, Achillessehne, Fascia lata oder humane azelluläre Dermis beschrieben [53]. Sekundäre Rekonstruktionen sind so auch nach Jahren noch erfolgreich möglich.

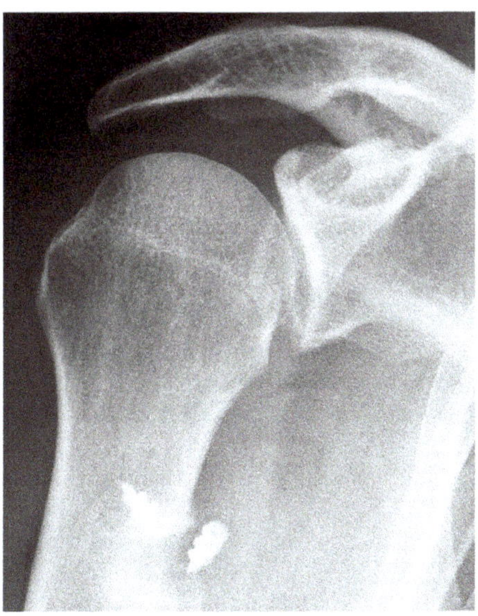

Abb. 4.16: Dislokation ungeeigneter Fadenanker.

4.3.10 Tipps und Tricks

Der gerissene proximale Anteil sollte gut mobilisiert und die Riss-Architektur sorgfältig analysiert werden. Bei sekundären Rekonstruktionen ist ein scharfes Lösen der verschiedenen Anteile notwendig. Die Nahtanker sind lateral der langen Bizepssehne zentral im Humerus in der richtigen Höhe zu positionieren. Der cranialste Anker sollte mindestens 4–5 cm unterhalb der vorderen Tuberculum-majus-Spitze eingebracht werden. Der Sehnenansatz ist von proximal nach distal 7–8 cm lang, daher sind die distalen Anker nicht zu weit distal zu positionieren. Die Abstände zwischen den Ankern betragen 1–1,5 cm. Ich verwende hier ausschließlich 2,9er Jugger knots™ (Zimmer-Biomet) und habe damit die besten Erfahrungen gemacht. Wenn der claviculäre Anteil intakt ist, sind Inzisionen in Faserrichtung direkt an seinem Sehnenansatz zum Setzen der Anker erforderlich. Die Nähte sind nicht zu weit in den Muskel zu legen. Bei sekundären Rekonstruktionen ist die Indikation zum Auto- oder Allograft großzügig zu stellen. Flügelfellartige Narbenstränge müssen vollständig gelöst werden und können direkt reinseriert werden.

4.3.11 Zusammenfassung als Schema

Pathologie	Pectoralisrupturen besonders bei Kraftsportlern beim Bankdrücken häufig
Diagnose	Rissgeräusch in der Anamnese Verlust der Kontur der vorderen Axillarfalte beweisend für relevante Ruptur (Konturzeichen) Dynamische Sonographie, MRT im Zweifel Der claviculäre Anteil bleibt vielfach intakt Chronische Rupturen – Defekttyp oder Flügelfelltyp
Therapie	Primär frühzeitige operative Therapie (< 2 Wochen) Refixation mit Nahtankern oder Buttons am Humerus Sekundäre Rekonstruktionen schwierig, aber aussichtsreich, ggf. mit Auto- oder Allograft

Literatur

[1] Kronberg M, Nemeth G, Brostrom LA. Muscle activity and coordination in the normal shoulder. An electromyographic study. Clin Orthop Relat Res. 1990; 257: 6–85.

[2] Morag Y, et al. The subscapularis: anatomy, injury, and imaging. Skeletal Radiol. 2011; 40(3): 255–269.

[3] Heuberer P, et al. Electromyographic analysis: shoulder muscle activity revisited. Arch Orthop Trauma Surg. 2015; 135(4): 549–563.

[4] Zappia M, et al. Long head of the biceps tendon and rotator interval. Musculoskelet Surg. 2013; 97(2): S99–108.

[5] Mochizuki T, et al. Humeral insertion of the supraspinatus and infraspinatus. New anatomical findings regarding the footprint of the rotator cuff. J Bone Joint Surg Am. 2008; 90(5): 962–969.
[6] Lumsdaine W, et al. Morphology of the humeral insertion of the supraspinatus and infraspinatus tendons: Application to rotator cuff repair. Clin Anat. 2015; 28(6): 767–773.
[7] Hughes RE, An KN. Force analysis of rotator cuff muscles. Clin Orthop Relat Res. 1996; 330: 75–83.
[8] Dugas JR, et al. Anatomy and dimensions of rotator cuff insertions. J Shoulder Elbow Surg. 2002; 11(5): 498–503.
[9] Curtis AS, et al. The insertional footprint of the rotator cuff: an anatomic study. Arthroscopy. 2006; 22(6): 609 e1.
[10] Burkhart SS, Esch JC, Jolson RS. The rotator crescent and rotator cable: an anatomic description of the shoulder's "suspension bridge". Arthroscopy. 1993; 9(6): 611–616.
[11] Denard PJ, et al. Pseudoparalysis: the importance of rotator cable integrity. Orthopedics. 2012; 35(9): e1353–1357.
[12] Klapper RC, Jobe FW, Matsuura P. The subscapularis muscle and its glenohumeral ligament-like bands. A histomorphologic study. Am J Sports Med. 1992; 20(3): 307–310.
[13] Kasper JC, et al. Human cadaveric study of subscapularis muscle innervation and guidelines to prevent denervation. J Shoulder Elbow Surg. 2008; 17(4): 659–662.
[14] Ide J, et al. Arthroscopic repair of traumatic combined rotator cuff tears involving the subscapularis tendon. The Journal of Bone & Joint Surgery. 2007; 89(11): 2378–2388.
[15] Sakurai G, et al. Morphologic changes in long head of biceps brachii in rotator cuff dysfunction. Journal of orthopaedic science. 1998; 3(3): 137–142.
[16] Fukuda H. The management of partial-thickness tears of the rotator cuff. J Bone Joint Surg Br. 2003; 85(1): 3–11.
[17] Lafosse L, et al. Structural integrity and clinical outcomes after arthroscopic repair of isolated subscapularis tears. The Journal of Bone & Joint Surgery. 2007; 89(6): 1184–1193.
[18] Patte D. Classification of rotator cuff lesions. Clin Orthop Relat Res. 1990(254): 81–86.
[19] Lazarides AL, et al. Rotator cuff tears in young patients: a different disease than rotator cuff tears in elderly patients. J Shoulder Elbow Surg. 2015; 24(11): 1834–1843.
[20] Lafosse L, et al. A Concise and Comprehensive Description of Shoulder Pathology and Procedures: The 4D Code System. Adv Orthop. 2012; 2012: 930543.
[21] Goutallier D, et al. Fatty muscle degeneration in cuff ruptures. Pre- and postoperative evaluation by CT scan. Clin Orthop Relat Res. 1994; 304: 78–83.
[22] Gilbart MK, Gerber C. Comparison of the subjective shoulder value and the Constant score. J Shoulder Elbow Surg. 2007; 16(6): 717–721.
[23] Yamamoto A, et al. Prevalence and risk factors of a rotator cuff tear in the general population. J Shoulder Elbow Surg. 2010; 19(1): 116–120.
[24] Safran O, et al. Natural history of nonoperatively treated symptomatic rotator cuff tears in patients 60 years old or younger. The American journal of sports medicine. 2011; 39(4): 710–714.
[25] Yamanaka K, Matsumoto T. The joint side tear of the rotator cuff. A followup study by arthrography. Clin Orthop Relat Res. 1994; 304: 68–73.
[26] Fucentese SF, et al. Evolution of nonoperatively treated symptomatic isolated full-thickness supraspinatus tears. J Bone Joint Surg Am. 2012; 94(9): 801–808.
[27] Ide J, Maeda S, Takagi K. A comparison of arthroscopic and open rotator cuff repair. Arthroscopy: 2005; 21(9): 1090–1098.

[28] Dewan AK, et al. Factors Affecting Perceptions of Open, Mini-Open, and Arthroscopic Rotator Cuff Repair Techniques Among Medical Professionals. Am J Orthop (Belle Mead NJ). 2015; 44(9): E317–325.
[29] Mazzocca AD, et al. Arthroscopic single-row versus double-row suture anchor rotator cuff repair. The American journal of sports medicine. 2005; 33(12): 1861–1868.
[30] Sugaya H, et al. Functional and Structural Outcome After Arthroscopic Full-Thickness Rotator Cuff Repair: Single-Row Versus Dual-Row Fixation. Arthroscopy: The Journal of Arthroscopic & Related Surgery. 2005; 21(11): 1307–1316.
[31] Parsons BO, et al. Does slower rehabilitation after arthroscopic rotator cuff repair lead to long-term stiffness? J Shoulder Elbow Surg. 2010; 19(7): 1034–1039.
[32] Keener JD, et al. Rehabilitation following arthroscopic rotator cuff repair: a prospective randomized trial of immobilization compared with early motion. J Bone Joint Surg Am. 2014; 96(1): 11–19.
[33] Snyder SJ, Karzel RP, Del Pizzo W, Ferkel RD, Friedman MJ. SLAP lesions of the shoulder. Arthroscopy. 1990; 6(4): 274–279.
[34] Baumann B, Genning K, Böhm D, Rolf O, Gohlke F. Arthroscopic prevalence of pulley lesions in 1007 consecutive patients. J Shoulder Elbow Surg. 2008; 17(1): 14–20.
[35] Sethi PM, El Attrache N. Accuracy of intra-articular injection of the glenohumeral joint: a cadaveric study Orthopedics. 2006; 29(2): 149–52.
[36] Erickson J, Lavery K, Monica J, Gatt C, Dhawan A. Surgical treatment of symptomatic superior labrum anterior-posterior tears in patients older than 40 years: a systematic review. Am J Sports Med. 2015; 43(5): 1274–1282.
[37] Scheibel M, Schröder RJ, Chen J, Bartsch M. Arthroscopic soft tissue tenodesis versus bony fixation anchor tenodesis of the long head of the biceps tendon. Am J Sports Med. 2011; 39(5): 1046–1052.
[38] Hsu AR, Ghodadra NS, Provencher MT, Lewis PB, Bach BR. Biceps tenotomy versus tenodesis: a review of clinical outcomes and biomechanical results. J Shoulder Elbow Surg. 2011; 20(2): 326–332.
[39] Slenker NR, Lawson K, Ciccotti MG, Dodson CC, Cohen SB. Biceps tenotomy versus tenodesis: clinical outcomes. Arthroscopy. 2012; 28(4): 576–582.
[40] Aarimaa V, et al. Rupture of the pectoralis major muscle. Am J Sports Med. 2004; 32: 1256–1262.
[41] Butt J, et al. Pectoralis major ruptures: a review of current management. J Shoulder Elbow Surg. 2015; 24: 655–662.
[42] ElMaraghy AW, Devereaux MW. A systematic review and comprehensive classification of pectoralis major tears. J Shoulder Elbow Surg. 2012; 21: 412–422.
[43] Kakwani RG, et al. Rupture of the pectoralis major muscle. Surgical treatment in athletes. Int Orthop. 2006; 31: 159–163.
[44] Provencher MT, et al. Injuries to the pectoralis major muscle. Am J Sports Med. 2010; 28: 1693–1705.
[45] Pochini de Castro A, et al. Clinical considerations for the surgical treatment of pectoralis major muscle ruptures based on 60 cases: a prospective study and literature review. Am J Sports Med. 2014; 42: 95–102.
[46] Ritsch M. Evaluierung und Management der M. pectoralis major ruptur. Obere Extremität. 2010; 5: 179–185.
[47] Fung L, et al. Three-dimensional study of pectoralis major muscle and tendon architecture. Clin Anat. 2009; 22: 500–508.
[48] Carey P, Owens BD. Insertional footprint anatomy of the pectoralis major tendon. Orthopedics. 2010; 33: 23.

[49] Chang ES, et al. Accuracy of magnetic resonance imaging in predicting the intraoperative tear characteristics of pectoralis major ruptures. J Shoulder Elbow Surg. 2015; pii: S1058-2746(15)00474-7. doi: 10.1016/j.jse.2015.08.037.
[50] Sherman SL, et al. Biomechanical analysis of the pectoralis major tendon and comparison of techniques for tendo-osseous repair. Am J Sports Med. 2012; 40: 1887–1894.
[51] Gregory JM. Suture Technique Influences the Biomechanical Integrity of Pectoralis Major Repairs. Orthopedics. 2015; 38: e746–752.
[52] Rabuck SJ, et al. Biomechanical comparison of 3 methods to repair pectoralis major ruptures. Am J Sports Med. 2012; 40: 1635–1640.
[53] Dehler T, et al. Dermal allograft reconstruction of a chronic pectoralis major tear. J Shoulder Elbow Surg. 2013; 22: e18–22.
[54] Bak K, et al. Rupture of the pectoralis major. A meta-analysis of 112 cases. Knee Surg Sports Traumatol Arthrosc. 2000; 8: 113–119.
[55] Tietjen R. Closed injuries of the pectoralis major muscle. J Trauma. 1980; 20: 262–226.

5 Ellenbogen

Christian Ries, Kilian Wegmann, Michael Hackl, Tim Leschinger und Lars Peter Müller

5.1 Epicondylitis humeri radialis

5.1.1 Ätiologie

Bereits 1873 beschrieb Runge erstmals die Epicondylopathia humeri radialis (EHR) als „Schreibekrampf". Zehn Jahre später prägte Morris den heute im allgemeinen Sprachgebrauch bekannten Ausdruck des „Tennisellenbogen" [1, 2].

Es handelt sich hierbei um eine schmerzhafte Affektion des Epicondylus humeroradialis, des Radiuskopfes und des Extensorenursprunges. Der Extensorenursprung, oder auch „common extensor origin" (CEO) genannt, setzt sich aus vier Muskeln zusammen: M. extensor carpi radialis brevis, M. extensor digitorum communis, M. extensor digiti minimi und M. extensor carpi ulnaris.

In der Sehnengruppe des CEO liegt der M. extensor digitorum communis (EDC) am oberflächlichsten und der M. extensor carpi radialis brevis (ECRB) am tiefsten. Die Ursprünge des EDC und des ECRB lassen sich nicht eindeutig voneinander separieren [3]. Die Gelenkkapsel des Ellenbogens und der laterale Kollateralband-(LCL-)Komplex liegen direkt inferomedial des CEO, ohne dass diese anatomischen Strukturen miteinander verschmelzen [3]. Die Unterseite des ECRB liegt dem lateralen Anteil des Capitulum humeri auf und rutscht bei Bewegung über das Capitulum. Aufgrund der topographischen Beziehung zwischen Capitulum und ECRB wird eine repetitive Belastung mit vermehrter Reibung als Pathomechanismus bei der Entstehung der EHR diskutiert [4]. Der ECRB inseriert an der Basis des Os metacarpale III und ist damit der zentrale Strecker des Handgelenkes. Morris et al. konnten in ihrer elektromyographischen Schlaganalyse bei Tennisspielern die größte Muskelaktivität in den Extensoren des Unterarmes – und speziell im ECRB – nachweisen [5]. Eine Überlastung der Sehnen des CEO und die Überbeanspruchung der Extensoren im Rahmen der dynamischen Stabilisierung des Handgelenkes (Dorsalextension und Supination) werden als allgemeiner Pathomechanismus der EHR angesehen.

Repetitive Überbelastungen der Extensoren führen zu Mikrotraumata im Sehnenursprung wodurch eine Tendinopathie des CEO resultiert.

Die Auffassung, dass ein entzündliches Geschehen die Beschwerdeursache der EHR bedingt, wurde verlassen. Es sind vielmehr Mikrotraumata, die eine degenerative Veränderung des Extensorenursprunges bewirken [6–9]. Die Belastung einer Sehne führt normalerweise zu einer vermehrten Vernetzung und Anreicherung der Kollagenfasern [9]. Wird die Belastungstoleranz der Sehne überschritten, kommt es zu einer Mikroläsion. Die Adaptation der Sehne bei multiplen Mikroläsionen bewirkt die Ent-

DOI 10.1515/9783110424027-007

stehung einer Tendinopathie. Eine fortwährende, akkumulierende Belastung mit weiterem pathologischem Umbau der Sehne führt schließlich zu einem strukturellen Versagen mit partieller oder kompletter Sehnenruptur. Nirschl und Pettrone beschrieben die Sehne des ECRB bei Patienten mit einer EHR makroskopisch als „gräuliches, unfertiges Narbengewebe, welches glänzend, ödematös und mürbe erscheint" [10]. Die histopathologische Analyse dieser Präparate zeigte eine angiofibroblastische Hyperplasie mit einer Invasion der Kollagenmikrostruktur durch Fibroblasten und Gefäße [10]. Da Zellen der akuten inflammatorischen Reaktion in der histopathologischen Analyse fehlen, wird eine angiofibroblastische Tendinose mit degenerativem Ursprung als Pathologie angenommen [10, 11]. Es sei angemerkt, dass auch normale Sehnen nach stattgehabter Kortisoninfiltration vergleichbare Veränderungen aufweisen [12].

Repetitive Mikrotraumata (Sport, berufliche Belastung usw.) mit konsekutiver Tendinose können zu einer Läsion des CEO führen, wodurch die gelenkstabilisierende Wirkung beeinträchtigt wird. Die Entstehung einer posterolateralen Rotationsinstabilität (PLRI) wird begünstigt [13–16]. Ebenso können mehrmalige Kortisoninfiltrationen am radialen Epicondylus oder stattgehabte Extensoreneingriffe das Risiko einer PLRI erhöhen [17–20]. Mit der Instabilität geht eine Überlastung der aktiven Gelenkstabilisatoren (Extensoren) einher, wodurch es zu einer unspezifischen Schmerzsymptomatik über dem CEO kommen kann [16]. Die PLRI ist daher in die Ursachensuche der EHR mit einzubeziehen. Einen differenzierten Überblick über potenzielle Ursachen einer chronischen EHR gibt Tab. 5.1.

Tab. 5.1: Primäre und sekundäre Ursachen der chronischen EHR.

Primär	Chronisch: repetitive Überlastung (z. B. Sport, manuelle Arbeit) Traumatisch: Extensoren-/ Kollateralbandläsion
Sekundär	Intraartikuläre Pathologie (z. B. Knorpelläsion, Plica humeroradialis) Chronische Instabilität (v. a. PLRI) Mehrfache Kortisoninfiltration mit Schädigung des CEO/ LCL Extensoreneingriffe (z. B. OP n. Hohmann oder Nirschl)

Häufige Ursachen für die Entstehung einer chronischen EHR sind repetitive Mikrotraumata (Sport, manuelle Arbeit etc.), intraartikuläre Pathologien und Extensorenläsionen mit resultierender Instabilität.

5.1.2 Epidemiologie

Die Prävalenz der EHR bei Erwachsenen liegt zwischen 1 % und 3 %, wobei keine geschlechtsspezifischen Unterschiede bestehen [6, 7, 21].

Am häufigsten sind Erwachsene der 5. und 6. Lebensdekade betroffen. Ein Häufigkeitsgipfel findet sich zwischen dem 45. und 54. Lebensjahr. Personen mit einer alltäglichen hohen manuellen Beanspruchung (repetitive Bewegungen, z. B. Drehen, Schrauben, Tippen, Kassieren usw.) haben ein erhöhtes Erkrankungsrisiko [21, 22].

Die Life-Time-Inzidenz der EHR unter Tennisspielern wird mit 50 % angegeben [23]. Die Inzidenz der EHR bei Anfängern und Spielern mit einhändiger Rückhandtechnik ist höher. Das Auftreten von Beschwerden korreliert wahrscheinlich auch mit einer schlechten Schlag- bzw. Grifftechnik [6, 24].

Der Begriff akute EHR lässt sich etwa auf die ersten sechs Monate anwenden. In bis zu 90 % führt die konservative Therapie zu einer Beschwerderemission. Die übrigen 10 % der Patienten entwickeln eine chronische, therapieresistente EHR [8, 26].

Spontanheilung in bis zu 90 % der Fälle. 10 % der Patienten entwickeln eine chronische EHR.

5.1.3 Klinik

Der Patient beklagt in der Regel belastungsabhängige Schmerzen über dem Epicondylus humeroradialis mit Schmerzausstrahlung über die Außenseite der oberen Extremität nach distal und auch nach proximal. Der Beschwerdebeginn ist eher schleichend als akut. Das Areal über dem CEO in unmittelbarer Nähe zum Epicondylus humeroradialis ist berührungsempfindlich. Durch Druck anterodistal des Epicondylus humeroradialis lässt sich der Schmerz reproduzierbar auslösen. Die Beweglichkeit des Ellenbogen- und Handgelenkes ist im Allgemeinen funktional nicht eingeschränkt. Es kann jedoch zu einer algogenen Schwäche im Handgelenk kommen, wodurch auch einfachste Bewegungen oder Handlungen (z. B. Heben einer Kaffeetasse, Händeschütteln, Rasieren) erschwert sind. Klinische Provokationstests helfen bei der Diagnosestellung (siehe auch 5.1.3.1 Klinische Untersuchung).

Stellt sich ein Patient mit einem atraumatischen lateralen Ellenbogenschmerz vor, so sind andere Beschwerdeursachen abzuklären und auszuschließen (Tab. 5.2).

Tab. 5.2: Differentialdiagnosen bei lateralem Ellenbogenschmerz.

- zervikale Radikulopathie C5-7,
- Nervenkompressionssyndrome,
  - Supinatortunnelsyndrom (N. radialis; N. interosseus posterior),
  - Pronator-Teres-Syndrom (N. medianus),
- Osteochondrosis dissecans,
- avaskuläre Knochennekrose,
- Tumor,
- rheumatoide Arthritis,
- Arthrose,
- chronische Gelenkinstabilität (z. B. PLRI),
- Überbelastung des Ellenbogens bei z. B. gleichzeitiger, ipsilateraler Frozen shoulder,
- symptomatische Plica humeroradialis.

5.1.3.1 Klinische Untersuchung

Die klinische Untersuchung des Ellenbogengelenkes ist aufgrund der komplexen anatomischen Verhältnisse und durch den das Gelenk umgebenden kompakten muskulären Weichteilmantel erschwert und somit anspruchsvoll. Generell ist die Erhebung des neurovaskulären Status in die klinische Untersuchung mit einzubeziehen. Die Prüfung der Fingermotorik ist obligat. Des Weiteren ist das Bewegungsausmaß zu prüfen und zu dokumentieren. Die knöchernen Landmarken (Epicondylen, Capitulum humeri, Caput radii und Olecranon) lassen sich gut palpieren. Die Seitenbandstabilität wird am extendierten und etwa 20° flektierten Ellenbogen getestet (in Pronation und Supination des Unterarmes). Eine Instabilität ist aufgrund der muskulären Führung des Gelenkes – bei aktivem und reflektorischem Gegenspannen durch den wachen Patienten – ggf. schwer nachzuweisen. Tabelle 5.3 fasst spezifische EHR-Tests zusammen. Die verschiedenen Tests sind bei Schmerzprovokation als positiv zu werten.

Tab. 5.3: Provokationstests bei Verdacht auf eine EHR.

Test	Der Patient wird aufgefordert ...
Chair-Test	... mit gestrecktem Ellenbogen und proniertem Unterarm einen Stuhl an der Lehne anzuheben.
Bowden-Test	... eine mit 30 mmHg aufgepumpte Blutdruckmanschette mit der Hand zusammenzudrücken.
Thompson-Test	... das Handgelenk bei *gestrecktem* Ellenbogen und geschlossener Faust gegen Widerstand nach dorsal zu extendieren.
Cozen-Test	... das Handgelenk bei *gebeugtem* Ellenbogen und geschlossener Faust gegen Widerstand nach dorsal zu extendieren.
Mittelfingerprovokationstest	... den Mittelfinger nach dorsal zu extendieren.

5.1.3.2 Bildgebung

Die Sonographie des Ellenbogengelenkes ermöglicht eine schnelle und kostengünstige initiale Bildgebung.

Die Sonographie des Ellenbogengelenkes mit einem 10-MHz-Schallkopf ist in der Regel für eine adäquate Darstellung der Strukturen ausreichend!

Es lassen sich Longitudinal- und Transversalschnitte von nahezu allen relevanten Strukturen des Ellenbogengelenkes anfertigen. Eine dynamische Untersuchung ist möglich. Der CEO kann sonographisch gut beurteilt werden. Die einzelnen Anteile des CEO lassen sich allerdings nicht gegeneinander abgrenzen. Stellt sich der ansonsten echoreiche Sehnenursprung echoarm (schwarz) dar, so kann dies einer Veränderung im Sinne einer Tendinopathie entsprechen. Ebenso kann eine Hypervaskularisation

(Farb-Doppler) im Sehnenansatz als Tendinopathiezeichen gewertet werden. Fehlen Hypervaskularisation und Veränderungen der Echogenität, so ist das Vorliegen einer EHR eher unwahrscheinlich [27].

Kalkdepots und knöcherne Ausziehungen lassen sich sonographisch ebenso nachweisen.

Es existiert kein Standardprotokoll für die sonographische Untersuchung des Ellenbogens. Daher ist die Korrelation mit den klinischen Befunden entscheidend!

Die Sonographie besitzt als Diagnostik-Tool kein Evidenzlevel A.

Das konventionelle Röntgenbild des Ellenbogengelenkes in zwei Ebenen dient zur Detektion von freien Gelenkkörpern, Kalkdepots oder knöchernen Ausziehungen (Degeneration) im Bereich der Gelenkpartner. Des Weiteren kann die Gelenkkongruenz beurteilt werden.

Als Standarddiagnostikum zur Beurteilung der das Gelenk umgebenden Weichteile sowie der osteochondralen und intraartikulären Verhältnisse findet die MRT Anwendung.

MRT-Durchführung bei gestrecktem Ellenbogengelenk und supiniertem Unterarm.

Die Sagittal- und Transversalebene dient der Beurteilung der Gelenkstabilität. Bei einem dorsalen Versatz des Radiuskopfzentrums in Relation zum Zentrum des Capitulum humeri am gestreckten Ellenbogen von > 2 mm (sagittal) und/oder einer Gelenkspaltinkongruenz von > 1 mm humeroulnar (transversal) besteht der Verdacht auf eine PLRI [28].

Die Arbeitsgruppe um Walz et al. [29] unterteilte die Veränderungen des Sehnenursprungs bei EHR-Patienten in drei Schweregrade (Tab. 5.4). Die Autoren definierten zusätzlich den Grad der anteiligen Ruptur in Bezug auf die totale Sehnenstärke: gering bis 20 %, mittel zwischen 20 % und 80 % und schwer ab 80 % [29].

Tab. 5.4: Schweregrade der EHR im MRT, nach [29].

Grad	MRT-Befund
1. *(gering)*	Intratendinöse Signalanhebung Sehnenverdickung
2. *(mittel)*	Ausdünnung der Sehne Partialruptur der Sehne
3. *(schwer)*	Subtotale bzw. komplette Ruptur der Sehne Flüssigkeitsspalt zwischen lateralem Epicondylus (Ursprung des CEO) und der Sehne

Die strukturellen Veränderungen und das Ausmaß des kavernösen Defektes der Extensoren am radialen Epicondylus dienen der Beurteilung der Krankheitsschwere (Abb. 5.1). Allerdings korrelieren Bildgebung und Ausprägung des klinischen Befundes nicht zwangsläufig miteinander [30].

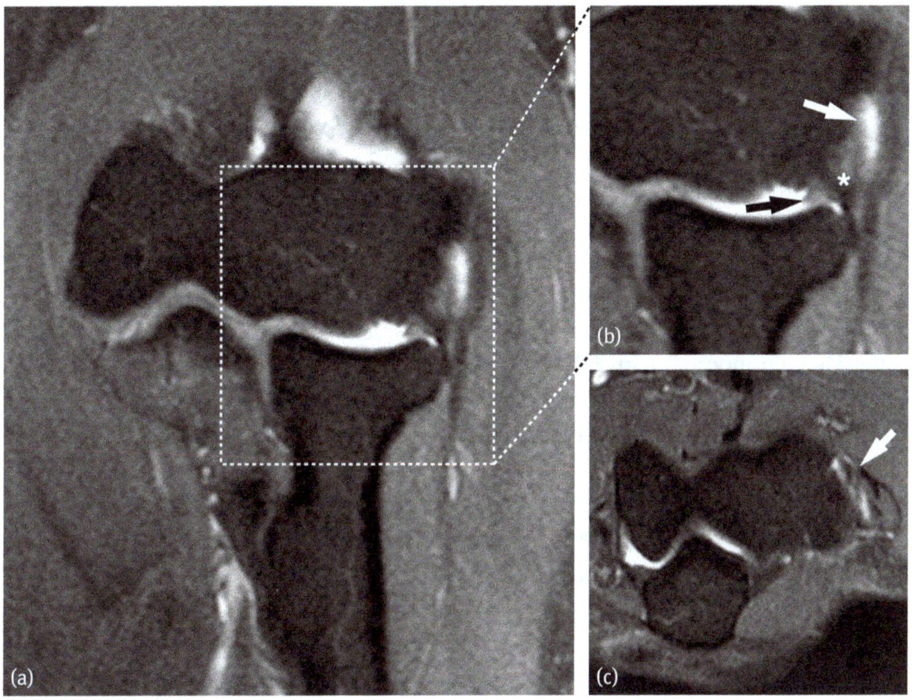

Abb. 5.1: (a) Frontalebene des Ellenbogengelenkes in der MRT. Kongruenter Gelenkspalt humeroulnar und humeroradial. (b) Vergrößerter Ausschnitt des humeroradialen Gelenkes. Plica humeroradialis (schwarzer Pfeil), LCL (Stern), partieller CEO-Defekt Grad 2 nach Walz (weißer Pfeil) (c) Transversaler Anschnitt des Ellenbogengelenkes. Kongruente humeroulnare Gelenkstellung. Partieller CEO-Defekt (weißer Pfeil).

Der Schweregrad der Epicondylitis kann anhand der MRT in drei Stufen unterteilt werden: intratendinöse Veränderung des Sehnenursprungs, Teilruptur des Sehnenursprungs oder Komplettruptur des Sehnenursprungs.

5.1.4 Therapie

5.1.4.1 Konservative Therapie

Die konservative Therapie ist die Hauptdomäne der EHR-Therapie. Unter konservativer Therapie kommt es in bis zu 90 % der Fälle zu einer vollständigen Beschwerderemission. Bei der Vielzahl von zur Verfügung stehenden konservativen Therapieverfahren, für die sich in der Literatur im Allgemeinen keine eindeutigen Vor- bzw. Nachteile herausstellen lassen, ist bei der hohen Spontanremissionsrate auch der natürliche Heilungsverlauf mit zu berücksichtigen.

Die konservative Therapie ist die Hauptdomäne der EHR.

Das konservative Therapiespektrum setzt sich aus physiotherapeutischen Übungsbehandlungen bzw. manueller Therapie, Modifikationen der Belastung, antiphlogistischer Therapie und auch aus lokalen Infiltrationen (Kortison, Botulinumtoxin, Platelet-Rich Plasma (PRP) etc.) zusammen. Bei einer akuten EHR kann die kurzzeitige Ruhigstellung des Ellenbogengelenkes erwogen werden. Durch die Immobilisation wird ggf. auch die Compliance im Hinblick auf die Belastungsreduktion gefördert. Die Anpassung einer stabilisierenden Handgelenksorthese kann die Belastung des ECRB und der übrigen Handgelenkstrecker reduzieren und zu einer Beschwerdelinderung beitragen. Das Evidenzlevel der einzelnen Therapieansätze unterscheidet sich und ist teilweise nicht hoch. Die initiale Therapie der EHR besteht aus einer Sportpause bzw. der Vermeidung von repetitiven, den Schmerz auslösenden Bewegungen.

Als klassische physiotherapeutische Behandlung gilt die Querfriktion [31] – eine tiefgehende Massage des Gewebes über dem maximalen Schmerzpunkt in Kombination mit Dehnübungen. Die Kombination aus den Unterarm kräftigenden Übungen, Dehnübungen und Heiß-Kalt-Anwendungen wird ebenso propagiert [7]. Zusätzlich zu diesen Behandlungen konnten Tyler et al. mit einem additiven exzentrischen Muskeltraining eine signifikante Verbesserung der Kraft und eine Reduktion der Schmerzen aufzeigen [32]. Eine höhere Frequenz (≥ 3 ×/Woche) der physiotherapeutischen Anwendungen scheint sich positiv auf die Beschwerden auszuwirken [33]. Extrakorporale Stoßwellentherapie, Iontophorese, Akkupunktur, Elektromagnetfeld-Therapie, Lasertherapie usw. stellen weitere physiotherapeutische Behandlungsansätze dar. In der aktuellen Literatur lässt sich jedoch keine Evidenz für eine routinemäßige Anwendung nachweisen [34].

Durch Querfriktion, Dehnübungen und exzentrisches Muskeltraining können eine Schmerzreduktion und eine Steigerung der Griffkraft erreicht werden.

Die kontinuierliche Einnahme von NSAR wird für eine Dauer von nicht mehr als zwei Wochen empfohlen. Kontraindikationen müssen berücksichtigt werden. Auch wenn in den histologischen Präparaten der veränderten Sehnen keine Entzündungszellen nachgewiesen wurden und es sich somit formal nicht um eine inflammatorische Genese der EHR handelt, so hat die antiphlogistische Medikation einen möglichen Begleiteffekt auf das lokal entzündete Synovialgewebe und als Analgetikum [7].

EHR-Beschwerden treten häufiger bei Amateurtennisspielern auf. Daher liegt ein Zusammenhang mit mangelhafter Technik nahe. Durch eine Änderung der Technik und auch durch Modifikationen des Schlägers kann eine Reduktion der Extensorenbelastung angestrebt werden. Die Verwendung von Vibrationsdämpfern und vibrationsdämpfenden Saiten zeigte in der Studie von Stroede et al. [35] keine signifikante Reduktion der Belastungsbeschwerden von Hand und Arm. Die Schlagtechnik der Vorhand wird klassischerweise mit einem Treffpunkt des Balls vor dem Körper bei gestrecktem Ellenbogen und Handgelenk geschult, um einer Extensorenüberbelastung vorzubeugen. Die zweihändige Rückhand verteilt die Kraft auf beide Arme und entlastet somit die Führungshand.

Kortisoninfiltrationen erzielen einen kurzfristigen Erfolg. Im Langzeitvergleich konnte kein signifikanter Vorteil im Vergleich zur alleinigen physiotherapeutischen Übungsbehandlung aufgezeigt werden [36]. Das Komplikationsrisiko nach Kortisoninjektionen ist erhöht (z. B. Fettgewebsnekrosen, Hautatrophie, Hautdepigmentation, Sehnen- und Kollateralbandschäden, Infektion etc.). Im eigenen Vorgehen vermeiden wir daher Kortisoninfiltrationen. Sollten dennoch Kortisoninfiltrationen durchgeführt werden, so ist die Anzahl von drei Injektionen nicht zu überschreiten.

Das Risiko iatrogener Läsionen nach Kortisoninfiltration ist erhöht. Wir empfehlen, von einer Kortisoninfiltration abzusehen.

Die Injektionstechnik sieht einen Einstichpunkt etwa 1 cm distal und anterior des Epicondylus mit Zielrichtung auf den selbigen vor. Die Injektion erfolgt in der Regel in die Sehnen bzw. in ihre unmittelbare Nähe, wodurch sich das oben beschriebene Komplikationsrisiko erklärt. Botulinumtoxin wird im Gegensatz zum Kortison etwa 5 cm distal des Epicondylus in das Areal des maximalen Schmerzes injiziert [37]. Hinsichtlich der Anzahl von PRP-Injektionen, der Konzentration des PRP und des besten Zeitpunkts bestehen keine einheitlichen Empfehlungen [34].

Zusammenfassend machen wahrscheinlich die Kombination der verschiedenen Therapieansätze und der allgemein günstige spontane Heilungsverlauf den konservativen Behandlungserfolg aus. Zudem spielt die Motivation des Patienten bei der Umsetzung der konservativen Therapie eine nicht unerhebliche Rolle.

5.1.4.2 Operative Therapie

Ist die konservative Therapie ausgeschöpft (Therapieresistenz über sechs Monate) und/oder liegt eine primäre/sekundäre Ursache wie z. B. eine intraartikuläre Pathologie oder eine symptomatische Instabilität vor, so ist die operative Therapie zu erwägen. Entscheidend ist, dass anhand der klinischen Untersuchung und der durchgeführten Diagnostik eine differenzierte Betrachtung der Krankheitsursache erfolgt. Die chirurgische Therapie der EHR ist sicherlich als „letzte“ Option zu wählen, zumal auch hierdurch nicht bei allen Patienten ein zufriedenstellendes Ergebnis erzielt werden kann. Trotz Operation persistiert bei bis zu 24 % der Patienten auch ein Jahr nach dem Eingriff ein mittlerer bis starker Schmerz [38].

Die operative Therapie ist die „letzte" Option bei Therapieresistenz über sechs Monate nach ausgeschöpfter konservativer Behandlung und/oder vorliegenden primären bzw. sekundären Ursachen der Epicondylitis.

Den „klassischen" EHR-Operationen ist die lokale Schmerzbehandlung mit Einkerbung bzw. Exzision der Extensoren gemein. Die Genese der Beschwerden wird hierbei jedoch nicht berücksichtigt. Zudem erheben die „klassischen" Verfahren nicht den Anspruch, den CEO bzw. den LCL-Komplex zu rekonstruieren.

Der rein offene Epicondyleneingriff ohne Anspruch auf Rekonstruktion des CEO bzw. des Kapsel-Band-Komplexes ist problematisch, aufgrund des hohen Anteils an iatrogenen Extensorenrupturen mit hierdurch erhöhtem Risiko einer relevanten Gelenkinstabilität [19, 20]. Tabelle 5.5 gibt einen Überblick über die „klassischen" offenen Eingriffe bei EHR.

Tab. 5.5: Klassische operative Verfahren bei EHR ohne Anspruch auf Rekonstruktion des CEO.

OP nach …	Technik
Hohmann [39]	Sehneneinkerbung des CEO, oft in Kombination mit einer Denervierung nach Wilhelm
Wilhelm [40]	Denervierung des CEO/Epicondylus humeri radialis
Nirschl [10]	Lokale Exzision von pathologischem angio-fibroblastischem Sehnengewebe, insbesondere des ECRB

Im eigenen Vorgehen wird – bei nachgewiesener Gelenkstabilität – eine „modifizierte" Operation nach Nirschl mit lokaler Exzision des pathologischen Gewebes und anschließender Refixation des Kapsel-Band-Komplexes und des CEO durch zwei Knochenanker durchgeführt.

Erfolgt ausschließlich ein rein offenes Vorgehen im Bereich der Extensoren, so werden möglicherweise vorliegende intraartikuläre Begleitpathologien bzw. vorbestehende Gelenkinstabilitäten (z. B. PLRI) nicht erkannt.

Im eigenen Vorgehen stellt daher die diagnostische Arthroskopie neben der Klinik und der MRT einen weiteren Eckpfeiler der Therapieentscheidung dar.

Eckpfeiler der operativen Therapieentscheidung im eigenen Vorgehen ist – neben klinischer Untersuchung und MRT – die diagnostische Arthroskopie.

Mit Hilfe der Arthroskopie des Ellenbogengelenkes lassen sich intraartikuläre Pathologien verifizieren und die Gelenkstabilität *in vivo* prüfen. Das arthroskopische Release des ECRB ist zudem möglich. Baker et al. unterteilten die intraartikulären Kapsel-Band-Läsionen in drei Typen [41]: aufgefaserter Kapsel-Band-Komplex (Typ I), linear eingerissener Kapsel-Band-Komplex (Typ II) und komplett rupturierter Kapsel-

Band-Komplex (Typ III). Ein prognostischer Wert der von Baker et al. erhobenen Einteilung der Kapsel-Band-Läsionen ist der aktuellen Literatur bislang nicht zu entnehmen [41].

Bei richtig gestellter Diagnose kann sowohl mit einem offenen Extensoreneingriff mittels Debridement und transossärer Fixierung des CEO – nach arthroskopischem Ausschluss einer Instabilität – als auch mit der bandstabilisierenden Operation (Reinsertion und Raffung des LCL-Komplexes oder LUCL-Plastik) bei nachgewiesener Instabilität ein gutes bis sehr gutes Ergebnis erreicht werden [42].

Unserer Ansicht nach ist erst durch die vorgeschaltete diagnostische Arthroskopie eine ursachengerechte operative Therapie der chronischen EHR möglich.

Ziel der Operation sollte eine ursachengerechte Therapie der EHR sein.

5.1.5 Zusammenfassung

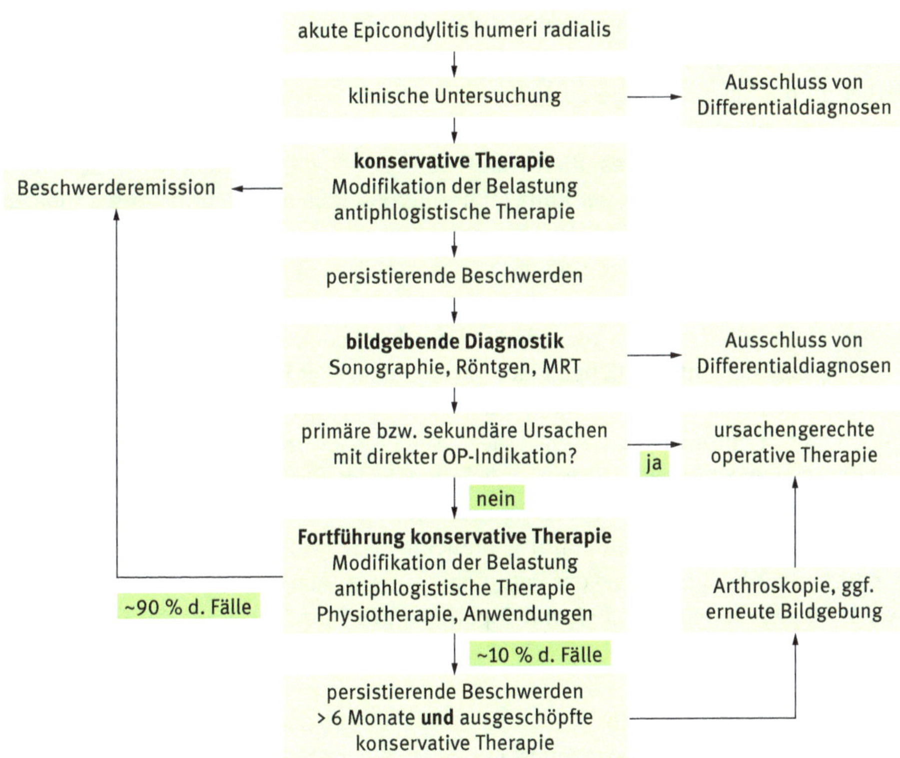

Thomas Suter und Ariane Gerber-Popp

5.2 Epicondylitis humeri ulnaris

5.2.1 Ätiologie

5.2.1.1 Definition

Bei der „medialen Epicondylitis“, auch Golferellenbogen genannt, handelt es sich um eine Insertionstendinopathie der Flexor-Pronator-Gruppe am Epicondylus humeri ulnaris. Dabei sind die Sehnenursprünge des M. flexor carpi radialis und M. pronator teres die am häufigsten betroffenen [43, 44].

5.2.1.2 Histopathogenese

Die repetitive Überbeanspruchung der Flexor-Pronator-Muskulatur in Kombination mit einer Valgus-Überlastung am Ellenbogen wird in der Literatur als Ursache der medialen Epicondylopathie beschrieben [45]. Zahlreiche Arbeiten haben sich mit der Histopathogenese der Tendinopathie der Extensoren-Gruppe am Epicondylus humeri radialis befasst. Grundsätzlich gelten auf der medialen Seite die gleichen Prinzipien. Dabei führen Überlastungen zu Mikrotraumen und konsekutiv zu kleinsten Einrissen in den entsprechenden Sehnenansätzen [46]. Können Reparaturvorgänge nicht mehr vollständig greifen, resultiert eine Tendinose [47, 48]. Typischerweise kommt es zu einer Umstrukturierung der Kollagenfibrillen, welche nun nicht mehr parallel zur Zugrichtung angeordnet sind [49]. Dieser Vorgang ist von einer so genannten angiomyofibroblastischen Proliferation mit vermehrter Ansammlung von Myofibroblasten und Proliferation von Gefäßen begleitet [47, 50]. Gelegentlich werden auch Kalzifikationen des tendinopathisch veränderten Gewebes beobachtet. Zeichen einer akuten oder chronischen entzündlichen Reaktion werden weder im Sehnengewebe noch am Epicondylus beobachtet. Dies kann auch davon abhängen, dass Gewebsproben von Patienten mit chronischen Beschwerden, welche nach frustraner konservativer Behandlung operiert wurden, gewonnen wurden. Es ist aber anzunehmen, dass nur im akuten Zustand wohl eine entzündungsähnliche Reaktion stattfindet. Somit ist der in der medizinischen Fachliteratur gebräuchliche Begriff der „Epicondylitis humeri ulnaris“ nicht in jeder Phase der Pathologie korrekt. Aus diesem Grund favorisieren wir den generellen Begriff „Epicondylopathie humeri ulnaris“.

5.2.1.3 Relevante Anatomie des medialen Ellenbogengelenkes

Die Flexor-Pronator-Gruppe inseriert mit einer gemeinsamen Sehne (medial conjoint tendon, MCT) am anterosuperioren Epicondylus humeri ulnaris. Nach distal ist die Muskelgruppe von zwei kräftigen sehnigen intramuskulären Septen unterteilt (anteriorer und posteriorer Anteil des MCT). Der M. pronator teres stellt den ventralsten Muskel dar und inseriert am ventralen Septum der MCT. Der M. flexor carpi radialis weist einen kleinen muskulären Ursprung direkt am Epicondylus humeri ulnaris auf und inseriert zusätzlich posterior des anterioren Septums. Das posteriore Septum entspricht haupsächlich der Sehne des Flexor digitorum superficialis. Posterior davon befindet sich der M. flexor carpi ulnaris mit seinen humeralen und ulnaren Insertionen. Dazwischen verläuft der N. ulnaris (Abb. 5.2a). Die kritischen Läsionen der medialen Epicondylopathie befinden sich im Bereich des MCT und der assoziierten Pronator-teres- und Flexor-carpi-radialis-Ursprünge (Abb. 5.2b). Somit ist das MCT

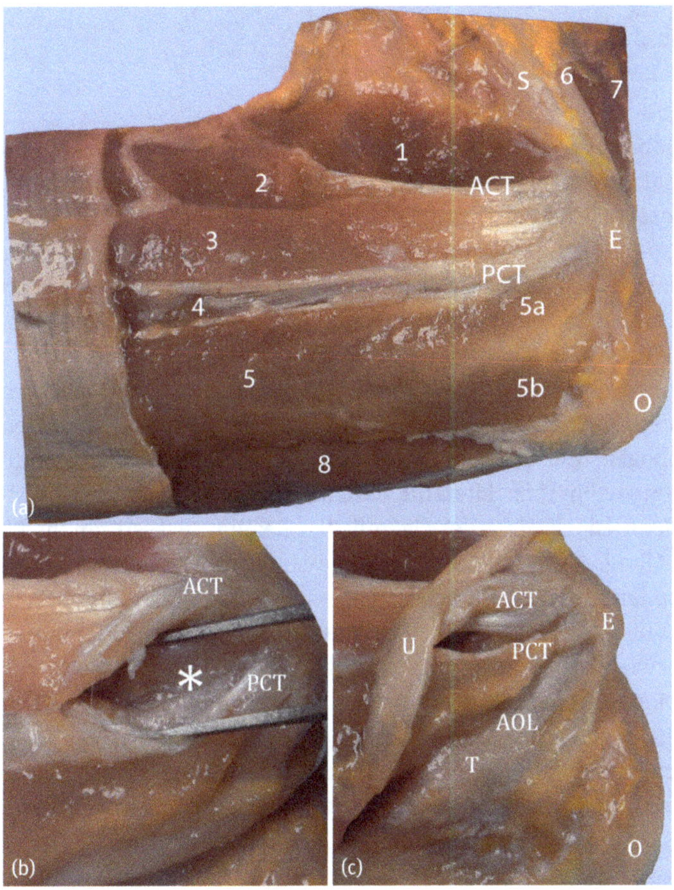

Abb. 5.2: (a) Anatomie des medialen Ellenbogens, (b) Mediale Insertionstendinopathie und (c) Topographische Anatomie des medialen Seitenbandes und des MCT. Beschriftung: 1 M. pronator teres, 2 M. palmaris longus, 3 M. flexor carpi radialis, 4 M. flexor digitorum superficialis, 5 M. flexor carpi ulnaris, 5a Caput humerale, 5b Caput ulnare, 6 N. ulnaris, 7 M. triceps, 8 M. extensor carpi ulnaris und M. anconeus, O Olecranon, E Epicondylus humeri ulnaris, ACT anteriores Septum des MCT, PCT posteriores Septum des MCT, AOL anteriores Bandes des medialen Collateralligamentes, T ulnare Insertion des anterioren Bandes des medialen Collateralligamentes, U N. ulnaris, vorverlagert nach ventral, * Typische Lokalisation an der Insertion des M. pronator teres und M. flexor carpi radialis.

eine chirurgische Landmarke für die Pathologie der medialen Epicondylopathie. Unmittelbar darunter befindet sich die Insertion des anterioren Anteiles (anterior oblique Ligament, AOL) des medialen Collaterabandes (Abb. 5.2c).

Der Nervus cutaneus antebrachii medialis verläuft im subkutanen Gewebe im anteromedialen Oberarm, über den proximalen Anteil der Flexor-Pronator-Gruppe bis zum medialen Unterarm [51]. Der N. ulnaris verläuft posterior des Septum intermusculare mediale am Oberarm. Im Bereich des medialen Epicondylus wird er durch das Retinakulum bedeckt, welches ihn an einer Subluxation hindert [52].

5.2.2 Epidemiologie

Die mediale Epicondylopathie weist in der Bevölkerung eine Inzidenz von ca. 3–4 ‰ auf und tritt 7- bis 10-mal seltener als die laterale Epicondylopathie auf [43, 44, 53, 54]. Die häufigste Inzidenz zeigt sich in der dritten bis fünften Lebensdekade [43, 46, 53]. Männer sind doppelt so häufig betroffen wie Frauen. In rund 60 % der Fälle ist der dominante Arm betroffen [46, 50, 55]. Meist tritt die mediale Epicondylopathie im Rahmen chronischer Überlastungen auf, nur gerade in 30 % der Fälle ist die Epicondylopathie humeri ulnaris mit einer akuten Verletzung assoziiert [43, 54].

Grundsätzlich können alle Arten chronischer Überlastungen zu einer medialen Epicondylopathie führen. Bestimmte Aktivitäten verursachen jedoch zusätzlichen Valgusstress im Ellenbogen und erhöhen somit das Risiko einer Insertionstendinopathie. Das in der medizinischen Literatur oftmals verwendete Synonym „Golferellenbogen“ entspricht jedoch nicht der eigentlichen Realität dieses Krankheitsbildes im klinischen Alltag. Mehr als 50 % der Fälle sind berufsassoziiert, wobei Zimmermänner, Klempner sowie Fließbandarbeiter typisch betroffene Berufsgruppen darstellen. Nur 10 bis 20 % der Fälle treten in der Freizeit sowie bei typischen sportlichen Aktivitäten wie Wurfsportarten (Speerwurf, Baseball, Football), aber auch Bowling, Tennis, Schwimmen und Golf auf [43, 44, 56]. Speziell der Golfschwung führt zu vermehrten Zugbelastungen im ulnaren Anteil des Ellenbogens [44].

Bei rund 50 % der Patienten mit einer medialen Epicondylopathie kann eine Neuropathie des Nervus ulnaris diagnostiziert werden. Die akkurate Diagnose dieser Begleitpathologie ist therapeutisch von besonderer Bedeutung [57].

5.2.3 Nomenklatur & Klassifikation

Die Epicondylopathia humeri ulnaris wird nach Gabel klassifiziert und basiert im Wesentlichen auf einer die mediale Epicondylopathie begleitenden Kompressionsymptomatik des N. ulnaris [57]. Dies ist insofern von Bedeutung, als dass 20 % bis 24 % der Patienten mit einer therapierefraktären medialen Epicondylopathie einen zusätzlichen operativen Release des N. ulnaris benötigen [46, 59]. In der Klassifikation von Gabel werden grundsätzlich drei verschiedene Typen unterschieden. Beim Typ IA zeigt sich eine mediale Epicondylopathie ohne assoziierte N.-ulnaris-Symptome. Beim Typ IB weist die mediale Epicondylopathie eine milde Kompressionssymptomatik des N. ulnaris auf. Beim Typ II ist die mediale Epicondylopathie mit moderaten oder schweren Zeichen einer Ulnarisneuropathie mit objektivierbaren Defiziten in der klinischen Untersuchung oder Denervationsprozessen in der elektromyographischen Untersuchung assoziiert.

5.2.4 Klinik

Typischerweise klagen Patienten mit einer medialen Epicondylopathie über Schmerzen auf der medialen Seite des Ellenbogens, welche vor allem bei der repetitiven sowie belasteten Pronation auftreten. Eine Austrahlung der Schmerzen in den Unterarm ist sehr häufig. Die Beschwerden beginnen oftmals schleichend und persistieren in der Ruhephase. Wichtig an dieser Stelle zu erwähnen ist, dass die mediale Epicondylopathie zwar die häufigste Ursache eines medialen Ellenbogenschmerzes darstellt, dass jedoch der Kliniker an weitere Differentialdiagnosen des medialen Ellenbogenschmerzes denken muss, um den Patienten eine adäquate Therapie zukommen zu lassen (Tab. 5.6).

5.2.4.1 Klinische Untersuchung

Die klinische Ellenbogenuntersuchung beinhaltet eine Inspektion des medialen Epicondylus, um allfällige muskulotendinöse Defekte oder Schwellungen erkennen zu können. Schmerzbedingt wird der Ellenbogen häufig in einer flektierten Stellung gehalten, um die Flexor-Pronator-Gruppe entlasten zu können. Die Palpation des Epicondylus humeri ulnaris und des Ursprunges der Flexor-Pronator-Gruppe anterior des Epicondylus humeri ulnaris ist wegweisend in der klinischen Untersuchung. Typischerweise findet sich eine direkte Druckdolenz über dem Epicondylus bis ungefähr 5–10 mm distal und anterior davon entlang der Flexor-Pronator-Gruppe. Der Provokationstest mit Pronation gegen Widerstand führt in rund 90 % der Fälle, die Handgelenksflexion gegen Widerstand in rund 30 % der Fälle zu einer indirekten Schmerzauslösung am medialen Ellenbogen mit einer Kraftminderung der Pronation im Seitenvergleich [56, 58, 59]. Nur gelegentlich zeigen Patienten mit einer medialen Epicondylopathie eine leichte Flexionskontraktur; dieses Phänomen wird vor allem bei Baseballpitchern beobachtet. Wichtig ist auch, den Patienten bezüglich anderer Schmerzursachen am medialen Ellenbogen zu untersuchen. Insbesondere die mediale Ellenbogeninstabilität, welche beim Wurfathleten mit einer medialen Epicondylopathie vergesellschaft sein kann, muss mittels Valgus-Stress-Test oder Milking-Test aktiv gesucht werden (Abb. 5.3). Beim Valgus-Stress-Test wird in 30°-Flexion und maximaler Pronation ein Valgusstress mit gleichzeitiger Palpation des anterio-

Tab. 5.6: Differentialdiagnosen der medialen Epicondylopathie.

Differentialdiagnose	Charakterista, zielführende Diagnostik
Proximale neurogene Ursachen: Cervikale Radikulopathie, Thoracic outlet syndrom	Klinische Untersuchung Elektrophysiologische Untersuchung
Snapping medial head of the triceps	Springende Sensationen, typischerweise bei der Ellenbogenflexion
Tendinopathie des M. triceps brachii	Posteriorer Ellenbogenschmerz Schmerzprovokation bei der forcierten Ellenbogenextension gegen Widerstand Radiologisch findet sich häufig eine ossäre Ausziehung im Bereich des Olecranons
Subluxation N. ulnaris	Springende Sensationen, typischerweise bei der Ellenbogenflexion
Mediale Bandinstabilität	Repetitive Aktivitäten mit Valgusstress Valgusstresstest Kann mit einer medialen Epicondylopathie koexistent sein
Isolierte Ulnarisneuropathie	Distale neurologische Symptome Lokal reproduzierbarer Schmerz mit Ellenbogenflexion und Hoffmann-Tinel-Zeichen über dem Sulcus nervi ulnaris Elektrophysiologische Untersuchung
Neurom des N. cutaneus antebrachii medialis	Postoperativer Ellenbogenschmerz Hypästhesien und Hyperästhesien am ulnaren Vorderarm Hoffmann-Tinel-Zeichen entlang dem Verlauf des N. cutaneus antebrachii medialis

ren Schrägbandes ausgeübt. Beim Milking-Test wird am Daumen bei 90° flektierten und supinierten Ellenbogen gezogen. Eine Aufklappbarkeit in beiden Tests weist auf eine Verletzung des ulnaren Collateralbandes hin [61]. Auch die Untersuchung des N. ulnaris gehört zur Beurteilung des medialen Ellenbogenschmerzes. Neben dem Hoffmann-Tinel-Zeichen am Sulcus nervi ulnaris zählt ebenfalls der Ellenbogenhyperflexionstest zur Untersuchung der N. ulnaris. Dabei wird registriert, ob und nach wie viel Zeit der Patient über Sensibilitätsstörungen im Versorgungsgebiet des N. ulnaris klagt, wenn das Ellenbogengelenk in maximaler Flexion bei proniertem Unterarm und dorsal extendiertem Handgelenk gehalten wird. Die Lage des Nerven im Sulcus nervi ulnaris sowie seine Luxationstendenz aus dem Sulcus sind wie die Beurteilung von allfälligen peripheren sensomotorischen Ausfällen von Bedeutung. Eine Untersuchung des Schultergelenkes und der Halswirbelsäule schließt die klinische Evaluation ab. Mediale Ellenbogenschmerzen werden auch bei Patienten mit muskulär dekompensierter multidirektioneler Laxität der Schulter, Thoracic-outlet-Syndrom sowie bei radikulären Pathologien der Halswirbelsäule beobachtet.

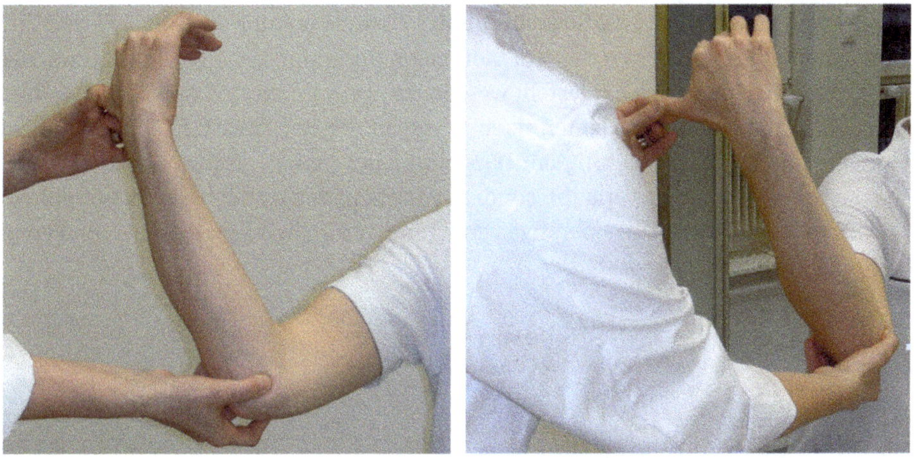

Abb. 5.3: Milking-Test. Durch Zug auf den Daumen in maximaler Supination des Unterarmes kommt es zu einem Valgusstress. Bei Insuffizienz des Seitenbandes kann der Unersucher mit dem Daumen die vermehrte Aufklappbarkeit diagnostizieren.

5.2.4.2 Konventionelle Röntgendiagnostik

Die konventionell-radiologische Diagnostik stellt die Basisdiagnostik dar, um degenerative Veränderungen auszuschließen. Oftmals zeigen sich hier keine Auffälligkeiten. In etwa 18–25 % der Patienten sind Weichteilverkalkungen oder ossäre Ausziehungen am medialen Epicondylus objektivierbar, diese haben jedoch keine prognostische Relevanz [43, 46, 48]. In der Literatur werden bei klinischem Verdacht auf eine mediale Bandinstabilität Aufnahmen im Valgusstress erwähnt [62]. Im eigenen Vorgehen ziehen wir bei nicht konklusiver Beurteilung der Bandstabilität in der Sprechstunde die Untersuchung des Patienten unter Bildwandlerkontrolle bei relaxiertem Patienten in Narkose vor.

5.2.4.3 Ultraschall

Die Ultraschalluntersuchung stellt eine hilfreiche nichtinvasive, primäre diagnostische Untersuchung mit einer Sensitivität von 95 % und einer Spezifität von 92 % dar [63]. Pathognomonisch dabei zeigt sich an typischer Stelle eine fokale hypoechogene oder anechogene Zone der Sehnenstruktur.

5.2.4.4 Magnetresonanztomographie

Die MRT-Untersuchungen wurden in der Vergangenheit vor allem in der Literatur bei der lateralen Epicondylopathie mit einer hohen Sensitivität und Spezifität beschrieben [64, 65], können so aber auch in der Diagnostik der medialen Epicondylopathie verwendet werden. Sehnenverdickungen, paratendinöse Weichteilödeme und hohe

Signalintensitäten in der T2-Gewichtung der Flexor-Pronator-Gruppe stellen dabei pathognomonische Befunde dar [66]. Komplette Rupturen sowie Partialrupturen der Sehnen können ebenfalls dargestellt werden. Einige Autoren sind der Meinung, dass die MRT-Diagnostik bei Patienten nach Versagen der konservativen Therapie nicht nur eine präzise Objektivierung mit Darstellung der pathologischen Veränderungen am medialen Epicondylus erlaubt, sondern auch Schäden am ulnaren Kollateralband (Abb. 5.4) sowie diskrete degenerative Veränderungen im humeroulnaren Gelenkkompartiment zeigt [59, 67].

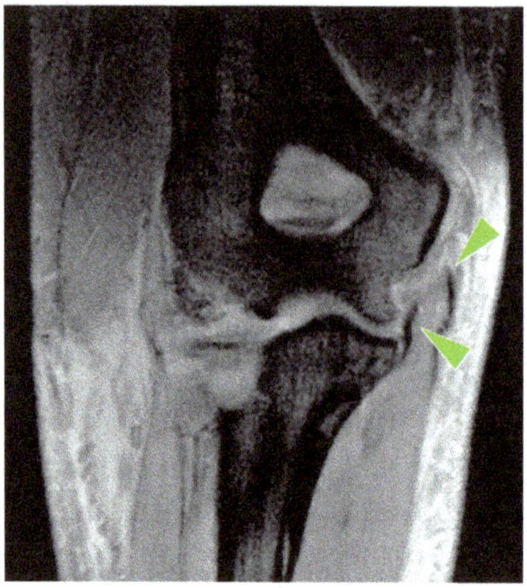

Abb. 5.4: MRT-Aufnahme, die einen Abriss der Flexor-Pronator-Gruppe und des medialen Collateralbandes zeigt.

5.2.4.5 Elektrophysiologische Untersuchungen

Elektrophysiologische Untersuchungen werden nicht routinemäßig durchgeführt, können aber bei einer in der klinischen Untersuchung vermuteten assoziierten Ulnarisneuropathie oder einer vorhandenen cervikalen Radikulopathie zur Diagnostik verwendet werden.

5.2.5 Therapie

5.2.5.1 Konservative Therapie

Die Therapie der medialen Epicondylopathie gestaltet sich primär konservativ mit körperlicher Schonung sowie der Pausierung von Tätigkeiten, welche zu Schmerzprovokation führen, gefolgt von einem physiotherapeutisch begleiteten Rehabilitationsprogramm und langsamer Wiederaufnahme normaler Aktivitäten [43]. Unterstützend können lokale Eisapplikationen oder NSAR-Salbenverbände, aber auch die systemische Einnahme von NSAR für zehn bis 14 Tage zu einer Linderung der Beschwerden führen. Kortikosteroidinjektionen bewirken eine rasche Schmerzbefreiung sowie eine

Beschleunigung der physiotherapeutischen Frührehabilitation [68]. Andere konservative Maßnahmen wie das Tragen von Braces, Stoßwellentherapie, Laserbehandlungen sowie Iontophorese wurden ebenfalls beschrieben [43]. Insbesondere die Stoßwellentherapie scheint hier jedoch weniger erfolgversprechend als bei der radialen Epicondylopathie zu sein [69].

5.2.5.2 Operative Therapie

Indikation

Die Indikation für eine operative Therapie besteht im Falle persistierender Beschwerden trotz ausgeschöpfter konservativer Maßnahmen während sechs bis zwölf Monaten oder wiederkehrender Symptome nach konservativem Therapieversuch sowie Ausschluss anderer Ursachen eines medialen Ellenbogenschmerzes. Die Dauer einer versuchten konservativen Therapie sowie der Zeitpunkt einer chirurgischen Intervention werden kontrovers diskutiert. Insbesondere professionelle Wurfathleten mit Tendinopathie, welche auf Physiotherapie nicht ansprechen, könnten von einer frühen operativen Intervention profitieren. Auch bei akuten Sehnenrupturen, insbesondere bei Überkopfelitesportlern, wird eine zeitnahe chirurgische Intervention empfohlen [70].

Operationstechnik

Das Prinzip der chirurgischen Therapie der Epicondylopathia humeri ulnaris besteht in der Exzision des pathologisch veränderten Sehnengewebes [43, 46, 50, 59, 71]. Zwei unterschiedliche Techniken zur Darstellung des krankhaften Gewebes sind beschrieben: Längssplit [50] oder transverse Sehnendesinsertion [43, 46]. Beim Längssplit werden die Faszie und Sehne der gemeinsamen Flexorgruppen unmittelbar anterior der medialen Raphe entlang den Muskelfasern gesplittet und der gemeinsame Ursprung wird durch stumpfe Präparation dargestellt. Bei der transversen Sehnendesinsertion wird der Anteil des gemeinsamen Flexorenursprunges proximal der medialen Muskelraphe H-förmig vom medialen Pfeiler des distalen Humerus abgelöst und die Muskelfasern werden longitudinal gespalten, um einen schmalen Lappen zu präparieren. Der Sehnenursprung wird identifiziert und von der knöchernen Oberfläche des Epicondylus humeri ulnaris abgehoben. In der Folge wird bei beiden Techniken das krankhafte Gewebe mittels Skalpell oder Luer entfernt sowie die Knochenoberfläche der Sehnenrefixationsstelle angefrischt. Im Falle eines Längssplites wird die gemeinsame Flexorengruppe entweder mittels zwei bis drei Einzelknopfnähten mit nichtresorbierbarem Nahtmaterial oder mittels Verwendung eines Fadenankers refixiert. Bei einer transversen Sehnendesinsertion werden mit einem 2.0-mm-Bohrer zwei bikortikale Löcher in den medialen Pfeiler des distalen Humerus gebohrt. Mit nicht resorbierbarem Nahtmaterial wird eine horizontale Matrazennaht in die gemeinsame Flexorgruppe platziert. Jedes Fadenende wird nun durch die vorgebohrten Löcher transossär durchgeführt und die Sehne durch Verknoten der Fäden über der Knochenbrücke refixiert.

Bei Epicondylopathien vom Typ IB und II wird eine chirurgische Behandlung der Neuropathie des Nervus ulnaris empfohlen. Bei Typ IB scheint ein einfacher Release ohne Vorverlagerung auszureichen, bei Typ II wird eine submuskuläre Vorverlagerung vorgezogen [57].

Nachbehandlung

Die operierte Extremität wird in einer Oberarmschiene für sieben bis zehn Tage bis zur gesicherten Wundheilung ruhiggestellt. Finger- und Schulterbewegungen sollen in dieser Zeit aktiv vom Patienten durchgeführt werden. Die Fadenentfernung erfolgt ab dem 12. postoperativen Tag. Danach soll eine passive Handgelenk- und Ellenbogenmobilisation unter physiotherapeutischer Anleitung durchgeführt werden. Aktive und isometrische Übungen werden ab drei bis vier Wochen postoperativ initialisiert. Eine kürzlich publizierte Arbeit propagiert eine etwas weniger restriktive Nachbehandlung [59]. Konzentrische sowie exzentrische Übungen werden ab sechs bis acht Wochen postoperativ begonnen. Sportliche Aktivitäten können acht Wochen postoperativ in aufsteigender Belastung wiederaufgenommen werden. Die volle Rekonvaleszenz kann je nach Aktivitätsniveau drei bis sechs Monate in Anspruch nehmen.

5.2.5.3 Ergebnisse, Komplikationen

Im Allgemeinen führt die konservative Therapie bei Typ-I-Läsionen in rund 90 % der Fälle zur Remission der Beschwerden.

Die operative Therapie der medialen Epicondylopathie konnte in zahlreichen Arbeiten eine signifikante Symptomverbesserung zeigen. Vangsness und Jobe [46] fanden bei 35 nachkontrollierten Patienten bei 24 Patienten einen exzellenten und bei zehn Patienten einen guten Outcome. In der publizierten Arbeit von Ollivierre et al. waren sämtliche nachkontrollierte Patienten schmerzfrei. Bemerkenswert hier ist jedoch, dass es zehn von insgesamt 48 Patienten nicht möglich war, wieder ihren Freizeit- und Sportaktivitäten nachzugehen [50]. Kwon et al. berichteten über eine Schmerzreduktion in rund 90 % seiner untersuchten Patienten, 18 von 20 Patienten waren zufrieden mit dem Outcome der Operation [72]. In einer kürzlich publizierten Studie von Vinod et al. mit 60 Patienten konnte nicht nur der Mayo-Elbow-Performance-Score, sondern auch die Schmerzsymptomatik postoperativ signifikant verbessert werden [59].

Die Ergebnisse der chirurgischen Therapie bei Epicondylopathien Typ II zeigen sich in der Regel schlechter als bei Typ IA und IB [57].

Potenzielle Komplikationen der chirurgischen Therapie beinhalten neben allgemeinen Komplikationen wie Hämatom und Reruptur der Sehnenrefixation auch iatrogene Nervenschäden des N. cutaneus antebrachii medialis oder N. ulnaris und Verletzungen des ulnaren Collateralbandes.

5.2.5.4 Neue Therapien

Infiltration von Platelet-Rich Plasma (PRP)

Die Injektionen von PRP als weitere Behandlungsmodalität in der konservativen Behandlung der medialen Epicondylopathie führten ohne Auftreten unerwünschter Nebenwirkungen zu einer bemerkenswerten Schmerzreduktion [73, 74]. Diese vielversprechende Therapieoption muss jedoch in weiterführenden Studien erst noch exakt validiert werden [75].

Arthroskopisches Débridement des Epicondylus humeri ulnaris

In ihrer Arbeit haben Zonno et al. die Technik des arthroskopischen Débridements der gemeinsamen Insertion der Flexor-Pronator-Gruppe an der Leiche beschrieben [76]. Über klinische Erfahrungen mit dieser Technik wurde bis anhin noch nicht berichtet.

Mathias Ritsch

5.3 Trizepssehne

5.3.1 Ätiologie

Verletzungen des Trizeps sind selten. Die meisten Verletzungen entstehen indirekt durch exzentrische Belastung des kontrahierten Muskels (Abb. 5.5). Die häufigsten Verletzungsmechanismen sind in 51 % der Fälle ein Sturz auf den ausgestreckten Arm

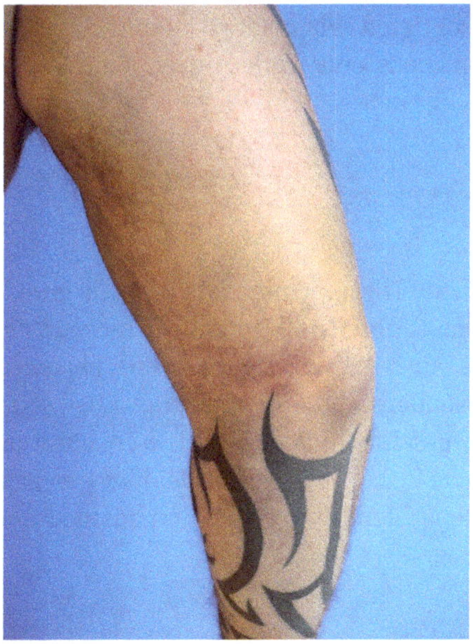

Abb. 5.5: Typische akute Trizepsruptur.

und in 20 % beim Kraftsport (77). Direkte Verletzungen sind selten. Im Kraftsport kann es beim Bankdrücken, bei Dips und beim Stirnpressen zum Riss der Trizepssehne kommen [78, 79]. Daneben stellen lokale Kortisoninjektionen, die Bursitis olecrani, bestimmte Sportarten wie Football sowie systemische Erkrankungen wie chronische Niereninsuffizienz Risikofaktoren dar [80–82]. Eine vorbestehende Tendopathie mit teilweise knöchernen Ausziehungen am Olecranon bildet ebenso häufig die Grundlage einer Ruptur.

Der anatomische Ansatz am Olecranon zeigt einen zweischichtigen Aufbau. Die zentrale oberflächliche Schicht besteht aus den konfluierenden Sehnen des langen und des lateralen Kopfes, während die tiefe Schicht vom medialen Kopf gebildet wird [83]. Die Länge der zentralen oberflächlichen Sehne beträgt 15,2 cm und sie ist 23,7 mm breit. Die Dicke des Olecranon liegt bei max. 26,9 mm [84]. Der Footprint bedeckt eine Fläche von 466 mm^2 [85]. Biomechanische Studien zeigen, dass bereits eine Verkürzung von 2 cm zwischen Ursprung und Ansatz des Trizeps zu einem 40 %igen Kraftdefizit führt [86].

5.3.2 Epidemiologie

Verletzungen der distalen Trizepssehne machen bei Sportlern 0.8 % aller Sehnenverletzungen an der oberen Extremität aus [87]. In der Literatur sind ca. 150 Rupturen der Trizepssehne beschrieben. In einer aktuellen Multicenterstudie konnten aber 150 weitere Rupturen publiziert werden [77]. Partielle Rupturen sind häufig. Das oberflächliche Sehnenblatt reißt dabei öfter als das tiefe Blatt und der lange Kopf mehr als der laterale [78, 82, 88, 89]. Fast immer ist die Sehneninsertion betroffen. Verletzungen am myotendinösen Übergang oder im Muskel treten selten auf [77]. Simultanverletzungen mit Frakturen meist des Radiusköpfchens oder Verletzungen des ulnaren Bandapparates sind beschrieben [80, 90].

5.3.3 Nomenklatur und Klassifikation

Eine einheitliche Klassifikation existiert nicht. Trizepssehnenrisse können grundsätzlich nach drei verschiedenen Charakteristika unterteilt werden. Das Ausmaß der Verletzung zeigt Teil- oder vollständige Risse. Auch die Verletzung der verschiedenen Anteile kann unterschieden werden. Insbesondere werden Verletzungen der oberflächlichen und der tiefen Schicht der Trizepssehne differenziert. Die Lokalisation wird in Ansatz, myotendinösen Übergang und Muskel unterteilt. In der jüngeren wissenschaftlichen Literatur kommen verschiedene Ellenbogen-Scores und isokinetische Messungen in der Auswertung zur Anwendung.

5.3.4 Klinik

Diagnostisch sind neben dem klinischen Befund die Anamnese, ggf. mit einem Rissgeräusch, und die Sonographie hilfreich. Die Sehne retrahiert primär nicht, so dass selbst ein kompletter Riss übersehen werden kann. 43 % der Risse sind in der Publikation von van Riet et al. [82] primär übersehen worden. In den akuten Fällen zeigt sich neben der Schwellung ein variierend großes Hämatom. Schmerzen werden vom Patienten besonders beim Versuch, den Ellenbogen zu strecken, angegeben.

5.3.4.1 Klinische Untersuchung

Die korrekte und zügige Einschätzung des Ausmaßes der Verletzung bildet die Grundlage eines optimalen Verletzungsmanagements. Neben der ausführlichen Anamnese führt eine genaue Untersuchung zur Arbeitsdiagnose. Eine typische Lücke am Ansatz ist nicht immer tastbar und kann bei alleinigem Riss des tiefen Anteils auch gedeckt sein. Die Untersuchung der Beweglichkeit zeigt akut eine schmerzhafte Bewegungseinschränkung im Ellenbogengelenk und ein Kraftdefizit für die Streckung. Bei den chronischen Rissen ist eine Asymmetrie des Muskelreliefs im Vergleich zur Gegenseite führend.

5.3.4.2 Bildgebung

In der Bildgebung kommt dem seitlichen Röntgenbild eine entscheidende Rolle zu. Hier lässt sich in vielen Fällen eine knöcherne Avulsion, das Flake-Zeichen (Abb. 5.6), nachweisen. Dieses Zeichen ist beweisend für eine Ruptur. In der Sonographie gelingt in der Regel der Nachweis einer Ruptur. Auch partielle Rupturen haben in der Sonographie ein charakteristisches Erscheinungsbild mit der selektiven Retraktion des

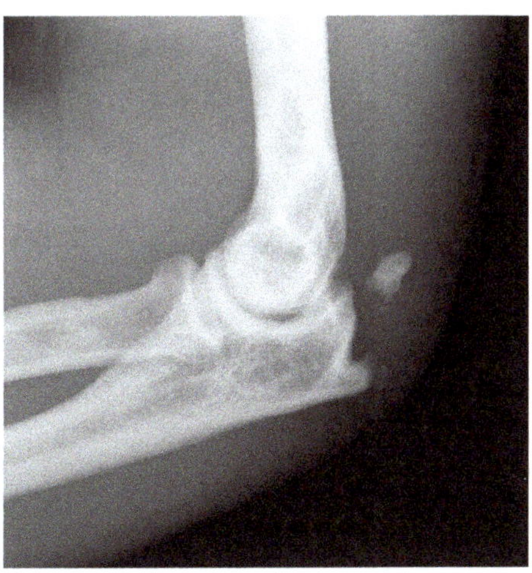

Abb. 5.6: Flake-Zeichen.

oberflächlichen Sehnenblattes [91]. Im Zweifel ist eine MRT indiziert, die den sicheren Nachweis erbringt [92].

5.3.5 Therapie

5.3.5.1 Konservative Therapie

Die konservative Therapie weist bei relevanten Rupturen schlechte Ergebnisse mit bis zu 50 % Kraftverlust auf. Nur bei Muskelfaserrissen und kleineren Rissen im muskulären Anteil oder im myotendinösen Übergang ist die konservative Behandlung sinnvoll [78, 80, 82, 88, 93]. Zu differenzieren ist hier allerdings auch zwischen Sportlern und Nichtsportlern.

5.3.5.2 Operative Therapie

Die frühzeitige operative Therapie innerhalb von zwei Wochen führt zu den besten Ergebnissen. Auch bei partiellen Rissen an der Insertion besteht die Indikation zur Rekonstruktion. Die Sehne wird mit Nahtankern oder mit transossären Nähten in der korrekten Höhe am Olecranon refixiert. Mit Mason-Allen- oder Krackow-Nähten (Abb. 5.7) werden die verschiedenen rupturierten Trizepsanteile in maximaler Ellenbogenextension refixiert. Nach distal auf das Olecranon erfolgt die Feinadaptation periostal, transossär oder mit Nahtankern.

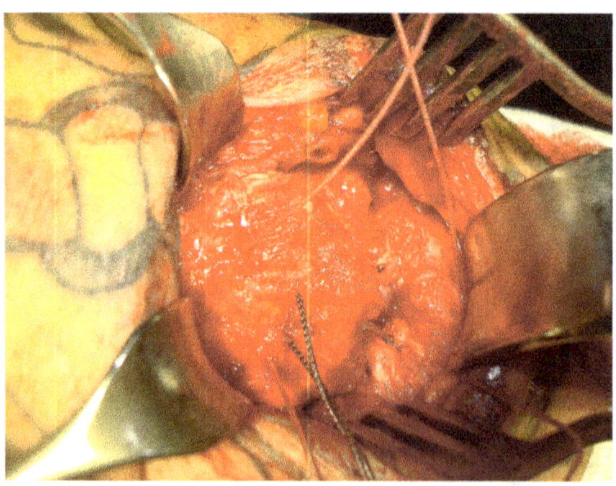

Abb. 5.7: Zweischichtige Nahtanlage.

Die primäre Rekonstruktion zeigt in über 90 % der Fälle gute Ergebnisse (Abb. 5.8). Selbst bei den sehr guten Ergebnissen im Kraftsport verbleibt jedoch im strecknahen Bereich häufig ein leichtes Kraftdefizit. Zudem ist das Ergebnis auch von vorbestehenden chronischen Veränderungen am Sehnenansatz abhängig. Die verspätete und sekundäre Rekonstruktion, ggf. mit Auto- oder Allograft, sowie die stark degenerierten und zerschichteten horizontalen Risse (Abb. 5.9) weisen nur in 70–90 % der Fälle gute Ergebnisse auf [78]. Die isokinetische Testung zeigt keine relevante Einschränkung der Ausdauer, die wiedererreichte Kraftfähigkeit liegt jedoch bei nur 82 % der Gegenseite [82]. Für die Kraftfähigkeit ist die Wiederherstellung der anatomischen Ausgangslänge entscheidend. Komplikationen sind in Form von Rerupturen bis 20 %, Naht- und Ankerinsuffizienzen, Bewegungseinschränkungen sowie Infekten beschrieben [77, 78, 80, 82, 88, 93].

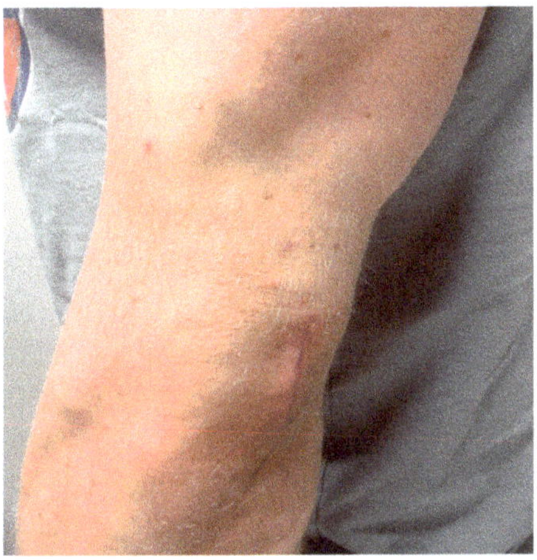

Abb. 5.8: Postoperatives Ergebnis nach Rekonstruktion.

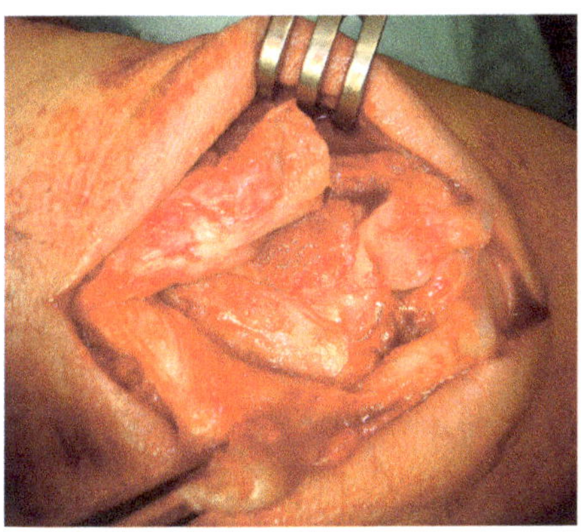

Abb. 5.9: Chronische, degenerativ zerschichtete Ruptur.

5.3.5.3 Nachbehandlung

Die anschließende Immobilisation in einer 20°-Schiene oder einem Brace dauert sechs Wochen. Allerdings passen die Ellenbogen Braces selten optimal. Die Beweglichkeit ist für drei Wochen auf 0/30° limitiert und wird sukzessive bis zur achten Woche auf 90° gesteigert. Vollbelastung erfolgt erst nach drei bis vier Monaten. Zum Erreichen der vollen Kraftfähigkeit dauert es bis zu zwölf Monaten.

5.3.5.4 Neue Therapien

Athwal et al. beschreiben 2009 erstmalig eine arthroskopische Rekonstruktion der Trizepssehne [96]. In einer größeren Serie kommen Heikenfeld et al. [89] bei Nichtsportlern zu sehr guten Ergebnissen bei der arthroskopischen Rekonstruktion des oberflächlichen Sehnenblattes. Bei den verschiedenen Refixationsverfahren scheint der anatomische Repair, mit zusätzlicher Verankerung dorsal auf dem Olecranon, die Anatomie am besten wiederherzustellen [85]. Der Vergleich der Ausrisskräfte der intakten Sehne gegenüber der direkten transossären Refixation und mit zusätzlicher Autograft-Augmentation zeigt mit 1741 N zu 317 N und 593 N einen deutlichen Vorteil der zusätzlichen Augmentation [94]. Insbesondere bei den sekundären Rekonstruktionen bietet die Verwendung der Auto- oder Allograft Vorteile [95].

5.3.5.5 Tipps & Tricks

Die spezielle Anatomie mit dem zweischichtigen Sehnenansatz am Olecranon sollte in der Rekonstruktion berücksichtigt werden. Bei Degeneration der Sehne ist ein moderates Débridement und bei Vorliegen eines knöchernen Flakes die Resektion desselben sinnvoll. Schraubanker sollten am Olecranon nicht verwendet werden. Da Nähte vielfach auch auf der Faszie liegen, sollte mit nicht resorbierbarem Nahtmaterial nicht zu großzügig umgegangen werden. Ulnare liegende Nähte können zudem auch zu N.-ulnaris-Reizungen führen.

5.3.6 Zusammenfassung

Pathologie	Ein Sturz ist meist Auslöser für eine Trizeps-Ruptur Vorbestehende Beschwerden werden häufig angegeben Vielfach Kraftsportler
Diagnose	Der primäre Riss kann übersehen werden Inkomplette Risse sind häufig Radiologisch auf frakturierte Osteophyten (Flake Zeichen) achten Sonographie, MRT im Zweifel
Therapie	Distal operativ, auch bei Teilrissen Refixation mit Nahtankern oder transossär Sekundäre Rekonstruktionen sind schwierig und nicht so erfolgreich

Literatur

[1] Runge F. Zur Genese und Behandlung des Schreibekrampfes. Berl Klin Wochenschr. 1873; 10: 245–248.
[2] Morris HP. Lawn-tennis elbow. Br Med J. 1883; 2: 557.
[3] Greenbaum B, Itamura J, Vangsness CT, et al. Extensor carpi radialis brevis. An anatomical analysis of its origin. J Bone Joint Surg Br. 1999; 81: 926–929.
[4] Bunata RE, Brown DS, Capelo R. Anatomic factors related to the cause of tennis elbow. J Bone Joint Surg Am. 2007; 89: 1955–1963.
[5] Morris M, Jobe F, Perry J, et al. Electromyographic analysis of elbow function in tennis players. Am J Sports Med. 1989; 17: 241–247.
[6] De Smedt T, de Jong A, Leemput WV, et al. Lateral epicondylitis in tennis: update on aetiology, biomechanics, and treatment. Br J Sports Med. 2007; 41: 816–819.
[7] Calfee RP, Patel A, DaSilva MF, et al. Management of lateral epicondylitis: current concepts. J Am Acad Orthop Surg. 2008; 1619–1629.
[8] Boyer MI, Hostings H 2nd. Lateral tennis elbow: is there any science out there? J Shoulder Elbow Surg. 1999; 8: 481–491.
[9] Kraushaar BS, Nirschl RP. Tendinosis of the elbow (tennis elbow). J Bone Joint Surg Am. 1999; 81: 259–278.
[10] Nirschl RP, Pettrone FA. Tennis elbow. The surgical treatment of lateral epicondylitis. J Bone Joint Surg Am. 1979; 61: 832–839.
[11] Ljung BO, Lieber RL, Friden J. Wrist extensor muscle pathology in lateral epicondylitis. J Hand Surg Br. 1999; 24: 177–183.
[12] Unverferth LJ, Olix ML. The effect of local steroid injections on tendons. J Sports Med. 1973; 1: 31–37.
[13] Morrey BF, An KN. Functional anatomy of the ligaments of the elbow. Clin Orthop Relat Res. 1985; 201: 84–90.
[14] Regan W, Wold LE, Coonrad R, et al. Microscopic histopathology of chronic refractory lateral epicondylitis. Am J Sports Med. 1992; 20: 746–749.
[15] Cohen MS, Hastings H 2nd. Rotatory instability of the elbow. The anatomy and role of the lateral stabilizers. J Bone Joint Surg Am. 1997; 79: 225–233.
[16] Kalainov DM, Cohen MS. Posterolateral rotatory instability of the elbow in association with lateral epicondylitis. A report of three cases. J Bone Joint Surg Am. 2005; 87: 1120–1125.
[17] Gottlieb NL, Riskin WG. Complications of local corticosteroid injections. JAMA. 1980; 243: 1547–1548.
[18] Fadale PD, Wiggins ME. Corticosteroid injections: their use and abuse. J Am Acad Orthop Surg. 1994; 2: 133–140.
[19] Coonrad RW, Hooper WR. Tennis elbow: its course, natural history, conservative and surgical management. J Bone Joint Surg Am. 1973; 55: 1177–1182.
[20] Sanchez-Sotelo J, Morrey BF, O'Driscoll SW. Ligamentous repair and reconstruction for posterolateral rotatory instability of the elbow. J Bone Joint Surg Br. 2005; 87-B: 54–61.
[21] Shiri R, Viikari-Juntara E. Lateral and medial epicondylitis: role of occupational factors. Best Pract Res Clin Rheumatol. 2011; 25: 43–57.
[22] Shiri R, Viikari-Juntara E, Varonen H, et al. Prevalence and determinants of lateral and medial epicondylitis: a population study. Am J Epidemiol. 2006; 164: 1065–1074.
[23] Priest JD, Gerberich JG. The elbow and Tennis, Part 2. A study of the players with pain. The physician and sportsmedicine. 1980; 8: 81–91.

[24] Giangarra CE, Conroy B, Jobe FW, et al. Electromyographic and cinematographic analysis of elbow function in tennis players using single- and double-handed bacjhand strokes. Am J Sports Med. 1993; 21: 394–399.
[25] Jerosch J. Konservative und operative Therapie der Epikondylitiden. Obere Extremität. 2008; 3: 219–226.
[26] Boyd HB, McLeod AC. Tennis elbow. J Bone Joint Surg Am. 1973; 55: 1183–1187.
[27] du Toiz C, Stieler M, Saunders R, Bisset L, Vicenzino B. Diagnostic accuracy of power Doppler ultrasound in patients with chronic tennis elbow. Br J Sports Med. 2008; 42: 872–876.
[28] Hackl M, Wegmann K, Ries C, et al. Reliability of magnetic resonance imaging signs of posterolateral rotatory instability of the elbow. J Hand Surg Am. 2015; 40: 1428–1433.
[29] Walz DM, Newman JS, Konin GP, et al. Epicondylitis: Pathogenesis, Imaging, and Treatment. Radiographics 2010; 30: 167–184.
[30] Savnik A, Jensen B, Nerregaard J, et al. Magnetic resonance imaging in the evaluation of treatment response of lateral epicondylitis of the elbow. Eur Radiol. 2004; 14: 964–969.
[31] Stasinopoulos D, Johnson MI. Cyriax physiotherapy for tennis elbow /lateral epicondylitis. Br J Sports Med. 2004; 38: 675–677.
[32] Tyler TF, Thomas GC, Nicholas SJ, et al. Addition of isolated wrist extensor eccentric exercise to standard treatment for chronic lateral epicondylosis: a prospective randomized trial. J Shoulder Elbow Surg. 2010; 19: 917–922.
[33] Lee S, Ko Y, Lee W. Changes in pain, dysfunction, and grip strength of patients with acute lateral epicondylitis caused by frequency of physical therapy: a randomized controlled trial. J Phys Ther Sci. 2014; 26(7): 1037–1040. doi: 10.1589/jpts.26.1037.
[34] Tosti R, Jennings J, Sewards M. Lateral epicondylitis of the elbow. Am J Med. 2013; 126(4): 357.e1-6.
[35] Stroede CL, Noble L, Walker HS. The effect of tennis racket string vibration dampers on racket handle vibrations and discomfort following impacts. J Sports Sci. 1999; 17(5): 379–385.
[36] Bisset L, Beller E, Jull G, et al. Mobilisation with movement and exercise, corticosteroid injection, or wait and see for tennis elbow: a randomised trial. BMJ. 2006; 333(7575): 939.
[37] Hayton MJ, Santini AJ, Hughes PJ, et al. Botulinum toxin injection in the treatment of tennis elbow. A double-blind, randomized, controlled, pilotstudy. J Bone Joint Surg Am. 2005; 87: 503–507.
[38] Verhaar J, Walenkamp G, Kester A, et al. Lateral extensor release for tennis elbow. A prospective long-term follow-up study. J Bone Joint Surg Am. 1993; 75: 1034–1043.
[39] Hohmann G. Das Wesen und die Behandlung des sogenannten Tennisellenbogens. Münch Med Wochenschr. 1933; 80: 250.
[40] Wilhelm A. Therapieresistente Epikondylitis humeri radialis und Denervations-operation. Oper Orthop Traumatol. 1989; 1: 25–34.
[41] Baker CL Jr, Murphy KP, Gottlob CA, et al. Arthroscopic classification and treatment of lateral epicondylitis: two-year clinical results. J Shoulder Elbow Surg. 2000; 9: 475–482.
[42] Ries C, Franke S, Dietrich F, et al. Transosseous refixation of the common extensor muscle tendons in chronic lateral epicondylitis with and without additional reconstruction of the LUCL - a retrospective evaluation of 101 patients. Z Orthop Unfall. 2013; 151: 296–301.
[43] Ciccotti MC, Schwartz MA, Ciccotti MG. Diagnosis and treatment of medial epicondylitis of the elbow. Clin Sports Med. 2004; 23(4): 693–705.
[44] Ciccotti MG, Ramani MN. Medial epicondylitis. Tech Hand Up Extrem Surg. 2003; 7(4): 190–196.
[45] Pieber K, Angelmaier L, Csapo R, Herceg M. Acute injuries and overuse syndromes in sport climbing and bouldering in Austria: a descriptive epidemiological study. Wien Klin Wochenschr. 2012; 124(11–12): 357–362.

[46] Vangsness CT Jr, Jobe FW. Surgical treatment of medial epicondylitis. Results in 35 elbows. J Bone Joint Surg Br. 1991; 73(3): 409–411.
[47] Kraushaar BS, Nirschl RP. Tendinosis of the elbow (tennis elbow). Clinical features and findings of histological, immunohistochemical, and electron microscopy studies. J Bone Joint Surg Am. 1999; 81(2): 259–278.
[48] Kurvers H, Verhaar J. The results of operative treatment of medial epicondylitis. J Bone Joint Surg Am. 1995; 77(9): 1374–1379.
[49] Regan W, Wold LE, Coonrad R, Morrey BF. Microscopic histopathology of chronic refractory lateral epicondylitis. Am J Sports Med. 1992; 20(6): 746–749.
[50] Ollivierre CO, Nirschl RP, Pettrone FA. Resection and repair for medial tennis elbow. A prospective analysis. Am J Sports Med. 1995; 23(2): 214–221.
[51] Masear VR, Meyer RD, Pichora DR. Surgical anatomy of the medial antebrachial cutaneous nerve. J Hand Surg Am. 1989; 14(2 Pt 1): 267–271.
[52] O'Driscoll SW, Horii E, Carmichael SW, Morrey BF. The cubital tunnel and ulnar neuropathy. J Bone Joint Surg Br. 1991; 73(4): 613–617.
[53] Hamilton PG. The prevalence of humeral epicondylitis: a survey in general practice. J R Coll Gen Pract. 1986; 36(291): 464–465.
[54] Shiri R, Viikari-Juntura E, Varonen H, Heliovaara M. Prevalence and determinants of lateral and medial epicondylitis: a population study. Am J Epidemiol. 2006; 164(11): 1065–1074.
[55] O'Dwyer KJ, Howie CR. Medial epicondylitis of the elbow. Int Orthop. 1995; 19(2): 69–71.
[56] Ciccotti MG, Charlton WP. Epicondylitis in the athlete. Clin Sports Med. 2001; 20(1): 77–93.
[57] Gabel GT, Morrey BF. Operative treatment of medical epicondylitis. Influence of concomitant ulnar neuropathy at the elbow. J Bone Joint Surg Am. 1995; 77(7): 1065–1069.
[58] Morrey BF. The Elbow and its disorders. Third edition ed: WB Saunders Company; 2000.
[59] Vinod AV, Ross G. An effective approach to diagnosis and surgical repair of refractory medial epicondylitis. J Shoulder Elbow Surg. 2015; 24(8): 1172–1177.
[60] Jobe FW, Stark H, Lombardo SJ. Reconstruction of the ulnar collateral ligament in athletes. J Bone Joint Surg Am. 1986; 68(8): 1158–1163.
[61] Chen FS, Rokito AS, Jobe FW. Medial elbow problems in the overhead-throwing athlete. J Am Acad Orthop Surg. 2001; 9(2): 99–113.
[62] Schwab GH, Bennett JB, Woods GW, Tullos HS. Biomechanics of elbow instability: the role of the medial collateral ligament. Clin Orthop Relat Res. 1980; (146):42–52.
[63] Park GY, Lee SM, Lee MY. Diagnostic value of ultrasonography for clinical medial epicondylitis. Arch Phys Med Rehabil. 2008; 89(4): 738–742.
[64] Martin CE, Schweitzer ME. MR imaging of epicondylitis. Skeletal Radiol. 1998; 27(3): 133–138.
[65] Potter HG, Hannafin JA, Morwessel RM, DiCarlo EF, O'Brien SJ, Altchek DW. Lateral epicondylitis: correlation of MR imaging, surgical, and histopathologic findings. Radiology. 1995; 196(1): 43–46.
[66] Kijowski R, De Smet AA. Magnetic resonance imaging findings in patients with medial epicondylitis. Skeletal Radiol. 2005; 34(4): 196–202.
[67] Walz DM, Newman JS, Konin GP, Ross G. Epicondylitis: pathogenesis, imaging, and treatment. Radiographics. 2010; 30(1): 167–184.
[68] Stahl S, Kaufman T. The efficacy of an injection of steroids for medial epicondylitis. A prospective study of sixty elbows. J Bone Joint Surg Am. 1997; 79(11): 1648–1652.
[69] Hennig EM, Rosenbaum D, Milani TL. Transfer of tennis racket vibrations onto the human forearm. Med Sci Sports Exerc. 1992; 24(10): 1134–1140.
[70] Chen FS, Rokito AS, Jobe FW. Medial elbow problems in the overhead-throwing athlete. J Am Acad Orthop Surg. 2001; 9(2): 99–113.

[71] Baumgard SH, Schwartz DR. Percutaneous release of the epicondylar muscles for humeral epicondylitis. Am J Sports Med. 1982; 10(4): 233–236.
[72] Kwon BC, Kwon YS, Bae KJ. The Fascial Elevation and Tendon Origin Resection Technique for the Treatment of Chronic Recalcitrant Medial Epicondylitis. Am J Sports Med. 2014; 42(7): 1731–1737.
[73] Glanzmann MC, Audige L. Efficacy of platelet-rich plasma injections for chronic medial epicondylitis. J Hand Surg Eur Vol. 2015; 40(7): 744–745.
[74] Mishra A, Pavelko T. Treatment of chronic elbow tendinosis with buffered platelet-rich plasma. Am J Sports Med. 2006; 34(11): 1774–1778.
[75] Sampson S, Gerhardt M, Mandelbaum B. Platelet rich plasma injection grafts for musculoskeletal injuries: a review. Curr Rev Musculoskelet Med. 2008; 1(3–4): 165–174.
[76] Zonno A, Manuel J, Merrell G, Ramos P, Akelman E, DaSilva MF. Arthroscopic technique for medial epicondylitis: technique and safety analysis. Arthroscopy. 2010; 26(5): 610–616.
[77] Mirzayan R, Singh A, Acevedo DC, Sodl JF, Yian E, Navarro RA. Surgical treatment of 150 acute distal triceps tendon ruptures. ASES Abstract. J Shoulder Elbow Surg. 2015; 24: e120–e121.
[78] Ritsch M. Die operative Versorgung der Tricepsruptur. 27. Jahreskongress der GOTS. Salzburg; 2012.
[79] Sollender JL, et al. Triceps tendon rupture in weight lifters. J Shoulder Elbow Surg. 1998; 7: 151–153.
[80] Kose O, Kilicaslan OF, Guler F, Acar B, Yuksel HY. Functional outcomes and complications after surgical repair of triceps tendon rupture. Eur J Orthop Surg Traumatol. 2015; 25: 1131–1139.
[81] Mair SD, Isbell WM, Gill TJ, Schlegel TF, Hawkins RJ. Triceps tendon ruptures in professional football players. Am J Sports Med. 2004; 32: 431–434.
[82] van Riet RP, et al. Surgical treatment of distal triceps ruptures. J Bone Joint Surg Am 2003; 85: 1961–1967.
[83] Madsen M, Marx RG, Millett PJ, Rodeo SA, Sperling JW, Warren RF. Surgical anatomy of the triceps branchii tendon: Anatomical study and clinical correlation. Am J Sports Med. 2006; 34: 1839–1843.
[84] Keener JD, et al. Insertional anatomy of the triceps brachii tendon. J Shoulder Elbow Surg. 2010; 19: 399–405.
[85] Yeh PC, et al. The distal triceps tendon footprint and a biomechanical analysis of 3 repair techniques. Am J Sports Med. 2010; 38: 1025–1033.
[86] Hughes RE, Schneeberger AG, An KN, Morrey BF, O'Driscoll SW. Reduction of triceps muscle force after shortening of the distal humerus: a computational model. J Shoulder Elbow Surg. 1997; 6: 444–448.
[87] Anzel SH, Covey KW, Weiner AD, Lipscomb PR. Disruption of muscles and tendons; an analysis of 1014 cases. Surgery. 1959; 45: 406–414.
[88] Bava ED, et al. Clinical outcome after suture anchor repair for complete traumatic rupture of the distal triceps tendon. Arthroscopy. 2012; 28: 1058–1063.
[89] Heikenfeld R, Listringhaus R, Godolias G. Endoscopic repair of tears of the superficial layer oft the distal triceps tendon. Arthroscopy. 2014; 30: 785–789.
[90] Tatebe M, Horii E, Nakamura R. Chronically ruptured triceps tendon with avulsion of the medial collateral ligament: a report of 2 cases. J Shoulder Elbow Surg. 2007; 16: e5–7.
[91] Downey R, Jacobson JA, Fessell DP, Tran N, Morag Y, Kim SM. Sonography of partial-thickness tears of the distal triceps brachii tendon. J Ultrasound Med. 2011; 30: 1351–1356.
[92] O'Dell MC, Urena J, Fursevich D, Sanchez E, LiMarzi G, Bancroft L. Imaging sports-related elbow injuries. Appl Radiol. 2015; 44: 7–15.
[93] Tom JA, Kumar NS, Cerynik DL, Mashru R, Parrella MS. Diagnosis and treatment of triceps tendon injuries: a review of the literature. Clin J Sport Med. 2014; 24: 197–204.

[94] Petre BM, Grutter PW, Rose DM, Belkoff SM, McFarland EG, Petersen SA. Triceps tendons: a biomechanical comparison of intact and repaired strength. J Shoulder Elbow Surg. 2011; 20: 213–218.
[95] Weistroffer JK, Mills WJ, Shin AY. Recurrent rupture of the triceps tendon repaired with hamstring tendon autograft augmentation: a case report and repair technique. J Shoulder Elbow Surg. 2003; 12: 193–196.
[96] Athwal GS, McGrill RJ, Rispoli DM. Isolated avulsion of the medial head of the triceps tendon: An anatomic study and arthroscopic repair in 2 cases. Arthroscopy. 2009; 25: 983–988.

6 Hand

Andreas Schweizer

6.1 Beugesehnenpathologien

Im Folgenden werden geschlossene Beugesehnenverletzungen sowie Erkrankungen der Beugesehnen und Sehnenscheiden abgehandelt. Es wird auf die Klinik, Diagnostik und Behandlung eingegangen. Zur Abklärung von Sehnenverletzungen an der Hand eignet sich insbesondere die hochauflösende Ultrasonographie, da diese als einzige eine dynamische Untersuchung erlaubt, worauf detaillierter eingegangen wird [1]. Nicht erwähnt wird das gesamte Spektrum der offenen Verletzungen, es wird auf die einschlägige handchirurgische Literatur, wie z. B. Green's Operative Hand Surgery (Churchill Livingstone), verwiesen.

6.1.1 Epidemiologie

Sportarten, bei welchen die Hand involviert ist, zeigen einen relativ hohen Verletzungsanteil im Bereich der Hand und Finger auf. Akute Verletzungen der Fingerbeugesehnen (Abriss/ossärer Ausriss) werden vor allem bei Sportarten mit ruckartigen Bewegungen gegen den Fingergriff wie Rugby, Judo und Kite-surfen beobachtet. Ein ganz spezifisches Verletzungsmuster präsentiert sich beim Sportklettern, wobei die geschlossene Ruptur sowie die Beugesehnenscheidenentzündung der A2 und A4 Ringbänder ausgesprochen häufig vorkommt.

6.1.2 Tendovaginitis stenosans A1-Ringband (schnellender Finger/Triggerfinger)

Die einengende Sehnenscheidenentzündung am A1-Ringband der Langfinger sowie am Daumen hat häufig keine klare Ursache, kann aber durch vermehrte Belastung getriggert werden oder mit Krankheiten assoziiert sein (z. B. Diabetes mellitus). Klinisch findet sich eine Schmerzhaftigkeit im Bereich der Hohlhand über dem A1-Ringband, im weiteren Verlauf entwickelt sich ein Schnappphänomen bei Beuge- und Streckbewegung im Bereich des proximalen Interphalangealgelenkes bzw. des Interphalangealgelenkes am Daumen. Die Symptomatik ist oft morgens am schlimmsten, nachdem über Nacht die Beugesehnen vor und nach der Stenose angeschwollen sind. Die Stenose kann derart zunehmen, dass ein Durchgleiten der Sehnenverdickung unter dem Ringband nicht mehr möglich ist (blockierter Triggerfinger) und der Finger so entweder in Extension oder in Flexion (Differentialdiagnose Morbus Dupuytren) fixiert ist. Das Triggerphänomen selbst kann bei Abwesenheit von entzündlichen Veränderungen auch schmerzfrei auftreten. Ultrasonographisch zeigt sich ein um bis

DOI 10.1515/9783110424027-008

auf das Mehrfache verdicktes A1-Ringband mit hypoechogenen Arealen sowie unscharfer Begrenzung. Ebenfalls kann das Triggerphänomen der Beugesehnen bildlich gut dargestellt werden [2, 3]. Die entzündlichen Veränderungen können sich auch nach distal bis über das A2- und A3-Ringband ausbreiten, was sonographisch gut verifiziert und quantifiziert werden kann. Lokal konservative Maßnahmen sind wenig effektiv, dahingegen ist die Infiltration der Beugesehnenscheide mit Steroiden bei ca. 60 bis 70 % der Patienten lang anhaltend wirksam. Der Schmerz verschwindet oft nach wenigen Tagen, das Triggerphänomen kann allerdings zwei bis drei Wochen bestehen bleiben. Die Infiltration der Beugesehnenscheide gelingt am zuverlässigsten mit einer senkrechten Punktion über der Mitte des Grundgliedes, wobei die Nadel durch das Ringband und die Beugesehne bis auf den Knochen vorgeschoben wird. Das Steroid kann so in den Zwischenraum von Knochen und Beugesehne austreten, was gut mit einer kleinen Ballonbildung über dem Endgelenk palpatorisch verifiziert werden kann. Alternativ kann mittels ultrasonographischer Kontrolle die Position der Nadel verifiziert und so ein Austritt des Steroides in die Sehne selbst vermieden werden. Die Infiltration am Daumen erfolgt analog über der Mitte der Grundphalanx.

Bei störenden Rezidiven (2- bis 4-maliger Infiltration) oder bei blockiertem schnellendem Finger muss eine A1-Ringbandspaltung in Betracht gezogen werden. Bei dem in Lokalanästhesie durchgeführten kleinen Eingriff über eine 1-cm-Inzision auf Höhe des A1-Ringbandes wird dieses streng mittig längs durchtrennt. Direkt interoperativ wird durch aktives Durchbewegen des Fingers das Resultat überprüft. Sehr selten muss bei persistentem Triggerphänomen über eine 2. Inzision im Bereich des proximalen Interphalangealgelenkes einer der zwei Superficialiszügel mitentfernt werden. Die strategisch wichtigen A2- und A4-Ringbänder dürfen dabei nicht durchtrennt werden. Die Rehabilitation bei koexistenter Reizung des A2-Ringbandes kann gelegentlich mehrere Monate in Anspruch nehmen. Alternativ zu einer offenen Ringbandspaltung kann diese auch perkutan mit einer Nadel oder ultraschallkontrolliert durchgeführt werden [4].

6.1.3 Tendovaginits des A2- und/oder des A4-Ringbandes

Eine selektive Entzündung des A2- und/oder des A4-Ringbandes tritt häufig und fast ausschließlich bei Patienten auf, welche den Klettersport intensiv betreiben [5]. Durch den Einsatz der so genannten aufgestellten Fingerposition (stark flektiertes proximales Interphalangealgelenk, hyperextendiertes distales Interphalangealgelenk) treten sehr hohe Umlenkungs- und Reibungskräfte am A2- und A4-Ringband auf, welche dort zu einer überlastungsbedingten Tendosynovitis führen können. Klinisch ist eine ausgesprochene Druckschmerzhaftigkeit über der Mitte des Grundgliedes bzw. des Mittelgliedes vorhanden, gelegentlich kann auch eine Verdickung des Ringbandes selbst palpiert werden. Flexion gegen Widerstand bei 90°, flektiert am proximalen Interphalangealgelenk, ist schmerzauslösend, die Diagnose kann mittels Ultraschall verifiziert werden. Das Ringband selbst ist dabei bis auf das Mehrfache verdickt, die Echostruktur verwaschen und inhomogen. Die Therapie erfolgt in erster Linie konservativ durch Anpassung der Halteposition beim Klettern (hängende statt aufgestellte Fingerposition) und kann gelegentlich einen mehrere Monate dauernden langwierigen Verlauf aufzeigen. Ein komplettes Sistieren des Sportes hilft häufig nur vorübergehend, die Prognose fällt langfristig allerdings sehr gut aus. Die Infiltration mit einem Hyaluronsäureprodukt wirkt für einige Wochen schmerzlindernd und kann die Heilung beschleunigen, ein Steroid sollte beim aktiven Kletterer nur mit großer Vorsicht verwendet werden (Gefahr der konsekutiven Ringbandruptur). Ein protektives zirkuläres Fingertaping ist ineffizient und kann das Ringband zusätzlich reizen.

6.1.4 Geschlossene Ringbandruptur des A2- und/oder A3- und/oder A4-Ringbandes

Die geschlossene Ringbandruptur wurde erstmals im Zusammenhang mit dem Klettersport beschrieben, wird selten aber auch durch andere kräftige Fingerbeugebewegungen ausgelöst beobachtet (heftiges Anheben von schweren Gegenständen, Seilziehen beim Segelsport) [6, 7]. Verursacht wird die Verletzung meist bei ca. 90°-flektiertem proximalem Interphalangealgelenk und extendiertem distalem Interphalangealgelenk durch eine kräftige, schnelle exzentrische Bewegung. Ähnlich wie bei der Achillessehnenruptur ist in der näheren Umgebung ein hörbarer Knall wahrnehmbar. Der betroffene Finger schwillt meist leicht an, gelegentlich kann ein Hämatom beobachtet werden, es resultiert ein Faustschlussdefizit von bis zu mehreren cm (mehrfache Ringbandruptur). Entsprechend ist eine Druckschmerzhaftigkeit über dem betroffenen Ringband/den betroffenen Ringbändern vorhanden, das Ausmaß der Verletzung kann gut mit dem Ultraschall quantifiziert werden (Abb. 6.1). Hebt sich die Beugesehne mehr als 1 mm von der Mitte der proximalen Phalanx ab, liegt eine A2-Ringbandruptur vor [8]. Selten ist die Verletzung auch mit einer geschlossenen Ruptur der Superficialissehne assoziiert, in einem Fall wurde auch eine selektive Ruptur eines einzelnen Superficialiszügels selbst beobachtet.

Die geschlossene Ringbandruptur wird praktisch immer konservativ behandelt [5], insbesondere wenn es lediglich singuläre Rupturen betrifft oder Kombinationen zwischen A2- und A3- sowie A3- und A4-Ringband beinhaltet. Das Bowstringing (Abheben der Beugesehnen vom Knochen im Bereich des rupturierten Ringbandes) beträgt zwischen 4 bis 7 mm im frischverletzten Zustand. Solange die Beugesehne im Ultraschall noch auf die Phalanx reponiert werden kann (noch keine etablierte Narbenbildung zwischen Sehne und Knochen), wird die Verletzung mit einem Ringbandschutzring behandelt. Dieser komprimiert den Finger von anteroposterior, reponiert die Sehne, reduziert das Bowstringing, lässt aber seitlich genügend Platz für die Gefäßnervenbündel, um die Zirkulation nicht zu kompromittieren. Der Ring wird konsequent 24 h täglich für sechs bis acht Wochen getragen, täglich werden Beuge- und

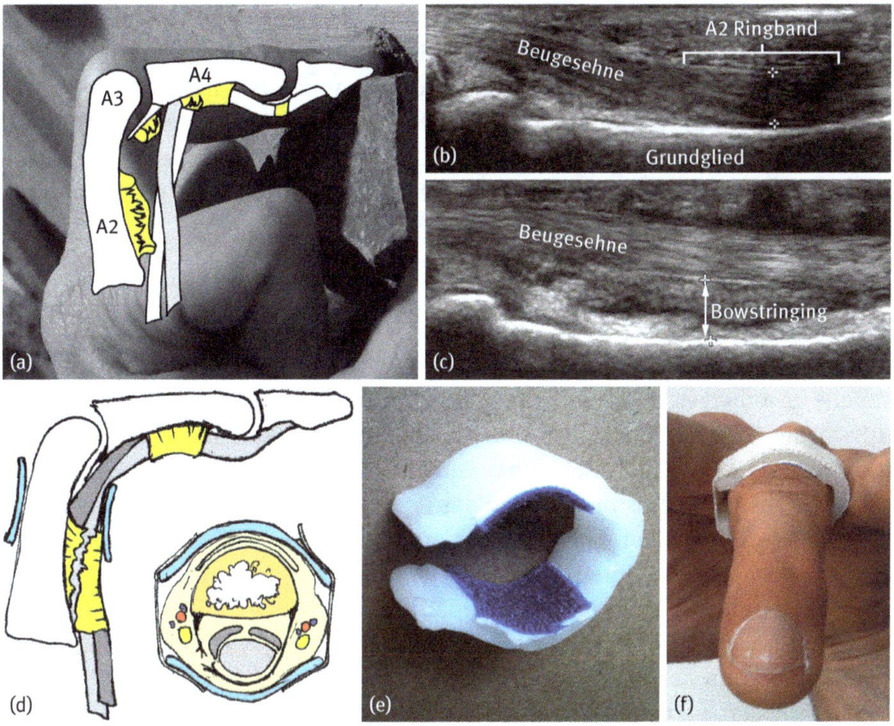

Abb. 6.1: Geschlossene A2- und A3-Ringbandruptur (a) verursacht durch starke Belastung beim Klettersport. Im Ultraschall verläuft im Normalzustand (b) die Beugesehne im Bereich des Grundgliedes nicht weiter vom Knochen als 1 mm; rupturiert das Ringband, resultieren ein Bowstringing und Abheben der Sehne vom Knochen von 4–6 mm. Die Verletzung wird konservativ mit einer Ringbandschutzschiene (d–f) behandelt, deren spezielle Form es erlaubt, die Sehne wieder näher an den Knochen (d) zu bringen, ohne die seitlich verlaufenden neurovaskulären Strukturen zu kompromittieren (d, f).

Streckübungen im proximalen Interphalangealgelenk durchgeführt. Ab dem 3. Monat beginnt der Belastungsaufbau mit einem Ringbandschutztape für ein bis zwei Monate, nach vier bis fünf Monaten kann eine Wiederaufnahme der Belastung im Klettersport erwartet werden. Im Durchschnitt lässt sich das initial sonographisch festgestellte Ausmaß des Bowstringings um die Hälfte reduzieren (z. B. von 4 auf 2 mm), der Normwert von weniger als 1 mm wird selten erreicht. Rund 95 % unserer Patienten erzielen wieder mindestens das gleiche Leistungsniveau wie vor der Verletzung. Kontrovers ist nach wie vor die 3-fach-Ringbandverletzung (A2-/A3-/A4-Ringband), wobei einige nach wie vor eine Ringbandrekonstruktion mit einem Sehnen- oder Retinakulumtransplantat favorisieren [9]. Wir haben allerdings einige multiple Ringbandverletzungen bereits mit gutem Resultat konservativ behandeln können (Ringbandschutzring über A2- und A4-Ringband), welche nach zwei Monaten eine praktisch normale Bewegungsamplitude erreicht haben.

Etwas anders sieht die Situation bei einer kombinierten A1- und A2-Ringbandverletzung aus, welche meist iatrogen ist (zu extensiv durchgeführte A1-Ringbandspaltung mit subtotaler oder totaler Durchtrennung des A2-Ringbandes oder die A1-Ringbanddurchtrennung bei vorbestehender, nicht erkannter A2-Ringbandinsuffizienz/Ruptur). Dabei kann sich ein ausgeprägtes und störendes Bowstringing bis in die Mitte der Hohlhand entwickeln, welches eine Rekonstruktion des A1-Ringbands notwendig macht.

6.1.5 Geschlossene Rupturen der Beugesehnen im Digitalkanal

Schnelle unvorhergesehene und kraftvolle exzentrische Bewegungen aus dem Faustschluss oder Halten eines Gegenstandes können zu einer Ruptur/einem Ausriss der Flexor-digitorum-profundus-Sehne am Endglied führen. Oft ist der Ausriss zumindest partiell ossär, so dass radiologisch das Fragment und der distale Sehnenstumpf lokalisiert werden können. Klinisch resultiert die Verletzung mit einem aktiven Flexionsdefizit im distalen Interphalangealgelenk. Je nachdem, ob die Vinculae der Flexor-digitorum-profundus-Sehne mitreißen oder intakt bleiben, findet sich der Sehnenstumpf noch im Bereich des proximalen Interphalangealgelenkes, andernfalls weiter proximal in der Hohlhand [10]. Die Verletzung kann sehr gut ultrasonographisch verifiziert und der Sehnenstumpf lokalisiert werden. Wird die Verletzung innerhalb der ersten drei bis vier Wochen behandelt, kann die Sehne meist noch sehr gut distalisiert und am Endglied reinseriert werden. Meist muss der gesamte Digitalkanal inkl. der Ringbänder geöffnet werden. Die Schwierigkeit besteht dabei darin, den ausgefransten proximalen Sehnenstumpf wieder anterograd durch den engen Digitalkanal ziehen zu können. Eine große Hilfe dabei sind Sehnendurchzugsinstrumentarien in der Form so genannter Mädchenfänger. Distal wird die Sehne meist transossär/transungual reinseriert, bei einem distal verbleibenden Sehnenstumpf zusätzlich eine Überwendelungsnaht zugefügt.

Sehr viel seltener ist die geschlossene Ruptur einer Flexor-digitorum-superficialis-Sehne, welche nur zu einem geringgradigen Funktionsverlust führt und daher oft erst verspätet diagnostiziert wird (Ultraschall). Klinisch relevant ist dabei vor allem eine schmerzhafte Adhäsion des proximalen Flexor-digitorum-superficialis-Sehnenstumpfes im Bereich des A1-Ringbandes oder proximal davon, welches ein Triggerphänomen bei Beuge- und Streckbewegungen auslesen kann. Klinisch wird die Verletzung mit dem Quadrigamanöver verifiziert und mittels Ultraschall die Lokalisation des Stumpfes aufgesucht, wobei auch das Triggerphänomen sehr gut direkt dargestellt werden kann [11]. Verbleibt das Triggerphänomen störend, kann eine Resektion des Stumpfes proximal oder auch distal im Digitalkanal notwendig werden. Eine Rekonstruktion der Flexor-digitorum-superficialis-Sehne ist schwierig, der Funktionsgewinn klein und das Komplikationspotenzial groß (Adhäsion, persistentes oder neues Triggerphänomen, Extensionsdefizit im proximalen Interphalangealgelenk).

Bei chronischen Beugesehnenrupturen (Flexor digitorum profundus, kombiniert Flexor digitorum profundus und Flexor digitorum superficialis) ist die Muskulatur bereits derart kontrahiert/retrahiert, dass eine direkte Reinsertion nicht mehr möglich ist und ein Transplantat im Beugesehnenkanal (Palmaris-longus-Sehne) eingelegt werden muss. Zeigt der proximalisierte Muskel noch eine gute Aktivität/Kontraktilität (Ultraschallkontrolle), kann dieser als Motor verwendet werden, andernfalls muss ein Sehnentransfer (Flexor-digitorum-superficialis-Sehne eines benachbarten Fingers) dafür eingesetzt werden. Bei zusätzlich nicht mehr vorhandenem Ringbandsystem (z. B. nach Infektion/Beugesehnenscheidenphlegmone) ist eine zweiseitige Rekonstruktion (1. Rekonstruktion der Ringbänder und Ausbildung eines neuen Beugesehnenkanales mittels Einlage eines Silikonstabes, 2. Beugesehnenrekonstruktion mittels Transplantat nach ca. vier Monaten) notwendig.

6.1.6 Beugesehnenläsionen im Bereich des Handgelenkes/Karpalkanals

Beugesehnenläsionen und Rupturen im Bereich des Karpalkanales sind praktisch immer sekundär degenerativ oder entzündlich (nicht traumatisch). Das knöcherne Skelett im Bereich des Karpus bietet viele Lokalisationen und Umlenkstellen der Beugesehnen, an welchen die Sehnen selbst durchgescheuert werden können. Eine Skapho-, Trapezoidalarthrose mit palmarseitig abstehenden Osteophyten kann zu einer kompletten Ruptur der Flexor-carpi-radialis-Sehne führen, diese ist funktionell wenig beeinträchtigend, eine Rekonstruktion ist aufgrund des Defektes meist nur mit einem Transplantat möglich, bei jüngeren und aktiven Patienten aber zu erwägen. Eine Hamulusfraktur/Hamuluspseudoarthrose oder eine Pisotriquetralarthrose kann ebenfalls zur Entwicklung von Osteophyten führen, welche nach radial in den Beugesehnenkanal vorstehen können und da seriell zu Rupturen der Fingerbeuger des Dig. V, IV, gelegentlich auch Dig. III führen kann. Die Funktionsbeeinträchtigung ist groß, die Entfernung des Hamulus und die Rekonstruktion der Sehnen sind notwendig. Für die Rekonstruktion stehen Rekonstruktion mittels Transplantat, Sehnentransfer distaler Stumpf End-zu-Seit, Tenodese oder ein Flexor-digitorum-superficialis-Sehnentransfer zur Verfügung. Chronische Tendosynovitiden, vor allem entzündlich bedingt (rheumatoide Arthritis), oder lang anhaltende Zustände nach karpalen Verletzungen (SNAC/scaphoid nonunion advanced collapse oder SLAC/scapholunate advanced collapse) können zu Rupturen der langen Fingerbeuger sowie der Flexor-pollicis-longus-Sehne führen. Die Rekonstruktion ist meist aufwändig und kompliziert (Kombinationen von Transplantat und Transfer). Ebenfalls werden seit der Verbreitung der palmaren Osteosynthese der Radiusfraktur vermehrt Beugesehnenrupturen, insbesondere der Flexor-pollicis-longus-Sehne, verursacht durch das Osteosynthesematerial, beobachtet, so dass die Metallentfernung sowie die Beugesehnenrekonstruktion notwendig werden [12]. Eine Ultraschallkontrolle (Interferenz Beugesehnen/Osteosynthesematerial) kann eine Gefährdung der Beugesehnen evaluieren.

Die Reizung/Tendosynovits der Flexor-carpi-radialis-Sehne im Bereich des Flexor-carpi-radialis-Tunnels, die sich durch eine schmerzhafte Handgelenksflexion gegen Widerstand äußert, muss bei konservativer Therapieresistenz (Handgelenksschiene, Steroidinfiltration) mit einer Eröffnung des Tunnels selbst und Entlastung der Sehne behandelt werden. Differentialdiagnostisch muss auch die sehr schmerzhafte Tendinitis calcarea in Betracht gezogen werden, welche aber in erster Linie eine konservative Therapie erfordert (Ruhigstellung, lokale und systemische Antiphlogistika). Deutlich seltener ist die Reizung/Tendinitis der Flexor-carpi-ulnaris-Sehne, meist durch eine Bursitis oder osteophytäre Ausziehungen im Bereich des Os pisiforme ausgelöst.

6.2 Strecksehnenpathologien

Im Folgenden werden geschlossene Strecksehnenverletzungen sowie Erkrankungen der Strecksehnen und Sehnenscheiden abgehandelt. Es wird auf die Klinik, Diagnostik und Behandlung eingegangen. Zur Abklärung von Sehnenverletzungen an der Hand eignet sich insbesondere die hochauflösende Ultrasonographie, da diese als einzige eine dynamische Untersuchung erlaubt [1].

6.2.1 Epidemiologie

Sportarten, bei welchen die Hand direkt mit einem Ball involviert ist, zeigen einen relativ hohen Verletzungsanteil im Bereich der Strecksehnen der Finger auf. Insbesondere beim Volley- und Basket- und Handball kommt der Strecksehnenabriss über dem Fingerendgelenk sehr häufig vor. Racket und Handgriffsportarten wie Tennis und Badminton dahingegen verursachen eher Sehnenscheidenentzündungen im Bereich des Handgelenkes.

6.2.2 Geschlossene Strecksehnenverletzung über dem distalen Interphalangealgelenk (Mallet-Finger)

Durch eine schnelle exzentrische und ruckartige Flexionsbewegung im distalen Interphalangealgelenk, verursacht z. B. durch ein Ballanpralltrauma (Volleyball, Basketball), kann die sehr dünne Strecksehne geschlossen reißen. Klinisch inspektorisch imponiert dies als ein so genanntes hängendes Endglied; auch bei voller aktiver Extension des Fingers resultiert ein Streckdefizit von 20° bis 40° im Endgelenk. Radiologisch wird ein knöcherner/ossärer Sehnenausriss ausgeschlossen, ultrasonographisch zeigt sich eine Kontinuitätsunterbrechung der Sehne selbst [13]. Behandelt wird die Verletzung mit konsequenter Ruhigstellung in endgradiger Extension/Hyperextension mittels einer Stack'schen Schiene oder einer dorsal angelegten Aluminiumschaumstoffschiene für konsequent zehn Wochen. In dieser Zeit darf auch bei hygienischen Verrichtungen das Endgelenk nicht flektiert werden. Bei alten und verpassten Verletzungen kann eine Schwanenhalsdeformität (zusätzliche Hyperextension im proximalen Interphalangealgelenk durch vermehrten Zug am Mittelzügel) resultieren. Die sekundäre Rekonstruktion der Strecksehne ist schwierig, kann mit einer Sehnennarbenresektion/Sehnenverkürzung inkl. Hautanteilen (Dermatotenodese) oder eines gekreuzten Sehnentransfers behandelt werden. Bei Letzterem wird ein Transplantat am Endglied dorsal der Bewegungsachse über dem proximalen Interphalangealgelenk palmar der Bewegungsachse durchgezogen und unter Spannung vernäht [14]. Analog dazu kann die EPL-Sehne über dem IP-Gelenk des Daumens bei forcierter Flexion gegen Widerstand geschlossen rupturieren und zu einem hängenden Endglied führen. Ausgeschlossen werden muss dabei eine Verletzung der EPL-Sehne weiter proximal (siehe weiter unter 3. Strecksehnenfach). Behandelt wird diese Verletzung ebenfalls mit einer 10-wöchigen Ruhigstellung des IP-Gelenkes in Extension mit entsprechender Schiene.

6.2.3 Geschlossene Strecksehnenruptur über dem proximalen Interphalangealgelenk (Mittelzügelverletzung)

Durch eine schnelle Flexionsbewegung gegen den gestreckten Finger im proximalen Interphalangealgelenk kann der Zentralzügel der Strecksehne reißen. Initial kann der Finger noch aktiv voll gestreckt werden, die Verletzung wird deshalb häufig unterschätzt oder übersehen. Klinisch ist der Elson-Test pathognomonisch [15]. Aus 90°-Flexion im proximalen Interphalangealgelenk wird das Gelenk gegen Widerstand extendiert; resultiert eine paradoxe Hyperextension im distalen Interphalangealgelenk durch ein vermehrtes nach proximal Gleiten des Streckapparates, ist der Test positiv. Ultrasonographisch kann die Diskontinuität gut dargestellt werden. Bei der frischen Verletzung ist die Therapie konservativ, das proximale Interphalangealgelenk wird konsequent für sechs Wochen in einer proximalen Interphalangealgelenk-Extensionsschiene gelagert, während die Flexionsübungen aktiv und passiv im distalen Interphalangealgelenk durchgeführt werden. Bei verpasster Verletzung gleiten die Seitenzügel seitlich des proximalen Interphalangealgelenkes nach palmar weg. Sobald diese palmar der Drehachse des proximalen Interphalangealgelenkes zu liegen kommen, kann dieses nicht mehr aktiv extendiert werden und es entwickelt sich eine Knopflochdeformität (flektiertes proximales Interphalangeal- und extendiertes distales Interphalangealgelenk), welche meistens nur noch mit einer Strecksehnenmittelzügelrekonstruktion behandelt werden kann. Dabei werden die beiden Seitenzügel gelöst und dorsal wieder vernäht oder mittels eines transossären Transplantates die Sehne wiederhergestellt.

6.2.4 Streckerhaubenläsionen im Bereich des Metakarpophalangealgelenkes

Schnelle exzentrische Bewegungen aus extendiertem Metakarpophalangealgelenk in die Flexion gegen Widerstand können zu einer Ruptur der lateralen Führungsstrukturen der Strecksehnen (sagittalen Bänder) führen, wonach die Strecksehne selbst meist nach ulnar über das Metakarpophalangealgelenk wegrutscht. Die Strecksehne bleibt dabei intakt, kann aber bei Flexion des Metakarpophalangealgelenkes auf die palmare Seite der Drehachse rutschen, so dass keine aktive Extension mehr im Metakarpophalangealgelenk durchgeführt werden kann. Wird der Finger extendiert, rutscht die Sehne an ihren ursprünglichen Ort zurück und der Finger kann endgradig wieder gut selbstständig extendiert gehalten werden. Bei frischen Verletzungen wird eine Metakarpophalangealgelenk-Streckschiene konsequent für sechs Wochen angelegt, das proximale Interphalangealgelenk sowie das Handgelenk bleiben frei. Bei veralteten Verletzungen muss eine Naht des sagittalen Bandes oder eine Rekonstruktion mit entweder Anteilen der Strecksehne selbst oder einem freien Transplantat durchgeführt werden [16].

6.2.5 Tendosynovitis de Quervain (1. Strecksehnenfach: Extensor pollicis brevis und Abductor pollicis longus)

Repetitive Bewegungen im Handgelenk in Ulnar-/Radialduktion können zu einer häufig auftretenden Sehnenscheidenentzündung im 1. Strecksehnenfach führen. Klinisch imponiert dies mit einer Schwellung und Druckschmerzhaftigkeit über dem Radiusstyloid. Die passiv forcierte Ulnarabduktion ist schmerzhaft (Finkelsteintest) sowie auch die aktive Radialduktion (z. B. Pfanne heben). Die stenosierende Tendosynovitis ist sehr selten mit einer Blockade oder einem Triggerphänomen verbunden und kann ultrasonographisch sehr gut verifiziert und auch quantifiziert werden. In erster Linie wird konservativ mit lokalen Antiphlogistika sowie Ruhigstellung in einer Handgelenksmanschette mit Daumeneinschluss behandelt. Bei Beschwerdepersistenz über zwei Monaten wird eine Infiltration des 1. Strecksehnenfaches (idealerweise ultraschallkontrolliert [17]) mit Steroiden durchgeführt, bei mehrmonatigen Beschwerden schließlich eine Spaltung oder eine Erweiterungsplastik des 1. Strecksehnenfaches. Zu beachten gilt, dass die Extensor-pollicis-brevis-Sehne oft ein separates Fach aufweist, welches gesucht und falls vorhanden auch eröffnet werden muss. Eine seltene Komplikation bei verfrühter Mobilisation ist eine schmerzhafte Sub- oder Luxation der Abductor-pollicis-longus- und der Extensor-pollicis-brevis-Sehnen über das Radiusstyloid, was eine Rekonstruktion des 1. Strecksehnenfaches notwendig machen kann.

6.2.6 Tendosynovitis des 2. Strecksehnenfaches (Intersektionssyndrom)

Repetitive belastende Tätigkeiten mit Flexions-/Extensionsamplitude im Handgelenk können zu Reizungen und Entzündungen im Bereich des 2. Strecksehnenfaches führen. Gelegentlich sind diese auch kombiniert mit einer Reizung und Entzündung der Überkreuzungsstellen der Sehnen des 1. Strecksehnenfaches mit den Sehnen des 2. Faches [18]. Schmerzhaft sind die passive Flexion des Handgelenkes sowie die Extension gegen Widerstand. Bei ausgeprägten Befunden kann ein Krepitieren (Schneeballknirschen) entlang der Extensor-carpi-radialis-brevis- und der Extensor-carpi-radialis-longus-Sehne palpiert werden. Die Therapie besteht intial aus einer konservativen Behandlung mit Ruhigstellung und lokalen Antiphlogistika, bei Persistenz der Beschwerden kann eine Infiltration mit Steroiden ins 2. Strecksehnenfach und an der Überkreuzungsstelle 1./2. Strecksehnenfach durchgeführt werden. Selten sind eine Revision, Synovialektomie und Spaltung des. 2. Strecksehnenfaches notwendig.

6.2.7 Sehnenläsionen im Bereich des 3. Strecksehnenfaches (der Extensor-pollicis-longus-Sehne)

Überlastungsbedingte Tendosynovitiden im Bereich des 3. Strecksehnenfaches sind selten. Mechanische Irritationen allerdings durch eine stattgehabte Radiusfraktur (auch konservativ behandelt) oder durch dorsalseitig abstehendes Osteosynthesematerial können zu einer Reizung, Partialläsion oder Ruptur der Extensor-pollicis-longus-Sehne führen. Klinisch imponiert dies mit einem aktiven Streckausfall im Interphalangealgelenk des Daumens sowie einer nicht mehr möglichen Retropulsion des Daumens (Abheben des Daumens von der Tischplatte nach dorsal). Ultrasonographisch kann die Ruptur gut lokalisiert und die Retraktion der Sehnenstümpfe quantifiziert werden. Meist wird die Verletzung erst verspätet erkannt und die Sehnenstümpfe sind ausgefranst, so dass eine Rekonstruktion der Sehne keinen Sinn mehr macht und auf einen Sehnentransfer (Extensor indicis proprius auf Extensor pollicis longus) zurückgegriffen wird. In der Regel kann eine nahezu normale Funktion auch bei älteren Patienten erwartet werden.

6.2.8 Tendosynovitiden im Bereich des 4. und 5. Strecksehnenfaches (Extensor digitorum communis, Extensor indicis proprius)

Überbelastungsbedingte Tendosynovitiden im 4. Strecksehnenfach sind selten, äußern sich durch Schmerzen bei aktiver Fingerextension sowie korreliertem Faust- und Fingerschluss. Klinisch ist eine Schwellung entlang den Strecksehnen distal und proximal des Retinakulums, nicht aber direkt darüber ausmachbar, sonographisch kann dies gut lokalisiert und quantifiziert werden. Häufiger ist eine Synovialitis hier verursacht durch entzündliche Erkrankungen (z. B. rheumatoide Arthritis) und kann zu Rupturen mit Extensionsdefizit in den Metakarpophalangealgelenken führen. Degenerative Veränderungen im distalen Radioulnargelenk (Arthrose oder Arthritis) führen zu Osteophytenbildungen am Ulnakopf (Arthrose) sowie zu einer zunehmenden dorsalen Subluxation der Ulna (Arthritis). Die Gelenkkapsel des distalen Radioulnargelenks kann so durch die Osteophyten während der Pro-/Supinationsbewegung durchgescheuert werden, bis die Osteophyten selbst zu einer seriellen Ruptur der Fingerstrecksehnen (5./4./3. Finger) mit konsekutivem Extensionsdefizit in diesen Gelenken führen (Caput-ulnae-Syndrom) [19]. Ultrasonographisch kann einerseits die Sehnenruptur als auch die Ursache (Osteophyten am Ulnakopf) lokalisiert werden. Für die Wiederherstellung der Funktion muss eine Rekonstruktion der Strecksehne durchgeführt werden, wofür verschiedene Sehnentranfer-/Rekonstruktionsmöglichkeiten bestehen (z. B. distaler Extensor-digitorum-communis-Stumpf Dig. IV End-zu-Seit auf Extensor digitorum communis III, Indicis proprius auf distalen Stumpf des Extensor digiti quinti, Rekonstruktion mit Palmaris longus oder Flexor-carpi-ulnaris-Sehnenstreifen-Transplantat usw.) Wichtig ist, dass die Ursache eruiert und behoben, die Osteophyten abgetragen, eine Ulnakopf-Hemiresektion, Ulnakopfresektion oder eine Ulnakopfprothese implantiert wird.

6.2.9 Tendosynovitiden und Läsionen im Bereich des 6. Strecksehnenfaches (Extensor-carpi-ulnaris-Sehne)

Sehnenscheidenentzündungen im Bereich des 6. Strecksehnenfaches sind selten mit Tätigkeiten assoziiert, welche eine Handgelenksextension und Ulnarduktion in Kombination erfordern (Schlägersportarten wie Tennis, Golf, manuelle Tätigkeiten mit forcierter Ulnarduktion). Bei schmerzhaftem 6. Strecksehnenfach (palpabel dorsoulnar bei neutraler Pro-/Supination) in Kombination mit schmerzhafter forcierter Ulnarduktion gegen Widerstand lässt sich eine solche Tendosynovitis vermuten. Ultrasonographisch können ein verdicktes Retinakulum sowie synovialitisches Gewebe distal und proximal davon quantifiziert werden. Die Behandlung ist in erster Linie konservativ analog zu den oben genannten Tendosynovitiden der Strecksehne (Ruhigstellung, Infiltration). Eine Revision und Synovialektomie sind selten notwendig. Eine traumatisch verursachte Ruptur/Auslockerung des Faches bei forcierter oder repetitiver Ulnarduktion kann zu Luxationsereignissen der Extensor-carpi-ulnaris-Sehne aus dem Sulcus bei Pro-/Supinationsbewegung führen. Beachtet werden muss aber, dass auch beim Gesunden in endgradiger Supination die Extensor-carpi-ulnaris-Sehne praktisch komplett aus dem Sulcus luxiert (Ultraschall) und einen Normalbefund darstellt. Differentialdiagnostisch muss insbesondere bei Schlägersportarten eine Ulnastyloidimpaktionsproblematik ausgeschlossen oder verifiziert werden. Dabei ist bei passiver Extension des Handgelenkes in endgradiger Supination der Schmerz provozierbar (nicht so bei der Extensor-carpi-ulnaris-Tendosynovitis), nicht aber in endgradiger Pronation und Extension.

Literatur

[1] Furrer M, Schweizer A, Rufibach K, Meuli-Simmen C. The value of ultrasonography in hand surgery. Hand (NY). 2009; 4(4): 385–390.

[2] Sato J, Ishii Y, Noguchi H, Takeda M. Sonographic appearance of the flexor tendon, volar plate, and A1 pulley with respect to the severity of trigger finger. J Hand Surg Am. 2012; 37(10): 2012–2020.

[3] Serafini G, Derchi LE, Quadri P, Martinoli C, Orio O, Cavallo A, et al. High resolution sonography of the flexor tendons in trigger fingers. J Ultrasound Med. 1996; 15(3): 213–219.

[4] Jou IM, Chern TC. Sonographically assisted percutaneous release of the a1 pulley: a new surgical technique for treating trigger digit. J Hand Surg Br. 2006; 31(2): 191–199.

[5] Schweizer A. Sport climbing from a medical point of view. Swiss Med Wkly. 012; 142: w13688.

[6] Bollen SR. Injury to the A2 pulley in rock climbers. J Hand Surg Br. 1990; 15(2): 268–270.

[7] Schoffl VR, Jungert J. Closed flexor pulley injuries in nonclimbing activities. J Hand Surg Am. 2006; 31(5): 806–810.

[8] Klauser A, Frauscher F, Bodner G, Cihak C, Gabl M, Schocke M, et al. [Value of high-resolution ultrasound in the evaluation of finger injuries in extreme sport climbers]. Ultraschall Med. 2000; 21(2): 73–78.

[9] Schoffl VR, Schoffl I. Injuries to the finger flexor pulley system in rock climbers: current concepts. J Hand Surg [Am]. 2006; 31(4): 647–654.

[10] Leddy JP, Packer JW. Avulsion of the profundus tendon insertion in athletes. J Hand Surg Am. 1977; 2(1): 66–69.

[11] Verdan C. Syndrome of the quadriga. Surg Clin North Am. 1960; 40: 425–426.

[12] Casaletto JA, Machin D, Leung R, Brown DJ. Flexor pollicis longus tendon ruptures after palmar plate fixation of fractures of the distal radius. J Hand Surg Eur Vol. 2009; 34(4): 471–474.

[13] Kleinbaum Y, Heyman Z, Ganel A, Blankstein A. Sonographic imaging of mallet finger. Ultraschall Med. 2005; 26(3): 223–226.

[14] Thompson JS, Littler JW, Upton J. The spiral oblique retinacular ligament (SORL). J Hand Surg Am. 1978; 3(5): 482–487.

[15] Elson RA. Rupture of the central slip of the extensor hood of the finger. A test for early diagnosis. J Bone Joint Surg Br. 1986; 68(2): 229–231.

[16] Hame SL, Melone CP, Jr. Boxer's knuckle in the professional athlete. Am J Sports Med. 2000; 28(6): 879–882.

[17] McDermott JD, Ilyas AM, Nazarian LN, Leinberry CF. Ultrasound-guided injections for de Quervain's tenosynovitis. Clin Orthop Relat Res. 2012; 470(7): 1925–1931.

[18] Montechiarello S, Miozzi F, D'Ambrosio I, Giovagnorio F. The intersection syndrome: Ultrasound findings and their diagnostic value. J Ultrasound. 2010; 13(2): 70–73.

[19] Borisch N, Haussmann P. [The caput-ulnae-syndrome. Pathogenesis, clinic and therapy]. Orthopade. 2004; 33(6): 692–697.

7 Rumpf und Becken

Marco Ezechieli

7.1 Ansatzprobleme der Glutealmuskulatur

7.1.1 Ätiologie

Die Pathologie der Sehnenansätze des M. gluteus medius und minimus am Trochanter major ist eine der häufigsten Ursachen seitlicher Hüftbeschwerden und oftmals mit einer Bursitis trochanterica assoziiert. Aufgrund der vergleichbaren Pathologie mit der Rotatorenmanschette in der Schulter wird diese auch als die „Rotatorenmanschette der Hüfte" bezeichnet, und stellt nach wie vor eine unterschätzte und wenig bekannte Pathologie dar. 58 % der befragten Orthopäden in einer französischen Studie war die Diagnose der Glutealsehnentendinose oder Glutealsehnenruptur nicht bekannt [1]. Eine isolierte Bursitis trochanterica mit begleitender Entzündungsreaktion tritt selten auf, 3- bis 10-mal häufiger besteht eine Affektion der Glutealsehnen. Als Folge wird in der Literatur die Diagnose gehäuft als „greater trochanteric pain syndrome" bezeichnet [2, 3].

7.1.2 Epidemiologie

Typischerweise treten die Glutealsehnenpathologien ab dem 40.Lebensjahr gehäuft auf, Frauen sind dabei öfter betroffen [2]. Neben den Patienten, die eine primäre degenerative Sehnenaffektion mit möglicher nachfolgender Tendinose bis hin zur Ruptur aufweisen, besteht auch ein Anteil von Glutealsehnenaffektion bei Patienten nach primärer Hüfttotalendoprothese, die über den anterolateralen, transglutealen oder dorsalen Zugang operiert wurden. Über diese Zugänge ist eine iatrogene Sehnenschädigung beschrieben, in einigen Studien in bis zu 50 % der Patienten [4].

7.1.3 Klinik

Typischerweise werden Schmerzen über dem Trochanter major beschrieben, die nicht selten auch entlang dem Tractus iliotibalis bis hin zum lateralen Kniegelenk ziehen können (Abb. 7.1). Je nachdem, welche Sehnenanteile betroffen sind, finden sich die Schmerzen am anterioren oder am posterioren Trochenter major. Wie bei anderen Tendopathien treten Nachtschmerzen, Schmerzen beim Liegen auf der betroffenen Seite und Schmerzen bei Abduktion gegen Widerstand auf. Wenn der Sehnenschaden fortgeschritten ist, kann das Gangbild hinkend sein, bei kompletter Sehneninsuffizienz zeigt sich ein positives Trendelburgzeichen mit entsprechendem Trendelenburg-Hinken.

DOI 10.1515/9783110424027-009

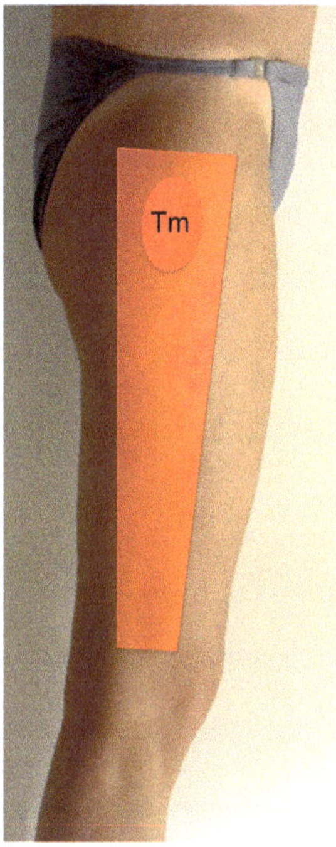

Abb. 7.1: Schmerzmanifestation (roter Kreis) über dem Trochanter major (Tm) mit Ausstrahlung über den Tractus iliotibialis am lateralen Oberschenkel bis zum Kniegelenk (hellroter Bereich).

7.1.4 Untersuchung

Die klinische Untersuchung erfolgt zunächst im Stehen mit dem Trendelenburg-Test. Bei einer Gluealsehneninsuffizienz auf der betroffenen Seite kippt das Becken beim Einbeinstand zur gesunden Seite hin ab, da die Stabilisierung des Beckens in der Horizontalen durch die Glutealmuskeln nicht mehr ausreichend ist. Der Trochanter major und das Tuberculum inuminatum werden nach Entkleiden auf Druckschmerz untersucht, ebenso wie der Tractus iliotibialis. Es zeigen sich in der Regel eine Besserung des Druckschmerzes bei passiver Abduktion und eine Schmerzzunahme bei Abduktion gegen Widerstand. Ein weiterer Test, der mit 100 % pathognomonisch für eine Glutealsehneninsuffizienz ist, ist der „ Lateral-decubital-abduction-Test" (LADT) [5]. Der Patient liegt in Seitenlage auf der Untersuchungsliege und das zu untersuchende Bein wird bei voller Hüftstreckung und 45° gebeugtem Kniegelenk passiv in die Abduktion und Innenrotation gebracht. Der Patient wird aufgefordert, das Bein in dieser Position aktiv zu halten, gelingt dies nicht, ist der Test positiv und beweisend für eine Glutealsehneninsuffizienz (Abb. 7.2).

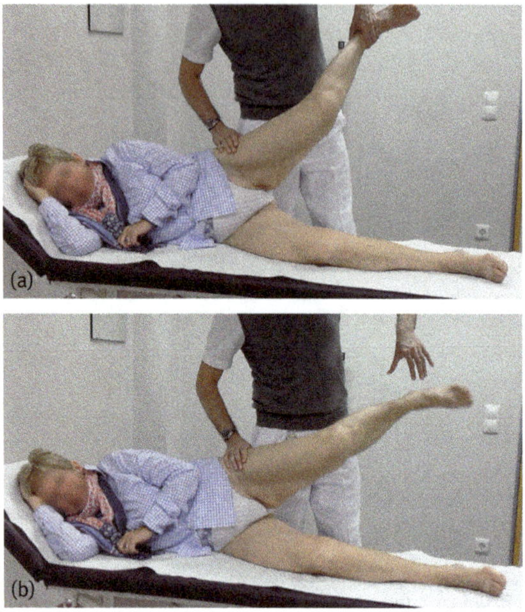

Abb. 7.2: „Lateral decubital abduction-Test“ (LADT). (a) Der Patient liegt in Seitenlage. Das zu untersuchende Bein wird passiv bei Hüftstreckung und 90° Kniebeugung in Abduktion und Innenrotation gebracht. (b) Der Patient wird aufgefordert, das Bein in dieser Position aktiv zu halten. Gelingt dies nicht, fällt der Test positiv aus.

7.1.5 Bildgebung

Bereits nativradiologisch können chronische Bursitiden oder Tendopathien als Verkalkungen oder Oberflächenirregularitäten sichtbar werden [6], so dass ein Röntgenbild in zwei Ebenen durchgeführt werden sollte. Auch die Sonographie hat nach wie vor ihre Bedeutung und dient insbesondere der dynamischen Untersuchung der Glutealsehnen und Identifizierung von Bursitiden [7]. Der „Goldstandard“ in der Diagnostik ist jedoch die Magnetresonanztomographie (MRT). Ein deutlicher Hinweis auf eine Tendinose oder eine mögliche Partialruptur ist eine Sehnenverdickung im Ansatzbereich am Trochanter major oder eine Signalanhebung im muskulotendinösen Übergang (Abb. 7.3). Oft zeigen sich Ansatztendinosen als Zufallsbefunde in der MRT, die klinisch jedoch schmerzfrei verlaufen [2]. Komplette Kontinuitätsunterbrechungen ergeben hingegen einen sicheren Nachweis einer Komplettruptur [8]. Besteht die Schädigung der Muskulatur schon länger, führt dies sukzessive zur fettigen Degeneration des Muskelbauches.

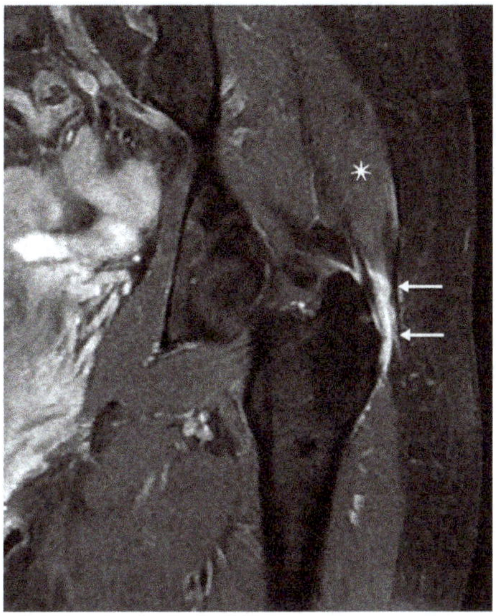

Abb. 7.3: MRT (T2-Wichtung) der linken Hüfte. Deutliche Signalanhebung im Bereich der Sehnenansätze am Trochanter major (weiße Pfeile). Die Sehne ist nicht gerissen, der Muskelbauch des M. gluteus medius (weißer Stern) zeigt keine fettige Degeneration.

7.1.6 Nomenklatur und Klassifikation

Die Einteilung erfolgt nach Thomas in drei Grade und beinhaltet eine Kombination aus klinischen Tests, subjektiven Schmerzen und MRT-Ergebnis (Tab. 7.1).

Tab. 7.1: Einteilung der Glutealsehnenaffektion nach Thomas [9]. Entsprechend dem Schweregrad der Sehnenpathologie orientiert sich die Therapie.

Einteilung nach Thomas [9]	**Grad I (Keine Ruptur)**	**Grad II (Partialruptur)**	**Grad III (Komplettruptur)**
LDAT	–	+	+
Trendelenburg-Test	–	+/–	+
Schmerz	Nur bei Palpation	Stark bei Palpation, gelegentl. Spontanschmerz	Stark bei Palpation, Spontanschmerz
Affektion der kleinen Glutealsehnen in der MRT	Leichte Hyperintensität im Ansatzbereich	Ausgeprägte Areale mit Hyperintensität	Kontinuitätsunterbrechung der Sehnenansätze, beg. fettige Degeneration

7.1.7 Konservative Therapie

Die konservative Therapie umfasst das gesamte Spektrum der physikalischen und manuellen Therapiemaßnahmen, sowie die antiphlogistische Therapie mit nichtsteroidalen Antirheumatika (NSAR), Propiozeptionstraining, konzentrisches Training, Kräftigung und Aktivitätsmodifikationen. In unterschiedlichsten Kombinationen werden Erfolgsraten zwischen 40–83 % beschrieben. Kortikosteroidinjektionen (meist mit einem Lokalanästhetikum als Trägersubstanz) zeigen mit oder ohne begleitende multimodale physiotherapeutische Behandlung eine Erfolgsquote von 49–100 %, mit etwa 60 % beschwerdefreien Patienten nach sechs Monaten [10]. Die Anwendung der extrakorporalen Stoßwelle (ESWT) ergibt in einigen Studien eine sehr gute Wirksamkeit, insbesondere im längeren Verlauf. So zeigte sich eine signifikante Überlegenheit der ESWT gegenüber einer Behandlung mittels Heimtraining oder Kortikosteroidinjektionen nach vier und 15 Monaten, nachdem zunächst im kurzfristigen Verlauf nach einem Monat die Kortisoninjektionen am erfolgreichsten waren [11].

In einer weiteren Studie ergab sich eine signifikante Überlegenheit einer dreimaligen Stoßwellenbehandlung gegenüber einer physiotherapeutisch behandelten Kontrollgruppe nach einem, drei und zwölf Monaten [12].

7.1.8 Operative Therapie

Bei chronischen therapieresistenten Bursitiden, oder bei Sehnenaffektion Grad I nach Thomas, besteht die Gefahr der weiteren Schwächung der Sehne und des Übergangs in Grad II oder Grad III mit fettiger Degeneration der Sehnen der Hüftabduktoren bis hin zur kompletten Ruptur. Bei kernspintomographisch gesicherten Partial- oder Komplettrupturen ist die operative Therapie indiziert. Die Sehnenrefixation kann dabei offen oder arthroskopisch erfolgen, die Erfolgsraten sind dabei hoch [13]. Es fehlen jedoch biomechanische und klinische Studien, die eine optimale Refixationstechnik beschreiben. Analog der Refixation in der Schulter, wird aufgrund der hohen Kräfte und großen knöchernen Kontaktfläche eine „Doppelreihen-Fixation“ (wie z. B. „Masson-Alley“-Technik oder „Speed-bridge“-Technik) empfohlen [14].

Gute bis sehr gute Ergebnisse wurden bei einfachen Rupturen für die arthroskopische Therapie berichtet [15]. Auch die offenen Refixationsverfahren zeigten je nach Defektgröße eine Erfolgsrate von 72–100 % guten Ergebnissen [13, 16].

7.1.9 Nachbehandlung

Nach der konservativen Therapie sollten schmerzhafte Bewegungen vermieden, die betroffene Seite geschont und die Sportbelastung modifiziert werden. Zeigt sich dann eine Besserung, kann das alte Aktivitätsniveau sukzessive erreicht werden. Die Rehabilitation nach der operativen Therapie sollte für die ersten sechs Wochen mit halbem Körpergewicht als Teilbelastung erfolgen. Um Spitzenbelastungen am Sehnenansatz zu vermeiden, sollten zudem eine Bewegungslimitierung bis 90° Flexion, keine aktive und passive Adduktion und keine aktive Abduktion gegen Widerstand in den ersten sechs Wochen nach OP eingehalten werden. Danach ist eine stufenweise Steigerung der Belastung mit leichter sportlicher Betätigung (z. B. Laufen oder Schwimmen) empfohlen, sowie die Kräftigung der Abduktoren. Kontaktsportarten sollten frühestens nach drei Monaten wiederaufgenommen werden.

7.1.10 Neue Therapien

Das Fasziendistorsionmodell nach Typaldos steht als Ergänzung zu den oben beschriebenen konservativen Therapiemaßnahmen zur Verfügung, wobei klinische evidenzbasierte Studien bisher fehlen. Die oben beschriebene arthroskopische Technik steht als neue operative Behandlungsmöglichkeit zusätzlich zu der beschriebenen offenen Therapie zur Verfügung.

7.1.11 Tipps und Tricks

- Es sollten, nach ausbleibender therapieresistenter konservativer Therapie, die Sehnenansätze der Glutealsehnen im MRT beurteilt werden, um nicht den Zeitpunkt einer operativen Therapie zu verpassen.
- Ist das Trendelenburgzeichen nicht sicher zu beurteilen, ist LADT zur Überprüfung der Glutealsehnenfunktion durchführen.

7.1.12 Zusammenfassung

- Glutealsehnenpathologien stellen eine häufige Ursache von seitlichen Hüft- und Oberschenkelschmerzen dar.
- Die Glutealsehnen (M. gluteus medius und M. gluteus minimus) sind wichtige Stabilisatoren des Hüftgelenkes.
- Die Pathologie ist wenig bekannt und unterschätzt.
- Eine Verzögerung der Therapie kann zu irreparablen Schäden führen.
- Bei Glutealinsuffizienz und größeren Sehnenrupturen sollte eine arthroskopische oder offene Operation mit Sehnenrefixation erfolgen.

Marco Ezechieli

7.2 Tractusbeschwerden Hüfte

7.2.1 Ätiologie und Epidemiologie

Bei der so genannten „schnappenden Hüfte“ wird zwischen Coxa saltans externa und Coxa saltans interna unterschieden. Letztere wird noch weiter unterteilt und kann eine extraartikuläre Ursache („Schnappen“ der Psoassehne über den vorderen Pfannenrand) oder intraartikuläre Ursachen (freie Gelenkkörper, Labrumquerrisse) aufweisen [18].

In weniger als einem Drittel ist das Schnappen bei der Coxa saltans externa mit Schmerzen verbunden. Die Ursachen sind das Springen des Hinterrandes vom Tractus iliotibialis oder des Vorderrandes des M. gluteus maximus über den Trochanter major mit oder ohne begleitende Bursitis trochanterica.

7.2.2 Klinik und Untersuchung

Bei der Coxa saltans externa ist das „Schnappen“ oft sichtbar und kann meist durch die Patienten selbst ausgelöst werden. Patienten beschreiben subjektiv häufig Luxationsphänomene. Schmerzen werden hingegen nur in einem Drittel der Fälle angegeben. Wird die schnappende Hüfte durch ein Springen des Tractus iliotibialis verursacht, lässt sich dies bei gestrecktem Knie und adduzierter Hüfte, was den Tractus spannt und wobei der Tractus posterior des Trochanter major liegt, durch Hüftbeugung provozieren. Weitere klinische Tests, um eine Kontraktur des Tractus iliotibialis zu beurteilen, sind der Ober-Test und der Kompressionstest nach Noble [17] (siehe auch Kapitel 8.2).

7.2.3 Bildgebung

Zusätzlich zu konventionellen Röntgenbildern in zwei Ebenen sollte bei den betroffenen Patienten mit entsprechender Beschwerdesymptomatk eine MRT durchgeführt werden, um die durch die Coxa saltans externa oft mitbetroffene Trochanterregion mit der Bursa trochanterica und den Ansätzen der Glutealmuskulatur am Trochanter major (siehe auch Kapitel 7.1) zu beurteilen.

7.2.4 Konservative Therapie

Zunächst sollte eine konservative Therapie mittels manualtherapheutischer Behandlung und intensiver Dehnung angewandt werden. Diese soll insbesondere den M. gluteus maximus und den M. tensor fasciae latae detonisieren. Gegebenenfalls können lokale Infiltrationen begleitend Anwendung finden. Bei ausbleibendem Erfolg der konservativen Therapiemaßnahmen und Schmersymptomatik sollte eine operative Therapie angestrebt werden.

7.2.5 Operative Therapie

Für die operative Therapie der symptomatischen Coxa saltans externa stehen diverse arthroskopische oder offene Operationsverfahren zur Verfügung. Offen kann eine VY-Plastik oder eine Z-förmige Verlängerungsplastik erfolgen [19]. Alternativ ist ein ellipsoides Ausschneiden des Tractus mitEntfernung der darunterliegenden Bursa möglich (Abb. 7.4) [20]. In sehr ausgeprägten Fällen kann eine Offsetreduktion durch laterale Trochanterverschmälerung erfolgen. Ein Tractusrelaese ist ebenfalls arthroskopisch möglich [21].

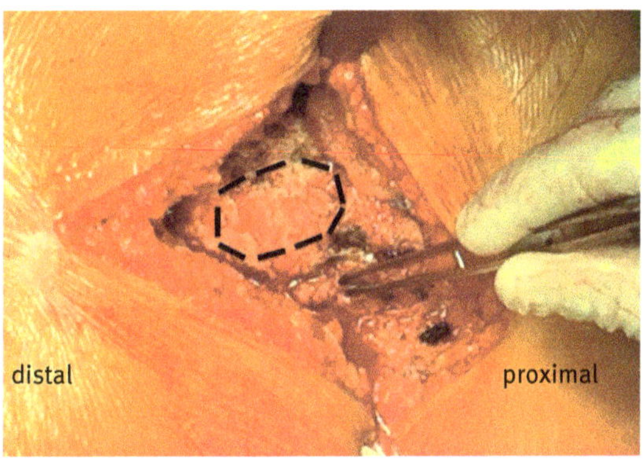

Abb. 7.4: Intraoperatives Bild des elliptischen Ausschneidens (gestrichelte Linie) des Tractus iliotibialis über dem Trochanter major bei der Coxa saltans externa.

7.2.6 Nachbehandlung

Die Nachbehandlung erfolgt unter schmerzadaptierter Vollbelastung ohne Einschränkungen der Beweglichkeit. In den ersten sechs Wochen sollte auf Sport verzichtet werden.

7.2.7 Neue Therapien

Bei Versagen der konservativen Therapie kann ein arthroskpoisches Tractusrelaese stattfinden.

7.2.8 Tipps und Tricks

- Durch o. g. klinische Tests sollte die Coxa saltans externa von der Coxa saltans interna unterschieden werden,
- Dehnung der Muskulatur zur Vorbeugung und Behandlung von Verkürzungen.

7.2.9 Zusammenfassung

- Die Coxa saltans externa ist in ca. 1/3 der Fälle schmerzhaft.
- Der chronisch-schmerzhafte Verlauf stellt eine Indikation zur Operation dar.

Andreas Platz

7.3 Adduktorenprobleme

7.3.1 Einleitung

Adduktorenprobleme beinhalten Verletzungen der Adduktorenmuskulatur im Sinne von Zerrungen und Partialrupturen vor allem im muskulo-tendinöden Übergang, aber auch Sehnenabrisse am Becken, beispielsweise des M. adductor longus. Insbesondere der M. adductor longus ist an der so genannten. „schmerzhaften Leiste" beim Sportler („groin pain") beteiligt [22].

7.3.2 Ätiologie

Generell können Verletzungen in akute Verletzungen und chronische Überlastungen am Becken unterteilt werden. Durch die Adduktoren wird das Bein in der Hüfte gebeugt und gegen die Mittellinie hingezogen. Je nach Sportart ist dieses Heranführen des Beines ein wesentlicher Bestandteil der sportspezifischen Bewegung, beispielweise bei Eishockey-, Fußball- und Handballspielern. Akute Verletzungen, wie Zerrungen oder Muskelfaserrisse, bis hin zu Sehnenabrissen am Becken entstehen durch übermäßig rasches Heranführen des Beines und gleichzeitig Beugung in der Hüfte. Ein prädisponierender Faktor, um eine Adduktorenzerrung zu erleiden, liegt vor, wenn ein Ungleichgewicht zwischen Ab- und Adduktoren besteht. So liegt, bei Profi-Eishockeyspielern gemessen, die Wahrscheinlichkeit, eine Adduktorenzerrung zu erleiden, 17-mal höher, wenn die Kraft der Adduktoren weniger als 80 % der Kraft der Abduktoren beträgt. Ursachen für akute Muskelzerrungen oder Muskelfaserrisse sind plötzliche Überdehnungen der Muskulatur über das physiologische Maß hinaus. Typischerweise sind abrupte Startbewegungen, aber auch plötzliches Abbremsen (Stopp-and-go-Bewegungen) für Zerrungen und Muskelrisse ursächlich. Auch noch nicht ausgeheilte Verletzungen können wegen der verminderten Elastizität des Narbengewebes zu Muskelverletzungen führen. Weitere Ursachen sind Muskelermüdungen bei intensivem Training mit ungenügenden Erholungsphasen. Die Ursachen einer chronischen Überlastung der Muskulatur im Sinne einer Sportlerleiste („groin pain“) sind vielfältig. Ein Teil der Leistenschmerzen wird neben anderen Entitäten als „adductor-related“, d. h. durch Ansatztendinosen von Adduktoren (v. a. Sehne des M. adductor longus) am Becken erklärt.

7.3.3 Epidemiologie

Zerrungen der Adduktoren kommen sportartspezifisch unterschiedlich häufig vor. Untersucht ist v. a. die Häufigkeit bei Eishockeyspielern. Bei Eishockeyprofis in Finnland machen Adduktorenzerrungen 43 % aller Muskelverletzungen aus. In Schweden sind 10 % aller Verletzungen bei Eishockey-Profis Adduktorenzerrungen.

7.3.4 Klinik/Untersuchung

Akut einsetzende, messerstichartige Schmerzen in der Adduktorenregion bei plötzlicher Anspannung der Muskulatur deuten auf eine Zerrung hin. Druckdolenz der Adduktorenmuskulatur und Schmerzen bei Adduktion des Beines gegen Widerstand ergänzen den Verdacht auf eine Adduktorenzerrung. Das Ausmaß der Symptome und Klinik hängt auch vom Ausmaß der Verletzung ab.

Symptome eines akuten Muskelfaserrisses:
- messerstichartiger, stechender, reißender Schmerz an der Oberschenkelinnenseite,
- Druckdolenz über den Adduktoren,
- Schmerzen bei Adduktion gegen Widerstand,
- nach Stunden: Bluterguss an der Oberschenkelinnenseite.

Symptome einer Sportlerleiste (adductor-related):
- dumpfer Schmerz im Symphysenbereich,
- Schmerzen am Ansatz bei Beginn der Belastung,
- Ruheschmerz.

Bei der klinischen Unteruchung ist die Inspektion nicht zu vernachlässigen. Höhergradige Muskelverletzungen sind an der Reliefänderung (Delle) bereits zu vermuten. Bei der Palpation wird die Muskulatur unter leichtem Druck abgetastet. Die Muskulatur soll in angespanntem Zustand als auch bei entspannter Muskulatur palpiert werden, und zwar in Faserverlauf wie auch quer dazu.

7.3.5 Bildgebung

Um Muskelverletzungen im Adduktorenbereich zu diagnostizieren, kommen Ultraschall und MRT als bildgebende Maßnahmen zur Anwendung. In der akuten Situation hilft die Sonographie, um höhergradige von geringgradigen Verletzungen abzugrenzen. Die limitierenden Faktoren sind bei der Sonographie bekannt, so braucht es einen Untersucher mit Erfahrung in der Sonographie des Skelettes. Die Sonographie ist strahlenfrei und beliebig wiederholbar. Auch die Möglichkeit der dynamischen Untersuchung ist mit der Sonographie gegeben. Die MRT-Untersuchung ist heute Mittel der Wahl bei der Beurteilung von Muskelverletzungen [23]. Begleitende Verletzungen an Knochen und/oder Gelenken können ausgeschlossen bzw. diagnostiziert werden. Muskel-Sehnen-Übergänge können dank der Auflösung und Kontrastierung sehr gut abgebildet und beurteilt werden.

7.3.6 Klassifikation

Das Ziel einer Klassifikation liegt darin, das Ausmaß der Verletzung zu dokumentieren und daraus Behandlungsstandards abzuleiten. Gerade bei Leistungssportlern ist es durch die Klassifikation möglich, die Prognose betreffend Dauer der Verletzung (RTP = Return to Play) abzuschätzen. In der Literatur gibt es verschiedene Klassifikationen.

Eine umfassende Einteilung der Muskelverletzungen ist diejenige von Müller-Wohlfahrt und Mitarbeitern [24]. Es werden sechs Kategorien erwähnt:
- Ia: schmerzhafte Muskelerhärtung (ermüdungsbedingt),
- Ib: schmerzhafte Muskelerhärtung (neurogen),
- II: Zerrung,
- IIIa: Muskelfaserriss (< 5 mm Querausdehnung),
- IIIb: Muskelbündelriss (> 5 mm Querausdehnung),
- IV: Muskelriss/sehniger Muskelausriss.

Entsprechend den verschiedenen Gradeinteilungen werden Behandlungsstandards zugewiesen. Diese Einteilung ist damit den rein beschreibenden Einteilungen, beispielsweise anhand von MRT-Befunden, eindeutig überlegen und sollte als Standard in der Behandlung von Sportlern mit Muskelverletzungen angewendet werden.

7.3.7 Konservative Therapie

Grundsätzlich werden Adduktorenverletzungen konservativ behandelt. In der Akutsituation gilt die P.E.C.H-Regel (engl. RICE):

- P = Pause,
- E = Eis,
- C = Compression,
- H = Hochlagern.

Nach der klinischen Untersuchung und weiteren Abklärung mit MRT/Sonographie findet die Einteilung der Verletzung statt. Bei Adduktorenverletzungen Grad I–III erfolgt eine weitere konservative Behandlung, während bei knöchernem Ausriss der Sehne des M. adductor longus im Einzelfall diskutiert werden muss, ob operativ behandelt werden soll. Die konservative Behandlung umfasst physikalische/physiotherapeutische Maßnahmen, kann aber auch Infiltrationstherapien und Tapeverbände beinhalten. Je nach Ausmaß der Verletzung muss ein individuell abgestimmter Behandlungsplan erstellt werden.

7.3.8 Operative Therapie

Operatives Vorgehen

Grad-IV-Verletzungen des Adductor longus (knöcherner Ausriss der Sehne am Becken) werden operativ refixiert. In der Regel ist die Diagnose mit MRT gestellt worden (Abb. 7.5).

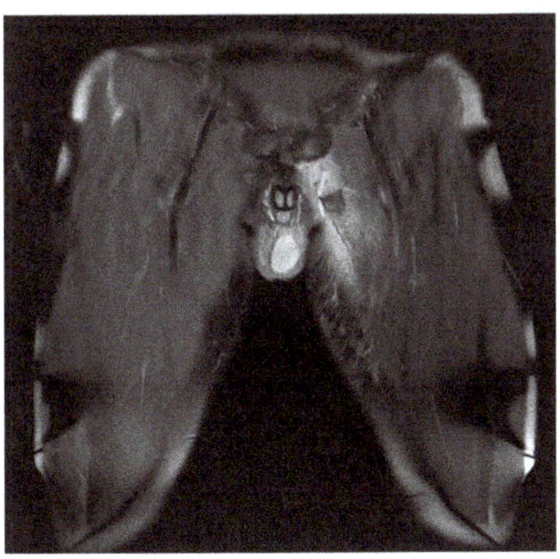

Abb. 7.5: MRT-Schnitt mit vollständigem Abriss der Adductor-longus-Sehne (mit Knochenschuppe).

Technik

Die Hautinzision erfolgte dabei direkt über dem Tuberculum pubicum, parallel zum Leistenband im Sinne eines modifizierten „Bikinischnittes“ (Abb. 7.6). Nach Präparation und Darstellen der Fascie wird diese durchtrennt. Je nach Zeitpunkt der Operation entleert sich ein Hämatom bzw. ein Serom. Die Ursprungs- bzw. Ausrissstelle wird freipräpariert und mit einem scharfen Löffel débridiert und angefrischt. In die Ursprungstelle werden nun zwei bis drei Knochenanker (z. B. Mitek®-Superanker) eingesetzt. Die Sehne wird mit den an den Anker eingelegten nicht resorbierbaren Fäden angeschlungen (Abb. 7.7) und an die Ursprungsstelle fixiert. Eine Feinadaptation erfolgte mit resorbierbaren Fäden. Je nach intraoperativer Blutungsneigung wird eine Drainage eingelegt.

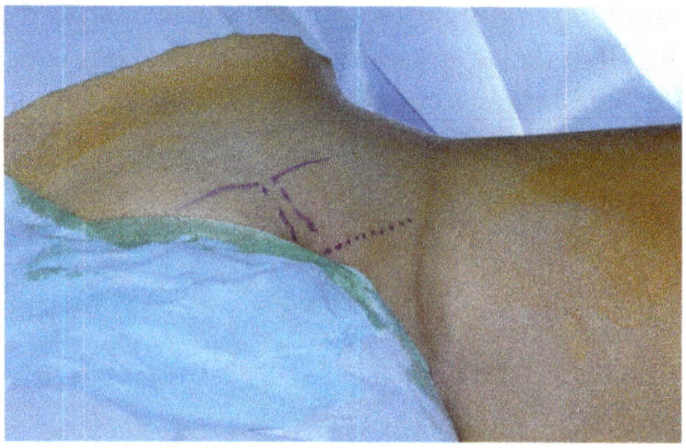

Abb. 7.6: Lokalisation der Inzision.

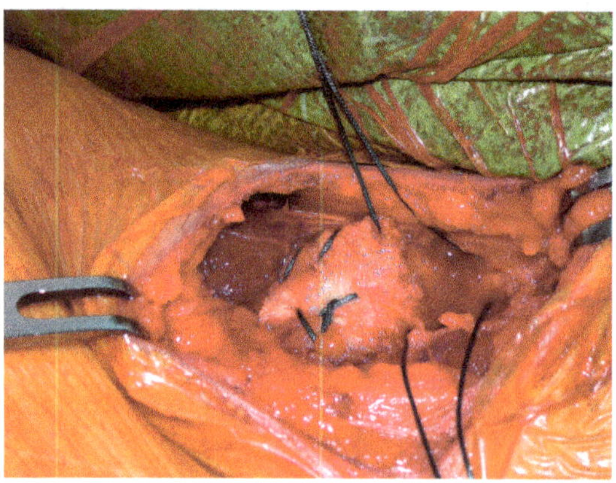

Abb. 7.7: Mit Mersilene® angeschlungener Sehnenstumpf mit der Knochenschuppe.

Nachbehandlung nach Refixation

Unmittelbar postoperativ erfolgte eine Stockentlastung des betroffenen Beines mit Belastung von maximal 20–30 kg für drei Wochen. Eine aktive Adduktion soll nicht durchgeführt werden. Der sukzessive Belastungsaufbau sowie die Therapie auf dem Fahrradergometer werden drei Wochen postoperativ begonnen. Die bis dahin maximal erlaubte Flexion bis 40° bzw. 60° wird dann bis 90° erlaubt. Sechs Wochen postoperativ wird mit Dehnungsübungen begonnen, Lauftraining ist nach zwölf Wochen postoperativ wieder möglich. Die volle Sportfähigkeit wird zwischen vier bis fünf Monaten erreicht.

7.3.9 Diskussion

Als Ursache chronischer Leistenbeschwerden („Sportlerleiste, groin pain") werden verschiedene Faktoren angeführt [25–31]. Die meisten Beschwerden werden konservativ therapiert. Bei therapierefraktären Beschwerden am Ansatz des Adductor longus wird eine Tenotomie der Adduktoren beschrieben, dies mit guten Langzeitergebnissen [25]. Allerdings beträgt die volle Belastbarkeit im Sport nach Tenotomie lediglich 63 % [25]. Die akuten Rupturen der Adduktor-longus-Sehne sind sehr selten und mehrheitlich operativ angegangen worden [32–38]. Eine Arbeit von Schlegel et al. [20] zeigt allerdings, dass bei NFL-Footballspielern die konservative Behandlung zwar zu einer leicht verminderten Kraft geführt hat, aber ohne dass die ursprüngliche Leistungsfähigkeit der Patienten beeinträchtigt gewesen wäre [36]. Die Patienten mit der konservativen Behandlung erreichten signifikant früher ihr ursprüngliches Leistungsniveau als die operierten Patienten. Die Rehabilitationszeit betrug im Mittel zwölf Wochen (Range: zehn bis 16 Wochen) bei den operierten Patienten, während die konservativ behandelten Sportler bereits nach durchschnittlich sechs Wochen (Range drei bis zwölf Wochen) ihren Sport wieder auf höchstem Niveau ausüben konnten. In einer neuen Arbeit wird von Ueblacker, English und Müller-Wohlfahrt [39] bestätigt, dass eine konservative Behandlung von isolierten Adductor-longus-Sehnenabrissen bei sechs Profi-Fußballern wieder zu einer vollen Sportfähigkeit nach 88,7 Tagen (75–110 Tagen) auf dem ursprünglichen Level geführt hat [39]. Funktionelle Defizite seien keine vorhanden gewesen. Nach den beiden Arbeiten, die aufgrund guter Resultate die konservative Therapie favorisieren, muss die Diskussion über die Art der Behandlung neu geführt werden [37, 39]. Die Empfehlung, ob konservativ oder operativ vorzugehen ist, hängt auch von der Sportart ab. Im Gegensatz zum Fußball stellen Seitwärtsbewegungen im Handball eines der häufigsten Bewegungsmuster dar. Mit der Reduktion der Kraft der Adduktion um 1/3 nach Tenotomie sind diese Bewegungen nicht mehr im gleichen Maß möglich. Diese Resultate relativieren die konservative Therapie bei einem Adductor-longus-Abriss. Neben der genauen Diagnostik sind die sportartspezifischen Bewegungen zu analysieren und erst dann festzulegen, welche Behandlung für den Sportler zu empfehlen ist. Beispielsweise ist bei Sportarten wie Handball und Eishockey, wo Seitbewegungen zum normalen Bewegungsmuster gehören, nach wie vor die operative Refixation der Adductor-longus-Sehne anzustreben. Im eigenen Kollektiv von 14 operierten Leistungssportlern, mehrheitlich Handballer und Eishockeyspielern, haben alle Sportler im Schnitt nach vier Monaten das ursprüngliche Leistungsniveau wieder erreicht.

Literatur

[1] Cormier G, Berthelot JM, Maugars Y. Gluteus tendon rupture is under – recognized by French orthopedic surgeons: results of a mail survey. Joint Bone Spine: revue du rhumatisme. 2006; 73: 411–413.

[2] Long SS, Surrey DE, Nazarian LN. Sonography of greater trochanteric pain syndrome and the rarity of primary bursitis. American Journal of Roentgenology. 2013; 201: 1083–1086.

[3] Bird PA, Oakley SP, Shnier R, Kirkham BW. Prospective evaluation of magnetic resonance imaging and physical examination findings in patients with greater trochanteric pain syndrome. Arthritis and Rheumatism. 2001; 44: 2138–2145.

[4] Svensson O, Skold S, Blomgren G. Integrity of the gluteus medius after the transgluteal approach in total hip arthroplasty. The Journal of Arthroplasty. 1990; 5: 57–60.

[5] Ossendorf C, Bohnert L, Mamisch-Saupe N, Rittirsch D, Wanner GA, Simmen HP, et al. IS the internal rotation lag sign a sensitive test for detecting hip abductor tendon ruptures after total hip arthroplasty? Patient Saf Surg. 2011; 17; 5(1): 7.

[6] Steinert L, Zanetti M, Hodler J, Pfirrmann CW, Dora C, Saupe N. Are radiographic trochanteric surface irregularities associated with abductor tendon abnormalities? Radiology. 2010; 257: 754–763.

[7] Fearon AM, Scarvell JM, Cook JL, Cormick W, Smith PN. Does ultrasound correlate with surgical or histologic findingsin greater trochanteric pain syndrome? A pilot study. Clinical orthopaedics and related research. 2010; 468: 1838–1844.

[8] Kingzett-Taylor A, Tirman PF, Feller J, McGann W, Prieto V, Wischer T, et al. Tendinosis and tears of gluteus medius and minimus muscles as a cause of hip pain: MR imaging findings. AJR. American journal of roentgenology. 1999; 173: 1123–1126.

[9] Thomas W, Lucente L, Thomas S, Tafuro L. Hip abductor cuff in osteorthritis oft he hip. G.I.O.T. 2006; 32: 75–81.

[10] Shbeeb MI, O'duffy JD, Michet CJ Jr, O'Fallon WM, Matteson EL. Evaluation of glucocorticosteroid injection for the treatment of trochanteric bursitis. J Rheumatol. 1996; 23: 2104–2106.

[11] Rompe JD, Segal NA, Cacchio A, Furia JP, Morral A, Maffulli N. Home training, local corticosteroid injection, or radial shock wave therapy for greater trochanter pain syndrome. American Journal of Sports Medicine. 2009; 37: 1981–1990.

[12] Furia JP, Rompe JD, Maffulli N. Low-energy extracorporeal shock wave therapy as a treatment for greater trochanteric pain syndrome. American Journal of Sports Medicine. 2009; 37: 1806–1813.

[13] Lustenberger DP, Ng VY, Best TM, Ellis TJ. Efficacy of treatment of trochanteric bursitis: a systematic review. Clinical journal of sport medicine: official journal of the Canadian Academy of Sport Medicine. 2011; 21: 447–453.

[14] Dishkin-Paset JG, Salata MJ, Gross CE, Manno K, Shewman EF, Wang VM, et al. A biomechanical comparison of repair techniques for complete gluteus medius tears. Arthroscopy: Journal of Arthroscopic & Related Surgery: official publication of the Arthroscopy Association of North America and the International Arthroscopy Association. 2012; 28: 1410–1416.

[15] Domb BG, Carreira DS. Endoscopic repair of full-thickness gluteus medius tears. Arthroscopy techniques. 2013; 2: e77–81.

[16] Fink B. Repair of chronic ruptures of the gluteus medius muscle using a nonresorbable patch. Oper Orthop Traumatol. 2012; 24: 23–29.

[17] Buckup K. Klinische Test an Knochen, Muskeln und Gelenken. Stuttgart: Georg Thieme Verlag; 2005.

[18] Anderson K, Strickland SM, Warren R. Hip and groin injuries in athletes. Current concepts. Am J Sports Med. 2001; 29: 521–533.

[19] Brignall CG, Stainsby GD. The snapping hip. Treatment by z-plasty. J Bone Joint Surg. 1991; 73B: 253–254.

[20] Schlegel TF, Bushnell BD, Godfrey J, Boublik M. Success of nonoperative management of adductor longus tendon ruptures in nation football league athletes. Am J Sports Med. 2009; 37: 1394–1399.
[21] Shindle MK, Voos JE, Heyworth BE, Mintz DN, Moya LE, Buly RL, et al. Hip arthrocopy in the athletic patient: current techniques and spectrum of disease. J Bone Joint Surg. 2007; 89(3): 29–43.
[22] Falvey EC, King E, Kinsella S, Franklyn-Miller A. Athletic groin pain (part1): a prospective anatomical diagnosis of 382 patients – clinical findings, MRI findings and patient-reported outcome measures at baseline. Br J Sports Med. 2015; Nov 2015 published online.
[23] Boutin RD, Fritz RC, Steinbach LS. Imaging of sports-related muscle injuries. Magn Reson Imaging Clin N Am. 2003; 11(2): 341–371.
[24] Mueller-Wohlfahrt HW, Ueblacker P, Hänsel L. Muskelverletzungen im Sport. Stuttgart: Thieme; 2010.
[25] Akermark C, Johansson C. Tenotomy of the adductor longus tendon in the reatment of chronic groin pain in athletes. Am J Sports Med. 1992; 20: 640–643.
[26] Feeley BT, Powell JW, Muller MS, Barnes RP, Warren RF, Kelly BT. Hip injuries and labraltears in the national football league. Am J Sports Med. 2008; 36(11): 2187–2195.
[27] Karlsson J, Sward L, Kalebo P, Thomee R. Chronic groin injuries in athletes: recommendations for treatment and rehabilitation. Sports Med. 1994; 17(2): 141–148.
[28] Meyers WC, Foley DP, Garrett WE, Lohnes JH, Mandelbaum BR. Management of severe lower abdominal or inguinal pain in high-performance athletes. Am J Sports Med. 2000; 28(1): 2–8.
[29] Schilders EM, Bismil Q, Robinson P, O'Connor PJ, Gibbon WW, Talbot JC. Adductor-related groin pain in competitive athletes: role of adductor enthesis, magnetic resonance imaging and entheseal pubic cleft injections. J Bone Joint Surg Am. 2007; 89(10): 2173–2178.
[30] Slavotinek JP, Verrall GM, Fon GT, Sage MR. Groin pain in footballers: the association between preseason clinical and pubic bone magnetic resonance imaging findings and athlete outcome. Am J Sports Med. 2005; 33(6): 894–899.
[31] Verrall GM, Slavotinek JP, Fon GT, Barnes PG. Outcome of conservative management of athletic chronic groin injury diagnoses as pubic bone stressinjury. Am J Sports Med. 2007; 35(3): 467–474.
[32] Rizio L, Salvo JP, Schurhof MR, et al. Adductor longus rupture in professional football players: acute repair with suture anchors: a report of two cases. Am J Sports Med. 2004; 32: 243–245.
[33] Vogt S, Ansah P, Imhof AB. Complete osseous avulsion of the adductor longus muscle: acute repair with three fiberwire suture anchors. Arch Orthop Trauma Surg. 2007; 127: 613–615.
[34] Lohrer H, Nauck T. Die proximale Adduktro longus Sehnenruptur bei Leistngssportlern. Drei Fallbeispiele. Sportverl Sportschad. 2007; 21: 190–194.
[35] Mouzopoulos G, Stamatakos M, Vasiliadis G, et al. Rupture of adductor longus tendon due to ciprofloxacin. Acta Orthop Belg. 2005; 71: 743–745.
[36] Schlegel TF, Brandon D, Bushell D, Godfrey J, Boublik Success of nonoperaive management of adductor longus tendon ruptures in national football league athletes. Am J Sports Med. 2009; 37(7): 1394–1399.
[37] Dimitrakopoulou A, Schilders EM, Talbot JC, Bismil Q. Acute avulsion of the fibrocartilage origin of the adductor longus in professional soccer players: a report of two cases. Clin J Sport Med. 2008; 18(2): 167–169.
[38] Schneider R, Kaye J, Ghelman B. Adductor avulsive injuries near the symphysis pubis. Radiology. 1976; 120(3): 567–569.
[39] Ueblacker P, English B, Müller-Wohlfahrt HW. Nonoperative treatment and return to play after complete proximal adductor avulsion in high performance athletes. Knee Surg Sports Traumatol Arthrosc. 2016; 24(12): 3927–3933.

8 Knie

Marco Ezechieli

8.1 Tractusbeschwerden Knie

8.1.1 Ätiologie und Epidemiologie

Beschwerden am distalen Tractus iliotibialis werden auch unter dem Begriff „iliotibial band syndrome“ (ITBS) zusammengefasst. Es handelt sich um eine der häufigsten Lokalisationen für Überlastungsreaktion an Sehnen der unteren Extremität. Die Inzidenz bei Läufern liegt bei bis zu 14 % [1, 2]. Auch bei Sportarten wie Rennradfahren, Fußball, Feldhockey, Basketball und Rudern wird ein gehäuftes Auftreten beschrieben [3]. Aufgrund chronischer Schmerzen im lateralen distalen Oberschenkel ist oft eine Zwangspause vom Sport notwendig. Die auslösenden Ursachen sind multifaktoriell, wobei am ehesten ein erhöhtes Reiben des Tractus am lateralen Femurkondylus bei 30°-Flexion, welches zu einer Reizung des Gewebes führt, diskutiert wird [4]. Dieser Bereich ist als eine Art Hypomochlion zu verstehen, bevor der Tractus an der anterolateralen proximalen Tibia am Tuberculum Gerdy ansetzt.

8.1.2 Klinik und Untersuchung

Typischerweise treten Schmerzen im Bereich des lateralen Kniegelenkes nach Spitzenbelastungen auf, bei chronischen Verläufen bestehen die Beschwerden auch in Ruhe. Zunächst sollten differentialdiagnostisch durch eine klinische Untersuchung eine laterale Meniskopathie, eine Verletzung des Außenbandes und ein patellofemorales Schmerzsyndrom ausgeschlossen werden. Typischerweise ist der Schmerz beim ITBS proximal des lateralen Gelenkspaltes lokalisiert und es zeigt sich ein Druckschmerz im Bereich der lateralen Femukondyle mit Punctum maximum bei 30° Knieflexion und Varusstress. Dieser kann mit einem Crepitus und einer lokalen Schwellung verbunden sein. Eine Verkürzung des Tractus iliotibialis lässt sich mit dem Ober-Test erfassen. In Seitenlage wird das Hüftgelenk extendiert und abduziert, danach in 30°-Knieflexion eine Adduktionsbewegung durchgeführt. Der Test ist positiv, wenn sich das Bein unter Beibehaltung der Extension in der Hüfte und der Beugung im Kniegelenk nicht über die Neutralposition in die Adduktion bewegen lässt.

8.1.3 Bildgebung

In der sonographischen Untersuchung des Kniegelenkes finden sich bei vielen Patienten mit einem ITBS im lateralen Längsschnitt über dem lateralen Femurkondylus eine Verdickung des ITB und eine Flüssigkeitsansammlung als Ausdruck einer entzündlichen Infiltration des Fettgewebes [5].

DOI 10.1515/9783110424027-010

Eine weiterführende kernspintomographische Untersuchung sollte bei Beschwerdepersistenz oder Versagen der konservativen Therapie durchgeführt werden. Die MRT zeigt bei Vorliegen eines ITBS die dafür typische kompartiment-gebundene Signalveränderung in den T1- und T2-gewichteten Aufnahmen [6, 7].

8.1.4 Nomenklatur und Klassifikation

Unter dem Begriff des „iliotibial band syndrom“ (ITBS) werden die Affektionen des distalen Tractus iliotibialis im Bereich des lateralen Femurkondyle subsummiert. Eine Klassifikation besteht nicht.

8.1.5 Konservative Therapie

Die Behandlung des ITBS sollte zunächst immer konservativ erfolgen. Patientenspezifische Faktoren wie Beinlängendifferenzen, Abweichung der Beinachse, Überpronation des Fußes oder lumbopelvine myofasziale Dysbalancen sind zu korrigieren [9].

Eine Sportkarenz oder zumindest eine Reduktion oder Anpassung der sportlichen Aktivität ist empfohlen. Ein wichtiger Aspekt der Therapie besteht in der Kontrolle der Belastungsbedingungen. Hier müssen, falls erforderlich, sportartspezifisch eine Korrektur und Optimierung erfolgen. Beim Radsport kann dies die Einstellung der Sattelstütze oder der Klick-Pedale sein. Beim Laufsport sollte die Auswahl der Schuhe und Einlagen oder die Anpassung der Trainingsstrecke und -intensität bedacht werden.

Die Anwendung von NSAR und gegebenenfalls auch die lokale Infiltration können zu Beginn Linderung bringen [8].

Der Einsatz der fokussierten extrakorporalen Stoßwellentherapie (ESWT) steht in der Behandlung des ITBS als weitere Therapieoption zur Verfügung.

8.1.6 Operative Therapie

Bleibt der konservative Therapieerfolg aus, kann eine offene oder arthroskopische operative Therapie notwendig werden. Offen wird über dem Epicondylus femoris lateralis eine Fensterung oder eine Z-förmige Verlängerung des Tractus durchgeführt, um so eine Entlastung zu erreichen [10]. Arthroskopisch wird mit dem Shaver entzündlich infiltriertes Gewebe zwischen ITB und Epicondylus entfernt. Mit diesem Vorgehen konnten gute klinische Ergebnisse erreicht werden (97 % Patientenzufriedenheit nach 28 Monaten) [11].

8.1.7 Nachbehandlung

Wie bei der Nachbehandlung der Tractus-Op an der Hüfte (Kapitel 7.2) erfolgt auch hier die postoperative Mobilisierung mit schmerzadaptierter Vollbelastung ohne Einschränkungen der Beweglichkeit. In den ersten sechs Wochen sollte auf Sport verzichtet werden.

8.1.8 Neue Therapien

Das Fasziendistorsionmodell nach Typaldos bietet sich auch hier als Ergänzung zu den oben beschriebenen konservativen Therapiemaßnahmen an, wobei klinische evidenzbasierte Studien bisher fehlen. Die oben beschriebene arthroskopische Operationstechnik steht als neue operative Behandlungsmöglichkeit zusätzlich zu der dargelegten offenen Therapie zur Verfügung.

8.1.9 Tipps und Tricks

- Durch klinische Untersuchung sollte das ITBS von anderen Kniebinnenschäden unterschieden werden,
- Dehnung des Tractus zur Vorbeugung und Behandlung von Verkürzungen.

8.1.10 Zusammenfassung

- Die konservative Behandlung des ITBS ist eine in den meisten Fällen zielführende Therapie. Sie sollte mit einer vorübergehenden Reduktion der Belastung und nach Ausschluss prädisponierender Faktoren begonnen werden.
- Der chronisch-schmerzhafte Verlauf stellt eine Indikation zur Operation dar, offene und arthroskopische Verfahren stehen zur Verfügung.

Christoph Becher, Sven Ostermeier

8.2 Kniestreckapparat mit Pathologien der Quadrizepssehnenanteile und der Patellasehne

Der vierteilige Musculus quadriceps femoris, die Patella mit ihrem bandartigen Halteapparat und die Patellasehne bilden eine funktionelle Einheit zur kraftvollen Kniestreckung und Stabilisierung der Patella. Deshalb sind insbesondere chronische Erkrankungen der einzelnen Anteile meist Ausdruck einer Dysfunktion dieser Einheit. Generell sollten daher die Prävention und Therapie möglichst die gesamte Einheit einbeziehen. Im Zusammenhang mit Sehnenpathologien müssen Pathologien und Beschwerden der proximalen Sehnenteile des M. quadrizeps (insbesondere der Rektussehne) und der distalen gemeinsamen Insertion an der Patella unterschieden werden. Davon weiter abzugrenzen ist die Patellasehne, welche mit Hilfe der als Hypomochlion wirkenden Patella die Kräfte auf den Unterschenkel überträgt.

8.2.1 Nomenklatur & Klassifikation

Im Allgemeinen sind Sehnenpathologien als „Tendinopathie" zu bezeichnen.

Entsprechend sollte beispielsweise das Patellaspitzensyndrom korrekterweise als proximale Patellasehneninsertionstendinopathie bezeichnet werden. Trotzdem sind die Begriffe „Patellaspitzensyndrom" oder auch „Jumpers Knee" über die Jahre der Lokalisation und Pathologie der prox. Patellasehneninsertionstendinopathie von der Problematik und den klinischen sowie bildgebenden Befunden her klar zuzuordnen und können entsprechend synonym verwendet werden. Klinisch beschreiben die Begriffe eine lokale Schmerzhaftigkeit im Bereich der Patellasehne entweder am Ursprung der Patellasehne am distalen Patellapol, im mittleren Sehnenbereich („midportion") oder an der Insertion der Patellasehne an der Tuberositas tibiae. Dies gilt auch für die anderen Sehnenpathologien am Streckapparat, bei denen jeweils der Schmerzbereich gut lokal zuzuordnen ist.

Eine Klassifikation der Sehnentendinopathien am Kniestreckapparat in vier Phasen wurde bisher von Blazina et al. beschrieben [12]:

Phase 1: Schmerzen in der infra- bzw. suprapatellaren Region, ausschließlich nach Aktivität/Sportausübung,

Phase 2: Schmerzen vor und nach Aktivität/Sportausübung, die Ausübung ist noch auf zufriedenstellendem Niveau möglich,

Phase 3: Schmerzen vor und nach Aktivität, die Sportausübung ist nicht mehr möglich,

Phase 4: komplette Patellasehnenruptur.

8.2.2 Ätiologie

Die auf das Kniegelenk einwirkenden äußeren Kräfte (z. B. Gewichtskraft) setzen mit verhältnismäßig langen Hebelarmen an, so dass hohe Drehmomente das Gelenk und die Sehnen belasten, denen wiederum mit kurzen Hebelarmen versehene Bänder und Muskeln entgegenstehen [13]. So beträgt z. B. der Hebelarm des Ligamentum patellae durchschnittlich 35 mm [14]. Mit diesem Hebelarm kann der Musculus quadriceps femoris bei Extension ein Drehmoment von 200 Nm erzeugen [15]. Auf das Lig. patellae wirken dann 6000 N.

Differentialdiagnostisch abzugrenzen sind die Begleittendinopathien bei den Traktionsapohysitiden an der Tuberositas tibiae (Morbus Osgood-Schlatter) und des distalen Patellapols (Morbus Sinding-Larsen-Johansson), welche in der Regel bei jungen Adolezenten auftreten. Weiterhin müssen intraartikuläre Ursachen (z. B. Hoffa-Syndrom, Plica-Syndrom etc.), der unklare Vordere Knieschmerz und sonstige Ursachen (z. B. Tumore) abgegrenzt werden.

8.2.2.1 Patellasehnentendinopathie

Es wird angenommen, dass es bei Übersteigung des physiologischen Belastungsbereichs zu mikroskopischen Verletzungen in der Sehne selbst kommt, insbesondere bei wiederholter und fortdauernder Belastung. Auch kurzzeitige Mikrotraumen mit hoher Belastungskonzentration [17] oder direkte traumatische Einwirkungen können zu einer lokalisierten Sehnendegeneration [18] und damit zu dem Krankheitsbild der Patellasehnentendinopathie führen. Beschriebene begünstigende Faktoren der Pathogenese der Patellasehnentendinopahie sind: Übergewicht, Beinlängendifferenz, Verhältnis von Taille zur Hüfte, Pes planovalgus bzw. cavovarus, Flexibiliät des M. quadrizeps und Sprungleistungsfähigkeit [19].

Betroffen sind vor allem Sportler, die mit einer hohen Frequenz Sport auf hartem Untergrund mit hoher Sprungbelastung betreiben (z. B. Volleyball, Basketball, Fußball, Tanzsport). Entsprechend sind alle Sportarten mit schnellen Akzelerations- und Dezelerationsbewegungen, Sprüngen und häufigen Landungen aus einer Sprungphase zur Verursachung einer Patellasehnentendinopathie prädestiniert [20, 21].

Merke: Von einer Patellasehnentendinopathie sind vor allem Sportler, welche mit einer hohen Frequenz Sport auf hartem Untergrund mit hoher Sprungbelastung betreiben (z. B. Volleyball, Basketball, Fußball, Tanzsport), betrofffen.

Allerdings sind nicht nur Sportler mit intensivem Trainingsumfang und in Sprungsportarten betroffen. Dies spricht dafür, dass auch andere Faktoren für die Entstehung verantwortlich sind.

Ein eindeutig bevorzugtes Auftreten in einem bestimmten Altersbereich konnte nicht festgestellt werden [22], allerdings scheint die Prävalenz von Tendinopathien im Allgemeinen mit höherem Alter zuzunehmen [23].

Da der Hoffa'sche Fettkörper, welcher der Rückseite der Patellasehne anliegt, sehr gut mit Schmerzfasern versorgt ist, wird ihm in der Schmerzentstehung eine wichtige Rolle zugeordnet [24, 25].

Am häufigsten findet sich die Patellasehnentendinopathie am distalen Patellapol im Sinne eines Patellaspitzensyndroms. Neben den beschriebenen ätiologischen Faktoren wird ein Impingement der Patellasehne mit dem inferioren Patellapol im Rahmen der Flexion – ähnlich dem subakromialen Impingement der Schulter – ebenfalls für die Entstehung eines Patellaspitzensyndroms verantwortlich gemacht [26].

8.2.2.2 Patellasehnenruptur

Üblicherweise treten Rupturen der nicht vorgeschädigten Patellasehne selten auf. Meistens sind chronisch-degenerative Veränderungen der Sehne vorhanden [27]. Typische Risikofaktoren sind repetitive Mikrotraumata, akutes direktes Trauma und iatrogene Eingriffe durch die lokale Infiltration mit Glukokortikoiden in das Sehnengewebe mit dadurch ausgelöster direkter Störung des Tenozytenstoffwechsels [28, 29].

Patellasehnenrupturen treten im Gegensatz zu den Quadrizepssehnenrupturen häufiger bei jüngeren Patienten (< 45 Jahre) auf. Die Rupturlokalisation befindet sich im proximalen Bereich der Sehne nahe dem distalen Patellapol [28, 29].

Merke: Patellasehnenrupturen treten im Gegensatz zu den Quadrizepssehnenrupturen häufiger bei jüngeren Patienten (< 45 Jahre) auf.

8.2.2.3 Quadrizepssehnentendinopathie und Quadrizepssehnenruptur

An der Quadrizepssehne treten weniger chronische, sondern eher akute, zum größten Teil traumatische Probleme und Verletzungen auf. Meist ereignet sich im Rahmen eines indirekten Traumas eine (Teil-)Ruptur des Quadrizepssehnenkomplexes. In den meisten Fällen tritt diese Ruptur bei einer zusätzlichen Krafteinwirkung bei bereits vorgespannter Sehne auf (z. B. Sturz vom Stuhl). Die Sehne reißt insbesondere nah am Patellarand. In vielen Fällen besteht eine sytemische Begleiterkrankung (z. B. Niereninsuffizienz, Diabetes, Rheumatoide Polyarthritis, Gicht, Hyperparathyroidismus, Lupus erythematodes oder Adipositas). Sicherlich führt eine vorausgegangene lokale Infiltration oder systemische Therapie mit Corticosteroiden zu einer erhöhten Vulnerabilität der Quadrizepssehne mit erhöhter Gefahr einer Ruptur. Beidseitige Rupturen treten in ca. 10 % der Fälle auf.

8.2.2.4 Rektussehnentendinopathie und proximale Rektussehnenruptur

Als einziger der vier Anteile des M. quadrizeps stellt der M. rectus femoris einen zweigelenkigen Muskel dar und entspringt an der Spina iliaca anterior inferior und am oberen Rand der Hüftgelenkspfanne. Die meisten Verletzungen treten bei plötzlicher Kontraktion des Muskels auf, z. B. bei Sprintsportarten oder beim Fußballspiel.

8.2.3 Epidemiologie

Die Patellasehnentendinopathie bildet insgesamt den häufigsten Grund für Athleten in Sprungsportarten, einen Arzt aufzusuchen [30]. Die Inzidenz liegt bei ca. 14 %, wobei bestimmte „High-impact"-Sportarten wie Volleyball oder Basketball eine deutliche höhere Inzidenz von 30–40 % aufweisen [31].

Quadrizepssehnenrupturen sind ca. 2- bis 3-mal häufiger als Patellasehnenrupturen und wesentlich (ca. 16 ×) seltener als Achillessehnenrupturen [32]. Männer sind häufiger betroffen als Frauen, beidseitige Verletzungen treten selten auf [28]. Quadrizepssehnenrupturen finden sich meistens jenseits des 40. Lebensalters [33].

8.2.4 Klinik

8.2.4.1 Patellasehnentendinopathie

Anamnestisch berichten die Patienten meist von einem Schmerzbeginn innerhalb eines relativ kurzen Zeitraumes. Dies kann beispielsweise nach einer harten Trainingseinheit oder weniger gewöhnlich auch nach einer bestimmten Bewegung oder Durchführung eines Sprunges der Fall sein. Zu Beginn verschwinden die Beschwerden häufig während der sportlichen Belastung und treten erst nach einer längeren Ruhepause wieder verstärkt auf. Dies führt oftmals dazu, dass der Sportler den Schmerz zunächst ignoriert. Im Verlauf kommt es dann zur vermehrten Schmerzhaftigkeit bei der Sportausübung mit zunehmender Einschränkung der Sportfähigkeit. Letztendlich können die Schmerzen auch im Ruhezustand vorhanden sein [34]. Der Schmerzort kann oft sehr präzise an einer lokalisierten Stelle, beispielsweise beim Patellaspitzensyndrom im Bereich der inferioren anterioren Patellaregion am Übergang der Patella zur Patellasehne, festgemacht werden.

Durch die lokale Schmerzhaftigkeit kommt es zur funktionalen Einschränkung und in einigen schweren Fällen sogar zur Ruptur der Patellasehne.

8.2.4.2 Patellasehnenruptur

Durch Anamnese und klinische Untersuchung ist die Diagnose bereits häufig leicht zu stellen. Die Patienten berichten oft von einem nur geringen traumatischen Ereignis mit plötzlicher exzentrischer Anspannung des Extensormechanismus, bei dem ein stechender Schmerz bemerkt wird.

8.2.4.3 Quadrizepssehnentendinopathie und Quadrizepssehnenruptur

Die Quadrizepssehnenruptur lässt sich ebenfalls leicht klinisch feststellen, wobei das erlittene Trauma vergleichsweise höher ist als bei der Patellasehnenruptur. Bei einer Quadrizepssehnenruptur kann aufgrund des Reservestreckapparats der umgebenden Kniegelenksmuskulatur eine Kniestreckung gegen das Eigengewicht des Unterschenkels teilweise noch ausgeführt werden, so dass eine genauere Diagnostik (Bildgebung) notwendig wird. Der Einbeinstand ist meist nicht mehr möglich und häufig eine Delle palpabel.

Merke: Bei der Quadrizepssehnenruptur kann im Gegensatz zur Patellasehnenruptur aufgrund des Reservestreckapparats der umgebenden Kniegelenksmuskulatur eine Kniestreckung gegen das Eigengewicht des Unterschenkels teilweise noch ausgeführt werden.

8.2.4.4 Rektussehnentendinopathie und proximale Rektussehnenruptur

Die Patienten fallen meistens durch einen diffusen und teilweise akuten Leistenschmerz nach sportlicher Aktivität auf. Es besteht ein Druckschmerz in der Ursprungsregion des Muskels. Dieser kann durch aktives Anheben des Beines und maximale Hüftbeugung verstärkt werden [35].

8.2.5 Untersuchung

Die Diagnosefindung ist im Rahmen der klinischen Untersuchung bei den Tendinopathien des Streckapparates durch die lokale Schmerzhaftigkeit im Rahmen der Palpation relativ einfach. Die aktive Schmerzauslösung im peripatellaren Bereich kann durch wiederholte Kniebeugen oder auch schon beim Strecken des Beines gegen Widerstand provoziert werden. Bei einem fortgeschrittenen Krankheitsstadium finden sich häufig eine deutliche Verdickung und ödematöse Auftreibung des schmerzhaften Sehnenbereiches. Teilweise sind auch nicht verschiebbare Verhärtungen vorhanden. Bei langem Krankheitsverlauf kann es sekundär zur Atrophie des Musculus quadriceps femoris kommen.

Eine Sehnenruptur jeder Art ist am Streckapparat durch den Kraftverlust des Streckapparates und die oft sicht- und tastbare lokale Dehiszenz der Sehnenenden mit evtl. Weichteilschwellung und Druckschmerz im akuten Zustand relativ leicht zu diagnostizieren. Überprüft und dokumentiert werden sollte die Fähigkeit, das gestreckte Bein anzuheben und das Knie aus dem gebeugten Zustand gegen die Schwerkraft und gegen Widerstand zu strecken. Es kann eine dtl. Patella alta (Patellasehnenruptur) oder Patella baja (Quadrizepssehnenruptur) sichtbar sein, welche bei Beugung nicht der Tibia nachfolgt [29].

8.2.6 Bildgebung

Bei den Tendinopathien stellen im Rahmen der bildgebenden Diagnostik neben dem Standard Röntgenbild die Ultraschalluntersuchung und/oder die Magnetresonanztomographie (MRT) die Methoden der Wahl dar.

Im Röntgenbild können sich Verkalkungen und Ossifikationen im Sehnengewebe zeigen. Eine knöcherne Prominenz der angrenzenden Knochenstrukturen ist häufig im Rahmen der Insertionstendiopathien festzustellen. In der Ultraschalluntersuchung findet sich häufig eine Verdickung der Sehne mit hypoechogenen Zonen. Anzumerken ist dabei allerdings, dass auffällige Befunde auch bei einer Reihe asymptomatischer Sportler ermittelt wurden [16]. Zur Untersuchung einer eventuell vorhandenen Neovaskularisation ist eine Farbdoppler-Ultraschalluntersuchung notwendig.

In der MRT zeigen sich häufig eine aufgetriebene Verdickung und Signalanhebung der Sehne (Abb. 8.1). Während bei jungen Patienten mit milder Symptomatik keine signifikanten Veränderungen vorhanden sein müssen, können bei älteren Patienten auch im asymptomatischen Zustand oft pathologische Veränderungen nachgewiesen werden. So ist vor allem die Spezifität der MRT-Veränderungen nur sehr gering [36]. Die MRT hilft allerdings sehr gut bei einem differentialdiagnostischen Ausschluss anderer Ursachen wie beispielsweise einer Bursitis, eines Knorpelschadens, sonstigen knöchernen Veränderungen mit intraossärem Ödem, einer Hypertrophie des Hoffa'schen Fettkörpers oder auch seltenen Diagnosen wie denen eines Tumors.

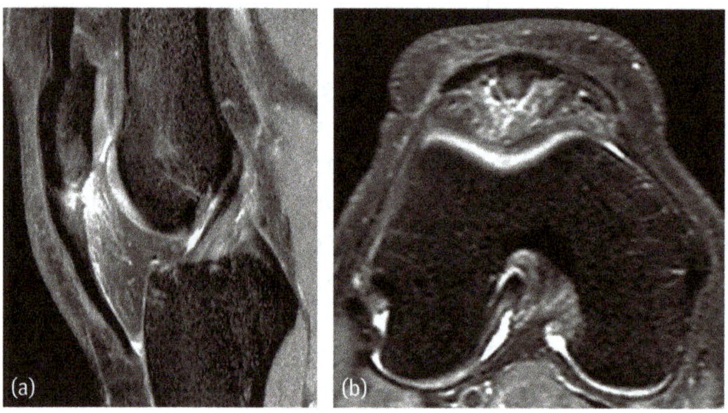

Abb. 8.1: Sagittale (a) und axiale (b) Protonendichte Fettunterdrückte (PD-FS) MRT-Sequenz einer 30-jährigen Patientin mit Patellaspitzensyndrom. Es zeigt sich eine dtl. Verdickung der Patellasehne direkt an der Patellaspitze, welche eine kleine knöcherne Ausziehung aufweist. Zudem dtl. Signalanhebung, welche sich in den Hoffa'schen Fettkörper ausbreitet.

Merke: Die MRT hilft vor allem sehr gut im differentialdiagnostischen Ausschluss anderer schmerzverursachender Pathologien.

Bei den Sehnenrupturen des Kniestreckapparates sollte ein Röntgenbild zum Ausschluss einer knöchernen Beteiligung immer durchgeführt werden. Zudem kann die Patellaposition im Sinne einer Patella alta bei Patellasehnenruptur und Patella baja bei Vorliegen einer Quadrizepssehnenruptur beurteilt werden. Nicht selten sind knöcherne Ausziehungen und Verkalkungen proximal und distal der Patella zu finden. In Einzelfällen kann sich die Patella aufgrund der fehlenden Kraftfortleitung von der trochlearen Grube „abgehoben" darstellen. Die weitere Diagnostik erfolgt insbesondere bei chronischen Rupturen oder unklarem klinischen Befund durch die Ultraschalluntersuchung oder MRT. Von Interesse ist, hierbei vor allem das Ausmaß der Ruptur und die Retraktion der Sehnenenden im Hinblick auf das zu wählende Therapieverfahren zu beurteilen. In der MRT können zudem eine fettige Infiltration der Sehne und weitere v. a. intraartikuläre Pathologien beurteilt werden.

8.2.7 Konservative Therapie

8.2.7.1 Patellasehnentendinopathie

Zur Therapie der Patellasehnentendinopathie steht eine Reihe konservativer Möglichkeiten zur Verfügung. Die Evidenzlage ist relativ gering, hat sich allerdings in den letzten Jahren durch prospektiv-randomisierte Studien verbessert. Im Allgemeinen sollte immer ein konservativer Therapieversuch für mindestens drei bis sechs Monate unternommen werden [37].

Merke: Zur Behandlung des Patellaspitzensyndroms sollte im Allgemeinen immer ein konservativer Therapieversuch für mindestens drei bis sechs Monate unternommen werden.

Dies sollte vor allem versucht werden, wenn die Schmerzen nur nach Belastung oder während und nach der Belastung vorhanden sind. Wichtiger Teil der konservativen Therapie ist zunächst eine Belastungsanpassung an die Beschwerdesymptomatik. Weiterhin sollte ein besonderes Augenmerk auf den Zustand der Muskulatur des Oberschenkels gelegt werden. Häufig treten Tendinopathien bei insuffizienter und verkürzter Muskulatur auf. Es konnte gezeigt werden, dass die Verkürzung der ischiocruralen Muskulatur in signifikantem Zusammenhang mit dem Patellaspitzensyndrom bei 14- bis 18-jährigen Basketballspielern steht [16]. Lokale Maßnahmen mit Eisanwendung, Salben, Ultraschall, Iontophorese und Elektrotherapie können angewendet werden. Bei eventuell vorhandenen Fußfehlstellungen sollte ein Versuch der Korrektur mit Einlagen erfolgen. Im Rahmen der Pharmakotherapie ist der Einsatz nichtsteroidaler Antirheumatika (NSAR) kritisch zu sehen. Bei neun prospektiven, placebo-kontrollierten Studien in der Behandlung einer Tendinopathie konnte nur in fünf Studien ein positiver Effekt von NSAR nachgewiesen werden [38]. Zudem könnten NSAR die Sehnenheilung verschlechtern und die Zugkraft der Sehne vermindern [39].

Das exzentrische Training ergibt eine einfach selbst durchführbare Therapieoption. Im Rahmen prospektiver randomisierter Studien konnte eine Überlegenheit gegenüber anderen Verfahren aufgezeigt werden [40, 41]. Es wurden mittlerweile verschiedene Formen des Vorgehens publiziert [42], wir empfehlen ein zweimaliges Training pro Tag mit 3 × 15 Wiederholungen. Dabei wird auf einer Treppenstufe ein Ausfallschritt nach vorne bis zu einem Flexionsgrad des affektierten Knies von ca. 60° durchgeführt (Abb. 8.2) [43]. Dies sollte langsam und kontrolliert erfolgen. Das Becken muss dabei stabilisiert werden. Anfangs kann das Training zu einer Schmerzverstärkung führen. Trotzdem sollte das Training über den genannten Zeitraum fortgeführt werden.

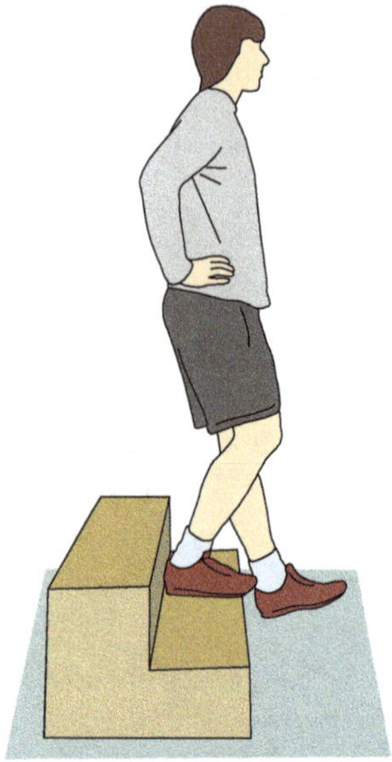

Abb. 8.2: Exzentrisches Training beim Patellaspitzensyndrom. Verbessert werden kann die Wirksamkeit des Trainings, wenn die Übungen auf einer 25° schrägen Ebene erfolgen.

Die Infiltration von Kortikosteroiden kann eine schnelle Beschwerdelinderung erbringen [44]. Die Wirkung wird auf eine lokale Entzündungshemmung der eventuell entzündeten synovialen Strukturen im Bereich der Patellaspitze zurückgeführt. Die Wirkung ist allerdings meist nur kurzzeitig, in zwei Studien kam es bei einer hohen Anzahl der Patienten zu einem Wiederauftreten der Beschwerden [45]. Zudem besteht die bekannte Problematik der Gefahr einer Sehnenruptur.

Aufgrund des Nachweises einer positiven Wirkung einer ultraschallgesteuerten sklerosierenden Injektion mit Polidocanol zur Verödung der Neovaskularisation und begleitenden sensiblen Nervenstrukturen kann diese ebenfalls in Betracht gezogen werden. Mehrere Studien konnten einen positiven Effekt belegen [46–48]. Allerdings zeigte sich die Sklerosierungstherapie nach sechs und zwölf Monaten im Vergleich zur arthroskopischen Therapie in Bezug auf Schmerz, Zufriedenheit und Zeitraum zur Sportrückkehr unterlegen, auch wenn sich beide Gruppen im Vergleich zum Ausgangswert auf der VAS-Schmerzskala signifikant verbesserten [48]. In einer anderen Studie hatten sich nach 44 Monaten immerhin 41 % der Patienten nach der Sklerosierungstherapie im Verlauf einem operativen Eingriff zur Behandlung der Patellasehnentendinopathie unterzogen [47].

Eine weitere aktuell populäre Option stellt die Injektion eines PRP-Präparates (PRP – Platelet-Rich Plasma) zur biologischen Modulation einer Gewebeschädigung dar. Auch hier wurde ein positiver Effekt in mehreren Studien beschrieben [49]. In einer prospektiv randomisierten Studie wurde eine Überlegenheit der PRP-Injektion im Vergleich zur extrakorporalen Schockwellentherapie nach sechs und zwölf Monaten gemessen an dem VISA-P-Score und der VAS-Schmerzskala aufgezeigt [50]. Allerdings existieren noch eine Fülle an Unklarheiten in Bezug auf die Dosierung des Präparates, die Injektionstechnik, den optimalen Zeitpunkt und die Anzahl der erforderlichen bzw. sinnvollen Injektionen. In einer weiteren Studie mit 40 Patienten und einem 2-Jahres-Nachuntersuchungszeitraum wurden signifikant bessere Ergebnisse in dem VISA-P-Score und der VAS-Schmerzskala bei Patienten gefunden, die zwei Injektionen anstelle einer einzelnen Injektion erhalten hatten. Allerdings mussten sich 22,5 % der Patienten im Verlauf aufgrund fortbestehender Beschwerden einer Operation unterziehen [51].

Die extrakorporale Stoßwellentherapie (ESWT) hat sich ebenfalls als ein geeignetes Verfahren zur Behandlung der Patellasehnentendinopathie etabliert [52]. Allerdings wurde in einer prospektiv-randomisierten Studie bei 62 im Wettkampf oder Training befindlichen Patienten mit einer Beschwerdedauer von unter zwölf Monaten kein signifikanter Unterschied im Vergleich zu einem Placebo gefunden [53]. Zudem besteht auch hier kein Konsensus in Bezug auf die Art, Intensität, Anzahl und Dauer der Applikation der Stoßwellen.

Der Anwendung eines Glyceryltrinitrat-Pflasters mit der Freisetzung von NO wird ein positiver Effekt in der Sehnenheilung im Sinne einer Stimulierung der Fibroblastenproliferation und Kollagensynthese zugesprochen [54]. In einer prospektiv-randomisierten placebokontrollierten Studie mit zusätzlichem exzentrischem Training verbesserten sich beide Gruppen, ohne einen signifikanten Unterschied zwischen den Gruppen bei allerdings kleiner Patientenanzahl (16 vs. 17) darstellen zu können [54].

8.2.7.2 Patellasehnenruptur

Eine konservative Therapie der Patellasehnenruptur ist nicht angezeigt, es sollte immer eine operative Versorgung erfolgen.

8.2.7.3 Quadrizepssehnentendinopathie und Quadrizepssehnenruptur

Da Verletzungen der Quadrizepssehne in der Mehrzahl der Fälle Rupturen der Sehne darstellen, ist die nichtoperative Therapiemöglichkeit eher gering und eignet sich nur bei Tendinopathien oder geringfügigen Rupturen des Streckapparats, die zu keinem wesentlichen mechanischen Kraftverlust geführt haben.

Zunächst muss bei entsprechender sportlicher Belastung eine ggf. mehrwöchige Sportkarenz eingehalten werden.

Bei Tendinopathien kann neben lokalen Infiltrationen von PRP-Präparaten und krankengymnastischen/physikalischen Maßnahmen in einigen Fällen eine extrakorporale Stoßwellentherapie (ESWT) beschwerdelindernd wirken. Es eignen sich in diesem Fall drei fokussierte Behandlungen mit max 0.20 mJ/qmm mit 1000 Impulsen pro Anwendung im Abstand von einer Woche. Allerdings sollte während der Behandlung die Kontinuität der Sehne regelmäßig kontrolliert werden, da bei zu hohem Energiefluss eine strukturelle Schädigung der Sehne droht [55].

Eine Teilruptur der Quadrizepssehne kann durch Anlage einer Extensionsschiene oder eines -gipses für sechs Wochen behandelt werden [33].

8.2.7.4 Rektussehnentendinopathie und proximale Rektussehnenruptur

Bei einer Tendinopathie oder nur diskreten knöchernen Dislokationen des am Ursprung inserierenden Muskels kann ein konservativer Therapieversuch erfolgen. Dieser entspricht im Prinzip der Therapie bei Tendinopathien der Quadrizepssehne, wobei die Dauer der sportlichen Karenz in Einzelfällen mehrere Monate betragen kann und sich an Schmerz und Schwellung orientiert [35].

8.2.8 Operative Therapie

8.2.8.1 Patellasehnentendinopathie

Für das operative Vorgehen bei der Patellasehnentendinopathie sind eine Reihe von Methoden in der Literatur beschrieben. Darunter fallen z. B. die isolierte Anbohrung des distalen Patellapols, die isolierte Exzision von degenerativem Gewebe, die Durchführung einer longitudinalen Tenotomie oder percutanes Needeling [56–58]. Zudem werden auch ein rein arthroskopisches Vorgehen mit Debridement und Denervation sowie evtl. eine Resektion des distalen Patellapols beschrieben [59, 60]. Die Studienlage stellt sich sehr heterogen dar, mit Unterschieden in der diagnostischen Einteilung, der Indikation zum operativen Eingriff, dem Eingriff selbst und der postoperativen Nachbehandlung.

Die Erfolgsraten der verschiedenen operativen Verfahren sind sehr unterschiedlich und werden in einem Bereich von 46 % bis 100 % angegeben [57]. Prospektiv randomisierte Vergleichsstudien von chirurgischen Verfahren liegen nicht vor. Es muss beachtet werden, je schlechter das Studiendesign war, umso besser fiel die Rate der erfolgreichen Operationen aus [57].

In einer kürzlich veröffentlichten Literaturübersicht wurden 17 Studien (9 × arthroskopisches Vorgehen, 8 × offenes Vorgehen) für das Patellaspitzensyndrom eingeschlossen. Die durchschnittliche Erfolgsrate betrug 87 % für das offene Vorgehen und 91 % bei den arthoskopischen Verfahren. Ein offenes chirurgisches Vorgehen scheint im Vergleich zur rein arthroskopischen Therapie mit einer längeren Rehabilitationszeit verbunden zu sein (offen: 8,3 Monate, arthroskopisch: 3,9 Monate). Auch die durchschnittliche Rate an Rückkehrern zur früheren Sportaktivität war mit 82,3 % vs. 78,4 % bei den arthroskopisch operierten Patienten im Durchschnitt besser [61].

Merke: Ein arthroskopisches Vorgehen ist beim Patellaspitzensyndrom aufgrund der kürzeren Rehabilitationszeit und der früheren Rückkehr zur Sportaktivität in der Regel Methode der Wahl.

Operationstechnik arthroskopisches Vorgehen

Wir bevorzugen aufgrund der eigenen Erfahrungen und der in der Literatur bestätigten Vorteile ein arthroskopisches Vorgehen. Es ist insbesondere bei der knöchernen Resektion des distalen Patellapols das Aufpumpen der Blutsperre und die Verwendung eines Fluoroskops mit Markierung des distalen Patellapols mit Kanülen zur besseren Orientierung zu empfehlen. Das anterolaterale Standardportal wird etwas höher als gewöhnlich angelegt. Über ein hohes anteromediales Arbeitsportal werden mit einem Shaver (mindestens 5.0 mm) eine partielle Resektion des Hoffa'schen Fettkörpers und eine partielle Synovektomie vorgenommen. Dies ist so weit durchzuführen, bis eine gute Sicht auf den distalen Patellapol erreicht ist. Der Bereich unterhalb des Patellapols wird zur Denervierung dieses Areals ausführlich debridiert (Abb. 8.3). Die Patellasehne selbst ist hier selbstverständlich zu schonen. Die evtl. knöcherne Resektion des distalen Patellapols erfolgt dann vorsichtig mit Fräse. Dabei sollte eine fluoroskopische Kontrolle stattfinden.

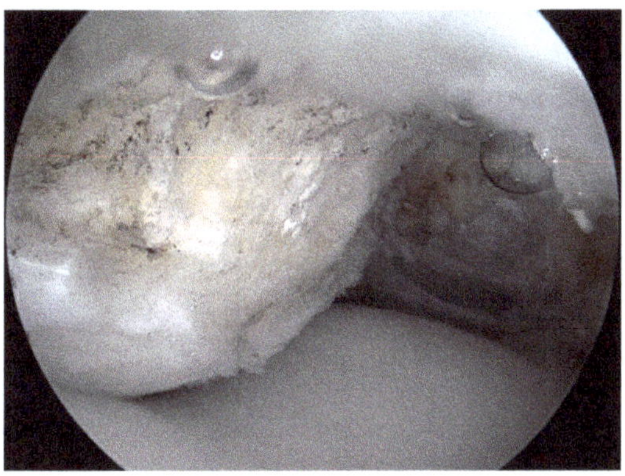

Abb. 8.3: Zustand nach ausführlichem Debridement und Denervierung der Patellaspitze bei der aus Abb. 8.1(a) beschriebenen Patientin.

Nachbehandlung

- schmerzadaptierte Vollbelastung an Unterarmgehstützen,
- zwei- bis dreimal wöchentlich ambulante Physiotherapie, gegebenenfalls bei postoperativer Schwellung manuelle Lymphdrainage,
- keine tiefe Flexion unter Belastung für sechs Wochen postoperativ.

8.2.8.2 Patellasehnenruptur

Die Art der operativen Versorgung ist von dem Alter und der Lokalisation der Ruptur abhängig:

Bei frischen Rupturen im mittleren Teil der Sehne ist in der Regel eine simple End-zu-End-Naht ausreichend. Da die Rupturlokalisation allerdings meistens in der Nähe des distalen Patellapols zu finden ist, sollte eine transpatellare Fixation über Bohrlöcher oder die Verwendung von in der distalen Patella eingebrachten

Fadenankern erfolgen (Abb. 8.4) [29]. Ein Vorteil der Fadenanker zeigt sich in der geringeren Morbidität durch die kürzere Schnittlänge. Zudem wurden in einer kürzlich durchgeführten biomechanischen *In-vitro*-Studie an humanen Kniekadavern bei Verwendung von 5,5-mm-Titanankern vs. einer transpatellaren Naht mit No. 2 Ultrabraid und Krackow-Nahttechnik eine signifikant bessere Versagenslast der Konstrukte und geringere Spaltbildung der Sehnenenden mit den Nahtankern gefunden [62]. Nachteilig sind bei den Nahtankern allerdings die relativ hohen Kosten.

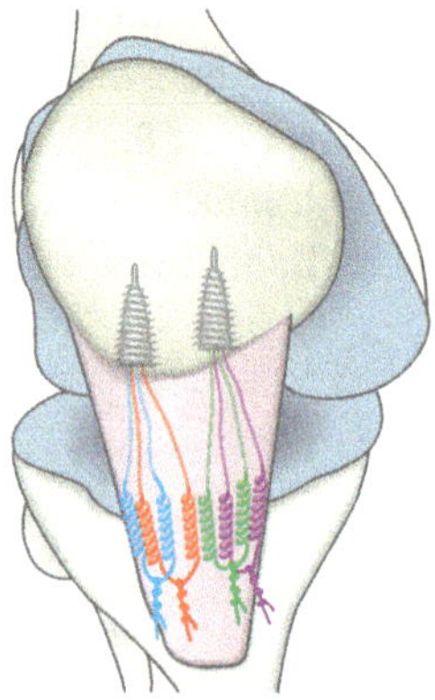

Abb. 8.4: Schemazeichnung der operativen Versorgung einer proximalen Patellasehnenruptur mit distal in der Patella eingebrachten Fadenankern.

Bei veralteten Rupturen kann eine Verstärkung der Sehne mit Defektüberbrückung durch eine Semitendinosussehnenaugmentation notwendig sein [33] Diese wird in einer rahmenartigen Konstruktion transossär durch die Patella und die Tuberositas gezogen und dabei mit der Patellasehne vernäht.

Merke: Es sollte immer eine übungsstabile Rekonstruktion der Sehne angestrebt werden.

Nachbehandlung

- Lagerung in Streckschiene für sechs Wochen,
- wir empfehlen eine Teilbelastung an Unterarmgehstützen für sechs Wochen, in Einzelfällen kann axial auch vorsichtig voll belastet werden,
- zwei- bis dreimal wöchentlich ambulante Physiotherapie, passive Beugung zu Beginn bis max. 60°, Steigerung im Verlauf auf 90° bis Ende der 6. postoperativen Woche, gegebenenfalls bei postoperativer Schwellung manuelle Lymphdrainage,
- sportliche Belastungen mit Sprüngen sind für sechs Monate postoperativ zu unterlassen.

8.2.8.3 Quadrizepssehnentendinopathie und Quadrizepssehnenruptur

Die Mehrzahl der Fälle einer Quadrizepssehnenruptur wird operativ und möglichst frühzeitig versorgt (innerhalb einer Woche nach Trauma), da sonst eine Retraktion des Muskels eine Readaptation der Sehnenenden deutlich erschwert [33]. In der Mehrzahl der Fälle reißt die Quadrizepssehne horizontal (transvers) und direkt an der knöchernen Insertion aus dem proximalen Patellarand. Intratendinöse Rupturen sind eher selten. Es gibt eine Vielzahl von Operationsverfahren, die alle eine Readaptation des proximalen Sehnenstumpfes an den proximalen Patellapol vorsehen. Dies kann einerseits durch Verankerungen über Knochenanker oder durch knöchern getunnelte Fadenzüge erreicht werden, wobei kein Vorteil für eine der beiden Fixationsmöglichkeiten nachgewiesen wurde.

In unserem eigenen Krankengut haben sich bei frischen Rupturen knöchern getunnelte Fadenzüge bewährt (Abb. 8.5). Über eine längs verlaufende mediane Hautinzision wird die Ruptur dargestellt. Dann werden mehrere schräg an die Knochenoberfläche ausleitende, von proximal nach distal orientierte Bohrungen gesetzt und die Sehnenstümpfe an den proximalen Patellapol mit nicht resorbierbaren Nähten readaptiert. Intratendinöse Rupturen können durch End-zu-End-Nähte versorgt und ggf. durch einen V-förmigen Sehnenlappen verstärkt werden [33]. Veraltete und übersehene Rupturen sind deutlich schwieriger zu versorgen und benötigen meist eine Sehnenverlängerung durch eine V-Y-Plastik und/oder transpatellare Sehnenaugmentation mit Hilfe der Semitendinosussehne [33].

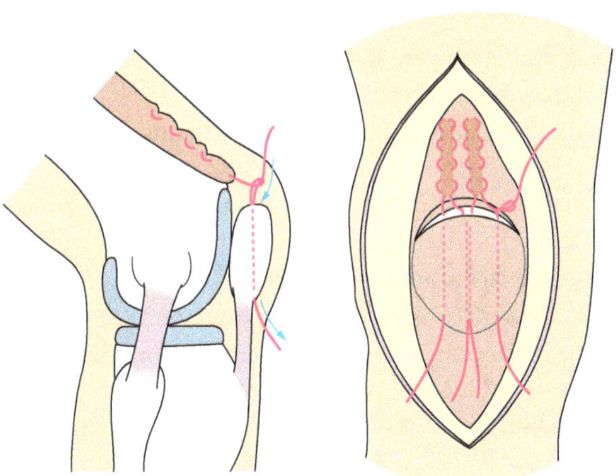

Abb. 8.5: Schemazeichnung der operativen Versorgung einer distalen Quadrizepssehnenruptur mit transpatellarer Naht.

Nachbehandlung

Die Nachbehandlung entspricht weitgehend der o. g. nach operativer Versorgung der Patellasehnenruptur. Falls Zweifel an der Übungsstabilität der Rekonstruktion bzw. Compliance des Patienten bestehen, muss entsprechend konservativer vorgegangen werden.

8.2.8.4 Rektussehnentendinopathie und proximale Rektussehnenruptur

Die operative Therapie der Rektussehnenruptur eignet sich bei ausgeprägten Dehiszenzen zwischen rupturierter Sehne und knöchernem Ursprung. Im adolezenten Alter treten nicht selten knöcherne Apophysenausrisse auf, bei welchen ab einer Dislokation von > 2 cm und bei Hochleistungssportlern eine operative Reposition und Refixation erwogen werden sollten [35, 63].

Martin Engelhardt

8.3 Hamstrings und Bizepssehne

Die ischiokrurale Muskulatur zählt zu der beim Sportler am häufigsten verletzten Muskulatur [64–68]. Bei der Sprint- oder Absprungphase kommt es durch ein indirektes Trauma zu kleineren Muskelverletzungen (Zerrungen, Muskelfaserrisse), die überwiegend konservativ behandelt werden [64, 69, 70].

Obwohl randomisierte klinische Studien fehlen, wird in der akuten Verletzungsphase nach dem PECH-/RICE-Schema (Abbruch der Belastung, Kühlen, Anlage eines elastokompressiven Verbandes und Hochlagern) behandelt, um eine intramuskuläre Blutung zu vermeiden bzw. zu reduzieren und die Schmerzen zu lindern.

Die Kryotherapie erfolgt idealerweise durch mit Eiswasser getränkte Schwämme (kein direkter Kontakt zwischen Eis und Haut), die Kompression mit elastokompressiven Binden. Die Hochlagerung der betroffenen Extremität führt zur Abnahme des hydrostatischen Druckes und fördert den venösen und lymphatischen Abfluss. Eine 3- bis 5-tägige Immobilisation soll eine geringere Retraktion der Muskelstümpfe bewirken und eine überschüssige Narbenbildung verhindern [70].

Bei Vorliegen eines intramuskulären Hämatoms kann eine Punktion zur Entlastung erfolgen.

Der Nutzen einer Injektion oder der Einnahme von Medikamenten wird kontrovers diskutiert, ohne dass eine Evidenz vorliegt. Proteolytischen Enzymen wie dem Bromelain werden antiödematöse Eigenschaften zugesprochen [71].

In bis zu 12 % der Hamstring-Verletzungen kommt es zu proximalen Verletzungen, in 9 % gar zu kompletten Rupturen (Biceps femoris, Semitendinosus, Semimembranosus) [69]. In der Literatur besteht Einigkeit, dass diese Verletzungen operativ behandelt zu einem guten funktionellen Ergebnis führen und die Rückkehr zum Sport erlauben [72–77].

8.3.1 Unfallmechanismus, Klinik, Diagnostik

Durch kombinierte Hüftflexion und Hyperextension im Kniegelenk kommt es zu einem Überdehnungstrauma der ischiocruralen Muskulatur. In der Studie mit der größten Fallzahl (242 Patienten) traten Verletzungen am häufigsten bei Wasserskifahrern auf [72]. Auch bei Sprint- oder Ballsportarten kommt die Verletzung nicht selten vor.

Die Sportler beschreiben einen einschießenden Schmerz in die proximale Oberschenkelrückseite, können die sportliche Aktivität nicht fortsetzen und berichten über eine Instabilität im Becken bzw. Kniegelenk. Klinisch imponieren bei der Untersuchung das Kraftdefizit, die palpable Muskellücke im Bereich der Gesäßfalte und die Beckeninstabilität.

Die klinische Diagnostik wird durch eine radiologische und kernspintomographische Bildgebung ergänzt. Die radiologische Darstellung erfolgt bei Jugendlichen zum Ausschluss einer Apophysenverletzung und aus forensischen Gründen. Bei der Magnetresonanztomographie sollen das Rupturausmaß (partiell oder komplett) und die Retraktion bestimmt werden.

Bei länger zurückliegenden Rupturen kann damit ggf. das Ausmaß der fettigen Degeneration der Muskulatur beurteilt werden.

8.3.2 Operative Therapie und Rehabilitation

Für den optimalen Behandlungserfolg ist eine zeitnahe operative Versorgung nach akuter Verletzung anzustreben. Bei der Versorgung der Hamstring-Abrisse erfolgt in Bauchlagerung entweder eine Hautincision im Bereich der Glutealfalte oder eine längsverlaufende Incision in Höhe des Tuber ischiadicum nach distal im Sehnenverlauf über der Rupturstelle.

Nervus cutaneus femoris posterior und Nervus ischiadicus sind zu schonen. Die Sehnenursprungszone am Tuber ischiadicum wird präpariert/angefrischt. Je nach Ausmaß der Verletzung werden ein bis vier Fadenankersysteme eingebracht. Mit den über die Anker eingebrachten Fäden werden die abgerissenen Muskel-/Sehnenanteile in modifizierter Mason-Allen-Technik angeschlungen und an das Tuber ischiadicum refixiert. Das Knoten der Fäden erfolgt in extendierter Hüft- bzw. flektierter Knieposition.

Postoperativ werden die Patienten an Unterarmgehstöcken unter Kontaktbelastung von 20 Kg mit physiotherapeutischer Anleitung mobilisiert. Leistungssportler mit in der Regel guten koordinativen Fähigkeiten verzichten häufig auf die aufwändige Hüft-Kniegelenks-Orthese (Extension im Hüft- und 90°-Flexion im Kniegelenk).

Ab der 7. postoperativen Woche kann mit dem eigenen Körpergewicht belastet werden. Es folgen ein gezieltes Dehn- und muskuläres Aufbauprogramm unter physiotherapeutischer Anleitung.

Die Wiederaufnahme sportlicher Aktivitäten findet nach dem 6. postoperativen Monat statt.

8.3.3 Ergebnisse

In der Studie mit den meisten Patienten werden bei einem minimum-follow-up von zwei Jahren über 93 % exzellente und gute Resultate berichtet. 76 % der Patienten konnten das sportliche Niveau vor der Verletzung wieder erreichen [72]. Als Komplikationen werden Muskelverhärtungen, Muskelkrämpfe, Schmerzen am Tuber ischiadicum und in 1,5 % Re-Rupturen berichtet.

Literatur

[1] McKean KA, Manson NA, Stanish WD. Musculoskeletal injury in the master's runners. Clin J Sports Med. 2006; 16(2): 149–154.

[2] Taunton JE, Ryan MB, Clement DB, McKenzie DC, Llyod-Smith DR, Zumbo BD. A retrospective case-control analysis of 2002 running injuries. Br J Sports Med. 2002; 36(2): 95–101.

[3] Lavine R. Iliotibial band friction syndrome. Curr Rev Musculoskeletal Med. 2010; 3(1–4): 18–22. doi: 10.1007/s12178-010-9061-8.

[4] Orchard JW, Fricker PA, Abud AT, Mason BR. Biomechanics of iliotibial band friction syndrome in runners. Am J Sports Med. 1996; 24(3): 375–379.

[5] Gyaran A, Spezia F, Hudson Z, Maffulli N. Sonographic measurement of ilitibial ban thickness: an observational study in healthy adult volunteers. Knee Surg Sports Traumatol Arthrosc. 2011; 19(3): 458–461.

[6] Ekman EF, Pope T, Martin DF, Curl WW. Magnetic resonance imaging of iliotibial band syndrome. Am J Sport Med. 1994; 22(6): 851–854.

[7] Muhle C, Ahn JM, Yeh L, Bergman GA, Boutin RD, Schweitzer M, et al. Iliotibial band friction syndrome: MR imaging findings in 16 patients and MR arthrogarhic study of six cadaveric knees. Radiology. 1999; 212(1): 103–110.

[8] Gunter P, Schwellnus MP. Local corticosteroid injection in iliotibial band friction syndrome in runners: A randomised controlled trial. Br J Sports Med. 2004; 38(3): 269–272.

[9] Pedowitz, R. Use of Osteopathic Manipulative Treatment for Iliotibial Band Friction Syndroime. J Am Osteopath Assoc. 2005; 105(12): 563–567.

[10] Strauss EJ, Kim S, Calcei JG, Park DK. S. Iliotibial Band Syndrome: Evaluation and Management. J Am Acad Orthop Surg. 2011; 19(12): 728–736.

[11] Michels F, Jambou S, Allard M, Bousquet V, Colombet P, de Lavigne C. An arthroscopic technique to treat the iliotibial band syndrome. Knee Surg Sports Traumatol Arthr. 2011; 17(3): 233–236.

[12] Blazina ME, Kerlan RK, Jobe FW, Carter VS, Carlson GJ. Jumper's knee. Orthop Clin North Am. 1973; 4: 665–678.

[13] Wimmer MA, Andriacchi TP. Tractive forces during rolling motion of the knee: implications for wear in total knee replacement. J Biomech. 1997; 30: 131–137.

[14] Nisell R, Ekholm J. Mechanics of the knee. Acta Orthop Scand Suppl, 1985; 216: 1–42.

[15] Aagaard P, Simonsen EB, Andersen JL, Magnusson SP, Bojsen-Moller F, Dyhre-Poulsen P. Antagonist muscle coactivation during isokinetic knee extension. Scand J Med Sci Sports. 2000; 10: 58–67.

[16] Cook JL, Khan KM, Harcourt PR, Grant M, Young DA, Bonar SF. A cross sectional study of 100 athletes with jumper's knee managed conservatively and surgically. The Victorian Institute of Sport Tendon Study Group. Br J Sports Med. 1997; 31: 332–336.

[17] Garau G, Rittweger J, Mallarias P, Longo UG, Maffulli N. Traumatic patellar tendinopathy. Disabil Rehabil. 2008; 30: 1616–1620.

[18] Ker RF. The implications of the adaptable fatigue quality of tendons for their construction, repair and function. Comp Biochem Physiol A Mol Integr Physiol. 2002; 133: 987–1000.
[19] van der Worp H, van Ark M, Roerink S, Pepping GJ, van den Akker-Scheek I, Zwerver J. Risk factors for patellar tendinopathy: a systematic review of the literature. Br J Sports Med. 2011; 45: 446–452.
[20] Colosimo AJ, Bassett FH, III. Jumper's knee. Diagnosis and treatment. Orthop Rev. 1990; 19: 139–149.
[21] Ferretti A. Epidemiology of jumper's knee. Sports Med. 1986; 3: 289–295.
[22] Witvrouw E, Bellemans J, Lysens R, Danneels L, Cambier D. Intrinsic risk factors for the development of patellar tendinitis in an athletic population. A two-year prospective study. Am J Sports Med. 2001; 29: 190–195.
[23] Rees JD, Maffulli N, Cook J. Management of tendinopathy. Am J Sports Med. 2009; 37: 1855–1867.
[24] Dye SF, Vaupel GL, Dye CC. Conscious neurosensory mapping of the internal structures of the human knee without intraarticular anesthesia. Am J Sports Med. 1998; 26: 773–777.
[25] Sanchis-Alfonso V, Rosello-Sastre E. Anterior knee pain in the young patient – what causes the pain? „Neural model“. Acta Orthop Scand. 2003; 74: 697–703.
[26] Johnson DP, Wakeley CJ, Watt I. Magnetic resonance imaging of patellar tendonitis. J Bone Joint Surg Br. 1996; 78: 452–457.
[27] Kannus P, Jozsa L. Histopathological changes preceding spontaneous rupture of a tendon. A controlled study of 891 patients. J Bone Joint Surg Am. 1991; 73: 1507–1525.
[28] Grim C, Lorbach O, Engelhardt M. Quadriceps and patellar tendon ruptures. Orthopade. 2010; 39: 1127–1134.
[29] Ibounig T, Simons TA. Etiology, Diagnosis And Treatment Of Tendinous Knee Extensor Mechanism Injuries. Scand J Surg. 2015.
[30] Pierets K, Verdonk R, De Muynck M, Lagast J. Jumper's knee: postoperative assessment. A retrospective clinical study. Knee Surg Sports Traumatol Arthrosc. 1999; 7: 239–242.
[31] Lian OB, Engebretsen L, Bahr R. Prevalence of jumper's knee among elite athletes from different sports: a cross-sectional study. Am J Sports Med. 2005; 33: 561–567.
[32] Tejwani NC, Lekic N, Bechtel C, Montero N, Egol KA. Outcomes after knee joint extensor mechanism disruptions: is it better to fracture the patella or rupture the tendon? J Orthop Trauma. 2012; 26: 648–651.
[33] Saragaglia D, Pison A, Rubens-Duval B. Acute and old ruptures of the extensor apparatus of the knee in adults (excluding knee replacement). Orthop Traumatol Surg Res. 2013; 99: S67–S76.
[34] Visentini PJ, Khan KM, Cook JL, Kiss ZS, Harcourt PR, Wark JD. The VISA score: an index of severity of symptoms in patients with jumper's knee (patellar tendinosis). Victorian Institute of Sport Tendon Study Group. J Sci Med Sport. 1998; 1: 22–28.
[35] Kruger-Franke M. Traumatic muscle and tendon ruptures of the lower extremities in sport: adductor muscles, M. rectus femoris and M. biceps femoris. Orthopade. 2010; 39: 1123–1126.
[36] Shalaby M, Almekinders LC. Patellar tendinitis: the significance of magnetic resonance imaging findings. Am J Sports Med. 1999; 27: 345–349.
[37] Ostermeier S, Becher C. Das Vordere Knieschmerzsyndrom. Dt. Ärzte Verlag. 2010.
[38] Almekinders LC, Temple JD. Etiology, diagnosis, and treatment of tendonitis: an analysis of the literature. Med Sci Sports Exerc. 1998; 30: 1183–1190.
[39] Magra M, Maffulli N. Genetic aspects of tendinopathy. J Sci Med Sport. 2008; 11: 243–247.
[40] Cannell LJ, Taunton JE, Clement DB, Smith C, Khan KM. A randomised clinical trial of the efficacy of drop squats or leg extension/leg curl exercises to treat clinically diagnosed jumper's knee in athletes: pilot study. Br J Sports Med. 2001; 35: 60–64.

[41] Jonsson P, Alfredson H. Superior results with eccentric compared to concentric quadriceps training in patients with jumper's knee: a prospective randomised study. Br J Sports Med. 2005; 39: 847–850.
[42] Visnes H, Bahr R. The evolution of eccentric training as treatment for patellar tendinopathy (jumper's knee): a critical review of exercise programmes. Br J Sports Med. 2007; 41: 217–223.
[43] Young MA, Cook JL, Purdam CR, Kiss ZS, Alfredson H. Eccentric decline squat protocol offers superior results at 12 months compared with traditional eccentric protocol for patellar tendinopathy in volleyball players. Br J Sports Med. 2005; 39: 102–105.
[44] Fredberg U, Bolvig L. Jumper's knee. Review of the literature. Scand J Med Sci Sports. 1999; 9: 66–73.
[45] Fredberg U, Bolvig L, Pfeiffer-Jensen M, Clemmensen D, Jakobsen BW, Stengaard-Pedersen K. Ultrasonography as a tool for diagnosis, guidance of local steroid injection and, together with pressure algometry, monitoring of the treatment of athletes with chronic jumper's knee and Achilles tendinitis: a randomized, double-blind, placebo-controlled study. Scand J Rheumatol. 2004; 33: 94–101.
[46] Alfredson H, Ohberg L. Neovascularisation in chronic painful patellar tendinosis – promising results after sclerosing neovessels outside the tendon challenge the need for surgery. Knee Surg Sports Traumatol Arthrosc. 2005; 13: 74–80.
[47] Hoksrud A, Bahr R. Ultrasound-guided sclerosing treatment in patients with patellar tendinopathy (jumper's knee). 44-month follow-up. Am J Sports Med. 2011; 39: 2377–2380.
[48] Willberg L, Sunding K, Forssblad M, Fahlstrom M, Alfredson H. Sclerosing polidocanol injections or arthroscopic shaving to treat patellar tendinopathy/jumper's knee? A randomised controlled study. Br J Sports Med. 2011; 45: 411–415.
[49] Schwartz A, Watson JN, Hutchinson MR. Patellar Tendinopathy. Sports Health. 2015; 7: 415–420.
[50] Vetrano M, Castorina A, Vulpiani MC, Baldini R, Pavan A, Ferretti A. Platelet-rich plasma versus focused shock waves in the treatment of jumper's knee in athletes. Am J Sports Med. 2013; 41: 795–803.
[51] Zayni R, Thaunat M, Fayard JM, Hager JP, Carrillon Y, Clechet J, et al. Platelet-rich plasma as a treatment for chronic patellar tendinopathy: comparison of a single versus two consecutive injections. Muscles Ligaments Tendons J. 2015; 5: 92–98.
[52] Chung B, Wiley JP. Extracorporeal shockwave therapy: a review. Sports Med. 2002; 32: 851–865.
[53] Zwerver J, Hartgens F, Verhagen E, van der Worp H, van den Akker-Scheek I, Diercks RL. No effect of extracorporeal shockwave therapy on patellar tendinopathy in jumping athletes during the competitive season: a randomized clinical trial. Am J Sports Med. 2011; 39: 1191–1199.
[54] Steunebrink M, Zwerver J, Brandsema R, Groenenboom P, van den Akker-Scheek I, Weir A. Topical glyceryl trinitrate treatment of chronic patellar tendinopathy: a randomised, double-blind, placebo-controlled clinical trial. Br J Sports Med. 2013; 47: 34–39.
[55] Kim JH, Kim JY, Choi CM, Lee JK, Kee HS, Jung KI, et al. The Dose-Related Effects of Extracorporeal Shock Wave Therapy for Knee Osteoarthritis. Ann Rehabil Med. 2015; 39: 616–623.
[56] Popp JE, Yu JS, Kaeding CC. Recalcitrant patellar tendinitis. Magnetic resonance imaging, histologic evaluation, and surgical treatment. Am J Sports Med. 1997; 25: 218–222.
[57] Coleman BD, Khan KM, Maffulli N, Cook JL, Wark JD. Studies of surgical outcome after patellar tendinopathy: clinical significance of methodological deficiencies and guidelines for future studies. Victorian Institute of Sport Tendon Study Group. Scand J Med Sci Sports. 2000; 10: 2–11.
[58] Leadbetter WB, Mooar PA, Lane GJ, Lee SJ. The surgical treatment of tendinitis. Clinical rationale and biologic basis. Clin Sports Med. 1992; 11: 679–712.

[59] Lorbach O, Diamantopoulos A, Paessler HH. Arthroscopic resection of the lower patellar pole in patients with chronic patellar tendinosis. Arthroscopy. 2008; 24: 167–173.
[60] Ogon P, Maier D, Jaeger A, Suedkamp NP. Arthroscopic patellar release for the treatment of chronic patellar tendinopathy. Arthroscopy. 2006; 22: 462–465.
[61] Brockmeyer M, Diehl N, Schmitt C, Kohn DM, Lorbach O. Results of Surgical Treatment of Chronic Patellar Tendinosis (Jumper's Knee): A Systematic Review of the Literature. Arthroscopy. 2015; 31(12): 2424-2429.
[62] Ettinger M, Dratzidis A, Hurschler C, Brand S, Calliess T, Krettek C, et al. Biomechanical properties of suture anchor repair compared with transosseous sutures in patellar tendon ruptures: a cadaveric study. Am J Sports Med. 2013; 41: 2540–2544.
[63] Linni K, Mayr J, Hollwarth ME. [Apophyseal fractures of the pelvis and trochanter minor in 20 adolescents and 2 young children]. Unfallchirurg. 2000; 103: 961–964.
[64] Gre JC. Hamstring injuries: proposed aetiological factors, prevention and treatment. Sports Med. 1985; 2: 21–33.
[65] Bennell KL, Crossley K. Musculoskeletal injuries in track and field: incidence, distribution and risk factors. Aust J Sci Med. Sport. 1996; 28: 69–75.
[66] Clanton TO, Coupe KJ. Hamstring strains in athletes: diagnosis and treatment. J Am Acad Orthop Surg. 1998; 6: 237–248.
[67] Garett WE Jr. Muscle strain injuries: clinical and basic aspects. Med. Sci Sports Exerc. 1990; 22: 436–443.
[68] Kujala UM, Orava S, Jarvinen M. Hamstring injuries: current trends in treatment and prevention. Sports Med. 1997; 23: 397–404.
[69] De Smeet AA, Best TM. MR imaging of the distribution and location of acute hamstring injuries in athletes. AJR Am J Roentgenol. 2000; 174: 393–399.
[70] Jarvinen TA, Jarvinen TL, Kaariainen M, Kalimo H, Jarvinen M. Muscle injuries: biology and treatment. Am J Sports Med. 2005; 33: 745–764.
[71] Sallay PI, Friedman RL, Coogan PG, Garrett WE. Hamstring muscle injuries among water skiers functional outcome and prevention. Am J Sports Med. 1996; 24: 130–136.
[72] Barnett AJ, Neguss JJ, Barton T, Wood DG. Reattachment oft he proximal hamstring origin: outcome in patients with partial and complete tears. Knee Surg Sports Traumatol Arthrosc. 2015; 23: 2130–2135.
[73] Brucker PU, Imhoff AB. Functional assessment after acute and chronic complete ruptures of the proximal hamstring tendons. Knee Surg Sports Traumatol Arthros. 2005; c 13: 411–418.
[74] Cross MJ, Vandersluis R, Wood D, Banff M. Surgical repair of chronic complete hamstring tendon rupture in the adult patient. Am J Sports Med. 1998; 26: 785–788.
[75] Klingele KE, Sallay PI. Surgical repair of complete proximal hamstring tendon rupture. Am J Sports Med. 2002; 30: 742–747.
[76] Maurer HR. Bromelain: biochemistry, pharmacology and medical use. Cell Mol Life Sci. 2001; 58(9): 1234–1245.
[77] Wood DG, Packham I, Trikha SP, Linklater J. Avulsion of the hamstring origin. J Bone Joint Surg Am. 2008; 90: 2365–2374.

9 Achillessehne

Mahmut Nedim Doral, Gazi Huri, Mehmet Eroğlu, Egemen Turhan
und Mustafa Fevzi Sargon

9.1 Funktionelle Anatomie der Achillessehne

9.1.1 Einleitung

Die Achillessehne hat ihren Namen vom griechischen Krieger Achilleus, den seine Mutter in den Fluss Styx getaucht hatte, um ihn unsterblich zu machen. Da die Mutter ihn an der Ferse festhalten musste und die Achillessehne so nicht vom Wasser des Flusses benetzt wurde, blieb die Achillessehne seine einzige zu Tode verwundbare Stelle. Am Ende wurde Achilleus durch einen Pfeil getötet, der ihn an eben dieser einzig verwundbaren Stelle seines Körpers traf. Auf diesem Mythos basiert die Namensgebung der „Achilles"sehne [9].

Die Achillessehne ist die dickste und kräftigste Sehne des menschlichen Körpers [6, 9]. Nach der Rotatorenmanschette und der Quadrizepssehne handelt es sich aber auch um die am dritthäufigsten rupturierte Sehne. Insgesamt machen Achillessehnenrupturen fast 20 % der großen Sehnenverletzungen aus [4, 8–10]. Da der M. gastrocnemius und die Achillessehne über insgesamt drei Gelenke verlaufen (Kniegelenk, oberes und unteres Sprunggelenk), ist die Achillessehne verletzungsanfälliger als Sehnen eingelenkiger Muskeln [5].

9.1.2 Funktionen der anteiligen Muskeln

Gastrocnemius-, Soleus- und Plantarismuskel wirken gemeinsam als Plantarflexoren im oberen Sprunggelenk, wobei der Gastrocnemius zusätzlich an der Kniebeugung beteiligt ist. Der M. gastrocnemius ist für den Abdruck des Fußes und somit die Propulsion des Körpers verantwortlich und beim Gehen, Laufen und Springen aktiv. Der M. soleus hingegen ist ein Haltemuskel, der den Fuß beim Stehen stabilisiert und zusätzlich als periphere Venenpumpe fungiert. Er atrophiert schneller als der M. gastrocnemius [5, 7], ist aber auch für mehr Plantarflexionskraft verantwortlich als der M. gastrocgnemius [5].

9.1.3 Muskelursprünge

Die Achillessehne beginnt etwa in Unterschenkelmitte und geht proximal in den M. gastrocnemius über. Ihre Länge variiert interindividuell stark. Fast auf ihrer ge-

Übersetzung: Anja Hirschmüller

DOI 10.1515/9783110424027-011

samten Länge strahlen Fasern des M. soleus in die Achillessehne ein. M. gastrocnemius, M. soleus und M. plantaris liegen gemeinsam mit der Achillessehne im oberflächlichen dorsalen Unterschenkelkompartment (Abb. 9.1). Die neurovaskulären Strukturen dieses posterioren Kompartments (A. tibialis posterior, A. fibularis und N. fibularis) innervieren und versorgen die Achillessehne und den Gastro-Soleus-Komplex [6, 9, 14].

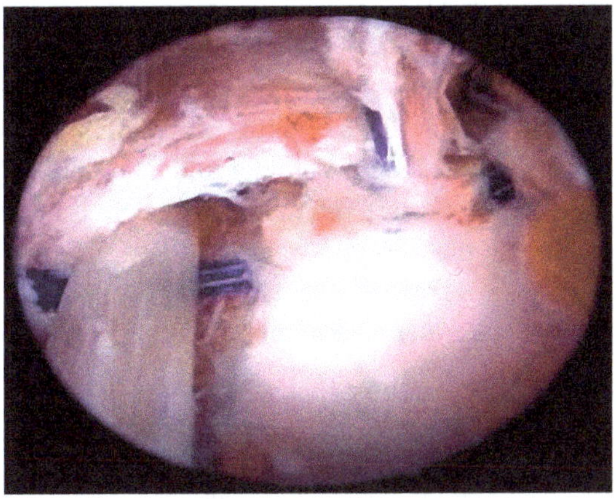

Abb. 9.1: Endoskopische Plantarissehnenaugmentationsplastik der Achillessehne.

Mit seinem spindelförmigen Aussehen formt der M. gastrocnemius die Wade. Es ist der oberflächlichste Muskel des dorsalen Unterschenkels und bildet die untere Begrenzung der Fossa poplitea [14]. Der M. gastrocnemius verfügt über zwei Köpfe, die das Kniegelenk dorso-medial bzw. dorso-lateral überkreuzen [7].

Der mediale Gastrocnemiuskopf ist dicker und größer als der laterale [15]. Er entspringt von einer dreieckigen Fläche an der medialen Facies poplitea des Femurs. Er ist länger und breiter als der laterale Kopf, reicht weiter nach distal und hat selbst einen medialen und einen lateralen Ursprung, wobei der mediale wichtiger ist [14]. Dieser weist eine flache, dicke, widerstandsfähige Sehne auf, die über die dorsomediale Femurkondyle zieht und knapp unterhalb des Ansatzes des M. adductor magnus entlang dem dorso-medialen, suprakondylären Firstes entspringt. Der laterale Ursprung ist weniger wichtig, er kommt von der Facies poplitea der medialen Femurkondyle, dem medialen Tuberculum supracondylare und der Kapsel des Kniegelenkes [5, 6, 9].

Der laterale Gastrocnemiuskopf entspringt am posterolateralen Anteil der lateralen Femurkondyle oberhalb der Popliteussehne. Sehnen- und Muskelfasern kommen auch direkt von der Kniegelenkskapsel sowie von der Facies poplitea des Femurs vom lateralen suprakondylären Tuberkel. Der Ursprung des lateralen Gastrocnemiuskopfes erstreckt sich von proximal an den posterioren lateralen Epicondylus bis zum distalen Ende der Linea aspera [5, 6, 9, 15].

Die Fabella ist ein akzessorischer Knochen innerhalb der Sehne des lateralen Gastrocnemiuskopfes. Ihre Form ist im Allgemeinen rund oder oral, ihre Größe reicht von 5 bis 20 mm. Sie ist bei 10–30 % der Menschen – normalerweise bilateral – vorhanden und wird zumeist als Zufallsbefund auf Röntgenbildern entdeckt. Sie ist eingebettet in die Sehne des M. gastrocnemius lateralis und fungiert so als Anker verschiedener ligamentärer Strukturen der posterolateralen Ecke des Kniegelenkes (Ligamentum popliteum obliquum, Lig. fabellofibulare und Lig. arcuatum) [6]. Normalerweise verursacht sie keine Beschwerden. In seltenen Fällen kann sie frakturiert oder luxiert sein und so posterolaterale Knieschmerzen auslösen.

Die Muskelfasern des medialen und lateralen Gastrocnemiuskopfes bilden zwei Muskelbäuche. Diese vereinigen sich unterhalb der Fossa poplitea und bilden so dort deren kaudale Begrenzung, bevor sie nach distal ziehen. Medialer und lateraler Muskelbauch stehen beide in engem Kontakt mit der posterioren Gelenkkapsel. Unter dem medialen Kopf findet sich eine seröse Bursa, die normalerweise mit dem Gelenk in Verbindung steht. Die popliteale Gelenkzyste (Baker-Zyste) entsteht aus dieser Bursa. In einigen Fällen findet sich auch unter dem lateralen Gastroknemiuskopf eine seröse Bursa [6].

Die beiden Muskelbäuche enden als eine breite Aponeurose, die die Ventralseite der ensprechenden Muskelbäuche bedeckt. Die Aponeurose endet als eine gemeinsame Lamina und enthält am distalen Ende keine Muskelfasern mehr. Etwa in Unterschenkelmitte verbindet sich diese Aponeurose mit der sehnigen Aponeurose des M. soleus und bildet so die Achillessehne [6, 15].

Obwohl grundsätzlich beide Gastrocnemiusköpfe bei bestimmten Erkrankungen verkürzt oder kontrakt sein können, ist der mediale Gastrocnemiuskopf in der Regel stärker gespannt. Nach einem chirurgischen Release führt hauptsächlich er zu der mit dem Release erreichten verbesserten Dorsalextension des Fußes. Der M. soleus neigt hingegen kaum zu funktionellen Verkürzungen [5].

Der M. soleus ist ein breiter, platter, gefiederter Muskel, der in der Tiefe unter dem M. gastrocnemius und M. plantaris dem tiefen dorsalen Unterschenkelkompartment direkt aufliegt. Der M. soleus hat sowohl tibiale als auch fibulare Ursprünge. Der fibulare Ursprung reicht von der Hinterseite des Fibulaköpfchens bis ins proximale Drittel des dorsalen Fibulschaftes. Der tibiale Ursprung ist einerseits die Linea m. solei der Tibia, andererseits das mittlere Drittel der posteromedialen Tibiakante und der Arcus tendineus m. solei zwischen Tibia und Fibula.

Der N. tibialis innerviert den M. soleus komplett, indem er mehrere unabhängige Äste zu den verschiedenen Muskelanteilen abgibt. Der M. soleus kontrahiert, um das Nach-Vorn-Kippen des Körpers zu verhindern, und beeinflusst die Position des Sprunggelenkes. Er ist am besten im Zehenstand zu tasten. M. gastrocnemius und M. soleus bilden zusammen den M. triceps surae, der bei Kontraktion den Fuß über die gemeinsame Sehne, die Achillessehne, plantarflektiert [6, 9]

Die Fascia cruris umhüllt die dorsalen Strukturen des Unterschenkels bis zum Sprunggelenk und vereinigt sich distal mit der Achillessehne [22]. Sie enthält drei

Bindegewebsschichten, wobei lockeres Bindegewebe zwischen den entsprechenden Schichten ein freies Gleiten begünstigt, was wiederum eine unabhängige mechanische Bewegung jeder einzelnen Schicht ermöglicht. Darüber hinaus liegt eine weitere Verschiebeschicht zwischen dem M. gastrocnemius und der Fascia cruris [18]. Die Kollagenfasern zeigen eine typische Anordnung, mit der zwischen den einzelnen Schichten Winkel zwischen 80 und 90° entstehen. Die Kollagenschichten der Fascia cruris können sich so verformen, um die Muskelmorphologie zu erhalten und den hohen Zugkräften, die während der Kontraktion entstehen, zu widerstehen [18]. Aufgrund der engen Nähe zur Achillessehne kann die Faszia cruris auch verletzt werden [22].

Der M. plantaris ist ein kleiner, dünner Muskel, der im oberflächlichen dorsalen Kompartment liegt und bei 6–8 % der Bevölkerung fehlt [14]. Er entspringt von der Facies politea des Femurs und steht in engem Kontakt mit dem lateralen Gastrocnemiuskopf. Während der Muskelbauch, der nur eine Länge von 5–10 cm aufweist, auf Höhe des Soleusursprungs endet, zieht die ca. 25–30 cm lange Sehne die ganze Länge des Unterschenkels zwischen dem M. gastrocnemius und dem M. soleus nach distal. Ihre Insertion ist hauptsächlich der mediale Anteil des Tuber calcanei, ventromedial der Achillessehne [6, 7, 9, 14].

Die Achillessehne ist die längste und kräftigste Sehne des menschlichen Körpers und hat eine durchschnittliche Länge von 15 cm (zwischen 11 und 26 cm) [7, 9, 14]. Sie beginnt in der Mitte des Unterschenkels mit der Vereinigung der Gastrocnemius- und Soleussehne. Am Ursprung ist sie dick und kräftig und verjüngt sich dann bis auf ein Minimum, welches etwa in Höhe des Sprunggelenkes bzw. ca. 4 cm proximal des Calcaneus zu finden ist. Danach wird sie wieder breiter, bevor sie am Calcaneus ansetzt. Die mittlere Breite der Achillessehne beträgt am Ursprung 6,8 cm (4,5–8,6 cm) und in der Sehnenmitte 1,8 cm (1,2–2,6 cm). Danach nimmt sie eine rundliche Form an, bevor sie ca. 4 cm proximal des Calcaneus wieder breiter wird. Am Ansatz des posterioren Calcaneus beträgt die mittlere Breite dann 3,4 cm (2,0–4,8 cm) [7, 9].

Der Anteil der einzelnen Muskeln an der Achillessehne variiert interindividuell stark. Es wird berichtet, dass bei 52 % der Menschen der M. soleus den Hauptfaseranteil stellt, wohingegen bei 35 % M. soleus und M. gastrocnemius zu gleichen Teilen Fasern zur Achillessehne beisteuern und in den verbleibenden 13 % der Gastrocnemius mit 2/3 den Hauptanteil der Sehnenfasern abgibt [9, 14].

Während die Achillessehne nach distal zieht, drehen sich ihre Fasern um 90 %, so dass die Gastrocnemiusfasern posterior und lateral zu liegen kommen [3, 5, 14, 15]. Eine weiter distal liegende Vereinigung von M. soleus und M. gastrocnemius hat dabei eine stärkere Rotation der Sehne zur Folge [20]. Die mechanische Belastbarkeit der Sehne wird durch die Torsion der Fasern verbessert, wobei die medialen Fasern nach posterior und die posterioren Fasern nach lateral rotieren. So resultiert aus dieser Verwringung der Fasern aber auch eine Stresskonzentration im mittleren, dünnen Sehnenaneil, so dass dieser Bereich 2–5 cm proximal des Calcaneus, der zusätzlich eine schlechtere Durchblutungssituation zeigt, am häufigsten von Sehnenrupturen und Tendinopathien betroffen ist [6, 14, 20].

Die Achillessehne hat am Ansatz eine faserknorpelige Zone, die dem fibrokartilaginären Areal am dorsalen Oberrand des Calcaneus entspricht [14]. Im Querschnitt ist die Insertion halbmondförmig [11]. Die Achillessehne inseriert als „Enthesenorgan". Dieses Enthesenorgan beinhaltet auf der calcanearen Seite das Periost, auf Sehnenseite den sesamoiden Faserknorpel (die tiefe Oberfläche der Sehne), das Kager'schen Fettpolster und die retrocalcaneare Bursa. So wird die Stresskonzentration am weichharten Gewebeübergang reduziert [11, 16]. Die retrocalcaneare Bursa liegt zwischen dem Faserknorpel des Tuber calcanei und der Achillessehne und ermöglicht die Gleitbewegung der Sehne. Die Form der Bursa verändert sich bei Flexion und Extension im oberen Srunggelenk. So formen die Achillessehne, die dorsale Tibiakante und die postero-kraniale Fläche des Tuber calcanei das sog. Kager'sche Dreieck, das die tiefen Flexoren von der Achillessehne trennt. Im Kager'schen Dreieck befindet sich das Kager'sche Fettpolster, das dazu gedacht ist, das Gleiten der Sehne zu erleichtern und Verklebungen zwischen Sehne und Knochen zu meiden [16, 21]. Es hilft dabei, die Flüssigkeit in der Bursa zu verteilen und fungiert als Immunorgan und Platzfüller. Die Blutgefäße, die im Kager'schen Dreieck liegen, versorgen die Achillessehne [5, 11, 14].

Die Sharpey'schen Fasern am Ansatz entstehen aus den Kollagenfasern der Achillessehne. Das Endotenon der Sehne vereinigt sich hier mit dem Periost – obwohl am Tuber calcanei selbst kein Periost vorhanden ist. Einige oberflächliche Fasern der Achillessehne, die mit dem Alter abnehmen, ziehen um das distale Ende des Calcaneus herum und verschmelzen unten mit der Plantarfaszie [5, 14]. Manche Autoren schreiben sogar, dass sich die Achillessehne direkt in die Plantarfaszie fortsetzt [16]. In jedem Fall hängen Erkrankungen der Plantarfaszie und der Achillessehne oft zusammen [17].

Die Form des kranialen Endes des Tuber calcanei kann normal, hyperkonvex oder hypokonvex sein. [14]. Die Achillessehne setzt sowohl am medialen als auch am inferioren Anteil der Tuberositas calcanei an, wobei die Sehnen des lateraleralen Gastrocnemiuskopfes und des Soleus an der medialen Facette inserieren und die Sehne des medialen Kopfes an der inferioren Facette inseriert [1].

Zwischen der Achillessehne und der Haut liegt eine subkutane Bursa, die aus Synovium besteht und das Gleiten der Sehne unterstützt, aber auch durch chronische Irritation entzündet sein kann [5, 14].

Die Achillessehne weist keine echte Sehnenscheide auf, ist aber vom Paratenon umhüllt, das ihr hilft, zu gleiten. Das Paratenon setzt sich als Faszienhülle der Muskeln nach proximal fort und verschmilzt distal mit dem Periost des Calcaneus [14] [22]. Die oberflächlichste Schicht ist eine elastische Gewebeschicht, die das Bewegungsausmaß noch vergrößert, indem sie die Sehne besser durch das Hüllgewebe gleiten lässt.

M. gastrocnemius und M. soleus erzeugen je nach Literaturquelle zwischen 73–93 % der Plantarflexionskraft, die anderen fünf Muskel, die dorsal um das Sprunggelenk herumziehen, die übrigen 7–27 % [5, 121]. Beim Laufen wirken Kräfte von bis zu dem 10- bis 12-Fachen des Körpergewichtes auf die Achillessehne ein [5, 9].

9.1.4 Blutversorgung

Die Blutversorgung der Achillessehne entstammt dem myotendinösen und osseotendinösen Übergang sowie den Gefäßen des Paratenons [3, 7]. Sowohl die A. tibialis posterior als auch die Arteria fibularis versorgen die Achillessehne, wobei die A. tibialis posterior überwiegend beteiligt ist. Diese versorgt über einen recurrenden Ast hauptsächlich das peritendinöse Gewebe. In der Achillessehne finden sich drei Gefäßzonen, eine proximale, eine mittlere und eine distale. Der proximale und der distale Anteil werden von der A. tibialis posterior versorgt, wohingegen die mittlere Zone über die Gefäße, die im Paratenon verlaufen, von der A. fibularis versorgt wird [4, 5, 7] (Abb. 9.2).

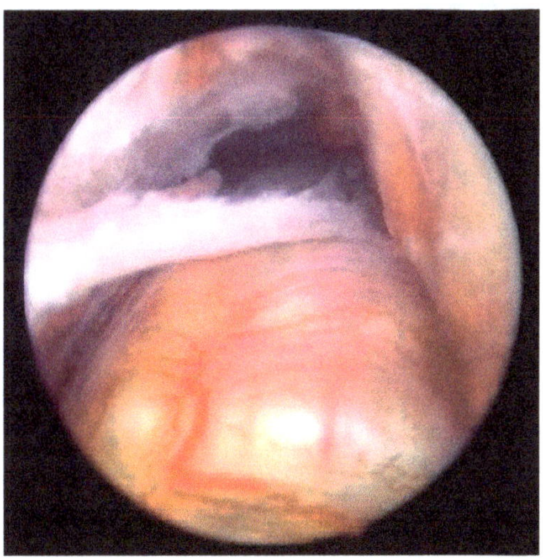

Abb. 9.2: Endoskopische Ansicht der Blutversorgung der Achillessehne.

Es wird davon ausgegangen, dass die A. tibialis anterior nicht an der Blutversorgung der Achillessehne beteiligt ist. Nun zeigte eine aktuelle Studie angiographisch bei 50 % der Untersuchten doch auch eine Beteiligung der A. tibialis anterior, wenngleich die vaskulären Strukturen bei der nachfolgenden Dissektion nicht dargestellt werden konnten, wahrscheinlich aufgrund ihrer geringen Größe [23].

Obwohl in Sehnenmitte kleine Gefäße vom ventralen Sehnenrand in die Sehne einsprießen, ist die intrinsische und extrinsische Durchblutung des mittleren Teils geringer als die der anderen Sehnenanteile. Dadurch können Rupturen in der Achillessehne vor allem im mittleren Drittel begünstigt werden. Darüber hinaus sind die beiden Anastomosenbereiche zwischen proximalem und mittlerem bzw. mittlerem und distalem Anteil schlechter vaskularisiert. Die Durchblutung der Achillessehne nimmt insgesamt mit dem Alter ab [7].

Das Paratenon ist stark vaskularisiert. Dennoch ist unklar, ob diese Gefäße gleichmäßig über die gesamte Länge verteilt sind oder ob der Blutfluss an der Insertion stärker ist [4, 9, 20]. Die perkutane Naht der gerissenen Achillessehne wurde eine Zeit lang favorisiert, da so das Paratenon, das die Blutversorgung gewährleistet, erhalten bleibt [10] (Abb. 9.3 und 9.4). Die Arterien, die auf der ventralen Oberfläche der Achillessehne lokalisiert sind, sind größer und zahlreicher als auf der dorsalen Seite, mit Ausnahme der Insertionszone [4]. Obwohl das ventrale Drittel der Sehne auch von einzelnen Muskelgefäßen versorgt wird, erscheint deren Beitrag zur Durchblutung unwesentlich. Am Insertionsort bzw. an den distalsten 2 cm kommt die Versorgung auch aus der A. tibialis posterior und der A. fibularis.

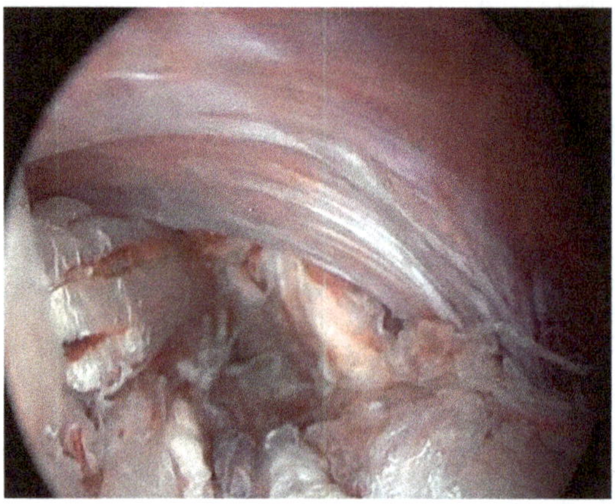

Abb. 9.3: Achillessehnenruptur mit durchtrenntem Paratenon.

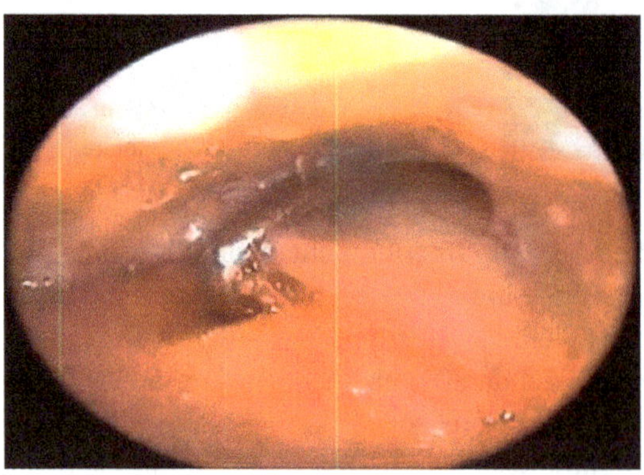

Abb. 9.4: Achillessehnenruptur mit intaktem Paratenon.

9.1.5 Innervation

Der M. triceps surae wird motorisch von Ästen des N. tibialis innerviert [6]. Sensorisch werden Sehnen entweder von darüberliegenden oberflächlichen Nervenästen oder von benachbarten tiefliegenderen Nerven versorgt [9, 14]. So wird die Achillessehne einerseits aus den Nerven der benachbarten Muskulatur innerviert, andererseits aus Hautnerven, vor allem dem N. suralis, geringer auch dem N. tibialis (Abb. 9.5). Die Nervenendigungen bilden einen Plexus, der vor allem afferente Fasern abgibt. Die meisten afferenten Rezeptoren sind im Bereich des muskulotendinösen Übergangs lokalisiert. Die Propriozeption der Achillessehne kann nach Rupturen gestört sein [12].

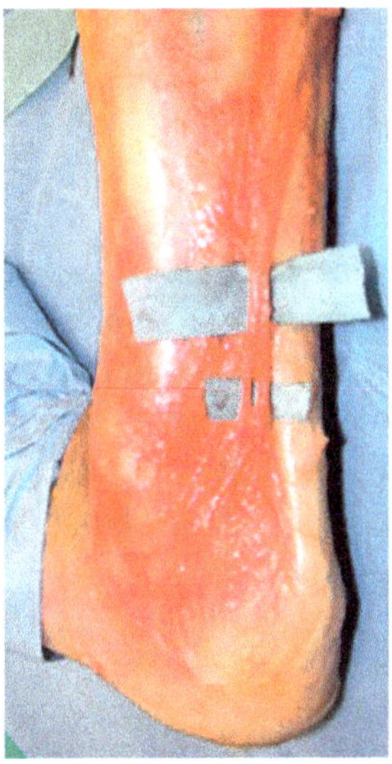

Abb. 9.5: Anatomie des N. suralis.

Fabian Krause, Lukas Weisskopf

9.2 Achillessehnenruptur

Ätiologie

Die große Mehrzahl der Achillessehnenrupturen (ASR) ensteht indirekt und resultiert aus einer Kombination von mechanischem Stress und intratendinöser Degeneration. Betroffen sind typischerweise Sportler mit eher unregelmäßiger sportlicher Aktivität im Alter von 30 bis 45 Jahren. Freizeitsportler, die unregelmäßig Ball- und Kontaktsportarten ausüben, erleiden häufiger (80 %) eine ASR als Leistungssportler (10 %). Dabei scheinen ein unzureichendes Aufwärmen vor dem Sport sowie zu wenig Flüssigkeitszufuhr und ein suboptimaler Trainingszustand mit frühzeitiger Muskelermüdung während des Sports eine Ruptur zu begünstigen. Entsprechend der

Verteilung des bevorzugten Sprungbeins in unserer Bevölkerung reißt die linke Sehne häufiger [28]. ASR treten zudem familiär gehäuft auf, und eine frühere Ruptur erhöht das Risiko für eine weitere Ruptur auf der Gegenseite. Solch entscheidende Risikofaktoren sollten bei der Anamnese genau erfragt werden, da sich diese auch stark auf die Erfolgschancen der einzelnen Therapieformen auswirken [27].

Weitere Risikofaktoren, die zu einer Ruptur prädisponieren und die Heilung beeinflussen können, sind:
- rheumatoide Arthritis, Gicht, Lupus erythematodes,
- endokrine Dysfunktion (Hyperthyreoidismus),
- Stoffwechselerkrankungen (u. a. Niereninsuffizienz),
- Infektionen und Tumore,
- bestimmte Blutgruppen (v. a. Blutgruppe 0),
- Einnahme von Fluoroquinolonen (z. B. Ciprofloxacin) und Immunsuppressiva über einen längeren Zeitraum,
- orale Einnahme und lokale Injektion von Kortikosteroiden.

Die ASR treten zu 75 % in einer Zone 2–6 cm proximal der Insertion am Kalkaneus auf [24]. Hier kommt es vornehmlich infolge des Alterungsprozesses und chronischer Überlastung zu mukoider Degeneration und Kalzifikationen des Sehnengewebes sowie Mikrorupturen der Kollagenfasern [27]. Weitere 4–14 % der indirekten ASR ereignen sich insertionsnah und 14–24 % am muskulotendinösen Übergang

Drei typische Belastungssituationen wurden von Arner und Lindholm beschrieben, wobei die Gewalt jeweils auf die bereits angespannte Sehne einwirkt [28]:
- eine unerwartete Dorsalflexion während einer kraftvollen Kontraktion des M. triceps surae (z. B. unerwartet in ein Loch treten),
- Abstoßen des belasteten Fußes bei gestrecktem Knie (z. B. plötzliches Losstürzen nach einem Ball),
- gewaltsame Dorsalflexion des plantarflektierten Fußes (z. B. Sprung aus großer Höhe).

Direkte Gewalteinwirkungen durch Schläge oder eine Schnittwunde sind seltene Ursachen der ASR, können aber im gesamten Verlauf der Sehne auftreten.

Epidemiologie

Aktuell wird die Inzidenz der Achillessehnenruptur in Deutschland auf 15–20.000 Fälle pro Jahr, entsprechend ca. 20–30 pro 100.000 Einwohner, geschätzt. Sie können von der zweiten bis zur achten Lebensdekade auftreten, eine Häufung findet sich jedoch zwischen dem 30. und 45. Lebensjahr. Männer sind 5- bis 10-mal häufiger betroffen.

Klinik

Prodromale Symptome einer ASR werden von ca. 10 % der Patienten angegeben. Der Riss selbst wird als Schlag in oder gegen die Wade empfunden, obwohl trotz sportlicher Aktivität zumeist keine Fremdeinwirkung stattgefunden hat. Er ist oft von einem hörbaren peitschenartigen Knall oder einem „Schnalzen" begleitet. Im akuten Stadium verursacht die Ruptur neben starken Schmerzen eine Schwellung und ein Hämatom sowie eine unmittelbare Kraftlosigkeit für die Plantarflexion mit hinkendem, unsicherem Gangbild. Der Zehenstand kann auf der betroffenen Seite nicht mehr eingenommen werden. Nach wenigen Tagen geht der akute, stechende Schmerzen in einen dumpfen Schmerz über.

Untersuchung

Für die Untersuchung liegt der Patient auf dem Bauch mit am Ende der Untersuchungsliege überhängenden Füßen. Gegenüber der gesunden Seite ist die durch den Wadenmuskeltonus hervorgerufene spontane Plantarflexion deutlich gemindert (*Hanging foot test*) (Abb. 9.6).

Die Kontinuitätsunterbrechung zwischen Wadenmuskel und distaler Sehne wird zudem mit dem Thompson-Test diagnostiziert: Bleibt die Plantarflexion des Fußes beim manuellen Zusammenkneifen des Wadenmuskelbauches aus, spricht dies für die ASR, der Thompson-Test ist „positiv" (Abb. 9.7) [29].

Eine schwache, aktive Plantarflexion ist häufig durch die Rekrutierung der Zehenbeuger und des M. plantaris oder bei Partialrupturen noch möglich. Auch bei den proximalen ASR am muskulotendinösen Übergang kann eine kräftige Plantarflexion weiterhin vorkommen. Eine pathognomonische Delle entlang der Sehne ist meist palpabel und weist auf die Lokalisation der ASR hin (Abb. 9.8).

Mit passiver Plantarflexion spürt der Untersucher oftmals, wie sich die Sehnendehiszenz schließt, wenn der Sehnenstumpf unter seinem Finger gleitet.

Eine übermäßige Dorsalflexion im Sprunggelenk ließe sich sicher in den meisten Fällen nachweisen, jedoch ist die Prüfung für eine spätere konservative Therapie kontraindiziert. Die Sehnenstümpfe werden dabei weiter auseinandergerissen und Hämatom oder Weichteile können interponieren und die Sehnenheilung beeinträchtigen.

In 20–25 % der Fälle wird die akute ASR aufgrund von wenig Schmerz, nicht palpabler Delle und nur wenig reduzierter Plantarflexionskraft verpasst.

Merke: Bei positivem Hanging foot test besteht der hochgradige Verdacht auf eine Ruptur/Elongation der Achillessehne.

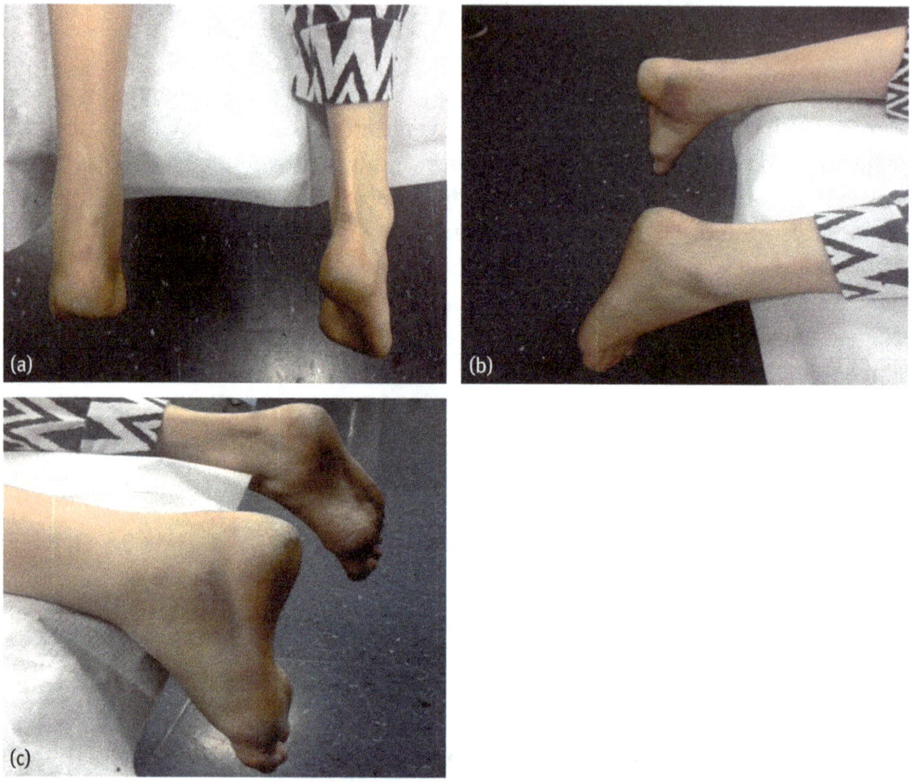

Abb. 9.6: Gegenüber der gesunden Seite ist die durch den Wadenmuskeltonus hervorgerufene spontane Plantarflexion deutlich gemindert *(Hanging foot test)*.

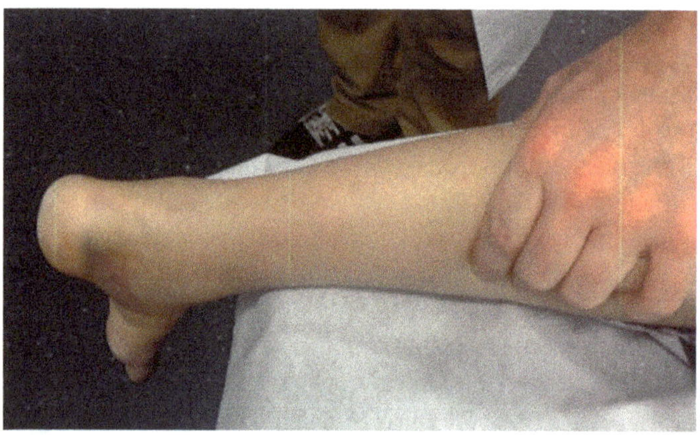

Abb. 9.7: Thompson-Test. Bleibt die Plantarflexion des Fußes beim Zusammenkneifen des Wadenmuskelbauches aus, spricht dies für die ASR, der Thompson-Test ist „positiv" [29].

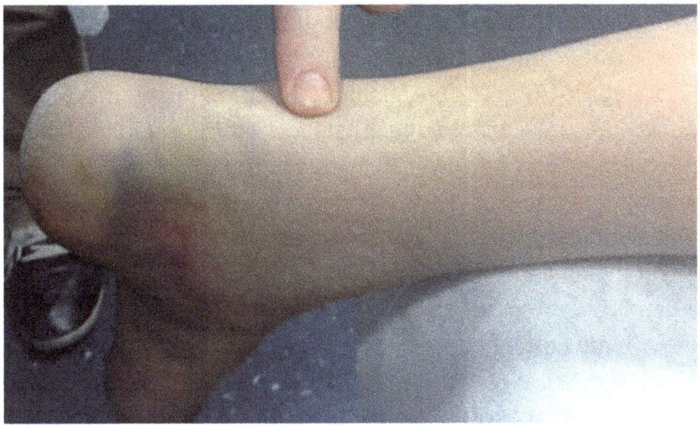

Abb. 9.8: Palpierbare pathognomonische Delle entlang der Sehne.

Bildgebung

Mit einer ausführlichen Anamnese und genauen körperlichen Untersuchung kann die Diagnose der ASR größtenteils gestellt werden. Gleichwohl wird für die Indikationsstellung zur konservativen Therapie der ASR eine Ultraschalluntersuchung durchgeführt. Diese Bildgebung erfolgt aus forensischen Gründen, um das Annähern der Sehnenstümpfe auf weniger als 5 mm Dehiszenz zu dokumentieren (Abb. 9.9).

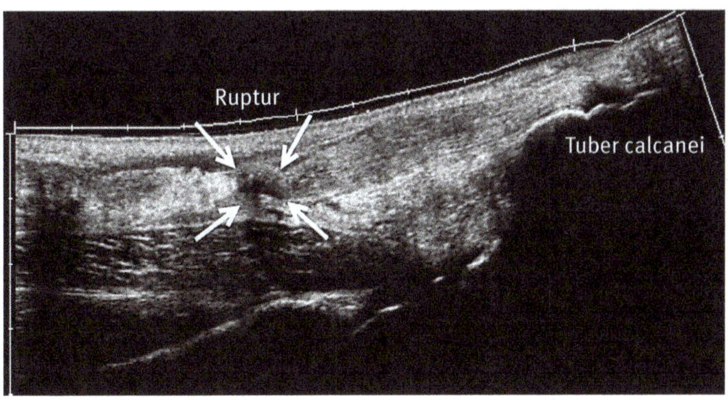

Abb. 9.9: Die Ultraschalluntersuchung erfolgt aus forensischen Gründen, um das Annähern der Sehnenstümpfe auf weniger als 5 mm Dehiszenz, welches eine der Voraussetzungen für die konservative Therapie der ASR ist, zu dokumentieren.

In Situationen, in denen trotz genauer Untersuchung das Vorliegen einer (partiellen) ASR unklar bleibt, ist die MRT die Bildgebung der Wahl. Insbesondere atypische Rupturen (insertionsnahe Rupturen, Partialrupturen, Zwei-Etagen-Rupturen oder proximale Rupturen) können ansonsten verpasst werden. Intratendinöse Läsionen werden äußert sensitiv mit einem positiv prädiktiven Wert von 94 % erfasst. Es empfehlen sich eine Einteilung nach Ruptur-Höhe (insertionsnah 0–2 cm, Sehnenmitte 2–8 cm und proximal > 8 cm oberhalb des calcanearen Ansatzes) sowie eine zusätzliche Klassifikation in Ein-Etagen-Rupturen und Mehr-Etagenrupturen. Erstere beinhalten ca. 90 % der Achillessehnenrupturen und zeigen in ca. 80 % der Fälle eine isolierte Soleusablösung [30]. Dabei sind bei frischen Verletzungen praktisch nie symmetrische Rupturformen, wie oft in den Lehrbüchern gezeigt, vorhanden. Oftmals sind die verschiedenen Anteile der Gastrocnemius- und Soleussehnenfasern deutlich asymmetrisch entlang der Verwringung der Achillessehne gerissen und teilweise weit nach proximal hochgezogen.

Die zweite Gruppe der Mehr-Etagen-Rupturen, welche in ca. 10 % der Fälle vorliegt, zeigt mit fast 100 %iger Wahrscheinlichkeit eine Involvierung des M. soleus [30] und ist per definitionem asymmetrisch. Die genaue Evaluation des Soleusanteiles ergibt einen sehr wichtigen Bereich in der Beurteilung der Achillessehnenrupturen, da dieser mit 40 % Kraftanteil der Hauptkraftgeber der Plantarflexion ist (Gastrocnemius 33 % und Zehenflexoren 27 %) [43, 121]. Wenn der Soleusanteil inadäquat verheilt, wird es somit unweigerlich zu einem nachhaltigen Kraftverlust kommen.

Merke: Der M. Soleus ist der Hauptplantarflexor und verdient besondere Aufmerksamkeit in der Diagnostik und Therapie.

Fabian Krause

9.2.1 Konservative Therapie

Lange Zeit war die konservative Therapie der ASR mit absoluter Gipsruhigstellung gemäß damaligen Möglichkeiten und Wissensstand Standard, bis mit Beginn des 20. Jahrhunderts bessere Ergebnisse mit der Achillesnaht und der damit möglichen funktionellen Nachbehandlung zu erzielen waren. Erst 1981 verglich Nistor in einer randomisierten, kontrollierten Studie die konservative Therapie mit der chirurgischen und belegte einige relevante Vorteile des konservativen Vorgehens [30]. Neue Erkenntnisse zur konservativen, frühfunktionellen Behandlung von Sehnenrupturen allgemein sowie komfortablere Möglichkeiten für die Ruhigstellung in der notwendigen Spitzfußposition begründeten den Vormarsch der konservativen Therapie der ASR in den letzten 20 Jahren.

Das aktuelle Konzept basiert auf den Fakten, dass Sehnen in jeder Position auch ohne Operation mit hoher Wahrscheinlichkeit heilen [24], für eine gute Kraftentwicklung aber die Heilung in der ursprünglichen Länge der Sehne notwendig ist. Daher müssen die Sehnenstümpfe zu Beginn der Behandlung in der Spitzfußposition so gut wie möglich einander angenähert werden. Wenn die Dehiszenz der Stümpfe verbleibt, wird es zwar auch zur Sehnenheilung kommen, aber keine akzeptable Kraftentwicklung mehr möglich sein.

Es gibt kaum eine Fragestellung in der orthopädischen Literatur, die mit so hoher Evidenz untersucht wurde, wie die Resultate nach konservativer versus operativer Therapie der ASR. Eine aktuelle Metaanalyse über zehn ausnahmslos randomisierte Studien fasst diese Evidenz zusammen [31]. Die Reruptur-Rate ist annähernd gleich, aber nur bei frühfunktioneller konservativer Therapie der ASR. Bei Gipsruhigstellung ist die Operation der konservativen Therapie überlegen und führt zu etwa 9 % weniger Rerupturen. Bei der Operation liegt das Risiko, eine Komplikation (abgesehen von Rerupturen) zu erleiden, knapp 16 % höher, entsprechend einer Komplikation auf sieben Operationen. Die analysierten Studien ergaben im Vergleich der konservativen gegenüber der operativen Therapie der ASR keinen signifikanten Unterschied hinsichtlich Kraftentwicklung und funktionellem Ergebnis [31]. Andere relevante klinische Studien sind in Tab. 9.1 aufgelistet.

Vorteile der konservativen Therapie:
- risikoarm,
  - keine Narkosekomplikationen,
  - ca. 30 % Wundheilungsstörungen bei chirurgischer Therapie,
  - ca. 5 % tiefe Infekte, Wundrevisionen, Achilles- und Weichteilrekonstruktionen bei chirurgischer Therapie
- Thromboserate 3–5 % konservativ wie operativ,
- keine Hospitalisation,
- geringere Kosten,
- weniger Arbeitsausfall,
- Resultate mit Operation vergleichbar.

Nachteile der konservativen Therapie der ASR:
- häufiger Rerupturen (5–13 % versus 3–5 % nach Operation),
- geringere Kraftentwicklung, raschere Ermüdung durch Heilung der Sehne in Verlängerung?

Im Folgenden wird das Therapieschema, welches über 17 Jahre hinweg im Inselspital Bern angewendet wurde und sich kontinuierlich weiterentwickelt hat, dargestellt. Die aktuellen Ergebnisse dieses Therapieschemas sind in Tab. 9.1 aufgeführt [40].

Indikationen für die konservative Therapie der ASR:
- ASR mit weniger als 5 mm Dehiszenz in 20°-Plantarflexion,
- Präsentation/notfallmäßige Gipsruhigstellung in 20°-Plantarflexion in den ersten 48 h nach Ruptur,
- Patient ist kein(e) Hochleistungssportler(in) unter 40 Jahren,
- keine degenerative ASR (adäquates Trauma), keine Reruptur,

Tab. 9.1: Relevante klinische Studien zur konservativen versus operativen Therapie der ASR, aufgelistet nach dem Erscheinungsdatum.

Autor	Evidenz	Anzahl Patienten	Aussagen
Weber et al. [32]	Level III, vergleichende Fallserie	47	Kein signifikanter Unterschied in Patientenzufriedenheit, Rückkehr zum Sport, Kraft, Rerupturen absolut 4 : 1
Khan et al. [33]	Level I, Metatanalyse	800	Konservativ signifikant mehr Rerupturen (13 versus 4 %) und signifikant weniger Komplikationen (3 versus 31 %)
Twaddle und Poon [34]	Level I, RCT	50	Kein signifikanter Unterschied in Kraft, ROM, Wadenumfang oder Funktion und Anzahl von Komplikationen oder Rerupturen
Willits et al.[35]	Level I, RCT	144	Kein signifikanter Unterschied in Kraft, ROM, Wadenumfang oder Leppilahti-Score, Rerupturen (3 versus 2 %), signifikant mehr Komplikation in der operativen Gruppe
Nillson-Helander et al. [36]	Level I, RCT	79	Konservativ mehr Rerupturen (6 versus 4 %), weniger Infektionen (0 versus 2,2 %), beides nicht signifikant, signifikant mehr Kraft nach Operation
Keating and Will [37]	Level I, RCT	80	Konservativ mehr Rerupturen (10 versus 5 %), weniger Komplikationen (5 versus 8 %), beides nicht signifikant, kein Unterschied in der Funktion
Gwynne-Jones et al. [38]	Level III, vergleichende Fallserie	363	Konservativ signifikant mehr Rerupturen, v. a. bei Männern (8 versus 1,5 %), weniger Revisionen bei Infekt (0 versus 1,5 %), Empfehlung: operativ bei männlichen Patienten unter 40 Jahren
Rosso et al. [39]	Level III, vergleichende Fallserie	52	Signifikant mehr Muskelvolumen nach konservativer Therapie versus perkutaner Operation Sehnenlänge und Arbeitsausfall ohne signifikanten Unterschied
Ecker et al. [40]	Level III, prospektive Fallserie	114	Mittl. Thermann-Score 82 von max. 100 Punkten, 90 % gute und sehr gute Ergebnisse, 11 Rerupturen (10 %), 5 TVT, 1 CRPS

Anlässlich der Erstkonsultation werden die Patienten über Vor- und Nachteile der konservativen gegenüber der operativen Therapie der ASR umfassend aufgeklärt. Die Mehrheit der Patienten entscheidet sich erfahrungsgemäß für die konservative Therapie.

Therapieschema: Vollbelastung in der Spitzfuß-Position

Zur Gewährleistung der Spitzfußposition (20°-Plantarflexion) wird ein semirigider Softcast-Stiefel (SoftCast, 3M Health Care, St. Paul, Minnesota) angelegt. Um Druckstellen zu vermeiden, steht der Patient beim Aushärten auf einem 20°-Keil (Abb. 9.10a). Zusätzlich wird ein Paar Therapiestiefel mit verstellbarem posteriorem Einstieg verordnet (z. B. Ortho Rehab Total, Künzli, Schweiz). Der Stiefel ist mit zwei unterschiedlichen Fersenkeilen von 2,5 und 1,5 cm Basishöhe (2 und 1 cm bei Schuhgrößen unter 40) ausgerüstet. Mit der leicht keilförmigen Schuhsohle kommt ein weiterer Zentimeter hinzu. Sobald der Patient mit Softcast- und Therapiestiefel versorgt ist, ist die Vollbelastung nach Maßgabe der Beschwerden unmittelbar erlaubt (Abb. 9.10a und b). Zur Nacht wird der Therapiestiefel ausgezogen; die Plantarflexion wird dann nur durch den Softcast gewährleistet. Eine Belastung allein auf dem Softcaststiefel ist nicht erlaubt. Während der Ruhigstellung im Softcast ist eine niedermolekulare Thromboseprophylaxe unerlässlich, da die dauerhafte Spitzfußposition ohne Betätigung der „Wadenpumpe" für Thrombosen prädestiniert.

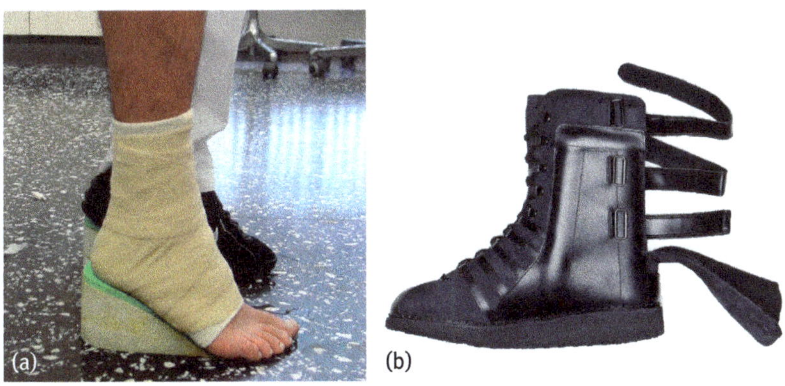

(a) (b)

Abb. 9.10: Therapiestiefel (a) und Softcaststiefel (b) für die unmittelbare Vollbelastung nach Maßgabe der Beschwerden. Zur Nacht wird der Therapiestiefel ausgezogen; die notwendige Plantarflexion ist dann weiterhin durch den Softcast gewährleistet.

Bei der ersten, wegweisenden Verlaufskontrolle zehn bis 14 Tage nach Therapiebeginn wird nach Entfernen des Softcaststiefels durch vorsichtiges passives und aktives Bewegen der Achillessehne palpiert, ob sich beide Sehnenenden als Ganzes bewegen und damit eine beginnende Sehnenheilung belegen. Sollte sich nur das proximale Sehnenende bewegen und das distale am Ort verbleiben, ist die Indikation zur operativen Sehnennaht zu stellen oder diese Untersuchung nach einer weiteren Woche zu wiederholen. Ist zudem gar keine spontane Plantarflexion des Fußes zu erkennen, ist dies auch als Hinweis für ein zu erwartendes schlechtes Ergebnis bei weiterer konservativer Therapie zu werten. Eine Konversion zur operativen Therapie war zu knapp 5 % in unserer aktuellen Studie erforderlich [40].

Bei guter initialer Sehnenheilung wird der Softcaststiefel erneut in 20°-Plantarflexion angelegt und die Vollbelastung im Therapiestiefel wiederaufgenommen. Vier Wochen nach Therapiebeginn wird er ein weiteres Mal, auch aus hygienischen Gründen, gewechselt, wobei wiederum die Heilung der Achillessehne evaluiert wird.

Sechs Wochen nach Therapiebeginn endet die Ruhigstellung im Softcaststiefel. Zusätzlich wird der kleinere Keil aus dem Therapiestiefel entnommen, und die Vollbelastung erfolgt im Therapiestiefel mit lediglich noch dem größeren Keil. Nach weiteren zwei Wochen (acht Wochen nach Therapiebeginn) werden die Keile ausgetauscht, der größere wird entnommen, der kleinere eingelegt. Für die letzten zwei Wochen der Protektion (zehn bis zwölf Wochen nach Therapiebeginn) wird im Therapiestiefel ohne beide inneren Keile vollbelastet, zumal in der Sohle des Therapiestiefels noch eine Fersenerhöhung von 1 cm vorgesehen ist.

Therapieschema: Physiotherapie

Mehrere aktuelle Studien konnten nachweisen, dass für eine erfolgreiche konservative Therapie der ASR die frühfunktionelle Therapie entscheidend ist [31]. Sobald die Beschwerden es erlauben, wird daher mit Physiotherapie begonnen. In den ersten zwei Wochen ist die Physiotherapie auf die stockfreie Vollbelastung in der ungewohnten Spitzfuß-Position ausgerichtet, welche durch den Softcast- und den Therapiestiefel vorgegeben ist. Begleitend werden die Patienten bereits mit dem Übungsprogramm, das sowohl als Heimprogramm als auch unter Supervision der hausinternen oder auswärtig instruierten Physiotherapie vorgesehen ist, vertraut gemacht.

Das Übungsprogramm umfasst Stabilisation, Erhalt der Koordination, Vorbeugung starker Muskelatrophie mittels isometrischer Übungen im Einbeinstand, an der *Leg-press*-Maschine sowie auf dem Hometrainer.

Nach Entfernen des Softcaststiefels und des kleineren Keils (sechs Wochen nach Therapiebeginn) folgen statische und dynamische Bewegungsübungen für das obere Sprunggelenk. Um den Zug auf die Sehne bei der Dorsalflexion durch Entspannung des M. gastrocnemius zu minimieren, muss das Knie dabei gebeugt werden.

Mit Ende der Protektion der Sehne (ab der 13. Woche nach Therapiebeginn) zielen Kräftigungsübungen der Fuß-Beuger mittels initial statischem und zunehmend dynamischem Einbeinstand und Zehenstand mit zunehmender Belastung auf einen dynamischen einbeinigen Zehenstand unter Vollbelastung nach vier bis fünf Monaten. Klassische Dehnungsübungen für die Wadenmuskulatur sollten für sechs Monate nach ASR unterlassen werden. Eine kontrollierte Wiederaufnahme der Sportarten ist zeitgleich möglich, solange es sich dabei nicht um Ball- und Kontaktsportarten mit hohem Risikopotenzial für eine erneute ASR handelt (Fußball, Volleyball, Basketball). Die meisten Rerupturen treten nach Ende der Protektion, im 4. und 5. Monat nach Therapiebeginn auf. Je nach Trainingszustand, Stabilität und Koordinationsvermögen werden alle Einschränkungen nach sechs bis neun Monaten vollständig aufgehoben.

Zusammenfassung als Schema

Ruhigstellung und Gangschule

Woche 1 bis 6	**Woche 7 und 8**	**Woche 8 bis 12**	**Woche 12 bis 6 Monate**
Softcaststiefel Therapiestiefel	Therapiestiefel Entf. 1. Fersenkeil	Therapiestiefel Entf. 2. Fersenkeil	regulärer Schuh ggf. Ferseneinlage

Softcast-Entfernung

Therapiestiefel-Entfernung

Vollbelastung

Woche 1 und 2	**Woche 3 bis 6**	**Woche 7 bis 12**	**Woche 12 bis 6 Monate**
Gangschule antiphlogistische Maßnahmen	Stabilisation und Koordination Atrophie-Prophylaxe	Wiederherstellung der Bewegungs-amplitude	Endbelastung individuelle Konditionierung

frühfunktionelle Physiotherapie

Lukas Weisskopf, Bernhard Segesser

9.2.2 Operative Therapie kompletter Achillessehnenrupturen (akut)

Das primäre Ziel der Therapie bei Achillessehnenrupturen muss die bestmögliche Wiederherstellung der Funktion sein, idealerweise mit minimalstem verbleibenden Kraftdefizit, guter Patientenzufriedenheit und *return to sports auf pre-injury level* bei Leistungs- und Spitzensportlern. Zweites Ziel der Behandlung ist die Minimierung von Komplikationen, wobei funktionell relevante Komplikationen (Re-Ruptur, Elongation, tiefe Wundinfektion) und funktionell wenig relevante Komplikationen (oberflächliche Wundheilungsstörung, Suralis-Entrapment/-Irritation, Thrombose) unterschieden werden müssen.

9.2.2.1 Indikation/Kontraindikation

Jeder Patient/jede Patientin sollte genauestens bezüglich allfälliger Risikofaktoren evaluiert und entsprechend die optimale Therapie gewählt werden. Eine deutliche Erhöhung des Wundheilungsstörungsrisikos bei Operationen ergibt sich nach Kortisonanwendungen sowohl lokal als auch systemisch (bis über 50 % Wundheilungsstörungen und ca. 22 % Re-Rupturrisiko [49]), bei Rauchern, bei verspäteter Diagnosestellung (> 1 Woche), bei vorbestehender Tendinopathie und bei Diabetes mellitus.

Für perkutane Versorgungen gelten folgende Kontraindikationen: Läsionen 0–2 cm proximal der Insertion, ältere Rupturen > 3 Wochen, Rupturen > 8 cm proximal des Calcaneus, Z. n. Steroid-Infiltrationen oder systemischer Cortisonanwendung sowie offene Rupturen oder Voroperationen an der Achillessehne [41]

Aktuell zeigen mehrere Meta-Analysen bei konservativen Behandlungen mit funktionellem Nachbehandlungsschema ähnlich gute funktionelle Resultate [50] und eine sich an die operativen Resultate annähernde reduzierte Re-Rupturrate [51]. Diverse Experten und erste randomisierte kontrollierte Studien präferieren jedoch, insbesondere bei (Hochleistungs-)Athleten die operative Behandlung [52].

Merke: Nach Kortisonanwendungen erhöht sich das postoperative Komplikationsrisiko für Wundheilungsstörungen und Reruptur enorm.

9.2.2.2 Operationstechniken

Mini-open/perkutan

Aufgrund der hohen Wundheilungsstörungs-/Infekionsrisiken bei offenen Rekonstruktionen und hoher Re-Rupturraten bei konservativen Behandlungsschemata in der Vergangenheit wurden Operationsverfahren mit kleinen Inzisionen entwickelt, welche sich als mini-open oder perkutane Techniken in der Zwischenzeit gut etabliert haben. Dabei werden die Stumpfenden durch eine Mini-Inzision im Bereich der Ruptur adaptiert und mit speziellen Naht-Instrumenten mehrere Rahmen perkutan unter das Paratenon gesetzt sowie die Stumpfenden in adäquater Vorspannung vernäht. Dabei konnte die initial hohe Gefahr von Suralisneuropathien [53] durch eine Adaptation dieser Techniken von bis zu 38 % [54] auf ca. 4,5 % [42, 55, 56] reduziert werden. Die Re-Ruptur-Raten sind in den letzten Meta-Analysen nicht signifikant höher als bei den offenen Rekonstruktionen; gesamthaft liegt die Inzidenz von Wundheilungsstörungen signifikant niedriger als bei offenen Rekonstruktionen.

Der Hauptnachteil der Mini-open-Technik ist die primäre Rissfestigkeit der Rekonstruktionen, die zwischen 114 bis 214 N liegt (Tab. 9.2) und damit unterhalb der in den Nachbehandlungsorthesen auftretenden Kräfte (ca. 400 N) bleibt, so dass daher eine entsprechende Elongations- oder Re-Ruptur-Gefahr in den ersten Wochen besteht.

Im direkten Vergleich zu den offenen Rekonstruktionen, sind die Resultate der minimalinvasiven Techniken sehr heterogen und nicht auf dem gleichen Level. Die endgültigen, funktionellen Resultate der Mini-open-Rekonstruktionen liegen bei den isokinetischen Messungen im Vergleich zur gesunden Gegenseite zwischen guten 6 % und 25 %. *Return-to-Sports*-Raten bei den Mini-open-Techniken betragen 59–100 %. Offene Rekonstruktionen zeigen einen isokinetischen Kraftverlust zwischen 2 und 18 % mit *Return-to-Sports-auf-pre-injury-level*-Raten von 90–98 % [48]. Dem gegenüber stehen Wundheilungsstörungsraten von bis zu 20 % und temporäre Suralisreizungen in 3–7 % der Fälle.

Merke: Die offenen Achillessehnenrekonstruktionen zeigen im Durchschnitt die besten funktionellen und Return-to-Sports-Resultate, jedoch auch erhöhter Komplikationskonstellation.

Offene Operationstechniken

Verschiedene offene Operationstechniken:
- Kessler-Naht,
- Krackow-Naht,
- Triple-bundle-Rekonstruktion,
- Tajima suture technique (four-strand),
- Klöppeltechnik,
- teilweise Augmentation der primären Rekonstruktion mit Gastrocnemius Flap oder Plantarissehne.

Die Wahl des Operationsverfahrens sollte von der Rupturform und dem körperlichen bzw. sportlichen Anspruch des Patienten abhängig gemacht werden. Wir empfehlen die Gastrocnemius-Umkehr-Verstärkung nicht als primäre Rekonstruktionstechnik, ausgenommen, es handelt sich um eine kortisongeschädigte Sehne, welche mittels gutem Sehnenmaterial primär verstärkt werden sollte, um die Re-Ruptur-Rate zu senken. Bei chronischen Rupturen bietet die Gastrocnemius-Umkehrplastik mit transossärer Verankerung im Calcaneus eine geeignete Alternative mit sehr guten Resultaten. Somit sollte diese „Rückzugsoption“ nicht schon bei der ersten Rekonstruktion Anwendung finden.

Wie bereits angedeutet, gilt es, eine möglichst hohe Primärstabilität zu erlangen, ohne unnötig viel Nahtmaterial einzubauen, welches die biologischen Reparaturvorgänge der Sehne stören kann.

Des Weiteren müssen die Zugkräfte, denen die Sehne ausgesetzt ist, welche bei 30°-Keilerhöhung in den Achillessehnenorthesen zwischen 400 N und 814 N liegen können, berücksichtigt werden.

Die Rehabilitation ist bei entsprechender Elongations- oder Reruptur-Gefahr vorsichtig funktionell zu starten und im Verlauf progressiv zu steigern. Dabei gilt es, auch zu erwähnen, dass die Risskräfte der offenen Kessler-/Krackow-Rekonstruktion nur bei 125 N liegen, was aus unserer Sicht nicht dem Goldstandard der möglichen Primärstabilität entspricht, so dass wir deshalb die Triple-Bundle-/Klöppeltechnik klar favorisieren. Diese weist in den biomechanischen Messungen mit 453 N die beste Rissfestigkeit auf [57] (vgl. Tab. 9.2).

Tab. 9.2: Primäre Risskräfte verschiedener Operationstechniken.

Technik	Risskraft (N)	Autor
Konservative Therapie	„0“	
Perkutan (Ma & Griffith)	114	Cretnik et al. [44]
Perkutan (Achillon)	153	Ismail [58]
Perkutan (modified Ma)	214	Cretnik et al. [44]
Offen (Kessle/Krackow)	128	Heitman et al. [59]
Offen (4 strand Krackow)	323	Maquirriain [60]
Offen (triple bundle)	453	Jaakkola [61]

Merke: Je höher die primäre Risskraft desto kleiner ist das Risiko für eine Reruptur oder Verlängerung der Sehne.

Unsere bevorzugte Technik bei akuten Rupturen ist die offene Klöppeltechnik nach Segesser und Weisskopf. Sie entspricht einer modifizierten Triple-bundle-Rekonstruktion mit Plantarisverstärkungsplastik und wurde von Dr. Berhard Segesser, einem der erfahrensten Achillessehnenspezialisten, entwickelt [48, 62].

Operationstechnik Klöppeltechnik nach Segesser/Weisskopf

Über einen paraachillären medialen Hautschnitt mit einer Längenausdehnung entsprechend der Rupturhöhe von 10–15 cm werden nach Darstellung und Eröffnung des Paratenons die einzelnen Rupturanteile identifiziert. Insbesondere erfolgen eine möglichst genaue Zuordnung des medialen und lateralen Gastrocnemiuspfeilers sowie die Detektion des M. soleus und die Evaluation der Rissform (proximale und distale Ausdehnung der Ruptur sowie Soleusabrisse). Unter maximaler Plantarflexion des Fußes wird nun initial der Soleusanteil adressiert und mit dem distalen Stumpf in Mason-Allen-Nahttechnik vernäht (Abb 9.11). Anschließend werden die Gastrocnemiusanteile (medialer und lateraler Pfeiler) in anatomischer Verwringung wieder proximal und distal mittels leicht gebogenen spitzen Klemmen ineinandergeflochten (Abb 9.12). Dies beinhaltet mindestens drei Bündel, je nach Rupturform jedoch auch bis zu sechs Verklöppelungen (Abb 9.13). Die primäre Rekonstruktion wird nun mittels eines resor-

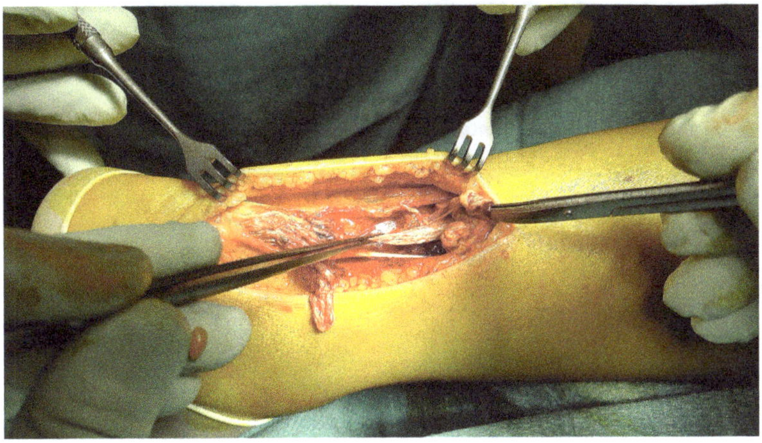

Abb. 9.11: Komplette Achillessehnenruptur mit isoliertem Soleusabriss am distalen Ansatz des Soleus (Pinzette).

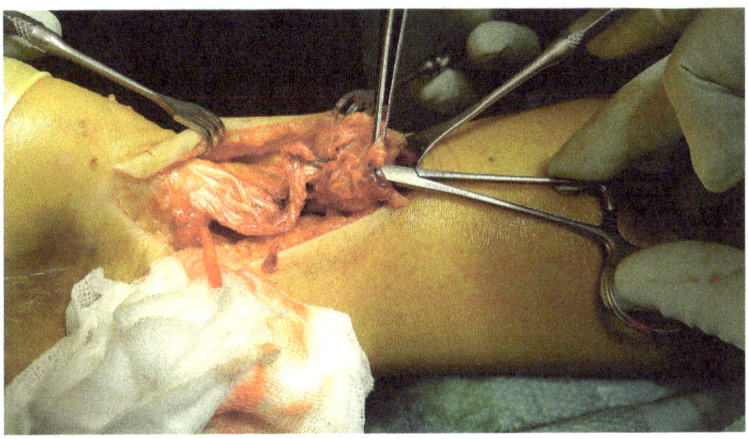

Abb. 9.12: Identifikation und Verklöppelung der Achillessehnenbündel. Plantarissehne proximal tenotomiert und mit Kompresse protegiert.

bierbaren geflochtenen Fadens der Stärke 0 vernäht. Es sollte wenig Fadenmaterial verwendet werden, so dass keine Strangulationen des Sehnenmaterials stattfinden. Falls vorhanden, wird die Plantarissehne distal gestielt, mit einem offenen Stripper proximal tenotomiert und in zwei-bis vierfacher Rahmennaht-Technik unter Einbeziehung des Soleusanteiles als Verstärkungsplastik verwendet. Der restliche Anteil der Plantarissehne kann nach Aufspleißen derselben mit einem 3-0 resorbierbaren Faden als Gleitschicht und zur Reduktion allfälliger Vernarbungen mit dem Subkutangewebe über die Achillessehne genäht werden (s. Abb 9.14). Dies erhöht die Primärstabilität nochmals.

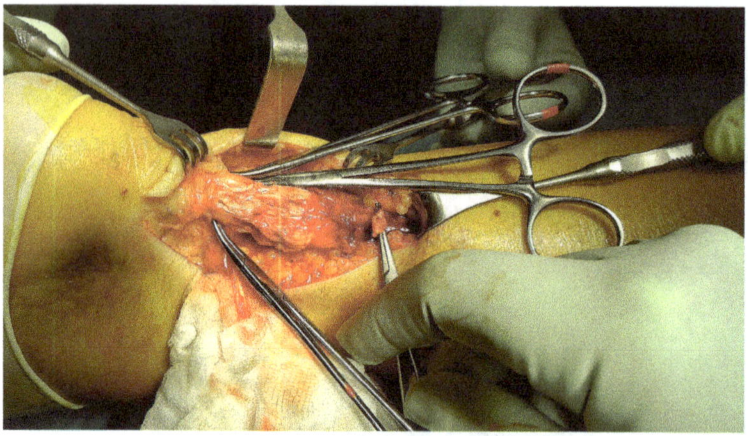

Abb. 9.13: Temporäre Fixierung der ineinander geklöppelten Sehnenbündel mit spitzen Klemmen, welche anschliessend mittels Oer Vicryl vernäht werden.

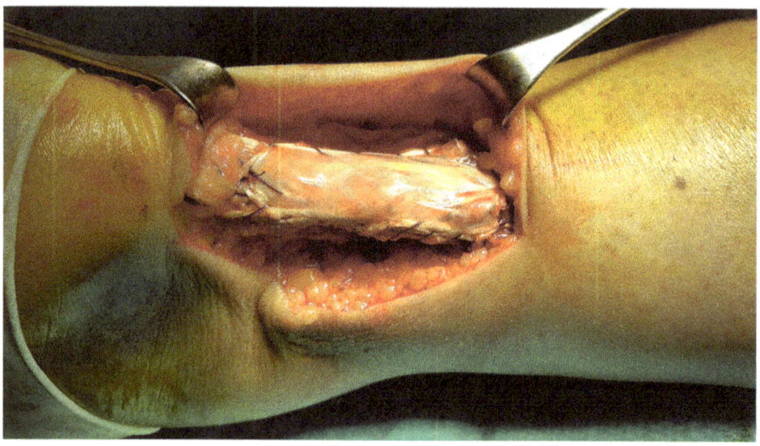

Abb. 9.14: Achillessehnenrekonstruktion in Klöppeltechnik mit Plantarisverstärkung nach Segesser und Weisskopf [64].

Es ist von äußerster Bedeutsamkeit, intraoperativ auf eine schonende Handhabung der Weichteile, insbesondere der Haut, zu achten. Eine Dokumentation der korrekten Vorspannung der Sehne nach Abschluss der Operation ist empfehlenswert.

Initial wird nach der Operation eine ventrale Lagerungsschiene in maximalem Spitzfuß angelegt und mit elastischen Binden vorsichtig fixiert. Dies gewährleistet die Mikrozirkulation der Haut ohne Gefahr von Druckstellen auf der Narbe.

Merke: Besondere Aufmerksamkeit bei der operativen Therapie gilt dem Soleus (Hauptplantarflexor (Ref. 121)), welcher adäquat rekonstruiert werden muss.

Die Nachbehandlung jeglicher Achillessehnentherapien sollte funktionell erfolgen. In unserem Setting verwenden wir einen hohen Achillessehnenschuh mit einer ventralen Lasche und 3-cm-Keilen für sechs Wochen. Dann wird der hohe Achillessehnenschuh schrittweise abgebaut und die Keile werden pro Woche um 1 cm reduziert. Wir legen Wert auf eine postoperative Teilbelastung bis zur gesicherten Wundheilung. Bei gesicherter Wundheilung nach Fadenzug kann dann eine zunehmende Vollbelastung im hohen Achillessehnenschuh erfolgen [62].

Merke: Sämtliche Sehnen tendieren nach Rupturen zur Verlängerung, deswegen ist eine vorsichtig funktionelle Nachbehandlung nach konservativer oder operativer Therapie von eminenter Bedeutung für die Sehnenfunktion. Je grösser die Elongation desto schlechter die Funktion.

Zusammenfassung

Bei Athleten und insbesondere Leistungs- und Spitzensportlern ist die Indikation für eine offene Achillessehnenrekonstruktion in Klöppeltechnik (modifizierte triple bundle Rekonstruktion) mit entsprechender Adressierung des Soleus und Wiederherstellung der korrekten Sehnenlänge gegeben. Dies führt zu höchsten Chance, wieder auf dasselbe sportliche Niveau zurückzukommen, wobei auch hier ein isokinetisches Kraftdefizit zwischen 2 % und 18 % zu erwarten ist. Ähnliche Resultate erreicht die Mini-open-Rekonstruktion mit verminderter Wundheilungsstörungskonstellation, jedoch erhöhter Gefährdung des N. suralis. Bei individuell erhöhter Risikokonstellation bezüglich Wundheilungsstörungen ist sicherlich die Abwägung einer konservativen Behandlung sehr sinnvoll. Eine funktionelle Nachbehandlung ist bezüglich der leistungsorientierten Resultate und der Komplikationsraten bei sämtlichen Therapieoptionen der Gipsruhigstellung überlegen und entsprechend geduldig und konsequent durchzuführen.

Sämtliche atypische Rupturen (insbesondere insertionsnahe Rupturen und Zwei-Etagen-Rupturen), die in über 10 % der Fälle anzutreffen sind, sollten offen versorgt werden. Eine frühzeitige entsprechende funktionelle und bildgebende Diagnostik ist daher für die Detektion dieser Rupturformen unerlässlich.

9.2.2.3 Tipps und Tricks

- Exakte klinische unfd bildgebende Diagnostik bzgl. der Rupturform/Ausdehnung (cave Mehretagenrupturen),
- individuelle Abschätzung und Aufklärung über Wundheilungsstörungs-/Infektions- und Rerupturrisiken,
- mit der offenen Rekonstruktion können sämtliche Rissformen anatomisch rekonstruiert werden mit der höchsten Primärfestigkeit bei Triple-Bundle/Klöppeltechnik wenn immer möglich mit Plantarisverstärkung,

- eine konsequente, aber geduldige funktionelle Nachbehandlung ist eminent wichtig,
- alle Achillessehnen nach Rupturen tendieren in der Rehabilitation zur Verlängerung, welches es mit aller Kraft zu vermeiden gilt,
- Achillessehnenelongationen führen zu einer Verminderung der Abstoßkraft und eingeschränkter Rückfußstabilisierung.

Hajo Thermann, Christoph Becher

9.3 Chronische Achillessehnenrupturen

9.3.1 Ätiologie und Epidemiologie

Eine chronische Ruptur der Achillessehne stellt in der Regel die Folge einer nicht erkannten oder fehldiagnostizierten akuten Ruptur dar. Die Diagnose ist in der Regel schwieriger als die einer akuten Ruptur. Die Rate an fehldiagnostizierten Rupturen liegt bei bis zu 25 % [65]. In einer Studie bei Patienten mit einem Alter > 65 Jahren wurde die Ruptur in 36 % der Fälle sogar erst mindestens eine Woche nach dem akuten Ereignis erkannt [66].

9.3.2 Nomenklatur & Klassifikation

Merke: Es wird von einer chronischen Achillessehnenruptur gesprochen, wenn die Diagnose ca. vier bis sechs Wochen nach dem akuten Ereignis gestellt wird oder ein akutes Ereignis nicht erinnerlich ist [67].

Die Retraktion der Sehnenstümpfe ist typisch und bestimmt auch den Behandlungsalgorhytmus der operativen Therapie. Eine evidenzbasierte Klassifikation liegt nicht vor.

Von M. Myerson et al. wurde 1999 folgende Klassifikation veröffentlicht, welche den klinischen Alltag im Sinne der daraus resultierenden operativen Therapieempfehlung (siehe Kapitel 8) relativ gut widerspiegelt [67]:

Typ I: Defektgröße zwischen den Sehnenstümpfen < 2 cm
Typ II: Defektgröße 2–5 cm
Typ III: Defektgröße > 5 cm

Die Sehnenstümpfe sind bei chronischen Rupturen meist dünn und atrophiert. Im Defektbereich findet sich häufig verdicktes Narbengewebe, welches im Zuge einer Heilungsantwort gebildet wurde [67, 68]. Das Narbengewebe besitzt nicht die Festigkeit des originären Sehnengewebes und tendiert mit der Zeit zur Elongation. Die

Funktion ist zudem durch die Retraktion der Sehnenstümpfe und Verkürzung des Gastrocnemius-Soleus-Komplexes durch die verminderte biomechanische Effektivität eingeschränkt.

9.3.3 Klinik

Die Diagnose der chronischen Achillessehnenruptur ist in der Regel deutlich schwieriger als die der akuten Ruptur. Die Klinik fällt uneinheitlich aus und bedarf daher einer genauen Anamnese. Bei sportlich aktiven Patienten ist das Ereignis häufig wie bei akuten Rupturen gut erinnerlich im Sinne des Gefühls eines Trittes gegen die Sehne mit stechendem Schmerz. Dieses Ereignis ist allerdings in der Intensität meist geringer ausgeprägt.

Schmerz und Schwellung sind häufig nicht oder kaum vorhanden. Die funktionelle Einschränkung mit Kraftverlust der aktiven Plantarflexion macht sich dagegen zunehmend bei täglichen Belastungen wie Bergaufgehen oder Treppensteigen bemerkbar [69]. Das Gangbild ist oft hinkend mit fehlendem Abdruckvorgang in der Abstoßphase beim Gangzyklus [70].

Trotzdem ist die aktive Plantarflexion häufig durch die noch vorhandene Funktion des M. tibialis posterior, der Peronealsehnen und der Zehenbeuger (M. flexor hallucis longus und M. flexor digitorum longus) noch möglich [69].

Merke: Bei der chronischen Achillessehnenruptur ist die funktionelle Einschränkung mit Kraftdefizit der Plantarflexion das wesentliche Merkmal. Eine aktive Plantarflexion ist im Vergleich zur akuten Ruptur noch möglich.

9.3.4 Untersuchung

Durch die häufig noch vorhandene – wenn auch abgeschwächte Funktion – ist die Diagnosefindung im Rahmen der klinischen Untersuchung in der Regel nicht einfach.

Zunächst sollte sich das Gangbild in Bezug auf die Kraftabschwächung beim Abstoßen des Fußes vom Boden genau angeschaut werden. Bei der Inspektion der Wade kann eine sichtbare Eindellung der Haut evtl. sichtbar sein; weitaus prägnanter ist allerdings meist die Umfangverminderung der Wadenmuskulatur.

Bei schon länger bestehender chronischer Ruptur kann durch die Abschwächung des Gastrocnemius-Soleus-Komplexes mit Übernahme der Funktion durch die langen Zehenbeuger eine Krallenzeh- und Hohlfußfehlstellung sichtbar sein.

Bei der Palpation ist im Gegensatz zur akuten Ruptur die Konturunterbrechung der Sehne durch Narbengewebe im Rupturbereich nicht eindeutig bestimmbar.

Spezielle klinische Tests sind für die Untersuchung chronischer Achillessehnenrupturen nicht beschrieben bzw. validiert. Zur Anwendung kommen der Thompson-

Test [71], Matles-Test [72], *Hanging-Foot*-Test und Copeland-Test [73] (vgl. Kap. 9.2). Allen Tests ist gemein, dass die Darstellung des Testergebnisses nicht unbedingt so prägnant auffällig sein muss wie bei der akuten Ruptur.

In der eigenen Praxis schauen wir in der Regel auf die Verlängerung der Sehne durch die verminderte Elastizität durch Durchführen einer passiven Dorsalextension bei entspannter Wadenmuskulatur in Bauchlage bei 90°-Knieflexion (Abb. 9.15). Zudem testen wir die Möglichkeit des Einbeinzehenstandes durch den Patienten.

Merke: Am prägnantesten und einfachsten zu testen ist die abgeschwächte Funktion der Plantarflexion durch den Einbeinzehenstand. Die Verlängerung der Sehne wird im Seitenvergleich durch passive Dorsalextension bei entspannter Wadenmuskulatur überprüft.

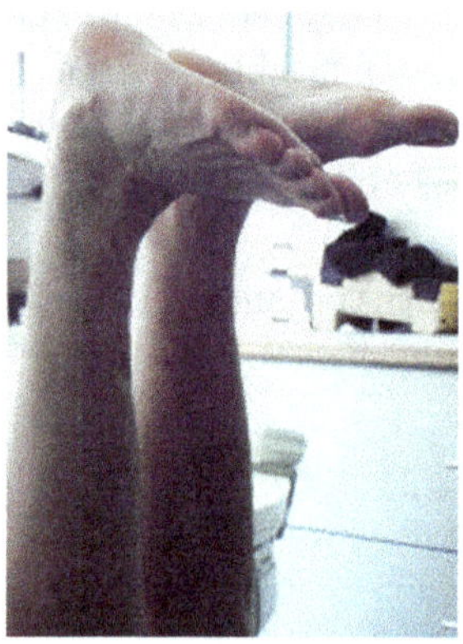

Abb. 9.15: Vermehrte Dorsalextension bei entspannter Wadenmuskulatur (in Bauchlage bei 90°-Knieflexion) bei einem Patienten mit chronischer Achillessehnenruptur.

9.3.5 Bildgebung

Bei den chronischen Achillessehnenrupturen sind im Rahmen der bildgebenden Diagnostik neben dem Standard-Röntgenbild die Ultraschalluntersuchung und die Magnetresonanztomographie (MRT) die Methoden der Wahl.

Im **Röntgenbild** können sich Verkalkungen vor allem im distalen Sehnenstumpf darstellen. In einer Studie wurde von einer Prävalenz von 3/7 Patienten berichtet [74]. Zudem kann eine knöcherne Beteiligung wie eine calcaneare Avulsion ausgeschlossen werden.

Eine **Ultraschalluntersuchung** sollte immer erfolgen. Sie kann schnell durchgeführt werden, ist in der Regel überall verfügbar und bringt zudem den Vorteil einer dynamischen Beurteilung der Sehnenstruktur. Allerdings ist die Beurteilung untersucherabhängig und erfordert eine gewisse Erfahrung. Das Bild einer chronischen Ruptur ist uneinheitlich. Je nach Alter der Ruptur und Retraktion der Sehnenstümpfe ist eine eindeutige Diskontinuität der Sehnenenden und Anteile mit hypo- oder hyperechogenen Zonen erkennbar (Abb. 9.16).

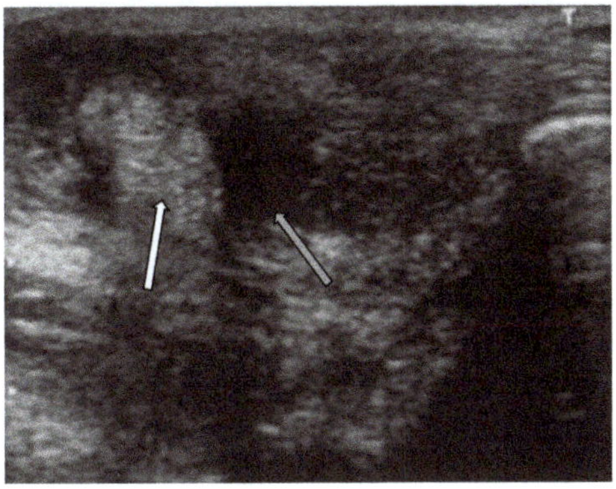

Abb. 9.16: Sagittales Bild einer Ultraschalluntersuchung fünf Wochen nach dem ursprünglichen traumatischen Ereignis. Die hypoechogene Zone (grauer Pfeil) entspricht dem Rupturbereich mit Dastellung der Diskonuität. Proximal davon hyperechogene Auftreibung des proximalen Sehnenstumpfes (weißer Pfeil).

In der **MRT** lassen sich die genaue Struktur der chronisch rupturierten Sehne sowie die Defektsituation noch besser beurteilen und ermöglichen die Planung des am besten anzuwendenden operativen Verfahrens. Dies gelingt am besten in den sagittalen Sequenzen. Die umgebenden Weichteile können differentialdiagnostisch mit beurteilt werden. Chronische Rupturen stellen sich in Abhängigkeit des Alters der Ruptur unterschiedlich dar. In der T1-Wichtung findet sich im Rupturbereich eher eine erniedrigte Signalintensität, während in den STIR- oder T2-Sequenzen mehr eine Signalerhöhung im Defektbereich sichtbar ist (Abb. 9.17).

Bei länger bestehenden Rupturen sollte auch der gesamte Gastrocnemicuskomplex in der MRT miterfasst werden, um das Ausmaß der Degeneration als Entscheidungshilfe mit heranzuziehen, inwieweit eine Sehnenrekonstruktion oder aber ein Transfer indiziert ist.

Merke: Eine Ultraschalluntersuchung sollte aufgrund der Möglichkeit der dynamischen Untersuchung immer erfolgen. Zur OP-Planung ist eine MRT-Untersuchung sinnvoll.

9.3.6 Konservative Therapie

Merke: Die konservative Therapie spielt in der Behandlung der chronischen Achillessehnenruptur nur eine untergeordnete Rolle.

Gründe für ein konservatives Vorgehen sind entweder Kontraindikationen für eine operative Therapie oder die Ablehnung der Operation durch den Patienten bei geringer Schmerzintensität und noch relativ gut erhaltener Funktion. Auf jeden Fall ist die

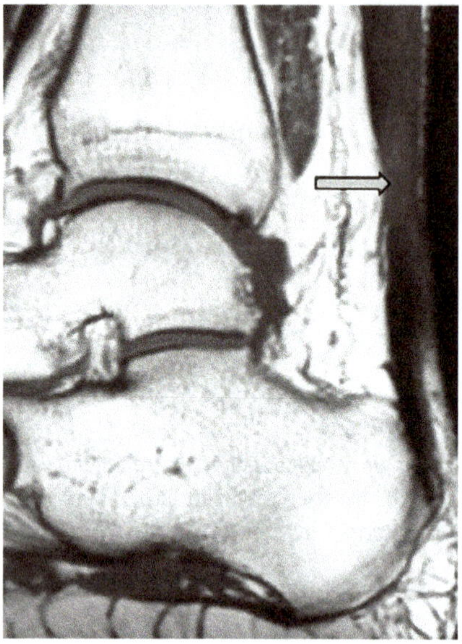

Abb. 9.17: Sagittale T2-gewichtete MRT-Sequenz eines Patienten mit chronischer Achillessehnenruptur. Der Rupturbereich stellt sich mit vermehrtem Signal dar (weißer Pfeil). Proximal der Ruptur dtl. Ausdünnung der Sehne mit Darstellung von Narbengewebe.

Wiederherstellung einer zufriedenstellenden Funktion mit einem längeren Zeitraum als nach operativer Therapie verbunden [69] oder bei persistierender Überlänge nicht mehr zu erreichen.

9.3.7 Operative Therapie

Die Therapie der chronischen Achillessehnenruptur erfolgt in der Regel operativ. Durch die häufig vorhandene Defektsituation, schlechte Vaskularisierung der Sehne und umgebenden Weichteile sowie nicht selten vorhandene Revisionssituation besteht allerdings ein deutlich erhöhtes Komplikationsrisiko gegenüber der Situation einer akuten Ruptur [65].

Die operative Therapie richtet sich nach der Defektausdehnung, evidenzbasierte Richtlinien liegen nicht vor [69]. Mit allen heute zur Verfügung stehenden Verfahren kann insbesondere bei länger vorhandenen chronischen Rupturen mit großen Defektbereichen die wiederherstellbare Funktion nicht sicher abgeschätzt werden und Defizite können verbleiben. Insbesondere stellt die sichtbare Normalisierung der Wadenmuskulatur eher die Ausnahme als Normalität dar. Ein Großteil des Erfolges der operativen Maßnahme ist dabei von der zum Operationszeitpunkt bereits bestehenden Degeneration des Gastrocnemius-Komplexes abhängig.

Merke: In der präoperativen Aufklärung muss auf das erhöhte Komplikationsrisiko in Bezug auf Wundheilungsstörungen und Infektionsrisiko sowie verbleibende Funktionsdefizite hingewiesen werden.

Einen Sonderfall bildet die verheilte chronische Ruptur, bei der die Sehnenenden zwar mit suffizientem Gewebe verheilt, keine Konturunterbrechung der Sehne vorhanden ist, aber durch die Verlängerung des Gastrocnemius-Soleus-Komplexes ein signifikantes Kraftdefizit besteht. Hier kann durch eine Verkürzung der Sehne durch eine **Z-Plastik** oder **Gastrocnemiusumkehr/-kippplastik** die Spannung des Muskel-Sehnen-Komplexes wiederhergestellt werden [69].

Wenn eine Defektbildung vorliegt, kann prinzipiell nach der o. g. Klassifikation nach Myerson et al. vorgegangen werden.

Wenn ein Typ I nach Myerson mit einer Defektgröße < 2 cm besteht, ist in der Regel eine **End-zu-End-Naht** der Sehnenstümpfe (wenn möglich mit Verstärkung durch eine Umkehr- oder Verstärkungsplastik) möglich. Bei einer Defektausdehnung von 2–5 cm kann die Wiederherstellung der Kontinuität und kräftigen Sehnenstruktur durch eine **VY-Plastik** oder mit der **„Zweizipfeltechnik"** im Rahmen einer Umkippplastik erfolgen [75].

In der eigenen Praxis führen wir bei chronischen Rupturen mit geringer Defektausdehnung endoskopisch assistiert eine perkutane Rahmennaht in gleicher Technik wie bei frischen Rupturen durch:

9.3.7.1 Operationstechnik endoskopisch assistierte perkutane Rahmennaht bei chronischer Ruptur

Lagerung in Bauchlage. Das Bein hängt leicht über den Tischrand, das nicht zu operierende Bein wird leicht abgesenkt. Der Unterschenkel und der Fuß liegen in einer neutralen Stellung. Zur Durchführung des Eingriffes ist eine Blutleere mit Oberschenkelblutsperre von 300 mmHg empfehlenswert. Es sollte eine Antibiotikaprophylaxe mit einem Cephalosporin der dritten Generation erfolgen. Das sterile Abdecken findet bis zur Oberschenkelblutsperre statt.

Der Arthroskopieturm befindet sich seitlich gegenüberliegend. Es kann ein normales Arthroskopieset mit 4,0-mm-Arthroskop und einem Standard-full-Radius 3,8-mm- oder 5,0-mm-Shaver verwendet werden. Zunächst wird ein medialer Endoskopiezugang etwas proximal der Insertion angelegt. Die zweite Inzision erfolgt am Übergang der Sehne zur Aponeurose. Es schließt sich das Aufspreizen der subkutanen Weichteile mit einer Moskitoklemme im dorsalen Anteil der Sehne an. Hier muss darauf geachtet werden, strikt an der Sehne zu präparieren, um einen Raum zur Endoskopie zu schaffen. Bei erheblichen Verwachsungen können zusätzlich ein 3,2-mm-Punch sowie eine normale, stabile Schere verwendet werden, um Verklebungen dorsalseitig zur Haut einfacher und sicherer zu lösen und dabei nicht in Bereiche des N. suralis oder der peripheren, lateralen, arteriellen Gefäßeinsprossungen zu kommen. Nun wird mit dem Arthroskop von proximal und in den medialen Anteil hineingegangen, ohne nach anterior oder dorsal zu kommen. Mit dem von distal kommenden Shaver wird trianguliert, die 30°-Kamera ist dabei leicht nach anterior geneigt (Abb. 9.18).

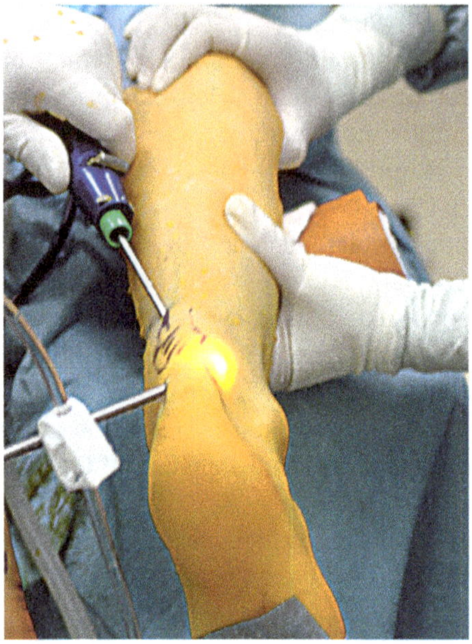

Abb. 9.18: Operatives Setup nach Anlage der zwei Endoskopieportale.

Die anterioren Neogefäß-/Nerveneinsprossungen werden mit dem Shaver entfernt und die Sehne dargestellt. Es zeigen sich hier schon entsprechend der MRT häufig substanzielle Defekte mit teilweise starken Einblutungen und degenerativen Rissbildungen, die nach einem Débridement des Peritendineums sichtbar werden. Hierbei müssen die Herde ohne Rücksicht auf die Schwächung der Sehne komplett débridiert werden (Abb. 9.19). Dies kann zu einer erheblichen Schwächung der Sehne mit Rupturgefahr führen. Da die Sehne zusätzlich gedehnt und damit verlängert ist, muss nach dem Débridement – neben dem Schutz der Sehne vor einer kompletten Ruptur – auch eine Verkürzung durchgeführt werden. Hierbei kommt die perkutane Rahmennaht mit z. B. FiberTape® (Arthrex GmbH, München) in gleicher Technik wie bei frischen Rupturen zur Anwendung [76]. Das FiberTape® wird in Plantarflexion maximal an-

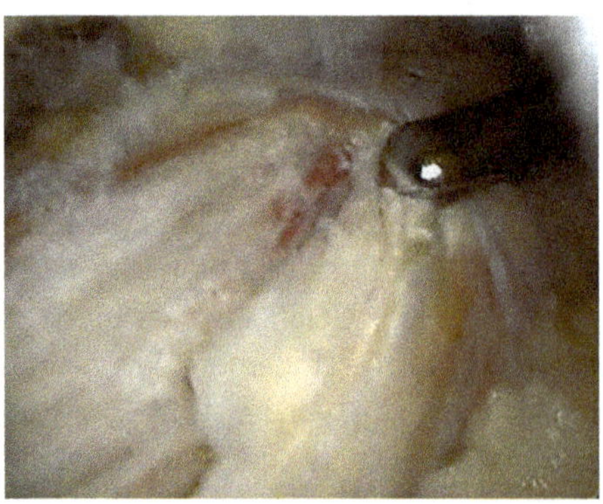

Abb. 9.19: Intraoperative endoskopische Darstellung des chronischen Rupturbereiches mit narbigen Defekten und Einblutungen. Debridement des Peritendineums und des Defektgewebes mit einem Shaver.

gespannt, so dass eine Verkürzung entsteht. Danach schließt sich evtl. nochmals ein leichtes Débridement einzelner degenerativer Sehnenanteile an. Wir empfehlen abschließend das Einspritzen eines PRP-Produktes (z. B. ACP, Arthrex GmbH, München) in den Bereich der Degeneration. Zudem erfolgt unter Sicht die „Versiegelung" des Defekts mit 0,5-ml-Fibrinkleber (z. B. Tissucol, Baxter, Unterschleißheim). Nach dem Aushärten sollte eine ausreichende Elektrokoagulation allfälliger Blutungsherde mit dem Elektrohaken stattfinden und eine 8-mm-Redon-Drainage eingelegt werden. Hautverschluss nach Standard und Anlegen einer dorsalen oder ventralen Gipsschiene in Spitzfußstellung nach Anlage eines Wattekompressionsverbandes beenden den Vorgang.

Nachbehandlung

- Gipsschiene für zwei Tage. Danach Anlage eines Stiefels in Spitzfußstellung (z. B. Vario-Stabil (Orthotech GmbH, Gauting-Stockdorf).
- Zwei- bis dreimal wöchentlich ambulante Physiotherapie. Milde Bewegungsübungen von einer moderaten in eine maximale Plantarflexion, um somit ein „Anwachsen" der Sehne zu verhindern und ein frühzeitiges Gleiten der Sehne zu ermöglichen,
- gegebenenfalls bei postoperativer Schwellung manuelle Lymphdrainage,
- gegebenenfalls nach 14 Tagen, vier Wochen und sechs Wochen ACP-Re-Injektion intratendineal und im Bereich des Peritendineums (*bruising*),
- nach sechs Wochen Ultraschall. Bei gutem Regenerat können Physiotherapie und Krafttraining (nur in Plantarflexion!) aus dem Sitzen heraus, aus dem Stehen mit beiden Beinen sowie gegen Widerstand durchgeführt werden. Ergänzend propriozeptives und koordinatives Training. Der unsichere Patient verbleibt für weitere zwei Wochen ohne dorsale Lasche im Vario-Stabil-Stiefel.

Defektbereiche > 5 cm (Abb. 9.20) und Defekte nach Resektion der Achillessehne bei stattgehabtem Infekt benötigen öfter einen Sehnentransfer, um den Defektbereich überbrücken zu können. Der Operationszeitpunkt bei Infekt liegt erst nach chirurgischem Débridement und vollständigem Ausheilen des Infekts mit evtl. Gipsruhigstellung in Spitzfußstellung. In extremen Situationen kann auch temporär für vier Wochen ein Fixateur externe in Spitzfußstellung angelegt werden.

Eine Reihe von Optionen mit Verwendung verschiedener Sehnentransfers aber auch der **Gastrocnemiusumkehrplastiken** sind in der Literatur beschrieben [69]. Am populärsten ist im deutschsprachigen Raum sicherlich der **M.-flexor-hallucis-longus-Transfer** [75]. Die Sehne ist ca. 10–12 cm lang und eignet sich daher, auch große Defekte zu überbrücken. Vorteilhaft sind die gleiche Zugrichtung wie die der Achillessehne und die natürliche Co-Kontraktion mit dem Gastrocnemius-Soleus-Komplex. Von Nachteil ist der Verlust an Kraft für die Plantarflexion der Zehe, was besonders bei aktiven, jungen Leuten ein Problem darstellen kann. Eine weitere

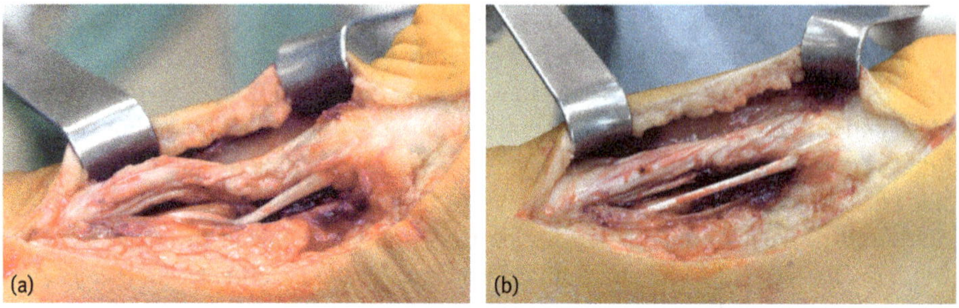

Abb. 9.20: Intraoperative Darstellung einer chronischen Achillessehnenruptur, bei welcher der Defektbereich mit insuffizientem Narbengewebe überbrückt ist, in Dorsalextension (a) und Plantarflexion (b). Die Sehne des M. plantaris ist noch intakt.

ortsständige Option stellt der **M. peroneus brevis Transfer** dar. Die Sehne wird dabei an der Basis des 5. Metatarsale abgesetzt und entweder transossär durch den Calcaneus oder durch den distalen Sehnenstumpf geführt [69, 77]. Nachteilig könnte ein Verlust an Eversionskraft für das Sprunggelenk sein, was in der Literatur kontrovers diskutiert wird [69]. Populärer ist in letzter Zeit ein **Transfer der Hamstring-Sehnen** (Gracilis bzw. Semitendinosus) geworden [65, 69, 77, 78] Vorteilhaft neben der Vermeidung der Nachteile der o. g. ortsständigen Sehnentransfers ist zudem das leichtere minimalinvasive Vorgehen mit kleinen Inzisionen unter Vermeidung eines großen operativen Zuganges. Dadurch kann potenziell das Problem des Risikos für eine Wundheilungsstörung und Infektion vermindert sowie die Rehabilitation beschleunigt werden [65, 78].

Merke: Defektbereiche > 5 cm und Defekte nach Resektion der Achillessehne bei stattgehabtem Infekt benötigen immer einen Sehnentransfer/Verstärkungsplastik.

In der eigenen Praxis führen wir bei chronischen Rupturen mit größerer Defektausdehnung einen endoskopisch assistierten Semitendinosussehnentransfer durch.

9.3.7.2 Operationstechnik endoskopisch assistierter Semitendinosussehnentransfer

Das operative Setup entspricht der oben beschriebenen Vorbereitung mit Lagerung des Patienten in Bauchlage. Es ist darauf zu achten, dass der M. semitendinosus dorsal in der Kniekehle gut tastbar ist und die Blutsperre weit proximal liegt, so dass ein posteriores Stripping der Semitendinosussehne gut möglich ist.

Zunächst erfolgt die Anlage der o. g. Zugänge zur endoskopischen Operation medial. Im proximalen Anteil sollte in diesem Falle wegen der Vernähung der Semitendinosussehne der Zugang eher mehr zur Aponeurose hin angelegt werden. Zusätzlich erfolgt auch lateral-distal eine Stichinzision in Höhe des medialen Zugangs und optional ein Hilfsschnitt im Bereich des Defekts von medial und ein weiterer proximaler Zugang lateral zur Naht im Aponeurosenbereich des zweiten Sehnenzügels. Hier ist zu beachten, den N. suralis nicht zu verletzen. Für die zur späteren Augmentation notwendige Rahmennaht durch ein FiberTape® werden im distalsten Sehnenanteil, teilweise auch transkalkanear medial und lateral, zusätzliche Stichinzisionen durchgeführt.

Es erfolgt nun zunächst ein Débridement mit Präparation des Situs und Entfernung von Narben, um sich ein Bild von der anatomischen Situation zu machen. Entscheidend für die Wiedererlangung eines funktionsfähigen Gastrocnemius-Soleus-Achillessehnen-Komplexes ist die Mobilisation der Sehnenstümpfe im distalen und proximalen Anteil. Im proximalen Anteil ist dieser häufig bei länger bestehenden Defektsituationen nach ventral angewachsen. Bei der endoskopischen Mobilisation im distalen und proximalen Anteil des Gastrocnemius-Soleus-Achillessehnenkomplexes muss nach medial sehr vorsichtig vorgegangen werden, um eine Verletzung der A. tibialis oder von Seitenästen zu vermeiden. Bei massiven Vernarbungen ist die Präparation nach lateral ebenfalls vorsichtig durchzuführen. Hier kann unter arthroskopischer Sicht auch teilweise mit einer Schere stumpf präpariert werden.

Sehnenentnahme

Anlage eines Hautschnittes etwas medial von der tastbaren Semitendinosussehne proximal der Kniekehle. Nach Darstellung der Sehne Anschlingen mit der Overhold-Klemme und Präparation mit der Schere nach proximal und distal. Mit einem Sehnenstripper wird die Sehne wie in der Kreuzbandchirurgie nach proximal und distal abgelöst. Dies ist im Bereich der Insertion des medialen Tibiaplateaus teilweise etwas schwieriger. Die Sehnenenden werden dann wie üblich an den beiden Sehnenenden mit einem nichtresorbierbaren Faden (z. B. FiberWire®, Arthrex GmbH, München) armiert.

Sehnentransfer (Abb. 9.21)

Zunächst erfolgt zur Sicherung des späteren stabilen Einwachsens des Sehnentransplantats eine Rahmennaht mit FiberTape® wie oben beschrieben. Bei transkalkanearem Vorgehen sollte der Bohrkanal zur Vermeidung einer Veränderung der Biomechanik nicht zu weit ventral liegen. Nun Durchziehen des Fibertapes in die Aponeurose, jedoch weiter nach proximal als der geplante Sehnentransfer. Danach Anknoten und Fixieren in Spitzfußstellung. Nun wird der distale Sehnenstumpf nahe dem Kalkaneus mit einer Ellis-Klemme von medial nach lateral präpariert, so dass ein Raum für den Sehnendurchzug entsteht. Das Sehnentransplantat selbst wird mit der Ellis-Klemme von medial nach lateral durchgezogen. Dann wird mit einer Ahle nach proximal kreuzend das Transplantat durch die Aponeurose durchgezogen (der mediale nach lateral, der laterale nach medial durch die Aponeurose). Unter fester Anspannung in Plantarflexion Fixieren der Sehnen mit FiberWire-Nähten (2-0) im Bereich der

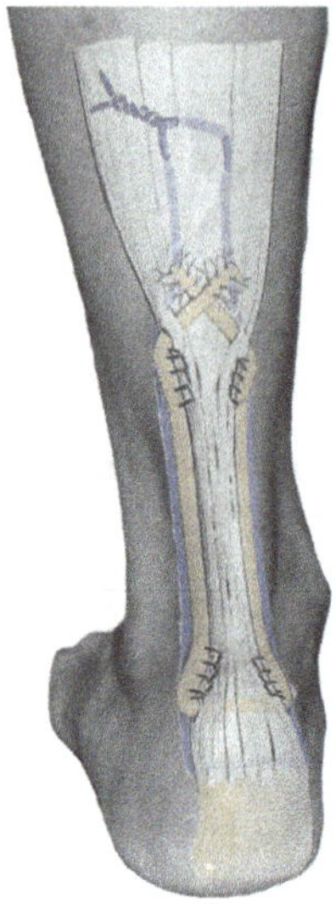

Abb. 9.21: Schematische Darstellung des endoskopisch assistierten minimalinvasiven Semitendinosussehnentransfers mit zusätzlicher Augmentation durch eine Rahmennaht mit FiberTape®.

Aponeurose. Es erfolgt eine zusätzliche Naht zur Arretierung im distalen Anteil, wo die Semitendinosussehne transtendineal durch den Achillessehnenstumpf gezogen wird. Überstehende Sehnenanteile werden reseziert. Der Rekonstruktionskomplex wird anschließend noch einmal endoskopisch kontrolliert und optional, wie oben beschrieben, ein PRP-Produkt, v. a. auch in den distalen und proximalen Sehnentransferanteil, eingespritzt. Einlage einer 8-mm-Redon-Drainage und Hautverschluss sowie Anlegen einer dorsalen oder ventralen Gipsschiene in Spitzfußstellung mit Wattekompressionsverband nach Standard.

Nachbehandlung

Die Nachbehandlung entspricht weitgehend der oben beschriebenen Nachbehandlung nach endoskopisch assistierter perkutaner Rahmennaht bei chronischer Ruptur. Falls Zweifel an der Compliance des Patienten bestehen, muss entsprechend konservativer vorgegangen werden.

Andreas Gösele-Koppenburg

9.4 Midportion-Tendinopathie der Achillessehne

9.4.1 Einleitung

Verletzungen und Erkrankungen der Achillessehne sind häufig und können sowohl den muskulotendinösen, den rein sehnigen Anteil (*Midportion*) als auch den Sehnenansatz betreffen. Grundsätzlich werden akute und chronische Sehnenverletzungen sowie Überlastungsschäden unterschieden. *Midportion*-Tendinopathien stellen die häufigsten Erkrankungen der Achillessehne dar. Im Folgenden soll auf dieses Beschwerdebild schwerpunktmäßig eingegangen werden.

9.4.2 Ätiologie

Um die Ätiologie der Achillessehnentendinopathien zu verstehen, bedarf es einer differenzierten Betrachtung der Anatomie, der Biomechanik sowie des Einbezugs und der Kenntnis sportartspezifischer Belastungen. Die exakte Ursache der *Midportion*-Tendinopathie ist nach wie vor noch nicht vollständig geklärt. Wir gehen aktuell davon aus, dass es sich nicht um einen entzündlichen Prozess, sondern vielmehr um einen gestörten Regenerationsprozess handelt. Entsprechend dem von Cook vertretenen *continuum of tendon pathology* (s. Kapitel 1) werden zumindest drei Phasen unterschieden. Die *reactive tendinopathy*, bei der die Verdickung innerhalb von Tagen auftreten und bei Belastungsreduktion reversibel ist, die *tendon dysrepair*, bei der die Sehne verdickt und schmerzhaft ist. Auch dieser Vorgang ist reversibel. Eine reine Belastungsreduktion ist meist jedoch nicht mehr ausreichend. Die dritte Stufe wird als *degenerative tendinopathy* bezeichnet. Diese Form der Tendinopathie ist häufig therapieresistent. Oft hilft in solchen Fällen nur noch die Operation mit Exzision oder zusätzlicher Verstärkungsplastik. Neuere Arbeiten zeigen auch Veränderungen der Expression von Genen, die den Lipid-und Energiestoffwechsel des Kager'schen Fettkörpers beeinflussen [82]. Demzufolge scheint der Kager-Fettkörper nicht, wie lange Zeit angenommen, ein reiner Platzhalter zu sein, sondern ein wichtiges Element darzustellen, das mechanische Funktionen übernimmt und der Sicherstellung der Sehnendurchblutung im Bereich der *Midportion* dient. Der Fettkörper stabilisiert die Sehne und verhindert ein Sehnenkinking. Weiterhin scheint er gerade bei entzündlichen Veränderungen im Bereich der *Midportion* eine wichtige Rolle zu spielen. Es konnte gezeigt werden, dass bei *Midportion*-Tendinopathien häufig eine symptomatische Verdickung der in unmittelbarer Nachbarschaft stehenden Plantarissehne vorliegt [83]. Extrinsische und intrinsische Faktoren haben bei der Entstehung der *Midportion*-Tendinopathie eine modulierende Ursache [84]. Extrinsische Faktoren sind unter anderem: Trainings- und Wettkampfüberlastungen, frühere Verletzungen im Bereich der Achillessehne sowie Chinolontherapien. An intrinsischen Faktoren finden wir: positive Familienanamnese, männliches Geschlecht, metabolische Faktoren (Diabetes mellitus, Hyperlipidämie, Hyperurikämie), Autoimmunerkrankungen, BMI > 25, Rückfußeversion/Inversion und Alter.

9.4.3 Epidemiologie

Erkrankungen der Achillessehnen stellen vor allem im Sport ein häufiges Problem dar. Ihr Anteil an der Gesamtzahl von Sportverletzungen variiert erheblich und ist von der ausgeübten Sportart abhängig. Die kumulative Inzidenz beträgt auf alle Sportarten bezogen etwa 30–50 %, bei Elite-Langstreckenläufern etwa 50 % und in der allgemeinen Bevölkerung etwa 6 %. Die *Midportion*-Tendinopathie macht etwa 55–65 % aller Achillessehnenerkrankungen aus.

9.4.4 Klinik

Midportion-Tendinopathien sind die häufigsten Ursachen von Schmerzen im Bereich der Achillessehne. Sowohl die Tendinopathie als auch die Peritendinose können alleine für sich oder miteinander vergesellschaftet auftreten. Das Ausmaß der klinischen Symptomatik ist in der Regel abhängig von der Dauer der Erkrankung, aber auch von den auslösenden Faktoren. Es können Teile der Sehne, aber auch der gesamte Sehnenquerschnitt betroffen sein. Die Sehne ist typischerweise verdickt und schmerzhaft. In den meisten Fällen besteht bei *Midportion*-Tendinopathien ein Anlaufschmerz nach längerem Sitzen oder Liegen. In Ruhe und Entspannung dehnt sich das Endotenon aus und wird dann unter Belastung durch die Tertiärbündel komprimiert. Dies könnte zu einer Reizung der Nerveneinsprossungen führen. Nach wenigen Schritten verschwindet der Schmerz meist. Dieses Phänomen wird auch als Anlaufschmerz bezeichnet. Je nach Maß der Belastung kann zusätzlich ein Belastungsschmerz auftreten. Ganz anders verhält sich die Peritendinitis. Hier findet sich meist ein Dauerschmerz, teilweise auch das Gefühl einer Überwärmung sowie in einzelnen Fällen ein Krepitieren. Neben den Belastungsschmerzen kommt es meist zu einer kolbigen oder spindelförmigen Verdickung mit deutlicher Druckschmerzhaftigkeit (Klammerschmerz). Häufig ist die Sehne nicht nur kolbig verdickt, sondern auch deutlich steifer. In seltenen Fällen kann sie prall-elastisch sein. In diesem Fall muss immer an eine intratendinöse Partialläsion gedacht werden.

9.4.5 Untersuchung

Im Vordergrund der Diagnostik bei *Midportion*-Tendinopathien der Achillessehne steht neben der Anamneseerhebung die klinische Untersuchung. Die Bekleidung des Patienten sollte so gewählt werden, dass eine differenzierte Beurteilung beider unteren Extremitäten, des Beckens und der Wirbelsäule, möglich ist. Wir beurteilen: Fußform (statisch und dynamisch), Beinachsen, Beckenstellung und -beweglichkeit, Wirbelsäule in Form und Funktion, lokale und generalisierte Schwellungen, Rötungen und Überwärmung sowie sonstige Veränderungen der Haut. Ein wichtiger Aspekt der klinischen Untersuchung sind funktionelle Tests wie Einbeinstand, Zehenstand (ein- und zweibeinig), Fersenstand und Fersengang. Gerade bei den Funktionstests wird versucht, ursächliche Faktoren wie beispielsweise vermehrte Rückfußeversion, Bewegunsgsstörungen und Dysfunktionen aufzudecken. Die klinische Untersuchung der Achillessehne erfolgt in Bauchlage. Der Palpationsbefund ergibt Aufschluss über Schwellung, Druckschmerzhaftigkeit (positiver Klammerschmerz), aber auch die Sehnenqualität (Steifheit, Kontinuitätsunterbrechung, Krepitation). Zusätzliche Tests wie der Thompson-Test, der Silfversjöld-Test und das *hanging-foot-sign* (Matles-Test) ergänzen die klinische Untersuchung [85]. Die Diagnosestellung der *Midportion*-Tendinopathie der Achillessehne ist einfach. Schwieriger gestaltet sich die Abgrenzung einer Tendinopathie von einer Partialläsion und noch schwieriger die Beantwortung der Frage nach der Ursache des Problems. Hier sind klinische Erfahrung, detektivisches Geschick und die interdisziplinäre Zusammenarbeit zwischen Therapeuten, Sportwissenschaftlern und Biomechanikern unabdingbar. Eine differenzierte Ursachenforschung macht die Diagnostik spannend und die Lösungsvorschläge zugleich deutlich erfolgversprechender als die rein symptomatische Therapie.

9.4.6 Bildgebung

Zur bildgebenden Standarddiagnostik gehört neben einem Röntgenbild in zwei Ebenen (OSG ap. und lateral) die Sonographie der Achillessehne. Bereits in der Graustufensonographie können Verdickungen der Sehne nicht nur erkannt, sondern auch quantifiziert werden. Die Sehnenstruktur und ihre Textur können ebenso beurteilt werden wie Verdickungen des peritendinösen Gleitgewebes [86]. Intratendinöse Teilläsionen können so von reinen Tendinopathien abgegrenzt werden. Mit der Power-Dopplersonographie sind die von ventral einsprossenden Neovaskularisationen sehr gut zu beurteilen und zu quantifizieren. Divani konnte zeigen, dass es eine signifikante Beziehung zwischen dem Ausmaß der Neovaskularisationen und den Schmerzen der Patienten gibt [79]. Die kontrastmittelverstärkte MRT-Untersuchung bildet nach wie vor den Goldstandard bei der Differenzierung zwischen Tendinopathie und Partialläsion. Die MRT kommt vor allem dann zum Tragen, wenn es bei intratendinösen Teilläsionen oder randständigen Partialrupturen um eine Beurteilung des Ausmaßes der Schädigung geht, was wiederum maßgeblich die Therapie bestimmt. Eine Beurteilung des Kager-Fettkörpers, aber auch von peritendinösen Vernarbungen/Adhäsionen sowie der Plantarissehne scheinen uns mit der MRT besser möglich zu sein als mit der Sonographie.

9.4.7 Konservative Therapie

Die konservative Therapie ist die Behandlung der Wahl bei *Midportion*-Tendinopathien der Achillessehne. Aus vielen verschiedenen Therapieansätzen, die in der Vergangenheit zum Einsatz kamen, haben sich letztlich zwei Therapieformen durchgesetzt, die einzeln, vor allem jedoch in Kombination miteinander, sehr erfolgversprechend sind [87].

Dies sind:
- exzentrisches Krafttraining (ECC) und
- extrakorporale Stoßwellentherapie (ESWT).

Das „klassische“ exzentrische Krafttraining geht zurück auf eine Arbeit von Alfredson aus dem Jahre 1998 [88]. In einer prospektiven Studie konnte gezeigt werden, dass *heavy-load eccentric calf muscle training* zu einer deutlichen Verbesserung von Schmerz, Funktion und sportlicher Aktivität führte. Das Training dauert mindestens drei Monate und erfolgt 2-mal täglich an sieben Tagen pro Woche. Jede Trainingseinheit besteht aus drei Sets von exzentrischem Training mit und ohne gebeugtem Kniegelenk und jeweils 15 Wiederholungen. Die Übungen können nach einer gewissen Eingewöhnungsphase mit Zusatzgewichten (Rucksack) durchgeführt werden. Weitere Studien mit zum Teil geringen Modifikationen des ursprünglichen exzentrischen Krafttrainings ergaben ebenfalls sehr gute Behandlungsergebnisse[89]. Neuere Arbeiten mit *heavy slow resistance training* zeigen in etwa gleich gute Ergebnisse wie das ECC, allerdings mit einem etwas geringeren zeitlichen Aufwand [90], wobei die Übungen im Gegensatz zum exzentrischen Krafttraining nicht eigenständig zu Hause durchgeführt werden. Ähnlich gute Behandlungsergebnisse wie beim exzentrischen Krafttraining können auch mit der Stoßwellentherapie erzielt werden [89]. In einer neuen Review-Arbeit von Mani-Babu wird die ESWT als effektive Behandlung sowohl bei *Midportion*- als auch insertionsnahen Achillessehnentendinopathien empfohlen. Die Kombination aus exzentrischem Krafttraining und ESWT scheint ein erfolgversprechender Behandlungsansatz zu sein [87, 91]. Verschiedene Studien ergaben keine Evidenz dafür, dass Einlagen die *Midportion*-Tendinopathie wirkungsvoll beeinflussen. Eigene Erfahrungen zeigen jedoch, dass eine Beeinflussung der Rückfußeversion/-inversion im Sinne einer Kausaltherapie, begleitend zum exzentrischen Krafttraining, durchaus Erfolg haben kann. Low-Level-Laser-Therapie kann ebenfalls in Kombination mit exzentrischem Krafttraining eingesetzt werden. Als Monotherapie können wir sie nicht empfehlen. Konzentrisches Krafttraining sowie Schienen und Bandagen haben wenig Aussicht auf Erfolg. Ruhigstellung mit Gips oder Walker scheint ebenfalls wenig effizient. Physiotherapeutische Maßnahmen mit Faszientechniken, Triggerpunktbehandlungen, Dehnungsübungen sowie entstauenden Maßnahmen können ein exzentrisches Krafttraining unterstützen. Eine weitere Maßnahme ist eine befundgerechte manuelle Therapie des Fußes, die das Abrollverhalten verbessert (Mobilisation OSG, USG und Tarsus) und einen Ausgleich von Dysbalancen des Triceps surae anstrebt. Klassisches Taping und Kinesiotape kommen ebenso zum Einsatz wie *medical flossing*. Perorale und lokale Medikation mit NSAID üben einen geringen Einfluss auf den Schmerz sowie auf entzündliche Veränderungen aus [92]. Die lokale Anwendung von Nitroglyzerinpflaster ergab in einer placebokontrollierten Studie eine deutliche Schmerzreduktion sowie eine Verbesserung des VISA-A Score. Injektionstherapien mit Kortikosteroiden, Polidocanol, PRP, ACP, *high-volume injections*, hyperosmolare Dextrose, Aprotinin, Kälberblutdialysate und niedermolekularem

Heparin wurden in der Vergangenheit beschrieben und eingesetzt. Steroidinjektionen sind kontraindiziert, da sie nicht wirksam sind sowie die Komplikationen einer Achillessehnenruptur erhöhen. Die Studienlage bezüglich Polidocanol fällt uneinheitlich aus. Neuere Arbeiten konnten keine langfristige Wirksamkeit belegen. Der Einsatz von PRP und ACP wird aktuell äußerst kontrovers diskutiert. Die Tatsache, dass es sehr viele verschiedene Produkte auf dem Markt gibt, die unterschiedliche Behandlungsprotokolle und Techniken einsetzen, macht es unmöglich, Studien zu vergleichen. Neuere Arbeiten gehen von keinem Effekt zumindest bezüglich der *Midportion*-Tendinopathie aus [93]. Dies deckt sich auch mit unseren eigenen Erfahrungen.

9.4.8 Operative Therapie

Bei therapieresistenten Tendinopathien (*degenerative tendinopathy*) der Achillessehne, bei denen alle konservativen Maßnahmen ausgeschöpft sind, stellt die Operation der Achillessehne eine erfolgversprechende Therapieform dar. Gerade in jüngster Zeit gibt es neuere operative Ansätze, die sich an den aktuellen Kenntnissen der ätiologischen Faktoren orientieren und durchaus vielversprechende Ergebnisse verheißen. Grundsätzlich können klassische „offene" Verfahren von mini-invasiven Methoden unterschieden werden. Lohrer berichtet von ausgezeichneten Langzeitergebnissen (zwölf Monate) sowohl bei der Gruppe der reinen Tenolysen mit Resektion des Paratenons und Skarifikation als auch der Gruppe, bei der aufgrund einer intratendinösen Partialläsion eine zusätzliche Exzision und ein longitudinales Splitting erfolgten [94]. Minimalinvasive Methoden mit Mini-Inzisionen sowie endoskopische Techniken kommen ebenso zum Einsatz, wie *Ultrasound and Doppler-guided mini-surgery* oder *percutaneously needle-scrapping* [95]. Aktuell liegen nur Kurzzeitergebnisse vor. Diese sind jedoch durchaus vielversprechend.

9.4.9 Tipps und Tricks

Die *Midportion*-Tendinopathie:
- ist meist überlastungsbedingt und wird durch extrinsische und intrinsische Faktoren getriggert,
- ist keine entzündliche Erkrankung der Achillessehne,
- lässt sich mit exzentrischem Krafttraining und Stoßwellentherapie erfolgreich behandeln,
- darf nicht mit Steroidinjektionen behandelt werden,
- kann auch operiert werden.

9.4.10 Zusammenfassung als Schema

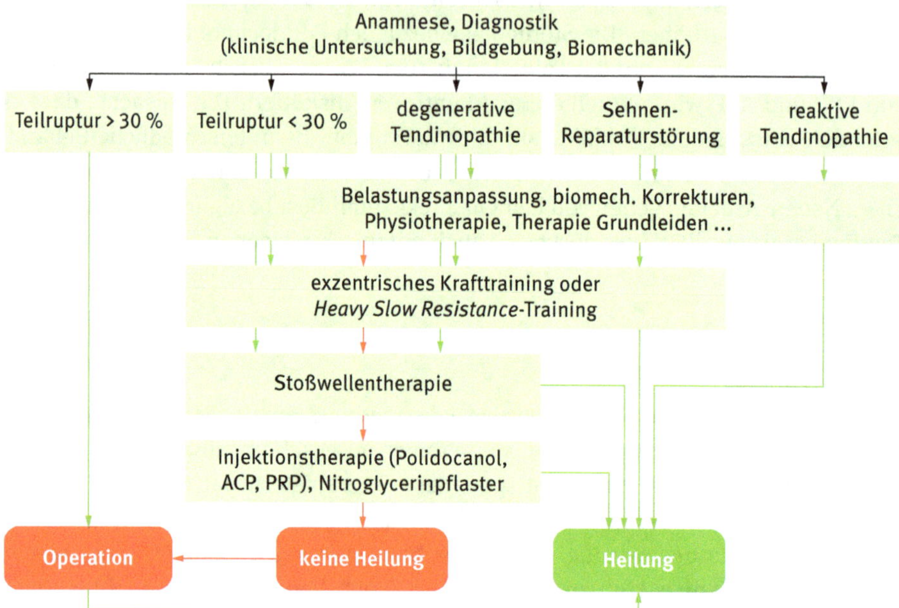

Christian Plaaß

9.5 Ansatztendinopathien der Achillessehne

9.5.1 Ätiologie

Die Ätiologie der Ansatzerkrankungen der Achillessehne ist multifaktoriell. Verschiedene Risikofaktoren konnten identifiziert werden. Intrinsische Risikofaktoren gehen vom Patienten aus und sind wenig beeinflussbar. Hierzu gehören höheres Alter, Grunderkrankungen wie Bluthochdruck, Adipositas, Diabetes mellitus, rheumatische Erkrankungen, Hormon-Therapien oder Steroidmedikation sowie biomechanische Ursachen.

An biomechanischen Ursachen wurden insbesondere die Hyperpronation, der Rückfußvarus, eine eingeschränkte Beweglichkeit des Rückfußes und eine verkürzte Gastrocnemiusmuskulatur identifiziert [96–100]. Als extrinsische Risikofaktoren gelten eine ungeeignete Schuhwahl, ein zu intensives oder falsches Training, unzureichendes Aufwärmen, ungeeignete Sportböden und Lauftraining [101–103]. Dabei liegt das Risiko, an Achillessehnenbeschwerden zu leiden, bei Läufern ca. 10-fach über dem der Normalbevölkerung.

Neben primär degenerativen Veränderungen der Sehne wird auch diskutiert, dass es zu einer primären Degeneration des retroachillären Knorpels auf der posterioren Calcaneuswand kommt und sekundär zu der Sehnenschädigung [104].

9.5.2 Epidemiologie

Die Insertionstendinopathien der Achillessehne betreffen v. a. zwei differente Patientengruppen – zum einen junge Sportler, insbesondere Läufer, die häufig nach einer Trainingsmodifikation Beschwerden entwickeln. Die andere Gruppe umfasst zumeist ältere Patienten mit mehr chronischen Problemen. 20–25 % aller Patienten mit Achillessehnentendinopathien haben Beschwerden am Ansatz, während die *Midportion*-Tendinopathien ca. die Hälfte der Fälle ausmachen.

9.5.3 Klinik

Im Bereich der Ferse manifestieren sich verschiedene Pathologien, die vom Patienten kaum zu differenzieren sind.

So kann es zu Schmerzen des Ansatzbereiches der Plantarfaszie kommen, diese sind von der Charakteristik und dem Schmerzverlauf häufig ähnlich wie die des Achillessehnenansatzes. Die Patienten führen einen morgendlichen Anlaufschmerz an sowie eine Beschwerdezunahme bei Belastung. Die Beschwerden werden jedoch eher unter der Ferse angegeben. Weiterhin müssen Nervenengpasssyndrome, wie die des R. calcanearis des N. tibialis oder des 1. Abganges des Ramus lateralis des N. tibialis (Baxter Neurits), die einen atypischen Fersenschmerz verursachen können, differenziert werden. Bei diesen Erkrankungen unterscheiden sich die Beschwerden jedoch zumeist, sie werden eher als „hell" und brennend beschrieben und es fehlt der typische Anlaufschmerz. Weiter zu differenzieren sind z. B. eine Osteitis des Calcaneus oder eine Läsion des plantaren Fersenfettes, die ebenso Beschwerden in dieser Region bereiten können. Eine seltene weitere Ursache von Beschwerden am Achillessehnenansatz kann eine distale Achillessehnenruptur sein.

Die Beschwerden am eigentlichen Achillessehnenansatz ergeben häufig ein Mischbild der zu differenzierenden Entitäten:

- Insertionstendinopathie (engl. *Insertional Achilles tendinopathy* = IAT): Schwellung am Achillessehnenansatz und hier lokale Schmerzangabe. Typischer Anlaufschmerz und Schmerzzunahme bei Belastung. Beschwerden auch bei unbeschuhtem Gang,
- Haglund-Exostose (Synonym: *pump bumb):* Schwellung und Rötung im Bereich der Fersenfassung der Schuhe. Kann gelegentlich auch im unbeschuhten Gang Beschwerden machen. Klinisch z. T. kaum von IAT zu unterscheiden,
- retrocalcaneare (synonym subachilläre) Bursitis: schmerzhafte Schwellung oberhalb des Calcaneus, v. a. medial und lateral der Achillessehne angegeben. Druckschmerzhaftigkeit im Vordergrund bei Tragen geschlossener Schuhe. In der Regel keine Schmerzen bei unbeschuhtem Gang. Beschwerden meist oberhalb des eigentlichen Achillessehnenansatzes, Schmerzaggravation durch Dorsalextension im OSG,

- superfizielle Bursitis: Druckschmerzhaftigkeit zentral oder lateral oberhalb des Ansatzes der Achillessehne, insbesondere beim Tragen geschlossener Schuhe. In der Regel keine Schmerzen beim unbeschuhten Gang. Belastungsabhängige Schwellungszustände häufig beschrieben.

9.5.4 Untersuchung

Die klinische Untersuchung sollte stets mit entkleideter unterer Extremität oder zumindest Unterschenkel erfolgen. Bei stehendem Patienten ist eine Beindeformität (genu valgum/varus) zu berücksichtigen. Des Weiteren sollte stets auf weitere Auffälligkeiten wie Varizen, trockene Haut und Dermatitiden geachtet werden, die indirekte Anzeichen für andere zugrundeliegende vegetative Ursachen sein können. Der Lokalstatus mit Schwellungen, Rötungen oder Clavi im Bereich des Achillessehnenansatzes muss ebenfalls beurteilt werden. Anschließend sollten das Gangbild des Patienten, der Fersengang sowie der ein- und beidbeinige Zehenstand eingeschätzt werden. Hierbei ist auch auf die Stellung der Ferse initial und dann im Zehenstand zu achten. Ebenso müssen Muskelatrophien und Konturunterschiede (z. B. hochgetretener Muskelbauch) am Unterschenkel beachtet werden. Sowohl Varus- als auch Valgus-Fehstellungen der Ferse, aber ebenso z. B. eine Steilstellung des Calcaneus können zu Irritationen der Sehne führen und damit Beschwerden verursachen.

Anschließend erfolgt die lokale Untersuchung. Diese sollte bei Achillessehnenpathologien stets am erhöht sitzenden Patienten stattfinden, um eine einfache Untersuchung sowohl bei gebeugtem als auch gestrecktem Knie zu ermöglichen. Hierbei muss insbesondere die OSG-Beweglichkeit in Dorsalextension und Plantarflexion – sowohl bei gebeugtem als auch gestrecktem Knie – untersucht werden (Silverskjöld-Test). Auch die Beweglichkeit des USG in Inversion und Eversion muss mituntersucht werden sowie das posteriore OSG, wo ein mögliches posteriores OSG-Impingement oder ein symptomatisches os trigonum ausgeschlossen werden sollte. Lokal ist die genaue Lokalisation des Schmerzes (medial, lateral, Ansatz der Sehne, oberhalb der Calcaneusoberkante) zu differenzieren. Auch müssen hierbei die in der Nähe liegenden anatomischen Strukturen erneut beurteilt werden. Hierzu zählen u. a. das os trigonum, die FHL-Sehne und die Plantarfaszie.

An der Ferse kann ein vergrößerter postero-superiorer processus, Traktionsosteophyten oder intratendinöse Ossfikationen palpiert werden. Bei einer IAT sitzt der Hauptdruckschmerz zumeist direkt am Achillessehnenansatz, bei der retrocalcanearen Bursitis eher medial und lateral am Calcaneusoberpol.

9.5.5 Bildgebung

9.5.5.1 Röntgen

Das Röntgen zählt auch bei den Sehnenpathologien zu einem der wichtigsten diagnostischen Hilfsmittel. Hierbei sollten belastete Röntgenbilder des Fußes angefertigt werden. Zumindest sollte bei der IAT ein seitliches Röntgenbild vorgenommen werden. Bei Fußfehlstellungen sollten zusätzliche belastete Aufnahmen des Fußes d. p., des OSG a. p. sowie eine Rückfußachsaufnahme (z. B. nach Saltzman) [105] durchgeführt werden.

Im seitlichen Röntgenbild sollte die Dicke der Achillessehne ca. 2 cm oberhalb des Ansatzes 9 mm nicht überschreiten. Der retrocalcaneare Recessus – der Raum zwischen Achillessehne und Calcaneus – sollte mindestens 2 mm unterhalb der Bursa-Projektion reichen. Im Falle einer retrocalcanearen Bursitis ist dieser Bereich nicht einsehbar oder schlecht definiert (Abb. 9.22).

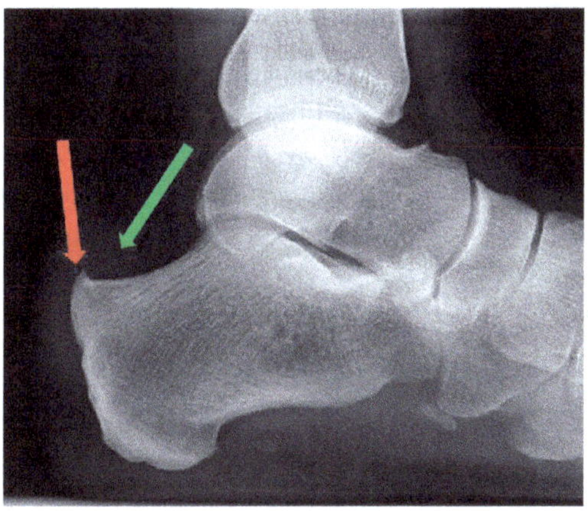

Abb. 9.22: Seitliches Röntgenbild eines Patienten mit einer klassischen irritierenden ossären Prominenz des Calcaneus (roter Pfeil). Diese auch als Haglund-Exostose bezeichnete Pathologie ist von der Insertionstendinopathie zu differenzieren. Erkennbar sind die Bursitis (grüner Pfeil) und fehlende Abgrenzbarkeit des Fettkörpers retroachillär.

Im Bereich der Sehne können auch kleine intratendinöse Kalzifizierungen oder Verknöcherungen im Achillessehnenverlauf erkannt werden, die in der Schichtbildgebung verpasst werden können. Die Kalzifikationen im Bereich der Achillessehne können zu einer Stufe im Bereich des Ansatzes am Calcaneus führen (engl. *posterior calcaneal step*) oder als Traktionsosteophyt (engl. *Posterior calcaneal spur*) auffällig werden (Abb. 9.23). Bei Auftreten von Kalzifikationen am Achillessehnenansatz wird auch von einer kalzifizierten Insertionstendinopathie der Achillessehne gesprochen (engl. *Insertional calcified Achilles tendinopathy* = ICAT). Auch degenerative Veränderungen der posterioren Fläche des Calcaneus können beurteilt werden [104].

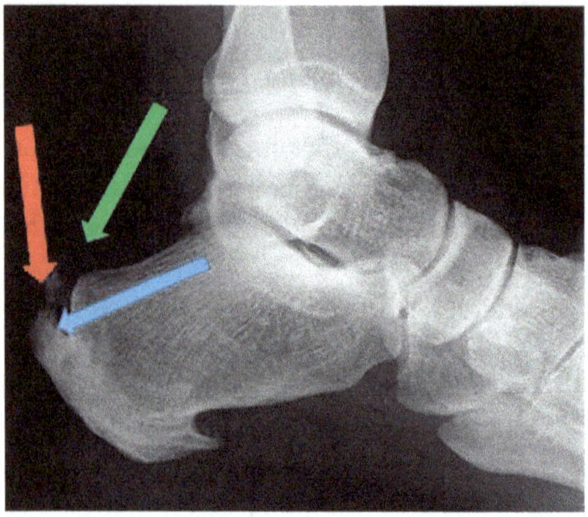

Abb. 9.23: Röntgenbild eines Patienten mit intratendinösen Kalzifikationen (roter Pfeil), Traktionsosteophyt (blauer Pfeil) und Ausdünnung der Achillessehne, dazu die Verdrängung des Karger'schen Fettkörpers durch die retrocalcaneare Bursitis (grüner Pfeil).

Verschiedene Parameter zur Beurteilung der Calcaneusstellung, bzw. der Form des Achillessehnenansatzes und prox. Calcaneusfläche sind beschrieben worden. Abgesehen von den „Parallel-Pitch-Linien" und dem „Chaveau-Liet"-Winkel zeigt sich jedoch keine eindeutige prognostische Relevanz zum Auftreten der Erkrankung (Abb. 9.24) [106]. Hierbei scheint eine mögliche Ursache darin zu liegen, dass das Röntgenbild die Pathologie nur zweidimensional erfasst und somit die Gesamtanatomie nicht beinhaltet ist.

9.5.5.2 Sonographie

Zur Beurteilung der oberflächlichen Strukturen des Fußes im Ultraschall ist ein ausreichend hochwertiges Gerät mit einem hochfrequenten Schallkopf (7–18 MHz) und/oder der Einsatz einer Gel-Vorlaufstrecke notwendig. Die Untersuchung erfolgt in Bauchlage mit frei beweglich gelagerten Füßen. Die Untersuchung sollte sowohl in Längsrichtung als auch quer zur Sehne stattfinden. Auf eine Ausrichtung im Faserverlauf bzw. senkrecht hierzu ist zu achten, um keine durch Anisotropie verursachten falsch positiven Befunde zu erhalten. Die Anwendung eines Power-Dopplers kann zusätzliche Informationen zur Blutversorgung/Neovaskularisationsituation der Sehne geben.

Neben Inhomogenität im Sehnenverlauf und Ansatzbereich können bei der ICAT Kalzifizierungen in der Sehne bzw. am Ansatz dargestellt werden. Dazu zeigten sich häufig Partialläsionen der tiefen Anteile der Sehne. Sowohl die retrocalcaneare als auch die superfizielle Bursa können, wenn vorhanden, gut dargestellt werden und durch vermehrte Flüssigkeit bzw. Hyperämie auffallen. Neuere sonographische Techniken, wie die Elastosonographie, sind noch nicht im klinischen Alltag etabliert.

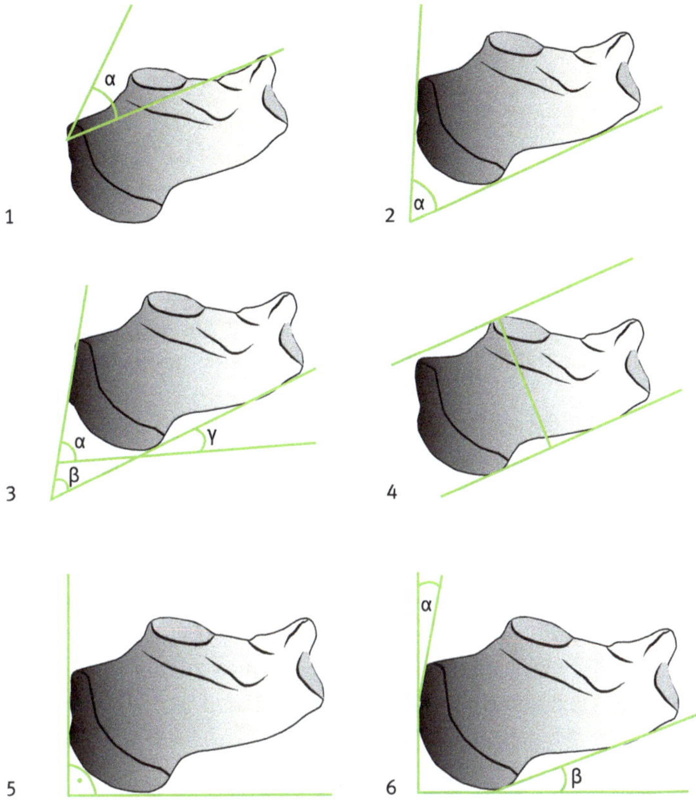

Abb. 9.24: Auf dem seitlichen Röntgenbild können verschiedene Winkel zur Beschreibung der Konfiguration des Calcaneus verwendet werden: (1) Steffensen & Evensen: Winkel der Tangente der posterio-superioren Fläche der Tuberositas mit der Achse des Calcaneus (Norm < 60°); (2) Fowler & Philipp: Winkel zwischen einer Linie tangential zur postero-superioren Oberfläche der Hinterfläche des Calcaneus und der Unterfläche des Calcaneus (Norm: 44–69°, > 75° pathologisch); (3) Ruch-Winkel (β) gebildet aus Fowler-und-Philipp-Winkel (α) und Calcaneus-Boden-Winkel (γ) (engl. *Calcaneal Pitch*: Winkel zwischen der Unterfläche des Calcaneus, gebildet aus anterioren Tuberkeln und medialer Tuberositas mit dem Boden, Norm 64–89°); (4) Parallel Pitch Lines (PPL): Parallele Linie zur Calcaneus-Boden-Linie auf Höhe der posterioren Begrenzung der posterioren Gelenkfacette. Die posteriore Kante des Calcaneus sollte unterhalb dieser Linie bleiben. (5) Denis- und Huber-Leverniex-Zeichen: Die Vertikale zu dem posteriorsten Punkt der posterioren Tuberositas sollte nicht die posterosuperiore Tuberositas treffen. (6) Chauveaux-Liet: Differenz zwischen dem Calcaneus-Boden-Winkel (β) und dem Winkel zwischen der Vertikalen des posteriorsten Punkts der Tuberositas und der Verbindungslinie von hier zum obersten Punkt des posterosuperioren Christa (α) (Norm < 12°).

9.5.5.3 MRT

Die Magnetresonanztomographie (MRT) stellt heute bei der Diagnostik von Weichteilläsionen wie auch Achillessehnenerkrankungen i. d. R. das Diagnostikum der Wahl dar. Für eine Beurteilung der Rückfußregion und der Achillessehne sollte diese in Rückenlage und bei 90°-Lagerung des Fußes erfolgen. Bei fehlerhafter Lage können falsch pathologische Befunde durch das *Magic-Angle*-Phänomen entstehen. Dieses entwickelt sich, wenn die Feldlinien der MRT in einem Winkel von 54,7° auf parallele Kollagenfibrillen stoßen und ein falsch positives Signal erzeugen. Die Verwendung einer Fuß-Spule oder einer anderen geeigneten Spule (z. B. Kopf) ist Voraussetzung für eine adäquate Bildgebung. Die Verwendung von Kontrastmittel wird häufig nicht als obligat betrachtet, erlaubt aber eine bessere Darstellung hyperämer Areale.

Einschränkungen der MRT und daher nicht als alleiniges Diagnostikum ausreichend, sind zum einen die fehlende Beurteilbarkeit der Fußstellung, da unbelastet durchgeführt, sowie die durch den mangelnden Kontrast und die Schichtdicke zu erklärende eingeschränkte Sensitivität bei der Detektion intratendinöser Kalzifizierungen.

Die normale Achillessehne ist von homogenem niedrigen Signal aufgrund der kompakten Ultra-Struktur und des geringen Wassergehalts. Am Ansatz könnten sich jedoch heterogene intra-tendinöse intermediäre Signalverstärkungen als Zeichen der physiologisch vermehrten Gefäßdichte zeigen.
Bei der IAT ergeben sich typische hyperintense Signale der Sehneninsertion, insbesondere in STIR-(*short-tau-inversion-recovery-*)Sequenzen. Wenn ausreichend groß, können sich auch die Kalzifizierungen im Sehnenverlauf und der Osteophyt am Sehnenansatz zeigen. Ein Knochenmarksödem des superioren Aspekts der posterioren Tuberositas als Zeichen der Degeneration der knorpligen Fläche zur Achillessehne

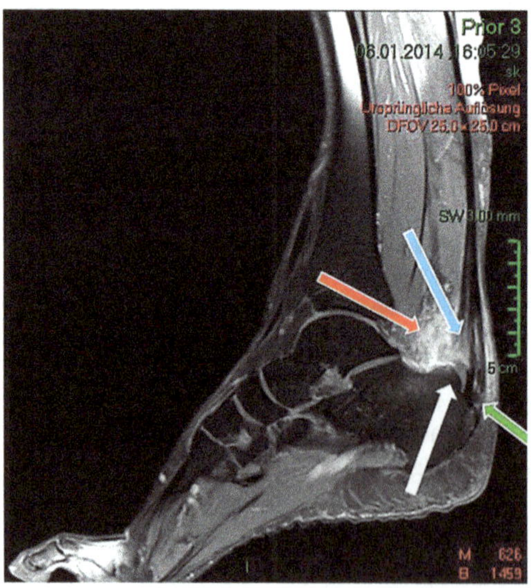

Abb. 9.25: MRT einer Patientin mit ausgeprägtem Befund einer IAT. Es zeigen sich eine ausgeprägte retroachilläre Bursitis (roter Pfeil), Partialläsion der Achillessehne (blauer Pfeil), Kalzifizierungen am Sehnenansatz (grüner Pfeil) sowie eine äußerst prominente posteriore superiore Tuberositas des Calcaneus. Anzumerken ist, dass die Lagerung des Fußes in leichter Spitzfuß-Stellung nicht optimal ist.

kann auftreten. Bei der retrocalcanearen und auch der superfiziellen Bursitis zeigen sich hyperintense Signale insbesondere in den T2-gewichteten Sequenzen in den entsprechenden Bereichen (Abb. 9.25).

9.5.5.4 CT

Die Computertomographie gehört nicht zur Standarddiagnostik bei Sehnenerkrankungen, dennoch sehen einige Autoren aufgrund der sehr hohen Ortsauflösung und guten Darstellung intratendinöser Kalzifizierungen auch ein CT präoperativ für indiziert an.

9.5.6 Nomenklatur & Klassifikation

Im Bereich des Achillessehnenansatzes wurde in der Vergangenheit häufig unter dem Überbegriff „Haglund-Ferse“ eine Vielzahl differenzierbarer Pathologien zusammengefasst. Grundsätzlich werden die Erkrankungen der Achillessehne nach Easley et al. [107] oder van Dijk [108] klassifiziert. Hierbei werden Erkrankungen im Sehnenverlauf (engl. *non-insertional* oder *midportion*) bzw. am Ansatz (engl. *insertional)* unterschieden.

Neben der eigentlichen Sehnenpathologie am Ansatz, die als Insertionstendinopathie (IAT = *Insertional Achilles tendinopathy*) bezeichnet wird, müssen, obwohl häufig auch Mischbilder vorkommen, die retrocalcaneare und superfizielle calcaneare Bursitis unterschieden werden. In der Klassifikation nach van Dijk et al. werden weiterhin die Paratendinopathie und Irritationen durch prominente Knochenkanten am Calcaneus, die häufig auch als *lateral bump* oder als „Haglund-Exostose“ bezeichnet werden, differenziert. Bei den Insertionstendinopathien sollte weiterhin zwischen kalzifizierenden (ICAT = *insertional calcified achilles tendinopathy*) und nichtkalzifizierenden Formen unterschieden werden.

9.5.7 Konservative Therapie

Die konservative Therapie bildet die Grundlage der Initialbehandlung der Ansatzerkrankungen der Achillessehne. Hierbei wird nach einer Analyse der möglichen Überbelastung eine Anpassung durch z. B. Trainingsänderungen oder bei der Schuhwahl, vorgenommen. Zusätzlich kann zur Nacht eine Nachtschiene, die den Fuß in leichte Dorsalextension drückt, getragen werden. Begleitend hierzu sollte Physiotherapie erfolgen, die aus der Stärkung und Dehnung des Gastrocnemius, Soleus und Stretching der Hamstrings besteht. Die Dehnübungen sollten zweimal täglich durchgeführt werden und pro Muskelgruppe aus drei Wiederholungen à 30 Sekunden bestehen. Dazu erfolgen Eismassagen der Achillessehne bis zu 2× täglich über fünf bis zehn Minuten. Unterstützt werden kann dieses Konzept kurzfristig durch das Tragen von Fersenkeilen. Bei fehlendem Anschlagen der konservativen Therapie könnten Modifikationen eingeführt werden. Exzentrisches Training sollte 3 × 15 Mal 2× täglich über 8 bis 12 Wochen durchgeführt werden, wobei die Dorsalextension hierbei auf 0° limitiert werden sollte, um eine Reizung der Achillessehne durch das posteriore Tuberculum des Calcaneus zu vermeiden (sog. *floor level training*) [108, 109]. Während die Bursitiden häufig, sofern nicht gröbere ossäre Fehlstellungen bestehen, gut auf die konservative Therapie ansprechen, sprechen die IAT und insbesondere die ICAT erfahrungsgemäß schlechter auf eine konservative Therapie an. Grund hierfür kann das unterschiedliche Verhalten des veränderten Sehnengewebes zur *Midportion*-Tendinopathie sein.

Die extrakorporale Stoßwellentherapie (ESWT) stellt eine weitere Therapieoption der IAT dar, wobei auch hier das Ansprechen zumeist schlechter ausfällt als bei anderen Formen der Achillessehnenpathologien [110]. Jedoch zeigt ca. 1/3 der Patienten ein positives Ansprechen, so dass die Anwendung vor einer allfälligen Operation gerechtfertigt ist. Darüber hinaus erweist sich die ESWT dem reinen exzentrischen Training überlegen [111]. Die Zugabe von sog. Nutriceuticals, (engl.: *Nutrition* = Ernährung & *Pharmaceuticals* = Medikamente) kann den Effekt der Stoßwellentherapie unterstützen [112]. Wichtig anzumerken ist aber das bei vorliegen von intratendinösen Verkalkungen die Effektivität der ESWT aber auch aller anderen konservativen Therapien signifikant geringer ausfällt als ohne Verkalkungen.

9.5.8 Operative Therapie

Die operative Therapie ist nach dem Scheitern der konservativen Therapie indiziert. Dazu wird in der Regel eine ca. 6-monatige suffiziente konservative Therapie gefordert.

Obwohl die Beschwerden im Bereich des Achillessehnenansatzes ähnlich sind, muss bei der operativen Therapie zwischen den einzelnen Pathologien unterschieden werden. Dabei bestimmt die Mitbeteiligung der Achillessehne über den sinnvollsten Therapieansatz. Bei einer reinen Bursitis bzw. einer echten Haglund-Exostose kann die Resektion des pathologischen Gewebes offen oder arthroskopisch erfolgen. Sobald der Sehnenansatz betroffen ist, schlagen diese Therapien häufig fehl und ein invasiveres Vorgehen mit partiellem oder vollständigem Ablösen des Achillessehnenansatzes ist zu wählen, welches jedoch eine längere Rehabilitationszeit bedingt.

9.5.8.1 Endoskopisches Debridement

Die Indikation zum endoskopischen Debridement besteht bei einer therapierefraktären Bursitis, symptomatischen Exostose oder prominenten posterioren Tuberositas.

Der Eingriff kann in Bauch- oder Rückenlage des Patienten mit angelegter Blutsperre erfolgen. Die Füße sollten überhängend gelagert werden, um intraoperativ die Fußstellung ändern zu können und ausreichend Bewegungsraum für die Instrumente zu erhalten. Die Zugänge liegen paraachillär und ca. 1 cm unterhalb der Sohlenparallelen zur Fibulaspitze. Insbesondere zu Beginn neigen viele Chirurgen dazu, die Zugänge zu weit kranial zu setzen, wodurch das operative Vorgehen erschwert wird. Zunächst muss dann nach dem Vorspreizen mit einer Klemme oder Schere mit dem Shaver der notwendige Raum geschaffen werden. Hierbei sollte auf eine übermäßige Resektion des Karger'schen Fettkörpers verzichtet werden. Es erfolgen dann die vollständige Resektion der Bursa und die Resektion der Knochenvorsprünge bzw. degenerativ veränderter Anteile der Achillessehne mit dem Shaver und der Walze (Abb. 9.26). Vor dem Einsatz von Radiofrequenz-Ablationsinstrumenten (z. B. VAPR) muss gewarnt werden, da durch die Hitzeentwicklung und den dünnen Weichteilmantel thermische Schädigungen und Wundheilungsprobleme drohen.

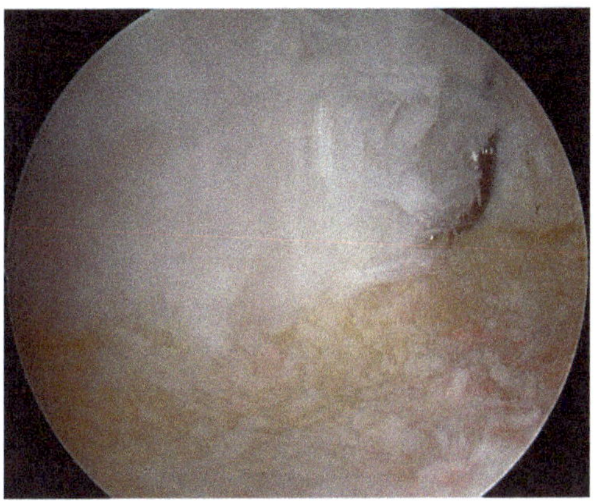

Abb. 9.26: Intraoperatives endoskopisches Bild nach Abtragung der posterior superioren Tuberositas des Calcaneus. Es lassen sich die bis an den Achillessehnenansatz heran abgetragene Tuberositas des Calcaneus sowie die inserierenden Fasern der Achillessehne erkennen.

Eine intraoperative Bildverstärker-Kontrolle kann helfen, das ausreichende Ausmaß der Resektion zu dokumentieren.

Ein oberflächliches Debridement der Achillessehne (Tendoskopie) ist ebenso möglich, wobei hier wie bei der *Midportion*-Tendinopathie ein lokal denervierender Effekt möglich ist.

9.5.8.2 Offenes paraachilläres Debridement

Die Indikationen für das offene Debridement über einen paraachillären Zugang entsprechen denen des endoskopischen Vorgehens. Der Zugang kann sowohl paraachillär medial als auch lateral erfolgen. Lateralseits ist auf eine Schonung des N. suralis zu achten, der hier verlaufen kann. Da häufig die Hauptpathologie lateral liegt, wird zumeist ein lateraler Zugang empfohlen, da so besser die relevanten Strukturen eingesehen werden können. Es ist dabei darauf zu achten, dass eine gleichmäßige Abtragung über die gesamte Calcaneusbreite erfolgt. Auf eine Schonung des Achillessehnenansatzes ist ebenfalls zu achten.

9.5.8.3 Transachilläres Debridement

Die Indikation zum transachillären Zugang besteht bei Erkrankungen der Sehne selber und des Sehnenansatzes, wie z. B. intratendinösen Kalzifikationen oder einem Traktionsosteophyt am Ansatz.

Dieser Eingriff findet in Bauchlage und Blutleere statt. Der Hautschnitt sollte längs zentral über der Achillessehne erfolgen, zum einen aufgrund der lokalen Blutversorgung (Angiosomen), zum anderen wegen der geringeren Irritation durch die Narbe im Schuh. Einige Chirurgen präferrieren auch einen J- oder Hockey-Schläger-Zugang, welcher mit einem geringeren Wundheilungs- und Vernarbungsrisiko verbunden sein soll. Der Hautschnitt kann aber auch quer im Verlauf der Beugefalten erfolgen, da dies kosmetisch weniger störend ist und weniger Wundheilungsstörungen berichtet werden. Unserer Erfahrung nach erlaubt dies jedoch weniger Übersicht. Irritationen durch die Narbe werden aber auch beim Längsschnitt kaum während der Nachkontrollen berichtet [113].

Auf eine schonende Präparation der Haut ist zu achten, um Wundheilungsstörungen zu verhindern. Es erfolgt die Längsspaltung der Achillessehe, vom Ansatz beginnend, entlang dem spiraligen Verlauf der Fasern mit sparsamem, T-förmigem Ablösen am Ansatz, wobei die Seitenzügel belassen werden. Alternativ wird z. T. auch eine komplette quere Ablösung der Achillessehne beschrieben. Die pathologischen Anteile der Sehne werden debridiert, bis nur noch gesundes Sehnenmaterial vorhanden ist. Die darunterliegende Bursa wird reseziert, ebenso prominente oder degenerativ veränderte Anteile der posterioren calcanearen Tuberositas sowie ein allfälliger Osteophyt am Sehnenansatz. In unserem Patientenkollektiv fanden wir keinen Zusammenhang zwischen der Höhe des resezierten Knochens und dem klinischen Ergebnis. Grundsätzlich sollte bis an die Insertion der Sehne abgetragen werden, wobei darauf geachtet werden muss, dass keine Knochenkanten oder -vorsprünge verbleiben.

Obwohl bei belassenen Seitenzügeln eine Refixation mit Knochenankern biomechanisch nicht notwendig scheint [114], wird dies allgemein empfohlen (Abb. 9.27). In unserer eigenen Studie fanden sich signifikant bessere Ergebnisse bei Patienten, bei denen die Sehne über zwei Anker refixiert wurde [113]. Durch die Verwendung einer *Double-row*-Technik scheint auch eine schnellere Remobilisation erreichbar zu sein [115, 116].

Einige Fallserien zeigen auch sehr gute Ergebnisse beim primären Transfer der Sehne des M. flexor hallucis longus, wobei in späteren randomisierten Studien hier kein Vorteil mehr gesehen wurde und der FHL als wichtiger Plantarflexor und Stabilisator im Vor- und Rückfuss belassen werden sollte. [117].

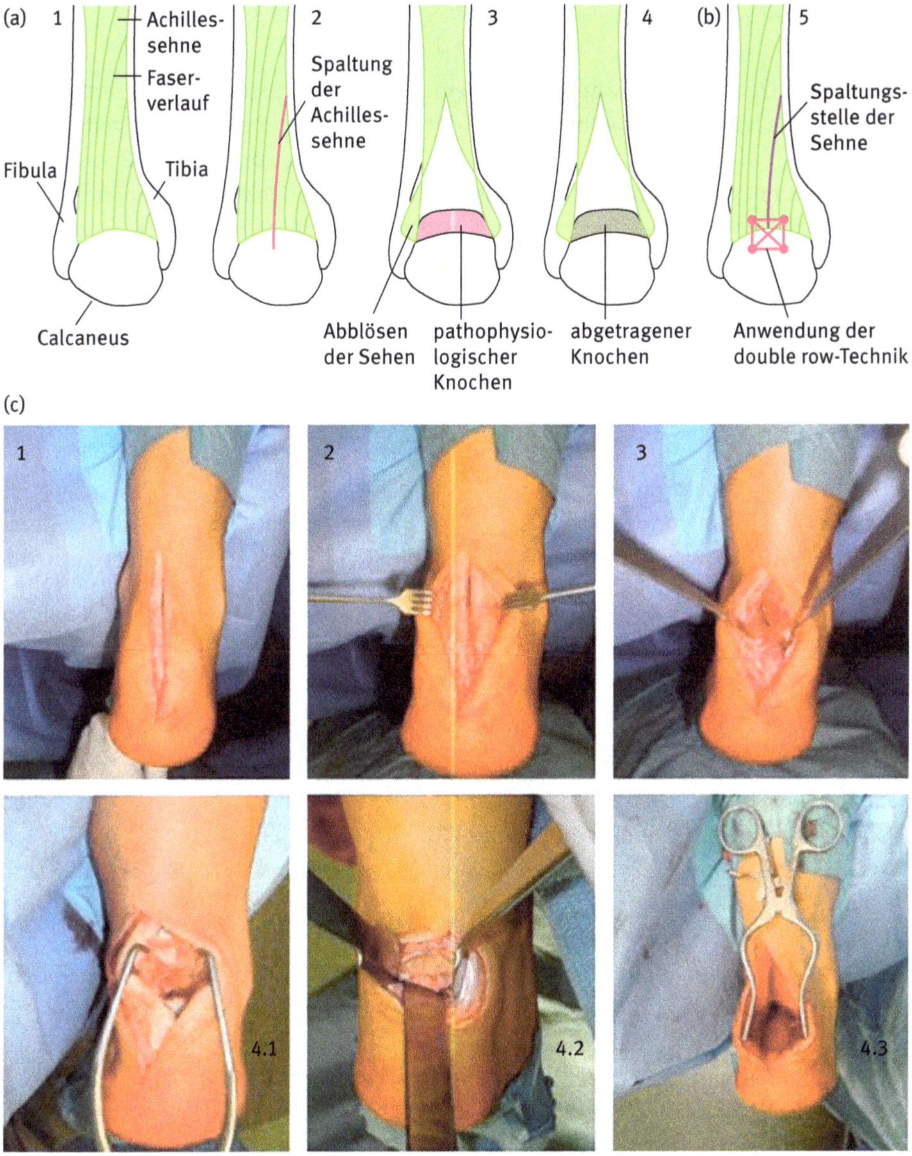

Abb. 9.27: Schematische ((a) und (b)) und intraoperative (c) Darstellung des operativen Vorgehens bei transachillärem Debridement. a/c 1) Längsschnitt medial über der Achillessehne, a/c 2) Längsspalten der Achillessehne im Faserverlauf, wobei auf den spiraligen Faserverlauf zu achten ist, a/c 3) T-förmiges ansatznahes Ablösen der Achillessehne, a/c 4) Debridement pathologischen Sehnengewebes (c 4.1), der Bursa und des Tuberositas des Calcaneus sowie eines allfälligen Traktionsosteophyten (c 4.2). Darstellung des Lokalsitus nach Debridement (c 4.3). b 5) Refixation der Sehne mittels Nahtankern, z. B. in *Double-row*-Technik.

9.5.8.4 Weitere Therapieverfahren

Kelly-Keck (= Zadek-Osteotomie)

Bei diesem Operationsverfahren erfolgt eine dorsale Keilentnahme aus dem Calcaneus, um die Irritation der Achillessehne durch den posterioren Tuber zu reduzieren. Initial wurde das Verfahren 1965 zur Behandlung der retroachillären Bursitis und kombiniert mit einer Abtragung der posterioren Tuberositas vorgeschlagen [118]. Im Verlauf wurde die Behandlung dahingehend modifiziert, dass lediglich die Keilentnahme und *Closing-wedge*-Osteotomie des Calcaneus erfolgt [119]. Die natürliche Gleitschicht retroachillär soll bei diesem Verfahren erhalten bleiben, Ergebnisse wurden bis heute jedoch nur wenige publiziert, so dass das Verfahren nicht allgemein empfohlen werden kann.

Calcaneusosteotomien

Obwohl Rückfußdeformitäten als Risikofaktor für IAT angegeben werden, gibt es bisher keine Studie, die die Behandlung einer IAT mittels varisierender oder valgisierender Calcaneus Osteotomie beschreibt, so dass keine Aussagen darüber getroffen werden können, ab wann eine Fehlstellung als behandlungsbedürftig gilt.

9.5.8.5 Nachbehandlung

Die Nachbehandlung ist abhängig von der Mitbeteiligung der Sehne und den durchgeführten operativen Schritten. Bei einer endoskopischen oder offenen reinen Abtragung von Bursa bzw. Tuberositas kann in der Regel mit einer frühfunktionellen Nachbehandlung begonnen und nach Abklingen der lokalen Reizsymptomatik rasch in die Vollbelastung übergegangen werden. Dennoch ist erfahrungsgemäß mit Rekonvaleszenz-Zeiten von ca. drei Monaten und mit der Aufnahme sportlicher Tätigkeiten häufig erst nach Ablauf von vier Monaten zu rechnen.

Bei dem transachillären Zugang mit partieller oder kompletter Achillessehnenablösung wird allgemein eine konservative Nachbehandlung mit Ruhigstellung für vier bis sechs Wochen und vollständiger Entlastung empfohlen. An unserem Haus werden die Patienten unter Teilbelastung für sechs Wochen mit einer initialen 20°-Spitzfuß-Stellung in der Orthese nachbehandelt, diese wird alle zwei Wochen um 10° reduziert. Bereits in der frühen postoperativen Phase sollte jedoch mit einer funktionellen Beübung der Achillessehne begonnen werden. Einige Autoren sehen auch bei Refixation der Achillessehne mittels *Double-row*-Technik eine direkte Vollbelastung für möglich an [116].

9.5.8.6 Neue Therapien

Während im Bereich der *Midportion*-Achillessehnentendinopathien und Achillessehnenrupturen die akzessorische Gabe von Wachstumsfaktoren, plättchenreichem

Plasma (engl.: *platelet-rich plasma* = PRP) oder Stammzellen experimentell und *in vivo* ein gutes Ansprechen zeigt, findet sich keine Publikation, die ein Ansprechen bei der IAT aufweist. Eine neue Therapieoption stellt die Applikation hochenergetischer Laseranwendungen dar. In einer Studie konnte ein gegenüber der ESWT rascherer und auch besserer Effekt auf die Schmerzreduktion gefunden werden [120]. In einzelnen kleinen Fallstudien zeigte auch eine Behandlung mit CO_2-Laser, Ultraschall kontrollierten Infiltrationen mit hyperosmolarer Dextrose oder Polidocanol oder Cryo-Ultraschall einen positiven Effekt. Alle Studien führten zu vielversprechenden Ergebnissen, die jedoch nicht in größeren Studien verifiziert wurden.

9.5.9 Tipps und Tricks

Zentrale Bedeutung für den Therapieerfolg bei den Ansatzproblemen der Achillessehne hat die Identifikation der zugrundeliegenden Ursachen, wie Trainingsmodifikationen, Schuhwahl oder Fußfehlstellungen. Die Grundlage der Therapie ist die konservative Therapie mit einem strukturierten Übungsprogramm, wobei individuell geprüft werden muss, ob eine Überschreitung der Neutralstellung zu vermehrten Beschwerden führt. Die konservative Therapie kann ergänzt werden um ESWT, Laseranwendungen und Ernährungsanpassungen. Eine operative Therapie ist bei Fehlschlagen der konservativen Maßnahmen über sechs Monate indiziert. Eine korrekte Diagnosestellung ist von immanent wichtiger Bedeutung, da die Mitbeteiligung der Sehne das Behandlungsschema definiert.

Eine korrekte Aufklärung ist bei Patienten, bei denen eine Ablösung der Achillessehne notwendig ist, insbesondere hinsichtlich der Rehabilitationszeit, für die Compliance der Patienten wichtig.

Literatur

[1] Ballal MS, Walker CR, Molloy AP. The anatomical footprint of the Achilles tendon: a cadaveric study. The bone & joint journal. 2014; 96-B(10): 1344–1348. doi: 10.1302/0301-620X.96B10.33771.

[2] Bohm S, Mersmann F, Marzilger R, Schroll A, Arampatzis A. Asymmetry of Achilles tendon mechanical and morphological properties between both legs. Scandinavian journal of medicine & science in sports. 2015; 25(1): e124–132. doi: 10.1111/sms.12242.

[3] Carmont MR, Highland AM, Rochester JR, Paling EM, Davies MB. An anatomical and radiological study of the fascia cruris and paratenon of the Achilles tendon. Foot and ankle surgery : official journal of the European Society of Foot and Ankle Surgeons. 2011; 17(3): 186–192. doi: 10.1016/j.fas.2010.06.003.

[4] Chen TM, Rozen WM, Pan WR, Ashton MW, Richardson MD, Taylor GI. The arterial anatomy of the Achilles tendon: anatomical study and clinical implications. Clin Anat. 2009; 22(3): 377–385. doi: 10.1002/ca.20758.

[5] Cohen JC. Anatomy and biomechanical aspects of the gastrocsoleus complex. Foot and ankle clinics. 2009; 14(4): 617–626. doi: 10.1016/j.fcl.2009.08.006.
[6] Dalmau-Pastor M, Fargues-Polo B Jr, Casanova-Martinez D Jr, Vega J, Golano P. Anatomy of the triceps surae: a pictorial essay. Foot and ankle clinics. 2014; 19(4): 603–635. doi: 10.1016/j.fcl.2014.08.002.
[7] Del Buono A, Chan O, Maffulli N. Achilles tendon: functional anatomy and novel emerging models of imaging classification. International orthopaedics. 2013; 37(4): 715–721. doi: 10.1007/s00264-012-1743-y.
[8] Doral M, Turhan E, Dönmez G, Üzümcügil A, Kaymaz B, Ayvaz M, Atay O, Aksoy M, Kaya D, Sargon M. Endoscopy and Percutaneous Suturing in the Achilles Tendon Ruptures. In: MN D. (ed). Sports Injuries. Berlin Heidelberg: Springer-Verlag; 2012.
[9] Doral MN, Alam M, Bozkurt M, Turhan E, Atay OA, Donmez G, Maffulli N. Functional anatomy of the Achilles tendon. Knee surgery, sports traumatology, arthroscopy: official journal of the ESSKA. 2010; 18(5): 638–643. doi: 10.1007/s00167-010-1083-7.
[10] Doral MN, Bozkurt M, Turhan E, Donmez G, Demirel M, Kaya D, Atesok K, Atay OA, Maffulli N. Achilles tendon rupture: physiotherapy and endoscopy-assisted surgical treatment of a common sports injury. Open access journal of sports medicine. 2010; 1: 233–240. doi: 10.2147/OAJSM.S10670.
[11] Doral MN, Turhan E, Bozkurt M, Apaydin N, Dönmez G, Longo UG, Maffuli N. Insertional Anatomy of the Achilles Tendon. In: Calder J, Karlsson J, Maffuli N, Thermann H, van Dijk CN. (eds.). Disorders of the Achilles Tendon Insertion. 1st edn. DJO Publications; 2012. 11–18 pp.
[12] Kaya D, Doral MN, Nyland J, Toprak U, Turhan E, Donmez G, Citaker S, Atay OA, Callaghan MJ. Proprioception level after endoscopically guided percutaneous Achilles tendon. Knee surgery, sports traumatology, arthroscopy: official journal of the ESSKA. 2013; 21(6): 1238–1244. doi: 10.1007/s00167-012-2007-5.
[13] Malvankar S, Khan WS. Evolution of the Achilles tendon: The athlete's Achilles heel? Foot (Edinb). 2011; 21(4): 193–197. doi: 10.1016/j.foot.2011.08.004.
[14] O'Brien M. The anatomy of the Achilles tendon. Foot and ankle clinics. 2005; 10(2): 225–238. doi: 10.1016/j.fcl.2005.01.011.
[15] Pichler W, Tesch NP, Grechenig W, Leithgoeb O, Windisch G. Anatomic variations of the musculotendinous junction of the soleus muscle and its clinical implications. Clin Anat. 2007; 20(4): 444–447. doi: 10.1002/ca.20421.
[16] Shaw HM, Vazquez OT, McGonagle D, Bydder G, Santer RM, Benjamin M. Development of the human Achilles tendon enthesis organ. Journal of anatomy. 2008; 213(6): 718–724. doi: 10.1111/j.1469-7580.2008.00997.x.
[17] Stecco C, Corradin M, Macchi V, Morra A, Porzionato A, Biz C, De Caro R. Plantar fascia anatomy and its relationship with Achilles tendon and paratenon. Journal of anatomy. 2013; 223(6): 665–676. doi: 10.1111/joa.12111.
[18] Stecco C, Pavan PG, Porzionato A, Macchi V, Lancerotto L, Carniel EL, Natali AN, De Caro R. Mechanics of crural fascia: from anatomy to constitutive modelling. Surgical and radiologic anatomy: SRA. 2009; 31(7): 523–529. doi: 10.1007/s00276-009-0474-2.
[19] Tallon C, Maffulli N, Ewen SW. Ruptured Achilles tendons are significantly more degenerated than tendinopathic tendons. Medicine and science in sports and exercise. 2001; 33(12): 1983–1990.
[20] Theobald P, Benjamin M, Nokes L, Pugh N. Review of the vascularisation of the human Achilles tendon. Injury. 2005; 36(11): 1267–1272. doi: 10.1016/j.injury.2005.02.012.
[21] Theobald P, Bydder G, Dent C, Nokes L, Pugh N, Benjamin M. The functional anatomy of Kager's fat pad in relation to retrocalcaneal problems and other hindfoot disorders. Journal of anatomy. 2006; 208(1): 91–97. doi: 10.1111/j.1469-7580.2006.00510.x.

[22] Webborn N, Morrissey D, Sarvananthan K, Chan O. Acute tear of the fascia cruris at the attachment to the Achilles tendon: a new diagnosis. British journal of sports medicine. 2015; 49(21): 1398–1403. doi: 10.1136/bjsports-2013-0932.

[23] Wolff KS, Wibmer AG, Binder H, Grissmann T, Heinrich K, Schauer S, Nepp R, Rois S, Ritschl H, Teufelsbauer H, Pretterklieber ML. The avascular plane of the Achilles tendon: a quantitative anatomic and angiographic approach and a base for a possible new treatment option after rupture. European journal of radiology. 2012; 81(6): 1211-1215. doi:10.1016/j.ejrad.2011.03.015.

[24] Lea RB, Smith L. Non-surgical treatment of tendo achillis rupture. J Bone Joint Surg Am. 1972; 54: 1398–1407.

[25] Carr AJ, Norris SH. The blood supply of the calcaneal tendon. J Bone Joint Surg Br. 1979 ; 71 : 100–101.

[26] Schmidt-Rohlfing B, Graf J, Schneider U, Niethard FU. The blood supply of the Achilles tendon. Int Orthop. 1992; 16: 29–31.

[27] Fox JM, Blazina ME, Jobe FW, et al. Degeneration and rupture of the Achilles tendon. Clin Orthop Relat Res. 1975; 107: 221–224.

[28] Arner O, Lindholm A. Subcutaneous rupture of the Achilles tendon; a study of 92 cases. Acta Chir Scand. 1959; 116: 1–51.

[29] Thompson TC. A test for rupture of the tendo Achilles. Acta Orthop Scand. 1962; 32: 461–465.

[30] Nistor L. Surgical and non-surgical treatment of Achilles tendon rupture. A prospective randomized study. J Bone Joint Surg Am. 1981; 63: 394–399.

[31] Soroceanu A, Sidhwa F, Aarabi S, Kaufman A, Glazebrook M. Surgical versus nonsurgical treatment of acute Achilles tendon rupture: a meta-analysis of randomized trials. J Bone Joint Surg Am. 2012; 94: 2136–2143.

[32] Weber M, Niemann M, Lanz R, Müller T. Nonoperative treatment of acute rupture of the Achilles tendon: results of a new protocol and comparison with operative treatment. Am J Sports Med. 2003; 31: 685–691.

[33] Khan RJ, Fick D, Keogh A, Crawford J, Brammar T, Parker M. Treatment of acute achilles tendon ruptures. A meta-analysis of randomized, controlled trials. J Bone Joint Surg Am. 2005; 87: 2202–2210.

[34] Twaddle BC, Poon P. Early motion for Achilles tendon ruptures: is surgery important? A randomized, prospective study. Am J Sports Med. 2007; 35: 2033–2038.

[35] Willits K, Amendola A, Bryant D, et al. Operative versus nonoperative treatment of acute Achilles tendon ruptures: a multicenter randomized trial using accelerated functional rehabilitation. J Bone Joint Surg Am. 2010; 92: 2767–2775.

[36] Nilsson-Helander K, Silbernagel KG, Thomeé R, Faxén E, Olsson N, Eriksson BI, Karlsson J. Acute achilles tendon rupture: a randomized, controlled study comparing surgical and nonsurgical treatments using validated outcome measures. Am J Sports Med. 2010; 38: 2186–2193.

[37] Keating JF, Will EM. Operative versus non-operative treatment of acute rupture of tendo Achillis: a prospective randomised evaluation of functional outcome. J Bone Joint Surg Br. 2011; 93: 1071–1078.

[38] Gwynne-Jones DP, Sims M, Handcock D. Epidemiology and outcomes of acute Achilles tendon rupture with operative or nonoperative treatment using an identical functional bracing protocol. Foot Ankle Int. 2011; 32: 337–343.

[39] Rosso C, Vavken P, Polzer C, et al. Long-term outcomes of muscle volume and Achilles tendon length after Achilles tendon ruptures. Knee Surg Sports Traumatol Arthrosc. 2013; 21: 1369–1377.

[40] Ecker TM, Bremer AK, Krause FG, Mueller PT, Weber M. Nonoperative treatment of acute traumatic rupture of the Achilles tendon: results of 17 years of prospective follow-up. J Am Sports Med. 2016; 44: 1001–1010.

[41] Assal M. Mini-Open Repair of Acute Ruptures. In: Nunley JA. (ed.). The Achilles Tendon: Treatment and Rehabilitation. New York: Springer; 2009. 67–18 pp.

[42] Cretnik A, Kosanovic M, Smrkolj V. Percutaneous versus open repair of the ruptured Achilles tendon: a comparative study. The American journal of sports medicine. 2005; 33(9): 1369–1379. doi: 10.1177/0363546504271501.

[43] Arndt A, Bruggemann GP, Koebke J, et al. Asymmetrical loading of the human triceps surae: I. Mediolateral force differences in the Achilles tendon. Foot & ankle international. 1999; 20(7): 444–449.

[44] Cretnik A, Zlajpah L, Smrkolj V, et al. The strength of percutaneous methods of repair of the Achilles tendon: a biomechanical study. Medicine and science in sports and exercise. 2000; 32(1): 16–20.

[45] Claessen FM, de Vos RJ, Reijman M, et al. Predictors of primary Achilles tendon ruptures. Sports medicine. 2014; 44(9): 1241–1259. doi: 10.1007/s40279-014-0200

[46] Stephenson AL, Wu W, Cortes D, et al. Tendon Injury and Fluoroquinolone Use: A Systematic Review. Drug safety. 2013; 36(9): 709–721. doi: 10.1007/s40264-013-0089-8.

[47] Arndt AN. Entstehung und Auswirkungen asymmetrischer Belastung auf die Achillessehne unter besonderer Berücksichtigung ihrer Morphologie. Dissertation Deutsche Sporthochschule Köln: Sport und Buch Strauß. 1997.

[48] Weisskopf l, Segesser B, Ulrich M, Rosso C, Rist H-J, Brüggemann P. Akute und chronische Achillessehnenrupturen: die offene Achillessehnenrekonstruktion. Leading Opinions Orthopädie und Traumatologie. 2010; Online First: 29.01.2010.

[49] Pajala A, Kangas J, Ohtonen P, et al. Rerupture and deep infection following treatment of total Achilles tendon rupture. J Bone Joint Surg Am. 2002; 84-A(11): 2016–2021.

[50] Keating JF, Will EM. Operative versus non-operative treatment of acute rupture of tendo Achillis: a prospective randomised evaluation of functional outcome. The Journal of bone and joint surgery. 2011; 93(8): 1071–1078. doi: 10.1302/0301-620X.93B8.25998.

[51] van der Eng DM, Schepers T, Goslings JC, et al. Rerupture rate after early weightbearing in operative versus conservative treatment of Achilles tendon ruptures: a meta-analysis. The Journal of foot and ankle surgery. 2013; 52(5): 622–628. doi: 10.1053/j.jfas.2013.03.027.

[52] Lantto I, Heikkinen J, Flinkkila T, et al. A Prospective Randomized Trial Comparing Surgical and Nonsurgical Treatments of Acute Achilles Tendon Ruptures. Am J Sports Med. 2016; 44(9): 2406–2414. doi: 10.1177/0363546516651060.

[53] Khan RJ, Fick D, Brammar TJ, et al. Interventions for treating acute Achilles tendon ruptures. The Cochrane database of systematic reviews. 2004; 3: CD003674. doi: 10.1002/14651858.CD003674.

[54] Klein W, Lang DM, Saleh M. The use of the Ma-Griffith technique for percutaneous repair of fresh ruptured tendo Achillis. La Chirurgia degli organi di movimento. 1991; 76(3): 223–228.

[55] Haji A, Sahai A, Symes A, et al. Percutaneous versus open tendo achillis repair. Foot & ankle international. 2004; 25(4): 215–218.

[56] Cretnik A, Kosanovic M, Smrkolj V. Percutaneous suturing of the ruptured Achilles tendon under local anesthesia. The Journal of foot and ankle surgery: official publication of the American College of Foot and Ankle Surgeons. 2004; 43(2): 72–81. doi: 10.1053/j.jfas.2004.01.008.

[57] Jaakkola JI, Hutton WC, Beskin JL, et al. Achilles tendon rupture repair: biomechanical comparison of the triple bundle technique versus the Krakow locking loop technique. Foot & ankle international. 2000; 21(1): 14–17.

[58] Ismail M, Karim A, Shulman R, et al. The Achillon achilles tendon repair: is it strong enough? Foot & ankle international. 2008; 29(8): 808–813. doi: 10.3113/FAI.2008.0808.

[59] Heitman DE, Ng K, Crivello KM, et al. Biomechanical comparison of the Achillon tendon repair system and the Krackow locking loop technique. Foot & ankle international. 2011; 32(9): 879–887.
[60] Maquirriain J. Achilles tendon rupture: avoiding tendon lengthening during surgical repair and rehabilitation. The Yale journal of biology and medicine. 2011; 84(3): 289–300.
[61] Jaakkola JI, Beskin JL, Griffith LH, et al. Early ankle motion after triple bundle technique repair vs. casting for acute Achilles tendon rupture. Foot & ankle international 2001; 22(12): 979–984.
[62] Hesse T, Weisskopf L. Operative Behandlung der akuten Achillessehnenruptur. Leading Opinions Orthopädie und Traumatologie; 2015.
[63] Kangas J, Pajala A, Ohtonen P, et al. Achilles tendon elongation after rupture repair: a randomized comparison of 2 postoperative regimens. The American journal of sports medicine. 2007; 35(1): 59–64. doi: 10.1177/0363546506293255.
[64] Weisskopf L, Segesser B, Ulrich M. et al. Akute und chronische Achillessehnenrupturen: die offene Achillessehnenrekonstruktion Veröffentlicht 3/2010 auf universimed.com (http://universimed.com).
[65] Maffulli N, Loppini M, Longo UG, Maffulli GD, Denaro V. Minimally invasive reconstruction of chronic achilles tendon ruptures using the ipsilateral free semitendinosus tendon graft and interference screw fixation. Am J Sports Med. 2013; 41(5): 1100–1107.
[66] Nestorson J, Movin T, Moller M, Karlsson J. Function after Achilles tendon rupture in the elderly: 25 patients older than 65 years followed for 3 years. Acta Orthop Scand. 2000; 71(1): 64–68.
[67] Myerson MS. Achilles tendon ruptures. Instr Course Lect. 1999; 48: 219–230.
[68] Postacchini F, Accinni L, Natali PG, Ippolito E, DeMartino C. Regeneration of rabbit calcaneal tendon: a morphological and immunochemical study. Cell Tissue Res. 1978; 195(1): 81–97.
[69] Maffulli N, Ajis A. Management of chronic ruptures of the Achilles tendon. J Bone Joint Surg Am. 2008; 90(6): 1348–1360.
[70] Padanilam TG. Chronic Achilles tendon ruptures. Foot Ankle Clin. 2009; 14(4): 711–728.
[71] Simmonds FA. The diagnosis of the ruptured Achilles tendon. Practitioner. 1957; 179(1069): 56–58.
[72] Matles AL. Rupture of the tendo achilles: another diagnostic sign. Bull Hosp Joint Dis. 1975; 36(1): 48–51.
[73] Copeland SA. Rupture of the Achilles tendon: a new clinical test. Ann R Coll Surg Engl. 1990; 72(4): 270–271.
[74] Mann RA, Holmes GB Jr, Seale KS, Collins DN. Chronic rupture of the Achilles tendon: a new technique of repair. J Bone Joint Surg Am. 1991, 73(2): 214–219.
[75] Thermann H: Neue Techniken – Fußchirurgie. Darmstadt: Steinkopff Verlag. 2004.
[76] Buchgraber A, Passler HH. Percutaneous repair of Achilles tendon rupture. Immobilization versus functional postoperative treatment. Clin Orthop Relat Res. 1997; 341: 113–122.
[77] Maffulli N, Via AG, Oliva F. Chronic Achilles Tendon Disorders: Tendinopathy and Chronic Rupture. Clin Sports Med. 2015; 34(4): 607–624.
[78] Maffulli N, Del Buono A, Spiezia F, Maffulli GD, Longo UG, Denaro V. Less-invasive semitendinosus tendon graft augmentation for the reconstruction of chronic tears of the Achilles tendon. Am J Sports Med. 2013; 41(4): 865–871.
[79] Divani K, Chan O, Padhiar N, Twycross-Lewis R, Maffulli N, Crisp T, et al. Site of maximum neovascularisation correlates with the site of pain in recalcitrant mid-tendon Achilles tendinopathy. Man Ther. 2010; 15(5): 463–468.
[80] Cook JL, Purdam CR. Is tendon pathology a continuum? A pathology model to explain the clinical presentation of load-induced tendinopathy. Br J Sports Med. BMJ Publishing Group Ltd and British Association of Sport and Exercise Medicine. 2009; 43(6): 409–416.

[81] Hirschmüller A, Frey V, Konstantinidis L, Baur H, Dickhuth H-H, Südkamp NP, et al. Prognostic value of Achilles tendon Doppler sonography in asymptomatic runners. Med Sci Sports Exerc. 2012; 44(2): 199–205.
[82] Pingel J, Petersen MCH, Fredberg U, Kjær SG, Quistorff B, Langberg H, et al. Inflammatory and Metabolic Alterations of Kager's Fat Pad in Chronic Achilles Tendinopathy. Screen HR, editor. PLoS ONE. Public Library of Science. 2015; 10(5): e0127811.
[83] Alfredson H. Midportion Achilles tendinosis and the plantaris tendon. Br J Sports Med. BMJ Publishing Group Ltd and British Association of Sport and Exercise Medicine. 2011; 45(13): 1023–1025.
[84] Knobloch K, Hüfner T. [Conservative treatment of Achilles tendinopathy]. Unfallchirurg. 2010; 113(9): 705–711.
[85] Segesser B, Goesele A, Renggli P. [The Achilles tendon in sports]. Orthopade. 1995; 24(3): 252–267.
[86] Gibbon WW, Cooper JR, Radcliffe GS. Distribution of sonographically detected tendon abnormalities in patients with a clinical diagnosis of chronic achilles tendinosis. J Clin Ultrasound. 2000; 28(2): 61–66.
[87] Rompe JD, Furia J, Maffulli N. Eccentric loading versus eccentric loading plus shock-wave treatment for midportion achilles tendinopathy: a randomized controlled trial. The American Journal of Sports Medicine. 2009; 37(3): 463–470.
[88] Alfredson H, Pietilä T, Jonsson P, Lorentzon R. Heavy-load eccentric calf muscle training for the treatment of chronic Achilles tendinosis. The American Journal of Sports Medicine. 1998; 26(3): 360–366.
[89] Rowe V, Hemmings S, Barton C, Malliaras P, Maffulli N, Morrissey D. Conservative management of midportion Achilles tendinopathy: a mixed methods study, integrating systematic review and clinical reasoning. Sports Med. 2012; 42(11): 941–967.
[90] Beyer R, Kongsgaard M, Hougs Kjær B, Øhlenschlæger T, Kjær M, Magnusson SP. Heavy Slow Resistance Versus Eccentric Training as Treatment for Achilles Tendinopathy: A Randomized Controlled Trial. The American Journal of Sports Medicine. American Orthopaedic Society for Sports Medicine. 2015; 43(7): 1704–1711.
[91] Mani-Babu S, Morrissey D, Waugh C, Screen H, Barton C. The effectiveness of extracorporeal shock wave therapy in lower limb tendinopathy: a systematic review. The American Journal of Sports Medicine. American Orthopaedic Society for Sports Medicine. 2015; 43(3): 752–761.
[92] Pingel J, Fredberg U, Mikkelsen LR, Schjerling P, Heinemeier KM, Kjær M, et al. No inflammatory gene-expression response to acute exercise in human Achilles tendinopathy. Eur J Appl Physiol. 2013; 113(8): 2101–2109.
[93] de Jonge S, de Vos RJ, Weir A, van Schie HTM, Bierma-Zeinstra SMA, Verhaar JAN, et al. One-year follow-up of platelet-rich plasma treatment in chronic Achilles tendinopathy: a double-blind randomized placebo-controlled trial. The American Journal of Sports Medicine. American Orthopaedic Society for Sports Medicine. 2011; 39(8): 1623–1629.
[94] Lohrer H, Nauck T. Results of operative treatment for recalcitrant retrocalcaneal bursitis and midportion Achilles tendinopathy in athletes. Arch Orthop Trauma Surg. 2014; 134(8): 1073–1081.
[95] Alfredson H. Ultrasound and Doppler-guided mini-surgery to treat midportion Achilles tendinosis: results of a large material and a randomised study comparing two scraping techniques. Br J Sports Med. BMJ Publishing Group Ltd and British Association of Sport and Exercise Medicine. 2011; 45(5): 407–410.
[96] Kaufman KR, Brodine SK, Shaffer RA, Johnson CW, Cullison TR. The effect of foot structure and range of motion on musculoskeletal overuse injuries. American Journal of Sports Medicine. 1999; 27(5): 585–593.
[97] Clain MR, Baxter DE. Achilles tendinitis. Foot Ankle. 1992; 13(8): 482–487.

[98] Järvinen TAH, Kannus P, Maffulli N, Khan KM. Achilles tendon disorders: etiology and epidemiology. Foot Ankle Clin. 2005; 10(2): 255–266.
[99] Holmes GB, Lin J. Etiologic factors associated with symptomatic achilles tendinopathy. Foot Ankle Int. 2006; 27(11): 952–959.
[100] Kvist M. Achilles tendon injuries in athletes. Sports Med. 1994; 18(3): 173–201.
[101] Kujala UM, Sarna S, Kaprio J. Cumulative incidence of achilles tendon rupture and tendinopathy in male former elite athletes. Clin J Sport Med. 2005; 15(3): 133–135.
[102] Myerson MS, McGarvey W. Disorders of the Achilles tendon insertion and Achilles tendinitis. Instr Course Lect. 1999; 48: 211–218.
[103] James SL, Bates BT, Osternig LR. Injuries to runners. American Journal of Sports Medicine. 1978; 6(2): 40–50.
[104] Palmanovich E, Oshri Y, Brin YS, Edelshtein E, Nyska M, Hetsroni I. Insertional Achilles tendinopathy is associated with arthritic changes of the posterior calcaneal cartilage: a retrospective study. Journal of Foot and Ankle Research. 2015; 8(1): 44.
[105] Saltzman CL, el-Khoury GY. The hindfoot alignment view. Foot Ankle Int. 1995; 16(9): 572–576.
[106] Singh R, Rohilla R, Siwach RC, Magu NK, Sangwan SS, Sharma A. Diagnostic significance of radiologic measurements in posterior heel pain. Foot (Edinb). 2008; 18(2): 91–98.
[107] Easley WE, Le ILD. Non-Insertional Achilles Tendinopathy: An Overview. In: Nunley JA. (ed.). The Achilles Tendon. Treatment and Rehabilitation. New York: Springer; 2009. 145–169 pp.
[108] van Dijk CN, van Sterkenburg MN, Wiegerinck JI, Karlsson J, Maffulli N. Terminology for Achilles tendon related disorders. Knee Surg Sports Traumatol Arthr. 2011; 19(5): 835–841.
[109] Wiegerinck JI, Kerkhoffs GM, van Sterkenburg MN, Sierevelt IN, van Dijk CN. Treatment for insertional Achilles tendinopathy: a systematic review. Knee Surg Sports Traumatol Arthr. 2013; 21(6): 1345–1355.
[110] Taylor J, Dunkerley S, Silver D, et al. Extracorporeal shockwave therapy (ESWT) for refractory Achilles tendinopathy: A prospective audit with 2-year follow up. Foot (Edinb). 2015; 26: 23–29.
[111] Rompe JD, Furia J, Maffulli N. Eccentric loading compared with shock wave treatment for chronic insertional achilles tendinopathy. A randomized, controlled trial. J Bone Joint Surg Am. 2008; 90(1): 52–61.
[112] Notarnicola A, Pesce V, Vicenti G, Tafuri S, Forcignanò M, Moretti B. SWAAT study: extracorporeal shock wave therapy and arginine supplementation and other nutraceuticals for insertional Achilles tendinopathy. Adv Ther. 2012; 29(9): 799–814.
[113] Ettinger S, Razzaq R, Waizy H, et al. Operative Treatment of the Insertional Achilles Tendinopathy Through a Transtendinous Approach. Foot Ankle Int. 2015: 1–6.
[114] Kolodziej P, Glisson RR, Nunley JA. Risk of avulsion of the Achilles tendon after partial excision for treatment of insertional tendonitis and Haglund's deformity: a biomechanical study. Foot Ankle Int. 1999; 20(7): 433–437.
[115] Gillis CT, Lin JS. Use of a Central Splitting Approach and Near Complete Detachment for Insertional Calcific Achilles Tendinopathy Repaired With an Achilles Bridging Suture. The Journal of Foot & Ankle Surgery. 2015; 55(2): 235–239.
[116] Rigby RB, Cottom JM, Vora A. Early weightbearing using Achilles suture bridge technique for insertional Achilles tendinosis: a review of 43 patients. J Foot Ankle Surg. 2013; 52(5): 575–579.
[117] Hunt KJ, Cohen BE, Davis WH, Anderson RB, Jones CP. Surgical Treatment of Insertional Achilles Tendinopathy With or Without Flexor Hallucis Longus Tendon Transfer: A Prospective, Randomized Study. Foot Ankle Int. 2015; 36(9): 998–1005.
[118] Keck SW, Kelly PJ. Bursitis of the posterior part of the heel; evaluation of surgical treatment of eighteen patients. J Bone Joint Surg Am. 1965; 47: 267–273.

[119] Boffeli TJ, Peterson MC. The Keck and Kelly wedge calcaneal osteotomy for Haglund's deformity: a technique for reproducible results. J Foot Ankle Surg. 2012; 51(3): 398–401.
[120] Notarnicola A, Maccagnano G, Tafuri S, Forcignanò MI, Panella A, Moretti B. CHELT therapy in the treatment of chronic insertional Achilles tendinopathy. Lasers Med Sci. 2013; 29(3): 1217–1225.
[121] Arndt AN. Entstehung und Auswirkungen asymmetrischer Belastung auf die Achillessehne unter besonderer Berücksichtigung ihrer Morphologie. Dissertation Deutsche Sporthochschule Köln: Sport und Buch Strauß 1997.

10 Fuß

Andreas Först

10.1 Plantarfasziitis

10.1.1 Ätiologie

Ursache für die Entstehung einer Plantarfasziitis ist biomechanischer Stress. Sowohl eine Hyperpronation bei abgeflachtem Gewolbe als auch ein erhöhtes, rigides Gewölbe können durch repetitive Mikrotraumen zu einer chronischen Überlastung der Plantarfaszie führen [2, 6, 7, 9–11]. Durch narbige Reparationsvorgänge kann es im weiteren Verlauf zur Ausbildung eines plantaren Fersensporns kommen. Anatomisch stellt sich die Plantarfaszie oder Plantaraponeurose als hochkomplexe, unelastische, sehnige Struktur mit einer Reißfestigkeit von mehr als 1000 N dar [1]. Sie verläuft plantar vom Kalkaneus nach distal, wobei sie die übrigen Strukturen der Fußsohle bedeckt und schützt. Durch ihre exponiert plantare Lage übt sie den größten Effekt auf die Verspannung und Integrität des Fußgewölbes aus (Abb. 10.1) [1–3].

Nach distal verbindet sich die Plantarfaszie über multiple Faserzüge mit den Strukturen im Bereich der MTP-Gelenke. Außerdem ziehen Septen in das plantare Fettpolster, welche die Fußsohlenhaut stabilisieren und eine passive Dämpfung beim Fersenaufprall erzeugen [1, 4].

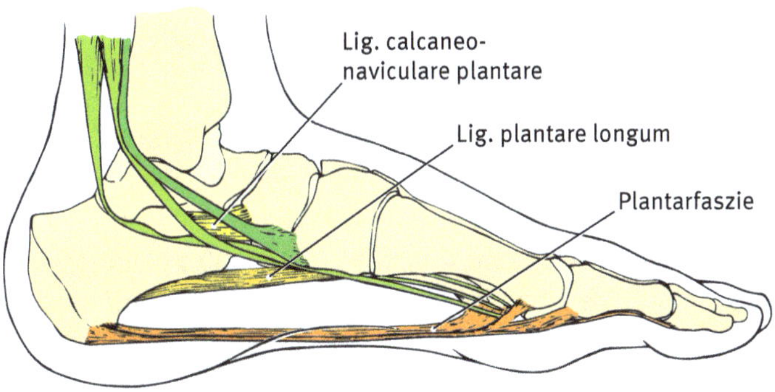

Abb. 10.1: Anatomie der Plantarfaszie.

Merke: Die Plantarfaszie vereint aktive und passive Elemente und sichert die Belastbarkeit und dynamische Stabilität der Fußsohle.

Von wesentlicher Bedeutung für die Biomechanik des Fußes ist der so genannte Windlass-Mechanismus [5]: Die Dorsalextension der Zehen führt über eine Anspannung der Plantarfaszie zur Aufrichtung des Fußgewölbes, Rückfußinversion und

DOI 10.1515/9783110424027-012

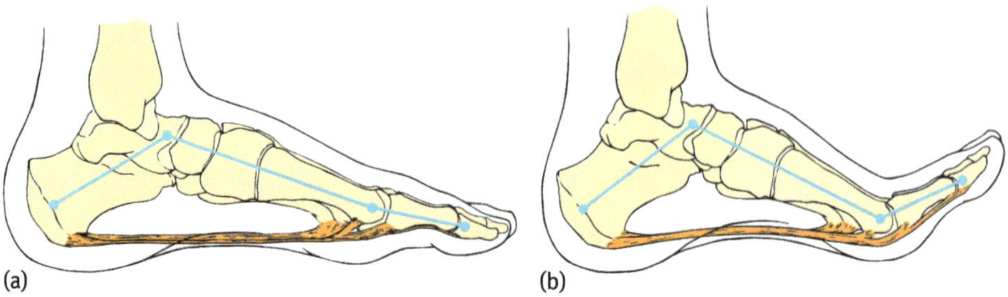
(a) (b)

Abb. 10.2: Windlassmechanismus.

Außenrotation des Unterschenkels (Abb. 10.2). Über diesen Mechanismus speichert die Plantarfaszie im Gangzyklus elastische Energie und fungiert, unterstützt durch die langen Beugemuskeln, auch als aktiver Stoßdämpfer [1, 2, 6, 7].

Aus funktioneller Sicht findet die Plantarfaszie eine Fortsetzung nach proximal über die Wadenmuskulatur und ischiokrurale Muskulatur bis zum Becken [8].

Merke: Beim Windlass-Mechanismus kommt es durch die Dorsalextension der Zehen zu einem Anspannen der Plantarfaszie und einer Erhöhung des medialen Gewölbes.

10.1.2 Epidemiologie

Die Erkrankung betrifft etwa 10 % der Bevölkerung [1, 9], wobei Menschen höheren Alters häufiger betroffen sind [2]. Bezüglich der Geschlechterverteilung existieren in der Literatur unterschiedliche Angaben [1, 2]. Ein plantarer Fersensporn findet sich bei 10–30 % der Normalbevölkerung und bei 50 % der Patienten mit Plantarfasziitis [1, 2, 7]. Ein Nachweis, dass der Sporn für Beschwerden verantwortlich ist, ließ sich bisher nicht erbringen [7]. Risikofaktoren sind Adipositas (BMI > 30), pathologische Fußform, Alter, stehende Berufe, Verkürzung der Wadenmuskulatur und/oder der ischiokruralen Muskulatur sowie Laufsport [1, 2, 7, 9, 10]. Akute Verletzungen der Plantarfaszie mit plötzlich stechendem Schmerz, meist Partialrupturen, sind deutlich seltener und treten vorwiegend im Rahmen sportlicher Belastung auf.

Merke: Ein plantarer Fersensporn ist nicht zwingend mit Beschwerden assoziiert.

Differentialdiagnostisch müssen folgende Erkrankungen ausgeschlossen werden: Entrapmentsyndrome des N. plantaris medialis (*jogger's foot*) und N. plantaris lateralis (*Baxter's nerve*), Tarsaltunnelsyndrom, Fettpolsteratrophie, Kalkaneuszysten, M. Ledderhose, Stressfrakturen des Kalkaneus, vertebragene/radikuläre Ursachen, Tumoren sowie bei Jugendlichen eine Apophysitis calcanei (M. Sever). Beidseitige

Beschwerden können ein Hinweis auf eine rheumatoide Erkrankung, Autoimmunerkrankung (Psoriasis) oder reaktive Arthritis (M. Reiter) sein [1, 2, 9, 10].

10.1.3 Klinik

Führendes Symptom ist der morgendliche Anlaufschmerz nach schleichendem Beginn. Die Beschwerden nehmen im weiteren Verlauf durch Bewegung ab und verstärken sich wieder bei zunehmender Belastung oder nach sportlicher Aktivität [1, 2, 7].

Merke: Typisch für die Plantarfasziitis sind ein schleichender Beginn und der morgendliche Anlaufschmerz.

10.1.4 Untersuchung

Die Plantarfasziitis stellt grundsätzlich eine klinische Diagnose dar, gesichert durch eine gründliche Anamnese und körperliche Untersuchung [1, 9, 10]. Typisch ist der lokale Druckschmerz am Kalkaneus plantar, oftmals verbunden mit Schmerzen entlang der verhärtet tastbaren Plantarfaszie. Häufig finden sich eine eingeschränkte Dorsalextension im oberen Sprunggelenk sowie eine Verkürzung der Wadenmuskulatur und oft der gesamten dorsalen Kette bis zum Becken. Hinweise darauf bieten ein positiver Silfverskjöld-Test und aktive Triggerpunkte in der Muskulatur.

Merke: Eine ausführliche Anamnese und gründliche klinische Untersuchung sind wegweisend für die korrekte Diagnose.

10.1.5 Bildgebung

Röntgennativaufnahmen des Fußes in zwei Ebenen unter Belastung sind unverändert Bestandteil der Basisdiagnostik. Die Sonographie ist als kostengünstiges und wenig belastendes Verfahren besonders gut für dynamische Untersuchungen geeignet. Die MRT ist der Sonographie hinsichtlich der Feindiagnostik der Weichteile überlegen, für Fragestellungen bezüglich der Plantarfaszie jedoch selten erforderlich.

Merke: Röntgenaufnahmen unter Belastung sind diagnostischer Standard in der Bildgebung.

10.1.6 Nomenklatur und Klassifikation

Dem Autor sind weder eine spezifische Nomenklatur noch eine eigene Klassifikation zum Thema Plantarfasziitis bekannt.

10.1.7 Konservative Therapie

Beschwerden an der Plantarfaszie sind eine Domäne der konservativen Therapie. Im Vordergrund steht die Entlastung der Plantarfaszie durch individuell gefertigte Einlagen mit orthograder Ausrichtung des Rückfußes [1, 4, 6, 9, 10]. Ebenso wichtig ist die Auswahl geeigneter Schuhe [6, 7, 9, 11]. Gleichzeitig muss der Patient durch selbstständige Dehnübungen in die Therapie eingebunden werden (Abb. 10.3) [1, 2, 4, 6, 12]. Diese Dehnübungen sollten die gesamte Muskelkette von der intrinsischen Fußmuskulatur über die langen Flexoren bis zum Becken einbeziehen [2, 6, 7]. Vorübergehend kann auch die Anwendung von Fersenkissen hilfreich sein [10, 12], spezielle Tapes stellen eine sinnvolle Ergänzung dar [2, 6, 9, 11]. Barfußlaufen auf harten Böden ist zu vermeiden [7, 11].

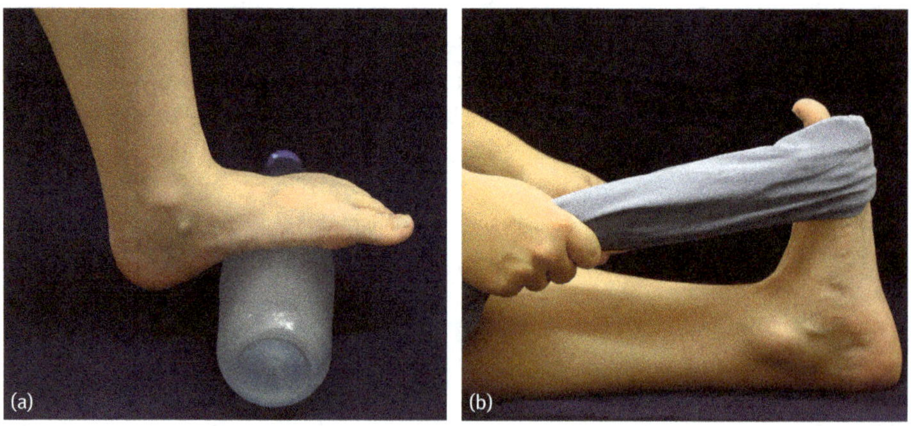

Abb. 10.3: Dehnübungen.

Merke: Die Plantarfasziitis ist eine Domäne der konservativen Therapie.

Konfektionierte Nachtschienen verhindern die Verkürzung der Plantarfaszie in der Entspannungsphase [2, 6, 7, 9–12]. Physikalische Therapie mittels Ultraschall, Reizstrom, Jontophorese und lokaler Kälteapplikation reduziert die Entzündungsreaktion [9, 13]. Als effektiv hat sich die extrakorporale Stoßwellentherapie (ESWT) erwiesen [10, 14, 15], wobei ein standardisiertes Behandlungsprotokoll beachtet werden muss [15]. Die Wirksamkeit kann sich auch nach Monaten noch verbessern. Die Röntgentiefenbestrahlung weist ebenfalls positive Ergebnisse auf [7]. Die Erfolgsrate liegt bei 70–80 %, bei vorbehandelten Patienten sind die Ergebnisse schlechter. Kortisoninjektionen können im Akutstadium Linderung verschaffen [9–12], allerdings sind Injektionen in das plantare Fettpolster wegen der Gefahr von Fettgewebsnekrosen strikt zu vermeiden. Auch das Risiko einer Ruptur der Plantarfaszie steigt durch die Applikation von Kortison [1, 4, 7, 11]. Von einigen Autoren wird außerdem die Injektion von Botulinumtoxin empfohlen [11]. Antiphlogistika scheinen vorwiegend bei einer systemisch entzündlichen Ursache wirksam zu sein [1].

10.1.8 Operative Therapie

Weitgehender Konsens besteht darüber, ein operatives Vorgehen erst bei einem Versagen der konservativen Therapie über etwa sechs Monate anzustreben. Die Ergebnisse sind bei strenger Indikationsstellung gut [1, 12]. Standardverfahren ist die offen chirurgische Einkerbung der Plantarfaszie, oft in Kombination mit einer Dekompression des ersten Astes des N. plantaris lateralis. Die mögliche simultane Resektion des plantaren Fersensporns wird kontrovers bewertet [1, 11].

Merke: Ein operatives Vorgehen ist erst bei einem Scheitern der konservativen Therapie indiziert.

Neben dem offenen Vorgehen sind endoskopische Verfahren, die *In-step*-Fasziotomie und in den letzten Jahren zunehmend minimalinvasive Techniken, möglich [11, 16]. Den Vorteilen eines minimierten Zuganges und rascherer Rekonvaleszenz stehen eine eingeschränkte Darstellung, die fehlende Möglichkeit der Nervendekompression sowie das Risiko einer vollständigen Durchtrennung der Plantarfaszie gegenüber [1].

10.1.9 Nachbehandlung

Abhängig vom Ausmaß des operativen Eingriffes und der angewandten Technik erfolgt meist eine Entlastung für etwa 14 Tage, anschließend bis zu sechs Wochen postoperativ Vollbelastung im Walker. Individuell angefertigte Einlagen und selbstständige Dehnübungen sollten das Procedere auf Dauer ergänzen.

10.1.10 Neue Therapien

In den letzten Jahren gewinnt die Therapie mit plättchenreichem Plasma (PRP) zunehmend an Bedeutung. Eindeutige Aussagen zum Erfolg der Therapie ebenso wie zur Wertigkeit der verschiedenen Systeme stehen noch aus, die Tendenz ist positiv.

Aus operativer Sicht hat die Verbreitung minimalinvasiver Verfahren (MIS) zumindest teilweise zu einer Neubewertung der Therapie geführt. Ausreichende Zahlen zur Einschätzung der Langzeitergebnisse liegen bislang nicht vor.

Manuelle Techniken, u. a. aus der Osteopathie, finden zunehmend Anwendung und ergänzen das konservative Therapiespektrum. Einheitliche Richtlinien existieren aufgrund der Fülle der Angebote, zu denen auch die Spiraldynamik gehört, allerdings nicht.

Merke: Minimalinvasive Operationsverfahren ergänzen das konventionelle operative Spektrum.

10.1.11 Tipps und Tricks

Im akuten Stadium der Plantarfasziitis ist eine Kombination aus Dehnung und Kryotherapie hilfreich. Dies lässt sich beispielsweise durch eine Plastikflasche erzielen, welche mit Wasser gefüllt und tiefgekühlt wird (Abb. 10.3). Als einfache Erstmaßnahme sollte das Barfußlaufen auf harten Böden vermieden werden. Weiterhin sind Mobilisationsübungen vor dem morgendlichen Aufstehen zum Vordehnen der Plantarfaszie hilfreich. Übermäßige Weichbettung ebenso wie eine extreme Fersendämpfung der Schuhe führen zu einer Reduktion der körpereigenen Dämpfung und wirken daher kontraproduktiv. Tapetechniken sind einfach und schnell verfügbar und können von den Patienten selbst erlernt werden.

10.1.12 Zusammenfassung als Schema

1.	Ursache:	gestörte Biomechanik
2.	Diagnostik:	
	2.1 Anamnese:	schleichender Beginn Risikofaktoren
	2.2 Klinik:	plantarer Druckschmerz flaches oder überhöhtes Gewölbe verkürzte dorsale Kette
	2.3 Bildgebung:	lokale und systemische Ursachen ergänzend
3.	Differentialdiagnosen	
4.	Therapie:	
	4.1 konservativ:	Einlagen, Dehnübungen, Nachtschiene Fersenkissen, Tapes ESWT, Röntgenreizbestrahlung Kortisoninjektionen
	4.2 operativ:	bei Versagen der konservativen Therapie

Markus Walther

10.2 Tibialis-anterior-Sehnenpathologien

10.2.1 Anatomie

Die Tibialis-anterior-Sehne ist der wichtigste Fußheber. Der Ursprung des Muskels liegt an der proximalen Hälfte der ventralen Tibia, der unteren Hälfte der lateralen Tibia und der Membrana interossea. Die Tibialis-anterior-Sehne inseriert medial bis plantar am Os cuneiforme mediale und an der Basis des Metatarsale I [17]. Die Sehne verläuft unter dem superioren Retinaculum extensorum und dem oberen und unteren Schenkel des inferioren Retinakulum extensorum. Der Muskel wird vom N. peronaeus profundus innerviert. Während des Fersenauftritts wird der Muskel exzentrisch belastet. Er kontrolliert dabei die Plantarflexion im Sprunggelenk. In der Schwungphase kommt es zu einer konzentrischen Aktivität mit Dorsalextension im Sprunggelenk [18].

10.2.2 Epidemiologie der Tibialis-anterior-Sehnenpathologie

Angaben zur Häufigkeit von Tibialis-anterior-Pathologien finden sich kaum in der Literatur. Die Insertionstendinopathie wird deutlich häufiger beobachtet als die vollständige Ruptur. Als Auslöser der Insertionstendinopathie werden sportliche Belastungen wie Laufsport beschrieben, in vielen Fällen lässt sich aber keine klare Ursache identifizieren [19]. Auf osteophytäre Anbauten des TMT-1-Gelenkes, z. B. bei einer Arthrose oder Instatilität, ist ebenfalls zu achten. Die Mehrzahl der Rupturen findet sich in Folge degenerativer Veränderungen in den distalen 2–3 cm der Sehne. Viele Patienten berichten über eine längere Phase der Ansatztendinose im Vorfeld einer Ruptur der Tibialis-anterior-Sehne. Davon abzugrenzen sind Abscherverletzungen der Sehne in Folge von Tibiafrakturen [20].

10.2.3 Klinik

Die Ansatztendinose der Tibialis-anterior-Sehne zeigt sich klinisch durch einen belastungsabhängigen Schmerz medial am Fuß. Die beiden wichtigsten Differentialdiagnosen sind degenerative Veränderungen des Tarsometatarsale-I-Gelenks bzw. des Naviculocuneiforme-Gelenks. Bei der Palpation lässt sich ein maximaler Druckschmerz über dem Tuberculum mediale des Os cuneiforme I auslösen.

Die Ruptur der Tibialis-anterior-Sehne imponiert als „Fall-Fuß“. Teilweise nehmen die Patienten das Ruptureereignis gar nicht wahr, berichten aber über ein zunehmendes Stolpern und das Unvermögen, den Fuß anzuheben. Differentialdiagnostisch ist insbesondere bei Patienten, die eine Schwäche der Fußhebung bemerken ohne höhergradige Schmerzen am Sehnenansatz, auch an eine neurologische Ursache zu denken. Es kommt reflektorisch zu einer Überaktivität der Zehenstrecker (Abb. 10.4). Eine ausgeprägte Dorsalextension der Zehen bei gleichzeitig reduzierter Dorsalextension im Sprunggelenk während der Schwungphase des Beins ist immer verdächtig hinsichtlich einer Pathologie der Tibialis-anterior-Sehne [21].

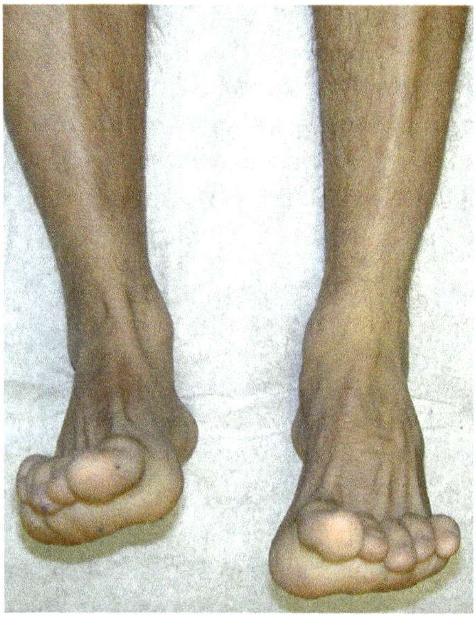

Abb. 10.4: Klinisch imponiert die Ruptur der Tibialis-anterior-Sehne durch einen Verlust der aktiven Fußhebung in Verbindung mit einer kompensatorischen Überaktivität des M. extensor hallucis longus und des M. extensor digitorum longus (mit freundlicher Genehmigung Quelle: www.my-medibook.de).

10.2.4 Untersuchung

Die klinische Untersuchung ist bei der Ansatztendinose jenseits des lokalen Druckschmerzes wenig ergiebig. Durch genaue Palpation lässt sich aber meist differenzieren, ob der Schmerz in Höhe der Gelenke oder am Sehnensansatz ausgelöst werden kann.

Die Inspektion beider Unterschenkel verrät durch den Verlust des Sehnenreliefs der Tibialis-anterior-Sehne bereits die Diagnose (Abb. 10.4). Die Dorsalextension des Fußes gegen Widerstand ist nicht möglich. Kompensatorisch werden die langen Zehenstrecker eingesetzt. Beim Barfußgehen zeigt sich der nach unten hängende Fuß bei gleichzeitig maximaler Dorsalextension der Zehen in der Schwungphase. Teilweise lässt sich der Sehnenstumpf in Höhe des superioren Retinaculum extensorum tasten.

10.2.5 Bildgebung

Die konventionelle Bildgebung ist bei der Ruptur der Tibialis-anterior-Sehne wenig ergiebig. Manchmal lassen sich unter der Spaltlampe zarte Verkalkungen des Sehnenansatzes medial des Os cuneiforme mediale erkennen.

Im Ultraschallbild lässt sich der Sehnenstumpf darstellen. Besonders gut gelingt dies bei frischen Rupturen und umgebendem Hämatom.

Der zuverlässigste Nachweis gelingt mit der Kernspintomographie. Dabei kommt es bei Vorliegen einer Tendinose zu einer Kontrastmittelaufnahme entlang der Sehnenscheide bis zur Insertion (Abb. 10.5).

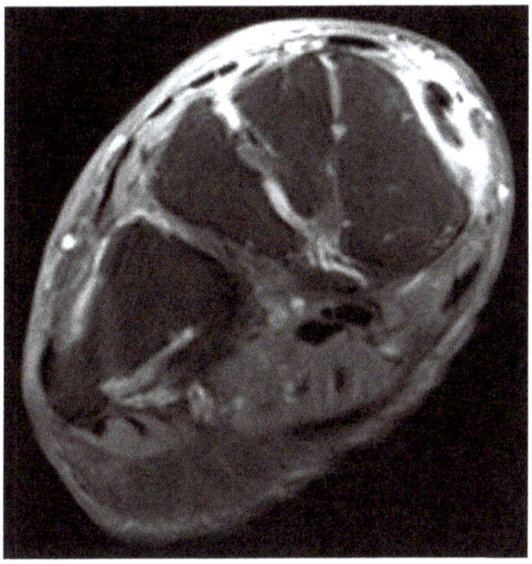

Abb. 10.5: Die Ansatztendinose der Tibialis-anterior-Sehne ist in der koronaren und transversalen Schnittführung erkennbar. Geringgradige Veränderungen sind häufig nur mit Kontrastmittel darstellbar (mit freundlicher Genehmigung von www.my-medibook.de).

Teilweise kann eine Vergrößerung des Querdurchmessers beobachtet werden. Intratendinöse Signalanhebungen sind Ausdruck der Binnendegeneration. Bei ausgeprägten Entzündungsreaktionen kann teilweise ein begleitendes Knochenmarködem am Ansatz des Os metatarsale I und des Os cuneiforme mediale beobachtet werden [22].

Die Ruptur der Tibialis-anterior-Sehne ist am besten in den schrägaxialen PDw-fettsaturierten Sequenzen oder der T1w-Sequenz nach Kontrastmittelgabe zu sehen. Es findet sich eine leere Sehnenscheide mit Darstellung der Sehnenstümpfe proximal und distal. In der Sehnenscheide zeigt sich Flüssigkeit mit Kontrastmittelaufnahme. Bei verzögert diagnostizierten Rupturen kann in der MRT eine fettige Degeneration des M. tibialis anterior nachgewiesen werden (Abb. 10.6).

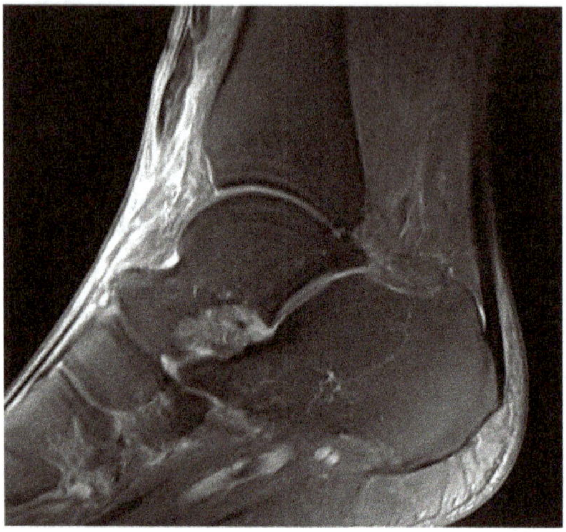

Abb. 10.6: Bei der vollständigen Ruptur der Tibialis-anterior-Sehne findet sich der Sehnenstumpf meist in Höhe des Retinaculum extensorium superior (mit freundlicher Genehmigung Quelle: www.my-medibook.de).

10.2.6 Nomenklatur und Klassifikation

Unterschieden werden können folgende Pathologien:

- Ansatztendinose: Es handelt sich um degenerative Veränderung der distalen Tibialis-anterior-Sehne sowie am Sehnen-Knochen-Übergang.
- Ansatznahe Ruptur: Der häufigste Typ ist die ansatznahe Ruptur im Bereich der distalen 2–3 cm der Sehne. Der proximale Sehnenstumpf rutscht meist bis in Höhe des superioren Retinaculum extensorum [23].
- Intratendinöse Ruptur: Seltener finden sich intratendinöse Rupturen in Höhe des Retinakulums. Diese werden unter anderem in Folge einer chronischen Tendinitis bei chronischer Polyarthritis beobachtet [24].
- Intramuskuläre Ruptur: Proximale Rupturen treten gehäuft im Zusammenhang mit Tibiafrakturen auf. Im Rahmen einer Unterschenkelfraktur können scharfe Knochenfragmente zu einer Durchtrennung der Tibialis-anterior-Sehne führen. Kommt es nach Unterschenkelfraktur zu einer Fibrosierung des M. tibialis anterior, kann auch noch Jahre später ein Ausriss der Sehne aus dem Narbenkonglomerat entstehen [25].

10.2.7 Konservative Therapie

10.2.7.1 Tendinose

Die Behandlung der Tendinose umfasst sämtliche Maßnahmen, die sich auch bei anderen Ansatztendinosen bewährt haben. Verwendet wird eine abstützende Einlagenversorgung zur Entlastung des Sehnenansatzes. Zusätzlich kann Physiotherapie mit Friktionen, Ultraschall und exzentrischen Kräftigungsübungen eingesetzt werden. Die Evidenz für die Wirksamkeit der Stoßwellenbehandlung bei Ansatztendinose ist hoch, für den speziellen Einsatz an der Tibialis-anterior-Sehne gibt es aber bisher keine Studien [26].

10.2.7.2 Ruptur

Die konservative Behandlung der Tibialis-anterior-Sehnenruptur bedeutet stets, den Funktionsverlust zu akzeptieren. Dies kann bei inakzeptablen Operationsrisiken in Einzelfällen gerechtfertigt sein, normalerweise erfolgt die Behandlung der Tibialis-anterior-Sehnenruptur operativ. Bei niedrigem Aktivitätslevel kommen Patienten teilweise mit dem Funktionsverlust zurecht. Ob eine temporäre Ruhigstellung im Walker das funktionelle Ergebnis der konservativen Behandlung verbessern kann, ist in der Literatur umstritten. Das Ziel der Ruhigstellung besteht darin, ein Verkleben des Sehnenstumpfes mit den umliegenden Weichteilen zu erreichen, um den „Fall-Fuß“ zu reduzieren [21].

10.2.8 Operative Therapie

10.2.8.1 Tendinose

Bei anhaltenden Beschwerden mit fehlendem Effekt der konservativen Behandlungsmaßnahmen besteht die Möglichkeit, die veränderten Sehnenanteile zu debridieren. Bei mechanischer Schädigung des Sehnenansatzes kann dieser durch einen Fadenanker verstärkt werden.

10.2.8.2 Ruptur

Anatomische Rekonstruktion der Tibialis-anterior-Sehne

Die operative Behandlung besteht in einer anatomischen Rekonstruktion der rupturierten Sehne (Abb. 10.7). Bei frischen Rupturen gelingt dies gut analog den Prinzipien, die auch bei der Achillessehne zur Anwendung kommen. Bei einer verzögert diagnostizierten Ruptur kann der M. tibialis anterior bereits fibrosiert zu sein, was die Mobilisation des proximalen Sehnenstumpfes erschwert. Teilweise muss der proximale Sehnenstumpf aus dem Narbengewebe mobilisiert werden. Durch einen Fadenanker, der im Os cuneiforme mediale platziert wird, lässt sich die Rupturstelle mechanisch entlasten. Die Fäden werden in der Sehnenscheide nach proximal geführt und im gesunden proximalen Sehnengewebe fixiert. Die Reposition der Sehne erfolgt in maximaler Dorsalextension des Sprunggelenks. Meist ist diese Stellung ohnehin notwendig, um die Sehnenenden in Kontakt zu bringen.

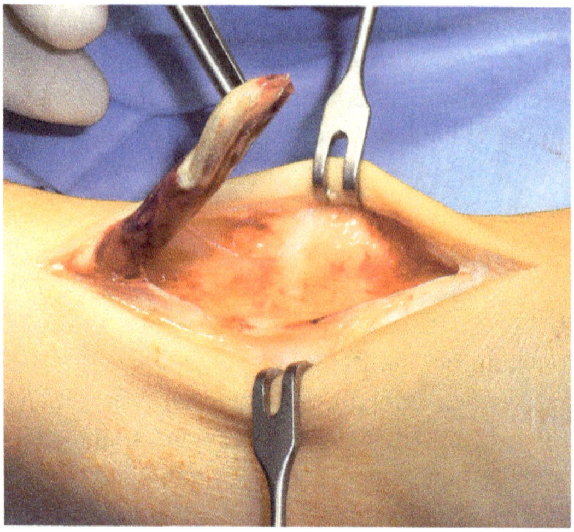

Abb. 10.7: Intraoperativer Befund bei einer Tibialis-anterior-Sehnenruptur. Die besten funktionellen Ergebnisse lassen sich durch eine anatomische Rekonstruktion erreichen, die Naht kann durch einen Fadenanker überbrückt und mechanisch entlastet werden (mit freundlicher Genehmigung Quelle: www.my-medibook.de).

Umkehrplastik

Lasst sich der proximale Sehnenstumpf nicht ausreichend mobilisieren, kann die Defektzone durch eine lokale Umkehr- oder eine Verschiebeplastik überbrückt werden. In diesen Fällen empfiehlt sich stets die zusätzliche Sicherung der Rekonstruktion durch einen Fadenanker. Die Rekonstruktion erfolgt in maximaler Dorsalextension des Sprunggelenks, da der häufig verkürzte M. tibialis anterior im Rahmen der Nachbehandlung zum Operationszeitpunkt wieder an Länge gewinnt. Alternativ kann auch ein freies Sehnentransplantat (z. B. M. gracilis) verwendet werden [27].

Ersatzplastik

Bei Rerupturen oder vollständiger Fibrosierung des M. tibialis anterior kann eine motorische Ersatzplastik ein gutes funktionelles Ergebnis liefern. Hierbei wird die Sehne des M. extensor hallucis longus nach distal präpariert und in der Mitte des Os metatarsale I abgesetzt. Der distale Sehnenstumpf wird in Seit-zu-Seit-Technik auf den Extensor digitorum longus der zweiten Zehe transponiert. Der proximale Sehnenstumpf wird über ein Bohrloch im Os cuneiforme mediale verankert. Die Sehnenspannung ist so zu wählen, dass der Fuß gerade eben noch in Neutralstellung gebracht werden kann. Wird der M. extensor hallucis longus nicht mit einer ausreichenden Vorspannung fixiert, ist später die Kraftentwicklung eingeschränkt. Die Verwendung einer Tenodeseschraube erlaubt eine sehr stabile Fixation, alternativ können auch Fadenanker zum Einsatz kommen.

10.2.9 Nachbehandlung

Postoperativ erfolgt eine Ruhigstellung des Sprunggelenks in maximaler Dorsalextension für acht Wochen. Dies gelingt aus unserer Erfahrung am besten im Unterschenkelgips. Dorsale Schienen oder auch vorgefertigte Walker können vom Patienten leicht abgenommen werden und haben ein hohes Risiko, dass sich das Sprunggelenk über längere Zeit in Plantarflexion befindet. Nach Abschluss der Wundheilung kann der Fuß leicht aufgestellt werden, ab der 4.–6. Woche kann mit einem stufenweisen Belastungsaufbau begonnen werden. Ab der neunten Woche wird eine Sprunggelenkorthese verwendet, welche eine Bewegung im Sprunggelenk von Dorsalextension bis zur Neutralstellung erlaubt. Die Orthese wird dann bis zur zwölften Woche Tag und Nacht verwendet, wobei der Fuß im Konfektionsschuh belastet werden darf.

Um Verklebungen entgegenzuwirken, wird bei gesicherter Wundheilung bei gebeugtem Kniegelenk mit passiv assistierten Übungen begonnen. Hierbei wird das Sprunggelenk ausschließlich im Bewegungsumfang maximale Dorsalextension bis Neutralstellung bewegt. Der volle Bewegungsumfang wird zwölf Wochen postoperativ freigegeben. Eine intensive sportliche Belastung mit hoher Beanspruchung der Tibialis-anterior-Sehne wird erst nach sechs Monaten empfohlen.

10.2.10 Neue Therapien

Bei Ansatztendinose kann der Sehnensansatz mit Platelet Rich Plasma (PRP) infiltriert werden. Der Einsatz erfolgt in Analogie zu anderen Körperregionen, für die Tibialis-anterior-Sehne gibt es bisher keine wissenschaftlichen Arbeiten [28].

10.2.11 Tipps und Tricks

Die Ruptur der Tibialis-anterior-Sehne bedeutet einen erheblichen Funktionsverlust. Die eingeschränkte Mobilität, verbunden mit dem Risiko zu stolpern, stellt auch für ältere Menschen ein erhebliches Problem dar, so dass die konservative Behandlung der Sehnenruptur nur bei harten Kontraindikationen für operative Maßnahmen empfohlen werden sollte.

10.2.12 Zusammenfassung als Schema

Tendinose

1. Einlagen,
2. Friktionen, Ultraschall, exzentrische Kräftigung,
3. Stoßwelle,

4. Platelet Rich Plasma,
5. Operatives Debridement.

Ruptur
6. konservativ nur bei Kontraindikation für operative Therapie,
7. direkte Rekonstruktion,
8. Umkehrplastik oder Verschiebeplastik,
9. freies Sehnentransplantat,
10. motorische Ersatzplastik mit Extensor hallucis longus.

Markus Knupp

10.3 Peronealsehnen

10.3.1 Ätiologie

Peronealsehnenerkrankungen treten in einer Vielzahl der Fälle als Folge von Distorsionen oder Frakturen auf. Ein valgischer Rückfuß und ein flacher oder enger Kanal im Bereich der distalen Fibula vermindern die Stabilität des Sehnenverlaufs retromalleolär und erhöhen damit das Risiko für Luxationen [29]. Eine varische Rückfußstellung kann zu einer chronischen Überlastung der Sehnen bis hin zur Ruptur führen. Einengungen im retromalleolären Kanal können von einem weit nach distal reichenden Peroneus brevis Muskelbauch oder einem akzessorischen Peroneus quartus Muskel herrühren [30]. Ein hypertrophes peroneales Tuberkulum (Abb. 10.8) kann ebenfalls eine erhöhte mechanische Belastung auf die Sehnen ausüben [31]].

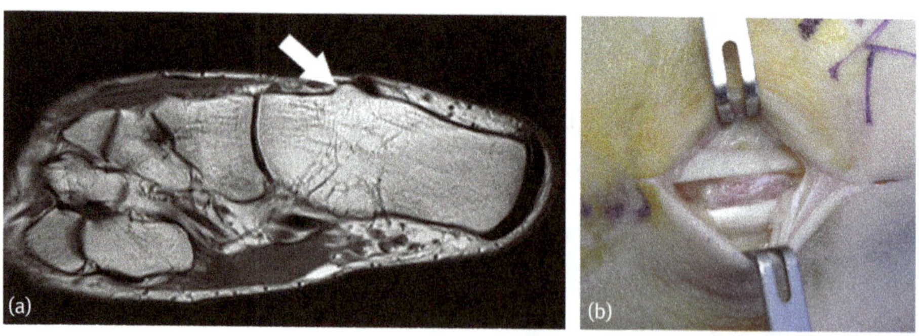

Abb. 10.8: (a) MRT eines 35-jährigen Patienten mit einer Längsruptur der Peroneus brevis Sehne und einem hypertrophen Tuberkulum peroneale (Pfeil). (b) intraoperativer Befund des gleichen Patienten.

10.3.2 Epidemiologie

Die Peronealsehnen dienen dem oberen Sprunggelenk (OSG) und dem unteren Sprunggelenk (USG) als dynamische Stabilisatoren und erfüllen eine wichtige propriozeptive Funktion. Deshalb kann ein Funktionsverlust, auch bei mechanisch stabilem Gelenk, neben Schmerzen und Schwellungen zu einem Instabilitätsgefühl führen. Trotz zunehmend diagnostizierten Peronealsehnenverletzungen werden bis zu 40 % der Läsionen bei der Erstvorstellung nicht erkannt [32]. Diese können bei inadäquater Behandlung langwierige Folgen nach sich ziehen [33, 34].

10.3.3 Tendopathie/Tenosynovitis

Entzündliche Veränderungen der Peronealsehnen treten meist nach chronisch repetitiver Überlastung oder als Folge eines akuten Traumas auf [35]. Sie können jedoch auch Zeichen einer chronischen lateralen Instabilität am OSG sein [36].

Untersuchungsbefund

Klinisch zeigt sich eine Druckdolenz über den Sehnen und gelegentlich eine palpable Verdickung in deren Verlauf. Häufig lässt sich der Schmerz auch durch aktive Pronation/Eversion gegen Widerstand reproduzieren. Auf eine zugrundeliegende Ursache der Pathologie ist zu achten. Insbesondere ein Rückfuß varus oder eine chronische Instabilität des oberen Sprunggelenkes darf nicht übersehen werden und muss in die Behandlung eingeschlossen werden.

Bildgebung

Diese dient dem Ausschluss struktureller Veränderungen der Sehne (Rupturen, Degenerationen) und von Risikofaktoren (Fehlstellungen, dysplastisches retromalleoläres Gleitlager, hypertrophes peroneales Tuberkulum). Die entzündlichen Veränderungen lassen sich sowohl im Ultraschall als auch in der MRT gut darstellen.

Therapie

In den meisten Fällen kann durch eine Ruhigstellung im Gips oder in einer Orthose für drei bis vier Wochen eine Verbesserung der Symptome erreicht werden. In chronischen Fällen und bei Patienten mit einer Überlastung aufgrund einer varischen Rückfußachse können laterale Schuhranderhöhungen oder fußbettende Einlagen hilfreich sein. Falls die konservative Therapie zu keinem Erfolg führt, kann eine offene oder tenoskopische Synovektomie durchgeführt werden (Abb 10.9).

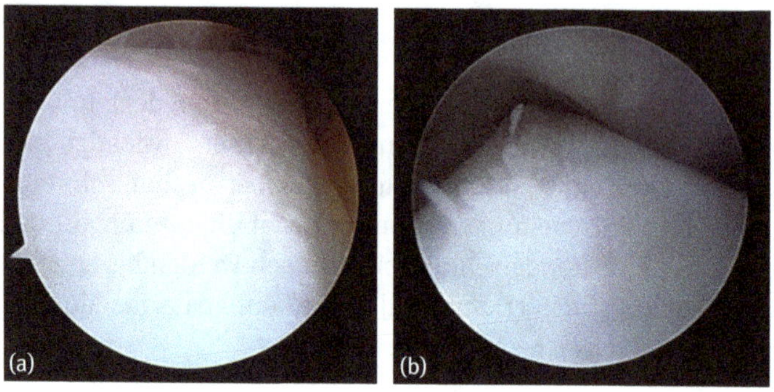

Abb. 10.9: Endoskopisches Bild einer (a) chronischen Entzündung (Gefäßzeichnung auf der Sehne) der Peroneus longus Sehne bei einem Patienten mit einer schweren Instabilität des oberen Sprunggelenkes. Bei anhaltenden Schädigungen der Sehne können auch Längsrupturen und oberflächliche Degenerationen auftreten (b).

10.3.4 Painful Os Peroneum Syndrome (POPS)

Das Os Peroneum liegt innerhalb der Peroneus longus Sehne auf der Höhe des Kuboids. Schmerzen im Bereich dieses akzessorischen Knochens werden gemeinhin als POPS (*Painful Os Peroneum Syndrome*) zusammengefasst [37].

Untersuchungsbefund

Typischerweise liegt eine Druckdolenz über dem lateralen/plantaren Anteil des Kuboids vor, die sich durch aktive Eversion durch den Patienten verstärken lässt. Die Kraftentwicklung des M. peroneus longus kann insbesondere beim Ausriss der Sehne am Os Peroneum oder schmerzbedingt vermindert sein.

Unterschieden werden folgende Untergruppen:
- akute Fraktur des Os Peroneum,
- chronische Fraktur des Os Peroneum,
- Ausriss der Peroneus longus Sehne proximal oder
- distal des Os Peroneum,
- hypertrophes Os Peroneum mit Einklemmphänomen.

Bildgebung

Beim POPS empfiehlt sich neben dem Röntgen die Abklärung mittels MRT. Ausrisse und Frakturen können dargestellt und Begleitrupturen der Peroneus longus und Peroneus brevis Sehnen ausgeschlossen werden.

Therapie

In den meisten Fällen können die Patienten analog der Behandlung der Tendinitis konservativ therapiert werden. Insbesondere kann in akuten Fällen eine Ruhigstellung mit einer OSG-Bandage und Nicht-steroidalen Antirheumatika über 3–4 Wochen dauerhaft Linderung verschaffen. Bei hypertrophem Os Peroneum kann zudem eine fußbettende Einlage mit einer entsprechenden Aussparung unter dem Os Peroneum die Reizung abklingen lassen. Bei Ausriss der Sehne wird ein operatives Vorgehen empfohlen. Bei Ausbleiben einer Verbesserung kann dem Patienten die Entfernung des Os Peroneum angeboten werden. Die Sehne wird nach dem Herausschälen des Ossikels mit einer resorbierbaren Naht verstärkt. Bei einer Ruptur sollte die Sehne genäht oder ein Transfer auf die Peroneus brevis Sehne erwogen werden.

10.3.5 Instabilität/Luxation

Am häufigsten luxieren die Peronealsehnen bei einer reflektorischen Kontraktion der Mm. peronei entweder bei einer akuten Inversionsbewegung des dorsal extendierten OSG oder bei einer kräftigen Dorsalextension des evertierten Rückfußes. Die Luxationen können nach dem Ausmaß der Verletzung des oberen Retinakulums in drei Grade eingeteilt werden:

- Grad I — isolierter Ausriss des Retinakulums mit intaktem fibrokartilaginärem Ansatz an der Fibula,
- Grad II — Ausriss des Retinakulum und des fibrokartilaginären Ansatzes,
- Grad III — Ausriss des Retinakulums und des fibrokartilaginären Ansatzes in Kombination mit einer kleinen Avulsionsfraktur an der Fibula.

Untersuchungsbefund

Die Patienten klagen über belastungsabhängige Schmerzen dorsal der Fibula und gelegentlich über ein Schnappen am lateralen OSG. Klinisch liegt die maximale Druckdolenz hinter der distalen Fibula. In akuten Fällen findet sich eine Schwellung und gelegentlich ein Bluterguss lateral am OSG. Bei chronischen Luxationen liegt die Sehne bei der Untersuchung zum Teil luxiert über der distalen Fibula, oder der Patient ist in der Lage, die Sehne willkürlich zu luxieren. Zusätzlich findet sich in einer Vielzahl der Fälle eine Instabilität am lateralen OSG.

Bildgebung

Die Röntgenbilder sind meist unauffällig. Bei Grad-III-Verletzungen kann die kleine Avulsionsfraktur der distalen Fibula als so genanntes *fleck sign* sichtbar sein (Abb. 10.10) [38]. In der MRT können neben den dislozierten Sehnen auch die Luxationstasche sowie das insuffiziente superiore Retinakulum dargestellt werden.

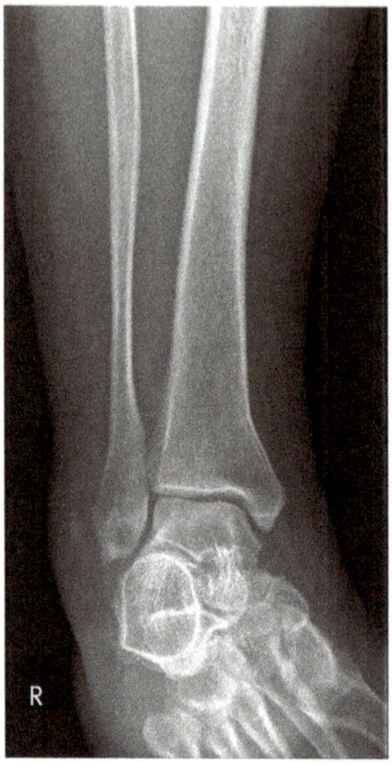

Abb. 10.10: Röntgenbild eines 32 jährigen Fußballspielers mit einer akuten Peronealsehnenluxation. Lateral der Fibula zeigt sich eine kleine ossäre Schuppe (Fleck sign) als Zeichen eines ossären Ausrisses des superioren Retinakulums.

Therapie

Bei den meisten akuten Luxationen ist die operative Behandlung empfohlen, da konservative Therapieoptionen mit einem hohen Rezidivrisiko behaftet sind. Unterschieden werden je nach Ätiologie:

- Refixation des superioren Retinakulums,
- Rekonstruktion des superioren Retinakulums,
- Osteotomien der distalen Fibula (werden nicht mehr empfohlen),
- Vertiefung des retromalleolären Kanals.

Refixation des Retinakulums

Die distale Fibula wird durch einen Zugang etwas dorsal der hinteren Begrenzung dargestellt (Abb. 10.11). Die Sehnen werden untersucht und allenfalls vorhandene Läsionen angegangen (siehe unten). Weit nach distal reichende Muskelbäuche und akzessorische Muskeln/Sehnen (Peroneus quartus) werden exzidiert. Bevor die Sehnen reponiert werden und das Retinakulum mit Knochenankern oder transossären Nähten refixiert wird, soll die Form der retromalleolären Grube begutachtet und gegebenenfalls eine Vertiefung vorgenommen werden (siehe unten). Wichtig bei der Refixation des Retinakulums ist, die Luxationstasche zu verschließen.
Postoperativ werden die Patienten entweder in einem Gips oder mit einer Orthese unter erlaubter Vollbelastung für sechs Wochen ruhiggestellt. Einige Autoren empfehlen eine frühfunktionelle Nachbehandlung mit Physiotherapie ab der zweiten postoperativen Woche.

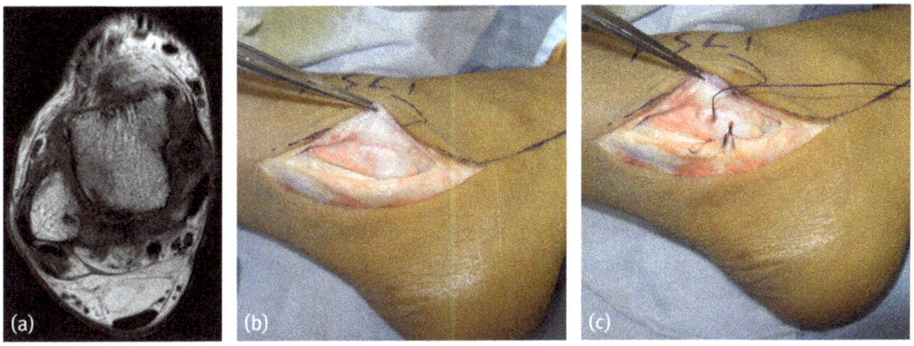

Abb. 10.11: (a) MRT eines 36-jährigen Patienten mit einer akuten Peronealsehnenluxation. (b) intraoperativer Situs mit der in der MRT bereits sichtbaren Luxationstasche. (c) Rekonstruktion des Retinakulums mit transossären Nähten.

Vertiefung des Kanals

Die Fibula wird von distal mit intramedullären Bohrungen mit aufsteigenden Durchmessern dorsal geschwächt. Im Anschluss wird mit einem Stößel die Grube vertieft [39]. Die Sehnen werden dann reponiert und das Retinakulum, wie oben beschrieben, refixiert. Die postoperative Behandlung ist analog zur Therapie nach der Refixation des Retinakulums.

10.3.6 Rupturen

Die meisten Risse in den Peronealsehnen resultieren aus Inversionsverletzungen des OSG oder aus chronischen Überlastungen. Wichtig zu wissen ist, dass die Inzidenz von asymptomatischen Peronealsehnenrupturen bis zu 50 % ausmacht [40, 41]. Aus diesem Grund müssen bei Beschwerden am lateralen OSG Begleitverletzungen ausgeschlossen werden: Eine in der MRT diagnostizierte Peroneus brevis Sehnenverletzung kann – muss aber nicht – die Ursache der Beschwerden sein!

Die häufigsten Rupturen sind Längsrisse der flachen Peroneus brevis Sehne, da diese durch die Lage vor der Peroneus longus Sehne großen Kräften ausgesetzt ist. In vielen Fällen findet sich in dieser Situation zusätzlich ein insuffizientes Retinakulum, was zu Instabilitäten der Sehne im Gleitlager führen kann. Die selteneren Peroneus longus Rupturen können neben der retro-malleolären Lokalisation auch auf der Höhe des peronealen Tuberkulums oder im Bereich des Os Peroneums auftreten.

Untersuchungsbefund

Meist findet sich ein retromalleolärer Schmerz, der durch Druck oder Kraftprüfung gegen Widerstand ausgelöst werden kann. Wichtig ist es, häufige Begleitpathologien auszuschließen. Sollte eine Varus-Fehlstellung des Rückfußes vorliegen, kann mittels Coleman-block-Test erhoben werden ob der Ursprung der Fehlstellung im Rückfuß liegt oder durch ein stark plantarflektiertes erstes Metatarsale zustande kommt. Dabei stellt sich der Patient auf ein Brett, wobei das erste Metarsaleköpfchen frei in der Luft hängt. Wenn sich der Rückfuß dabei korrigiert, st die Varusfehlstellung zu mindest partiell durch ein plantarflektiertes erstes Metatarsale zu erklären. Neben der Varusfehlstellung im Rückfuß kann eine Adduktionskontraktur in der Chopard-Gelenkslinie die Kräfte auf die Peronealsehnen erheblich verstärken (Abb. 10.12). Ein weiterer Risikofaktor für Rupturen der Peronealsehnen sind chronischen Instabilitäten des OSG, da diese ebenfalls zu einer Überlastung führen können.

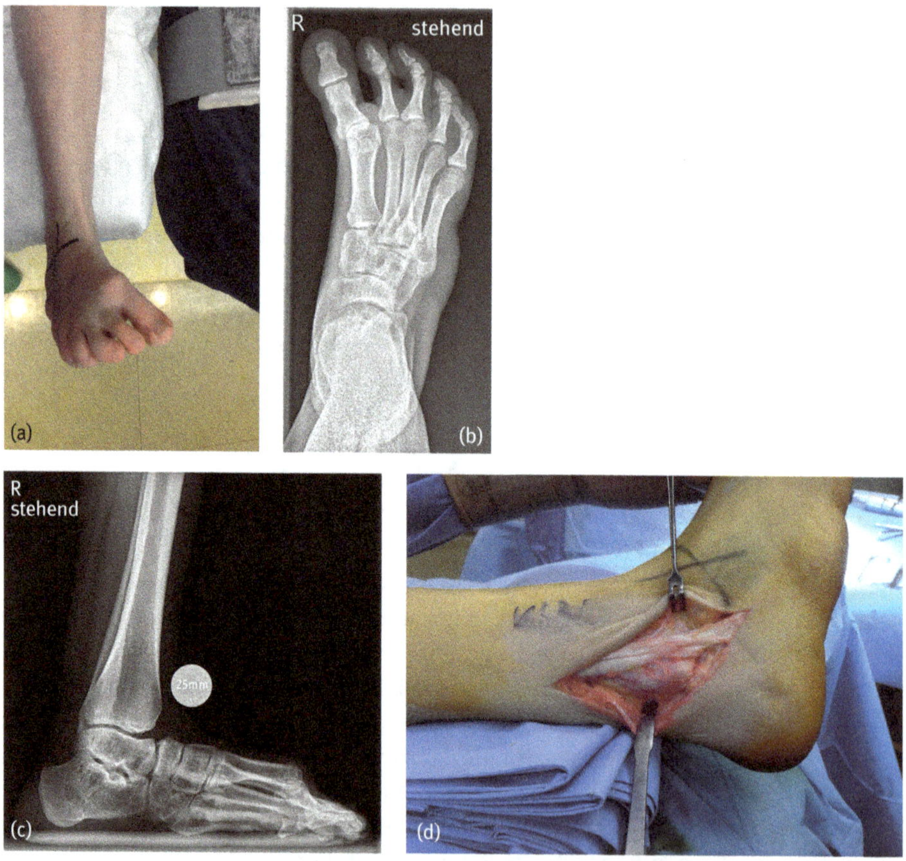

Abb. 10.12: Klinischer, radiologischer und intraoperativer Befund einer Patientin mit der einer schweren Adduktionskontraktur nach Pes equinovarus Korrektur in der Kindheit. Sowohl klinisch (a) als auch radiologisch (b, c) zeigt sich die Insuffizienz der Peronealsehnen mit entsprechender Adduktion im Mittelfuß und eleviertem ersten Metatarsale 1. Intraoperativer Befund (d) partiell erhaltener, längsrupturierter Peroneus brevis Sehne und fehlender Peroneus longus Sehne.

Bildgebung

Die belasteten Röntgenbilder des Fußes und des OSG werden meist mit einer MRT-Untersuchung ergänzt. Diese erlaubt, eine Mehrheit der Rupturen in der Lokalisation und der Ausdehnung darzustellen. Als Alternative bietet die sonographische Darstellung der Sehne ebenfalls eine wertvolle Ergänzung. Das effektive Ausmaß der Läsionen kann jedoch meist erst bei der chirurgischen Exploration erfasst werden.

Therapie

Die konservative Therapie entspricht derjenigen der Tendinopathie. Der Erfolg ist jedoch, insbesondere bei entsprechender anatomischer Disposition, häufig nur von begrenzter Dauer. Die operative Therapie richtet sich nach dem Ausmaß und der Lokalisation der Läsion [42]. Kleinere Läsionen (< 50 % des Sehnenquerschnitts) werden mit Exzision des degenerierten Anteils und einer tubulierenden Sehnennaht behandelt. Geeignet hierfür sind resorbierbare Fäden der Stärke 3-0. Ist eine der Sehnen nicht zu rekonstruieren, wird proximal der Läsion mit einem resorbierbaren Faden der Stärke 2-0 eine Seit-zu-Seit-Tenodese an der verbleibenden Sehne durchgeführt. Alternativ kann eine Pulvertaftnaht vorgenommen werden (Abb. 10.13). Aufgrund der großen Exkursion der Peronealsehnen sollte die Tenodese mindestens 3–4 cm proximal oder distal des lateralen Malleolus liegen, um Druckspitzen in der retromalleolären Grube vorzubeugen. Sind beide Sehnen nicht zu rekonstruieren und der proximale Teil noch mobil (intakter Muskel), wird ein Sehnentransfer mit der Semitendinosussehne durchgeführt. Alternativ kann der Defekt mit einem Allograft überbrückt werden [43].

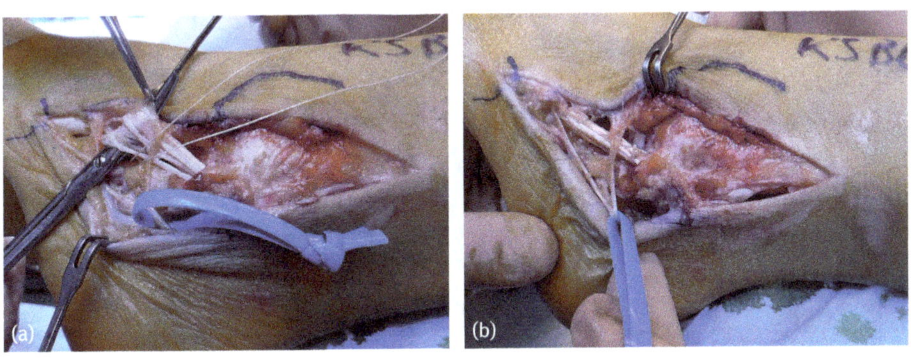

Abb. 10.13: (a) Subtotale Partialruptur der Peroneus brevis und Peroneus longus Sehne mit angeschlungenem N. suralis. (b) Gleicher Patient nach der Rekonstruktion mittels Pulvertaft-Naht (Peroneus longus auf Brevis Sehnen Transfer).

Sollten beide Sehnen nicht zu rekonstruieren und der proximale Teil nicht mehr mobil sein, das heißt, der Muskelbauch degeneriert, kommt nur noch ein Sehnentransfer in

Frage. Hierzu wird in der Regel die Sehne des M. flexor digitorum longus oder flexor hallucis longus verwendet [44].

Wichtig ist insbesondere bei den degenerativen Rupturen, die Korrektur prädisponierender Faktoren in die Planung der operativen Therapie mit einzubeziehen, da sonst der Langzeiterfolg der Rekonstruktion kompromittiert sein kann.

10.3.7 Neue Therapien

Tendoskopie

Endoskopische Eingriffe an den Peronealsehnen haben den Vorteil, dass die Sehnen ohne Eröffnung des Retinakulums dargestellt werden können. Neben der diagnostischen Endoskopie können Tenosynovitiden, Impingement und zum Teil Partialrupturen und Sehneninstabilitäten endoskopisch therapiert werden [45].

Entzündetes Synovialgewebe wird mit einem Shaver reseziert. Hypertrophe/distal liegende Muskelbäuche der Peroneus brevis Sehnen und Peroneus quartus Sehnen werden mit dem Shaver entfernt (Abb. 10.14). Rupturen werden dann mittels *Mini-open*-Technik offen rekonstruiert, nachdem die Schnitthöhe mittels Diaphanoskopie festgelegt wurde.

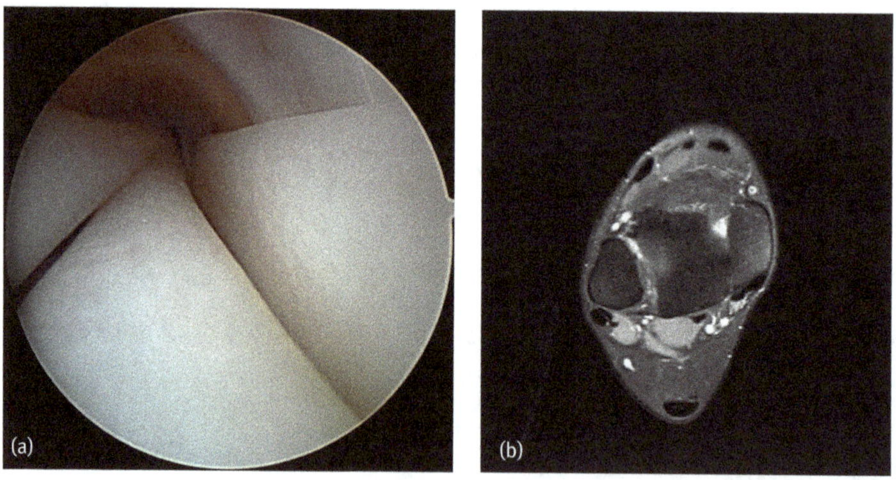

Abb. 10.14: (a) Tenoskopisches Bild einer Peroneus quartus Sehne (zwischen der Peroneus longus und der Peroneus brevis Sehne) bei einer Patientin mit chronischen lateralen Schmerzen am oberen Sprunggelenk. (b) MRT der Patientin mit einem weit nach distal reichenden Muskelbauch des Peroneus brevis sowie der Peroneus quartus Sehne.

10.3.8 Tipps und Tricks

Externe Faktoren (Instabilität, Fehlstellungen)
Wichtig ist es, die möglichen auslösenden Faktoren von Peronealsehnenpathologien in die Planung mit einzubeziehen, insbesondere bei Therapieversagern/Rezidiven. Prädisponierende Faktoren sind Fehlstellungen, Instabilitäten des OSG/USG und deformierende Kräfte von distal (zum Beispiel ein plantarflektiertes Os metatarsale I beim Hohlballenfuß oder ein kontrakter Tibialis-posterior-Muskel).

10.3.9 Zusammenfassung

Verletzungen der Peronealsehnen sind eine häufig verpasste Ursache für anhaltende Beschwerden am lateralen Rückfuß. Neben isolierten Schäden an den Sehnen treten diese auch bei insuffizientem lateralen Bandapparat am OSG oder bei Kavovarusfüssen auf. Ursächlich liegen meist repetitive Überlastungen oder ein akutes Inversionstrauma am OSG zugrunde. Die Veränderungen werden in drei Gruppen zusammengefasst: 1. Tendinitis/Tendinopathie und Tenosynovitis, 2. Sub-/Luxationen, 3. Risse, Rupturen. Viele dieser Verletzungen können konservativ behandelt werden. Bei therapierefraktären Beschwerden und anatomischer/biomechanischer Disposition ist jedoch häufig die operative Versorgung für ein gutes funktionelles Resultat nicht umgänglich.

Danksagung: Der Autor dankt Lukas Zwicky, MSc, für die Unterstützung bei der graphischen Gestaltung und für die kritische Durchsicht des Kapitels.

Renée Andrea Fuhrmann

10.4 Tibialis-posterior-Sehnenpathologien

10.4.1 Anatomie

Der M. tibialis posterior (TP) hat seinen Ursprung an der hinteren lateralen Tibia, der medialen Fibula, der Membrana interossea und der tiefen Unterschenkelfaszie. Er verläuft innerhalb des posterioren Unterschenkel-Kompartments, wobei der tendomuskuläre Übergang ca. 5 cm oberhalb des Sprunggelenkspalts liegt. Die TP-Sehne verläuft hinter dem Innenknöchel und ändert in Höhe der Innenknöchelspitze ihre bis dahin vertikale Ausrichtung in einen nahezu horizontalen Verlauf. In der Zone der Richtungsänderung hat die TP-Sehne eine fibrokartilaginäre Struktur, so dass sie die hier entstehenden Scher- und Druckkräfte aufnehmen kann. Hinter dem Innenknöchel wird die TP-Sehne durch das Retinaculum flexorum in ihrem fibrokartilaginären

Kanal gehalten. In posteriorer Richtung folgen die Flexor-digitorum-longus-Sehne, das Gefäß-Nervenbündel (Arteria/Vena tibialis posterior und N. tibialis) und die Flexor-hallucis-longus-Sehne. Es wird unverändert kontrovers diskutiert, ob die TP-Sehne distal des Innenknöchels eine Region verminderter Durchblutung aufweist. Während Peterson et al. [46] eine hypo- bis avaskuläre Zone ca. 4 cm proximal des Sehnenansatzes am Os naviculare beschreiben, konnten Prado et al. [47] diese Ergebnisse nicht bestätigen.

Die TP-Sehne ist durch Faserzüge mit dem Deltaband und dem Lig. calcaneonaviculare plantare (Lig. neglectum, Pfannenband) verbunden. Sie inseriert mit ihrem stärksten Anteil am Os naviculare sowie der plantaren Seite des Naviculo-Cuneiforme- und Tarsometatarsalgelenks I. Die plantare Insertion zeigt einen variablen Verlauf und reicht bis zu den Ossa cuneiformia, den Basen der Metatarsalia II–V und dem Os cuboideum. Verbindungen zu der Sehne des M. flexor hallucis brevis, des M. abductor hallucis und des M. peroneus longus sind ebenfalls beschrieben [48].

Aus dem Verlauf der TP-Sehne resultieren funktionell eine Inversion und Plantarflexion des Rückfußes sowie eine Aufrichtung der medialen Längswölbung. Zudem stabilisiert die Tibialis-posterior-Sehne zusammen mit dem Lig. calcaneonaviculare plantare, dem Deltaband und der talonavikularen Gelenkkapsel den medialen Rückfuß und das Subtalargelenk während der Push-off-Phase des Fußes.

10.4.2 Traumatische Ruptur der Tibialis-posterior-Sehne

Traumatische Rupturen der TP-Sehne sind sehr seltene Verletzungen und in aller Regel kombiniert mit einer Pronations-Eversions-Verletzung der Malleolengabel [49, 50].

10.4.3 (Sub-)Luxation der TP-Sehne

Im Rahmen einer Eversion des Rückfußes und vor allem bei Vorliegen einer chronischen medialen Instabilität kann es zu einer Ruptur, meist jedoch zu einer chronischen Insuffizienz des Retinaculum flexorum mit nachfolgender (Sub-)Luxation der TP-Sehne aus ihrem fibrokartilaginären Kanal kommen.
Die betroffenen Patienten berichten über ein schmerzhaftes Schnappphänomen am Innenknöchel (Abb. 10.15). Klinisch besteht meist eine Druckschmerzhaftigkeit unmittelbar posterior des Innenknöchels. Oft liegen begleitend eine Schwellung (Tenosynovialose) und eine chronische mediale Rückfußinstabilität vor.

Die Therapie dieser seltenen Erkrankung besteht analog zu vergleichbaren Erkrankungen der Peronealsehnen in einem befundadaptierten Vorgehen. Dazu gehört die Raffung des Retinaculum flexorum, ggf. mit Verstärkung durch einen Periostlappen vom Innenknöchel. Bei anlagebedingter Dysplasie der Gleitrinne kann zusätzlich eine Vertiefung des Sulcus erfolgen. Weiterhin muss eine oft begleitend vorliegende

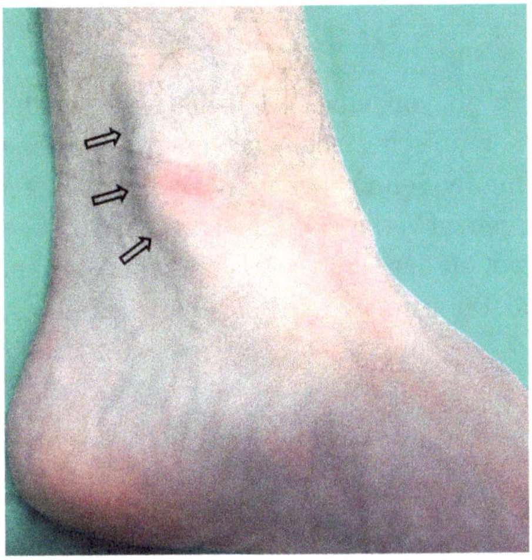

Abb. 10.15: Klinischer Befund einer luxierten Tibialis-posterior-Sehne.

mediale Instabilität des Rückfußes durch Naht bzw. Augmentation des Deltaband-Apparats adressiert werden

10.4.4 Dysfunktion der Tibialis-posterior-Sehne

10.4.5 Ätiologie

Degenerative Veränderungen der TP-Sehne betreffen in aller Regel die inframalleoläre Zone. Es kommt hier zur Ausbildung einer chondroiden Metaplasie, einer fibroblastären Hyperzellularität sowie einer Neovaskularisation [51]. Diese Veränderungen im feingeweblichen Sehnenaufbau führen zu einer reduzierten Zugfestigkeit mit nachfolgender Elongation der Sehne.

Die aus der Elongation resultierende Dysfunktion der TP-Sehne (PTTD = Posterior Tibial Tendon Dysfunction) bewirkt eine zunehmende Destabilisierung des medialen Rückfußes, was zusammen mit einer Dekompensation weiterer Stabilisatoren (talonaviculare Gelenkkapsel, Lig. calcaneonaviculare plantare = Spring Ligament, Lig. deltoideum) zur Fehlstellung führt. Das Überwiegen der Pronatoren (M. peronaeus brevis) und die pronatorische Wirkung des Gastroc-Soleus-Komplexes auf den bereits evertierten Rückfuß ziehen eine allmähliche Entkopplung des Talonavikulargelenks nach sich und münden in die Ausbildung eines Pes planovalgus. Der Taluskopf disloziert dabei zunehmend nach medial und plantar, was zu einer Destabilisierung der Coxa pedis (peritalaren Luxation) und einer Abduktion des Mittelfußes mit relativer Verkürzung der lateralen Fußsäule führt.

10.4.6 Anamnese und Beschwerden

Initial berichten die betroffenen Patienten oft von einem plötzlich auftretenden Schmerz am medialen Fußrand, der in ein chronisches Schmerzsyndrom (meist belastungsabhängig) mündet, das nach Ruptur der Sehne aber auch wieder abklingen kann. Gelegentlich werden auch Schwellungen im Verlauf der TP-Sehne beschrieben. Bei einer valgischen Rückfußdeformität steht oft der Schmerz am lateralen Fußrand (subfibulares Impingement) im Vordergrund. Die schmerzfreie Belastbarkeit und Gehstrecke sind in aller Regel eingeschränkt.

10.4.7 Untersuchung

Der klinische Befund bei einer PTTD kann je nach Schweregrad variieren und von einer regelrechten Rückfußorientierung mit physiologischer Gelenkbeweglichkeit bis zu schwersten kontrakten Deformitäten des Rück- und Vorfußes reichen. Die Inspektion der belasteten Füße zeigt im Stadium II/III nach Johnson und Strom [52] typischerweise folgende Befunde (Tab. 10.1):

- Schwellungen (perimalleolär oder medial retromalleolär),
- valgische Ausrichtung der Ferse in Relation zur Rückfußachse,
- Abflachung der Längswölbung,

Tab. 10.1: Klassifikation (modifiziert nach [52]).

	Symptome	Befund
Stadium I	Schmerzen im Verlauf der TP-Sehne	Tenosynovialose TP-Sehne, keine Kraftminderung beim Zehenstand, keine Rückfußdeformität
Stadium IIa	Schmerzen mediale Fußsäule	Rückfußvalgus (flexibel), ggf. Abduktion/Supination Mittelfuß, keine Kraftminderung beim Zehenstand
Stadium IIb	Schmerzen mediale > laterale Fußsäule	Rückfußvalgus (flexibel), ggf. Abduktion/Supination Mittelfuß, Kraftminderung beim Zehenstand
Stadium III	Schmerzen laterale > mediale Fußsäule	Rückfußvalgus (kontrakt), ggf. Abduktion/Supination Mittelfuß und Verkürzung des Gastroc-Soleus-Komplexes, Kraftminderung beim Zehenstand
Stadium IVa	Diffuse Schmerzen gesamter Rückfuß	Rückfußvalgus (kontrakt), ggf. Abduktion/Supination Mittelfuß, Kraftminderung beim Zehenstand, Verkürzung des Gastroc-Soleus-Komplexes, flexible valgische Inkongruenz des OSG ohne symptomatische Arthrose
Stadium IVb	Diffuse Schmerzen gesamter Rückfuß	Rückfußvalgus (kontrakt), ggf. Abduktion/Supination Mittelfuß, Kraftminderung beim Zehenstand, Verkürzung des Gastroc-Soleus-Komplexes, kontrakte valgische Inkongruenz des OSG mit symptomatischer Arthrose

- Abduktion des Mittel- und Vorfußes in Relation zur Unterschenkelachse (transversale Ebene), mit einem *Too-many-toes-Sign* (bei der Inspektion von hinten sind lateral mehr als zwei Kleinzehen zu erkennen),
- Supination des Mittel- und Vorfußes in Relation zum Rückfuß (frontale Ebene).

Das Gangbild (ohne Schuhwerk) ist bei einer klinisch manifesten TP-Dysfunktion krankhaft verändert; der Fuß wird nicht mehr physiologisch abgerollt.

Am sitzenden Patienten wird die passive Ausgleichbarkeit des Fersenvalgus überprüft und das Bewegungsausmaß im unteren Sprunggelenk bestimmt. Nach Ausgleich der valgischen Fersenstellung kann auch das Bewegungsausmaß im oberen Sprunggelenk ermittelt werden. Außerdem lässt sich bei Ausgleich der Rückfußfehlstellung eine Supinationsstellung des Mittel- und Vorfußes feststellen. Dies kann auch am aufgestellten Fuß überprüft werden (*First Metatarsal Rise Sign*). Die Kraftentwicklung der TP-Sehne kann seitenvergleichend überprüft werden: Der Patient wird dabei aufgefordert, den plantar flektierten und evertierten Fuß gegen manuellen Widerstand (in Höhe des ersten Mittelfußkopfs) zu adduzieren.

Am liegenden Patienten wird zusätzlich der Silfverskjöld-Test durchgeführt. Dabei wird das Ausmaß der Dorsalextension im oberen Sprunggelenk bei gestrecktem und gebeugtem Kniegelenk und passivem Ausgleich des Fersenvalgus verglichen. Liegt eine Verkürzung des Gastroc-Soleus-Komplexes vor, so ist die Dorsalextension des Fußes bei gebeugtem Kniegelenk größer.

Abschließend wird die TP-Sehnenfunktion beurteilt. Dabei wird der Patient aufgefordert, den beidbeinigen, wenn möglich auch den einbeinigen Zehenstand einzunehmen. Beurteilt werden dabei seitenvergleichend die Kraftentwicklung für die Plantarflexion und die im Zehenstand eintretende physiologische Varisation der Ferse (Abb. 10.16).

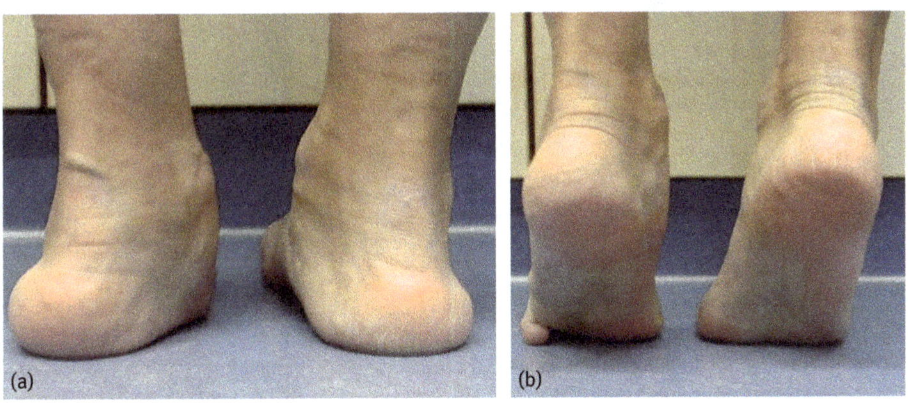

Abb. 10.16: Valgische Position des Rückfußes, links mehr als rechts, mit Aufhebung der Längswölbung (a). Im Zehenstand regelrechte Varisation rechts und verbleibende Valgusstellung (b).

Der Jack-Test (Hübscher-Test) gibt Auskunft über die Funktion des Windlass-Mechanismus: Bei passiver Dorsalextension der Großzehe kommt es bei regelrechter Funktion zur Ausbildung einer Längswölbung am Fuß und einer Außenrotation des Unterschenkels.

10.4.8 Bildgebung

Es werden Röntgenaufnahmen des belasteten Fußes (gesamter Fuß im seitlichen Strahlengang, und antero-posteriore Abbildung des oberen Sprunggelenks sowie des Vor- und Mittelfußes) angefertigt (Abb. 10.17). Beurteilt werden in der seitlichen Projektion

- die Abflachung der Längswölbung (Naviculare-Boden-Abstand),
- die Orientierung des Talus in Relation zum ersten Mittelfußstrahl (talo-metatarsaler Winkel = Meary-Winkel: Normalwert 0°),
- das Alignment der Mittelfußgelenke (Erweiterung des plantaren Gelenkspalts zwischen Os naviculare und Os cuneiforme mediale bzw. im ersten Tarsometatarsalgelenk als Hinweis auf eine Instabilität) und
- der Fersenauftrittswinkel (Normalwert ca. 30°).

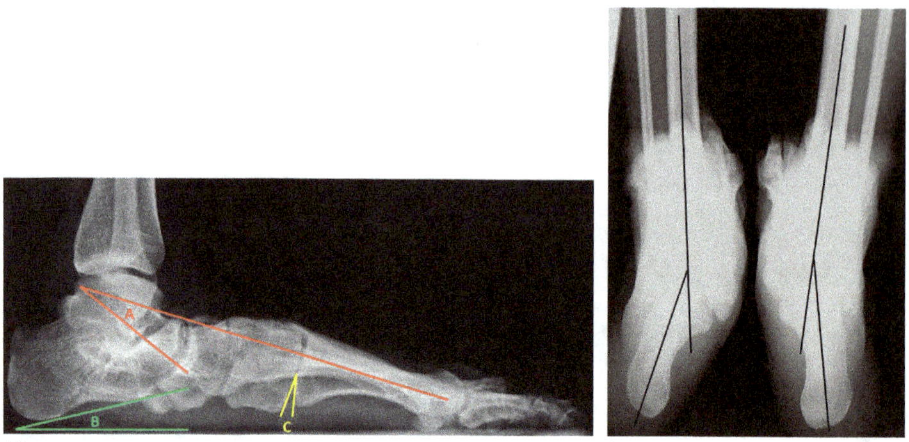

(a) (b)

Abb. 10.17: (a) Seitliches Röntgenbild des belasteten Fußes. Plantarflexion des Talus mit pathologisch vergrößertem talo-metatarsalem Winkel (A), Abflachung des Fersenauftrittwinkels (B) und plantarer Öffnung des Tarsometatarsalgelenks (C). (b) Rückfuß-Alignment-Aufnahme mit valgischer Achsenabweichung des Rückfußes, links mehr als rechts.

Die Aufsichtsaufnahme des Fußes erlaubt die Beurteilung des
- Talonavikulargelenks (talo-navicularer Winkel: Normalwert 0°) und
- des talo-metatarsalen Winkels (Normalwert 0°).

Optional ist die Anfertigung einer Rückfuß-Alignment-Aufnahme (z. B. Saltzman-Aufnahme), bei der die Achsenausrichtung des Rückfußes in Relation zum Unterschenkel beurteilt werden kann.

Zur Darstellung der TP-Sehne eignet sich die Sonographie oder die MRT (bevorzugt mit Kontrastmittel). Häufig finden sich Konturunregelmäßigkeiten der TP-Sehne oder ein Erguss im Sehnengleitlager.

10.4.9 Konservative Therapie

Bei noch regelrechter Kraftentwicklung der TP-Sehne (Stadium I bis IIa) und akut aufgetretenen Schmerzen kann eine kombinierte medikamentöse (nicht steroidale Antiphlogistika), physikalische (Elektrotherapie) und orthetische Behandlung (Walker, Unterschenkel-Cast) durchgeführt werden. Nach Abklingen der akuten Schmerzsymptomatik erfolgt eine Einlagenversorgung mit Unterstützung der medialen Längswölbung, Supinationskeil und Fersenfassung sowie Physiotherapie (Kräftigung der Fußbeuger, Kinesio-Taping, Spiraldynamik).

Krankheitsstadien, die bereits durch eine Dysfunktion des M. tibialis posterior gekennzeichnet sind (ab Stadium IIa), können durch eine konservative Behandlung nicht kausal adressiert werden. Eine orthetische Unterstützung der Längswölbung mit Ausgleich des Fersenvalgus (Supinationskeil, Fersenfassung) kann bei flexibler Deformität zu einer Beschwerdelinderung führen. Rigide Deformitäten sind nur mit einem maßangefertigten Schuh und Weichbettung der druckschmerzhaften medialen Fußsäule zu versorgen. In Abhängigkeit vom Ausmaß der Deformierung sind Druckstellen am Fuß oft nicht vermeidbar [53].

10.4.10 Operative Therapie

Eine Operationsindikation besteht grundsätzlich bei einer schmerzhaften Pes planovalgus Deformität und klinisch nachweisbarer Dysfunktion des M. tibialis posterior (ab Stadium IIa). Bei persistierender Tenosynovialose der TP-Sehne kann auch in früheren Stadien eine Tenosynovialektomie mit Débridement und Übernähung der Sehne sowie ggf. zusätzlicher Raffung der talonavikularen Gelenkkapsel erfolgen.

Das operative Behandlungsregime orientiert sich an der maßgeblichen Deformität (z. B. Fersenvalgus) (Tab. 10.2), wobei befundadaptiert eine Kombination von knöchernen und weichteiligen Prozeduren festgelegt werden muss.

Tab. 10.2: Operative Behandlungsstrategie im Stadium 2 der PTTD.

Hauptdeformität	Stadium	Operatives Vorgehen
Flexibler Rückfußvalgus	IIa	Medialisierende Calcaneusosteotomie und Augmentation der TP-Sehne (Transfer FDL oder FHL) sowie mediale Weichteilstabilisierung
Abduktion des Vor- und Mittelfußes	IIb	Talo-naviculare Dezentrierung < 50 %: Medialisierende Calcaneusosteotomie und Augmentation der TP-Sehne (Transfer FDL oder FHL) sowie mediale Weichteilstabilisierung Talo-naviculare Dezentrierung > 50 %: Verlängerung der lateralen Fußsäule und Augmentation der TP-Sehne (Transfer FDL oder FHL) sowie mediale Weichteilstabilisierung, ggf. bei verbleibender Valgusstellung des Rückfußes zusätzlich medialisierende Calcaneusosteotomie.
Begleitdeformität		
Supinationskontraktur Vorfuß	Osteotomie Os cuneiforme mediale (Cotton-Osteotomie)	
Instabilität der medialen Fußsäule	Reorientierende Arthrodese des Talo-Navikulargelenks I/II (ggf. auch III) bzw. des Tarsometatarsalgelenks I	

10.4.11 Operationsverfahren

10.4.11.1 Transfer der Flexor-digitorum-longus/Flexor-hallucis-longus-Sehne

Über einen medialen retromalleolären Zugang wird die TP-Sehne dargestellt und beurteilt. Ein chirurgisches Débridement der TP-Sehne mit tubulierender Naht ist nur dann sinnvoll, wenn das Gleitverhalten der TP-Sehne erhalten ist. Dies kann durch Hervorluxieren und Zug an der Sehne überprüft werden. Sollte sich intraoperativ eine ausgeprägte strukturelle Auftreibung der Sehne oder eine Ruptur zeigen, so ist eine Resektion der TP-Sehne indiziert, um ein sekundäres retromalleoläres Impingement zu vermeiden (Abb. 10.18).

Zur Augmentation der TP-Sehne kann die synergistisch wirkende Flexor-digitorum-longus- (FDL-) oder die Flexor-hallucis-longus-(FHL-)Sehne verwendet werden. Die FDL-Sehne hat den Vorteil, dass sie unmittelbar posterior der TP-Sehne verläuft. Außerdem ist aufgrund variabler tendinöser Verbindungen zwischen der FDL- und FHL-Sehne im Vorfußbereich kein wesentliches funktionelles Defizit bei der Beugung der Kleinzehen zu erwarten. Die FHL-Sehne hat den Vorteil, dass ihr Durchmesser annähernd dem der TP-Sehne entspricht. Zudem verläuft die FHL-Sehne unterhalb des Sustentaculum tali, so dass hierdurch eine zusätzliche Aufrichtung des Rückfußes zu erwarten ist. Zu berücksichtigen ist, dass eine Abschwächung der Großzehenbeugung funktionell ungünstiger ausfällt (Spratley et al. 2013).

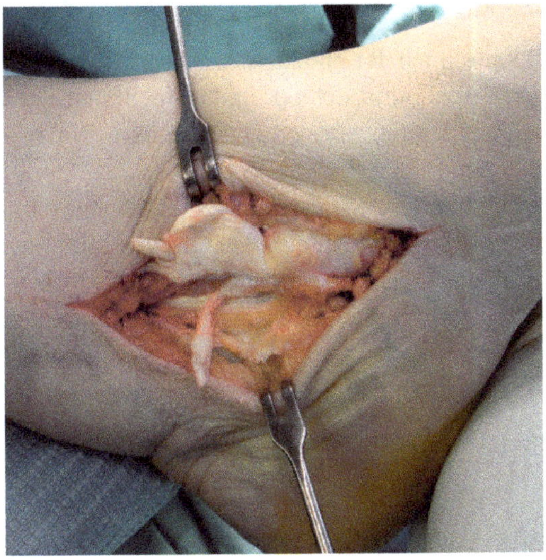

Abb. 10.18: Intraoperativer Situs mit degenerativer Ruptur und Auftreibung der Tibialis-posterior-(TP-)Sehne. Unmittelbar posterior verläuft die Flexor-digitorum-longus-(FDL-)Sehne.

Bei erhaltenem Gleitvermögen der TP-Sehne und Fehlen gravierender struktureller Veränderungen ist eine Tenodese zwischen der distalen TP-Sehne und der FDL-Sehne möglich. Diese Operationstechnik hat den theoretischen Vorteil, dass die Zugwirkung näher am Rotationszentrum des Talonaviculargelenks liegt.

Zur transossären Verlagerung wird die FDL-/FHL-Sehne in Höhe des *Master knot of Henry* (Überkreuzungsstelle von FHL und FDL) tenotomiert und das freie Sehnenende über einen von dorsal nach plantar verlaufenden Bohrkanal im Os naviculare geführt oder mit einer Interferenzschraube fixiert. Die Naht der transferierten Sehne sollte erst nach Abschluss der knöchernen Korrekturmaßnahmen gesetzt werden. Anzustreben ist eine mittlere Vorspannung (hälftige Sehnenstrecke zwischen spontaner Fußposition und maximaler Supination).

10.4.11.2 Transfer der hälftigen Tibialis-anterior-Sehne (Cobb-Transfer)

Wegen des geringeren Korrekturpotenzials und der Voraussetzung eines intakten M. tib. posterior ist dieser Eingriff auf das Stadium IIa begrenzt.

Nach der Präparation der TP-Sehne bis zum Os naviculare wird die am Os cuneiforme mediale bzw. an der Basis des Metatarsale I ansetzende TA-Sehne dargestellt und mit Hilfe eines Sehnenstrippers ein Sehnenstreifen bis in Höhe des distalen Unterschenkels abgespalten. Das freie Sehnenende wird dann unter angemessener Vorspannung mit der TP-Sehne vernäht. Optional kann der Sehnenstreifen über einen von dorsal nach plantar verlaufenden Bohrkanal durch das Os naviculare geführt werden. Auch für diese Operation gilt, dass die Sehnennaht erst nach Abschluss der knöchernen Korrektur erfolgen sollte.

10.4.11.3 Additive Weichteileingriffe

Bei talonavikularer Gelenkinstabilität kann nach der knöchernen Stellungskorrektur eine Raffung/Naht der medialen Gelenkkapsel und des Spring-Ligaments erfolgen. Dabei ist die Reinsertion des fibrokartilaginären Gewebes am Os naviculare erfolgversprechender als die Raffung in Gelenkhöhe.

Vor allem bei medialer Instabilität im oberen Sprunggelenk ist eine Verstärkung des Delta-Band-Apparats über eine Naht, ggf. auch über eine Verstärkung mit einem freien Sehnentransplantat (Hamstrings, Sehne des M. peronaeus longus), indiziert.

Bei Verkürzung der Wadenmuskulatur kann die Verlängerung über eine quere Fasziotomie im proximalen (Baumann-Release) oder mittleren (Strayer-Release) Unterschenkeldrittel erfolgen. Alternativ ist auch eine mehrfache gegenläufige Inzision der Achillessehne möglich.

10.4.11.4 Medialisierende Kalkaneusosteotomie (Medial *Displacement Calcaneus Osteotomy*; MDCO) (Abb. 10.19)

Ziel dieses Eingriffs ist es, die valgische Ausrichtung des Rückfußes zu korrigieren und das Tuber calcanei mit dem Achillessehnenansatz wieder zu rezentrieren, so dass der Gastroc-Soleus-Komplex erneut zu einer Inversion des Rückfußes führt. Weiterhin wird durch die laterale Verschiebung des Tuber calcanei eine Entlastung der medialen Fußsäule herbeigeführt [54]. Die Osteotomie beginnt posterior der hinteren Gelenkfacette des Subtalargelenks und anterior des Achillessehnenansatzes und verläuft in einem Winkel von ca. 45° zur Auftrittsfläche des Fußes. Das Tuberfragment kann nach Komplettierung der Osteotomie mobilisiert und nach medial um ca. 10 mm verschoben werden. Die Stabilisation der Osteotomie erfolgt mit Schrauben (Schraubendurchmesser 6,5–7, 0 mm) oder einer Schraube und einer lateral angelegten winkelstabilen Platte.

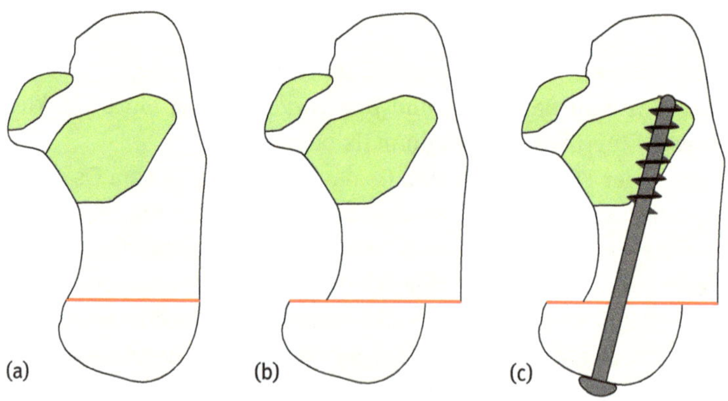

Abb. 10.19: Schematische Darstellung der medialisierenden Kalkaneusosteotomie.

10.4.11.5 Verlängerung der lateralen Fußsäule (Abb. 10.20)

Eine Verlängerung des lateralen Fußstrahls ist bei vordergründiger Abduktion des Mittel- und Vorfußes mit Dezentrierung des TN-Gelenks indiziert. Dieser Eingriff kann als *Open-Wedge*-Osteotomie in Höhe des Sinus tarsi (Hintermann-Osteotomie), ca. 1 bis 1,5 cm posterior des Calcaneo-Cuboid-(CC-)Gelenks (Evans-Osteotomie) oder als Interpositionsarthrodese des CC-Gelenks erfolgen.

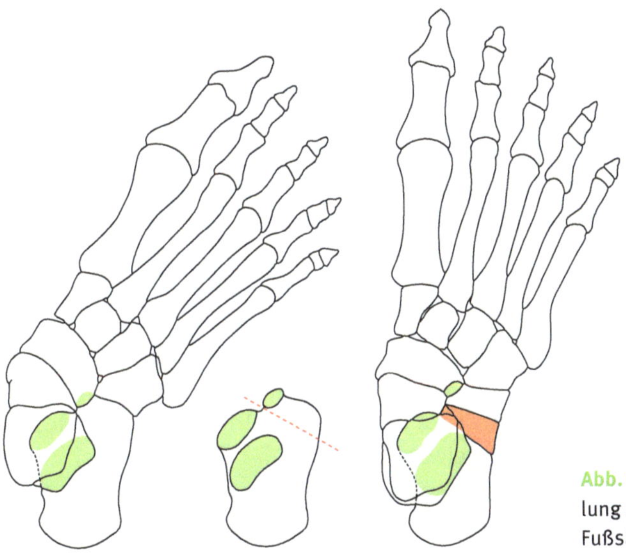

Abb. 10.20: Schematische Darstellung der Verlängerung der lateralen Fußsäule.

Die Hintermann-Osteotomie wird über einen Zugang in Höhe des Sinus tarsi an der vorderen Begrenzung der posterioren Gelenkfacette des Subtalargelenks unter Erhalt der medialen Kortikalis durchgeführt. In den Osteotomiespalt wird anschließend ein trapezförmig zugerichteter kortikospongiöser Knochenspan oder ein Knochenersatzmaterial interponiert. In aller Regel kommt es zu einer ausreichenden Primärstabilität. Optional ist die Stabilisierung über eine lateral angebrachte Platte oder über eine antero- oder retrogard einbrachte Schraube möglich.

Die Evans-Osteotomie wird als komplette Osteotomie ca. 1 bis 1,5 cm posterior des CC-Gelenks ausgeführt. Die Stabilisierung erfolgt mit Kirschner-Drähten oder einer lateral angebrachten Platte.

Die CC-Interpositionsarthrodese wird mit einer Schraube (Insertionspunkt posterolateraler Kalkaneus) oder eine Plattenosteosynthese (LCP-Platte) stabilisiert. Biomechanischen Untersuchungen zufolge kommt es durch die Verlängerung der lateralen Fußsäule zu einem erhöhten Druck im CC-Gelenk [55], woraus sich das Risiko einer Gelenkdegeneration ableitet.

10.4.11.6 *Open-Wedge*-Osteotomie des Os cuneiforme (Cotton-Operation) (Abb. 10.21)

Wenn nach der Stellungskorrektur des Rückfußes eine Supination des Vor- und Mittelfußes verbleibt, muss eine Plantarisierung des medialen Fußstrahls angeschlossen werden. Dies kann durch eine dorsal öffnende Osteotomie des Os cuneiforme mediale erfolgen. Der Korrektureffekt der Cotton-Osteotomie ist auf 5–7 mm begrenzt. Die Stabilisation erfolgt über eine kleine winkelstabile Platte.

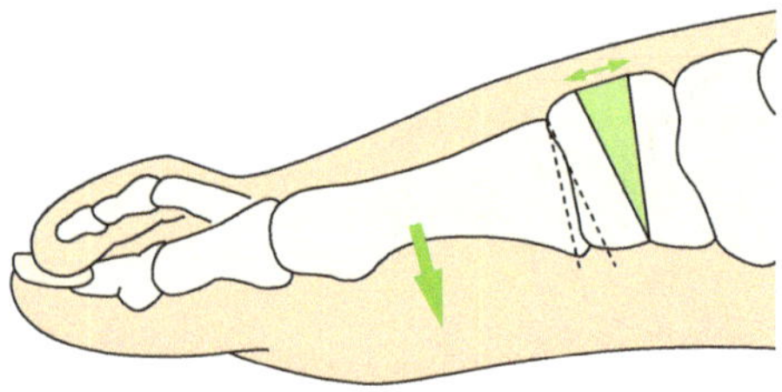

Abb. 10.21: Schematische Darstellung der Verlängerung der Cotton-Osteotomie.

10.4.11.7 Arthrodese der Naviculo-Cuneiforme-(NC-)Gelenke (Miller-Arthrodese)

Wenn sich radiologisch ein Kollaps der medialen Längswölbung auf der Höhe der NC-Gelenke (Bona-Jäger-Gelenk) darstellt, ist die Gewölbeaufrichtung über eine stellungskorrigierende Versteifung der NC-Gelenke indiziert.

Nach Darstellung der Gelenke (Os naviculare/Os cuneiforme mediale und intermedium) und Entknorpelung erfolgt die plantarseitige Entnahme eines Knochensegments mit anschließender Reposition. Die Stabilisation findet über Schrauben (3,5 mm) und/oder winkelstabile Platten statt.

10.4.11.8 Arthrodese des Tarsometatarsalgelenks (TMT) I

Ein Kollaps der medialen Fußsäule auf Höhe der TMT-Gelenke wird analog durch eine Arthrodese in Höhe des Lisfranc-Gelenks korrigiert. Die Entknorpelung beinhaltet die Entnahme eines plantarseitigen Knochensegments aus dem Os cuneiforme mediale. Die Stabilisation kann mit zwei parallel eingebrachten Schrauben (3,5 mm) und/oder einer winkelstabilen Platte erfolgen.

10.4.11.9 Rückfußarthrodesen

Indiziert ist die isolierte subtalare Arthrodese bei Vorliegen einer kontrakten Eversionsstellung des Rückfußes, begleitender schmerzhafter Degeneration des Subtalargelenks und flexiblem TN-Gelenk.

Die talonavikulare Arthrodese ist bei einem dekompensierten Knick-Plattfuß ab dem Stadium III mit zusätzlichen degenerativen Veränderungen indiziert. Bei der Reposition des TN-Gelenks ist darauf zu achten, dass das Os naviculare nicht in einer extendierten Position mit dem Taluskopf fusioniert wird, da ansonsten eine Supination des Vor- und Mittelfußes resultiert.

Befundabhängig ist im Stadium III oft die Double-(Diple-)Arthrodese (TN-Gelenk und Subtalargelenk) indiziert, die von einem medialen Zugang oberhalb der Tibialis-posterior-Sehne durchgeführt werden kann [56, 57]. Eine Triple-Arthrodese, also die reorientierende Versteifung aller drei Kammern des unteren Sprunggelenks, ist nur dann indiziert, wenn zusätzlich eine symptomatische Arthrose des Kalkaneo-Kuboid-Gelenks (CC-Gelenk) vorliegt. Um keine weitere Verkürzung der lateralen Fußsäule zu erzeugen, muss in aller Regel bei der CC-Arthrodese ein kortikospongiöses Knochentransplantat eingebracht werden.

Bei flexibler valgischer Verkippung des Talus (Stadium IVa) wird nach der Reorientierung des Rückfußes eine Raffung/Verstärkung des Deltaband-Komplexes durchgeführt. Hat sich bereits eine symptomatische Arthrose im oberen Sprunggelenk entwickelt (Stadium IVb), kann eine pantalare Arthodese oder der endoprothetische Ersatz des oberen Sprunggelenks in Kombination mit einer stellungskorrigierenden Versteifung des Rückfußes erfolgen.

10.4.12 Ergebnisse und Komplikationen

Bei der Behandlung der PTTD im Stadium II lassen sich durch die medialisierende Osteotomie des Calcaneus in Kombination mit einer Augmentation der TP-Sehne gute klinische Ergebnisse erzielen. Myerson et al. [58] haben ihre 5-Jahres-Ergebnisse von 134 Patienten dargestellt, wobei die Schmerzen signifikant reduziert werden konnten, die Funktion des Fußes und die Stellung des Rückfußes signifikant verbessert waren. Der klinische Score der American Orthopaedic Foot and Ankle Society (AOFAS) konnte auf 79 Punkte gesteigert werden. Allerdings gibt es auch klinische Studien, die mittelfristig einen Korrekturverlust der initial gut rekonstruierten medialen Längswölbung beschreiben [59].

Bei der Verlängerung der lateralen Fußsäule hat sich bislang keines der oben genannten Verfahren als überlegen erwiesen. In einer klinischen Fallkontrollstudie mit einem Nachuntersuchungszeitraum zwischen 15 (Evans-Osteotomie) und 42 Monaten (CC-Arthrodese) konnten Haseker et al. [60] zeigen, dass sich sowohl mit der verlängernden Arthrodese des CC-Gelenks als auch mit der Evans-Osteotomie eine vergleichbare Stellungskorrektur des Rückfußes erzielen lässt. Der klinische Score der American Orthopaedic Foot and Ankle Society (AOFAS) erwies sich nach der CC-Arthrodese als signifikant geringer (72 Punkte) gegenüber den Patienten mit einer Evans-Osteotomie (85 Punkte), wobei hier der unterschiedliche Nachuntersuchungszeitraum zu berücksichtigen ist.

Typische Komplikationen der gelenkerhaltenden Eingriffe am Rückfuß sind eine rezidivierende Pes planovalgus Deformität, eine Pseudarthrose des Calcaneus, eine varische Überkorrektur der Rückfußeinstellung und eine Irritation des N. tibialis im

Tarsaltunnel (bedingt durch die Verschiebung des Tuber calcanei). Direkte Verletzungen der Gefäß-Nerven-Strukturen am medialen Rückfuß sind möglich.

Mittelfristige Ergebnisse nach einer Triple-Arthrodese oder Double-Arthrodese wegen PTTD belegen ein gutes Korrekturergebnis, wenngleich bei etwa 15 % der Patienten mit revisionspflichtigen Komplikationen (Pseudarthrose, avaskulärer Knochennekrose, Korrekturverlust, Überkorrektur, symptomatischer Degeneration des oberen Sprunggelenks) gerechnet wird [61, 62].

Kommt es nach einem operativen Eingriff am Rückfuß zum neuerlichen Auftreten einer valgischen Rückfußdeformität mit Abflachung der Längswölbung und/oder Abduktion des Vor- und Mittelfußes, so ist in aller Regel als Rückzugsoperation der stellungskorrigierenden Versteifung in Form einer Double-Arthrodese der Vorzug zu geben [63, 64]. Überkorrekturen (varische Rückfußdeformität) mit schmerzhafter Überlastung der lateralen Fußsäule können durch eine laterale Closing-wedge-Osteotomie des Calcaneus (Dwyer-Osteotomie) korrigiert werden.

Christina Stukenborg-Colsman

10.5 Erkrankungen der Flexor-hallucis-longus- und Flexor-digitorum-longus-Sehnen

Dem Fußchirurgen sind die Sehnen des Mm. flexores hallucis longus (FHL) und digitorum longus (FDL) vor allem als Sehnen zur Transposition und Behandlung anderer Pathologien des Fußes (z. B. Pes planovalgus oder Achillessehnenpathologien) bekannt.

Als Erkrankungen der Sehnen sind die Tenosynovitis der Sehnen des M. flexor hallucis longus und flexor digitorum longus, ein dorsales Impingement durch ein Os trigonum oder prominenten Processus posterior tali, eine Stenosierung der Sehnen im Tarsaltunnel oder die Sehnenruptur zu nennen.

10.5.1 Ätiologie

Pathologien der FHL- und FDL-Sehne resultieren aus Tendovaginitiden, Stenosen des osteofibrösen Kanals am dorsomedialen Talus, die idiopathisch oder durch ein Os trigonum ausgelöst werden können. Eine relative Stenose kann auch aus einem hypertrophen, tief ansetzenden Muskelbauch (FHL) oder durch Teilrisse der Sehne, verbunden mit einer Schwellung, resultieren.

Ätiologisch finden sich mechanische Überbelastungen oder repetitive Traumatisierungen der Sehne. Beim Leistungssportler ist häufig eine Überbelastung als auslösender Faktor vorliegend. Diese primären Tendionpathien müssen von den sekundären (z. B. Tendionpathien durch Arthrose oder Fehlstellungen wie der Pes planovalgus) unterschieden werden, da die Kausaltherapie hier primär in der Behebung des auslösenden Faktors liegt.

10.5.2 Epidemiologie

Pathologien der Flexor-hallucis-longus-Sehne treten typischerweise bei Balletttänzern und Fußballspielern auf. Diese Sportarten sind mehr als andere mit repetitiven ausgeprägten Plantarflexionsstellungen des Fußes verbunden [67].

Die Irritation der Flexor-hallucis-longus-Sehne kann durch ein Os trigonum ausgelöst werden. Dieses Erkrankungsbild wird auch als posteriores Impingment-Syndrom bezeichnet (englisch: *posterior ankle impingment syndrome*).

Ein Os trigonum ist ein zusätzlicher Ossifikationskern des Talus. Die Ossifikation tritt geschlechtsspezifisch zwischen dem 11.–13, Lebensjahr ein. Hierbei fusioniert der Knochen mit dem Talus und bildet den Processus posterior tali. In 1,7–7 % findet diese Fusion nicht statt und es verbleibt ein isoliertes Os trigonum, häufiger unilateral als bilateral [69] (Abb. 10.22).

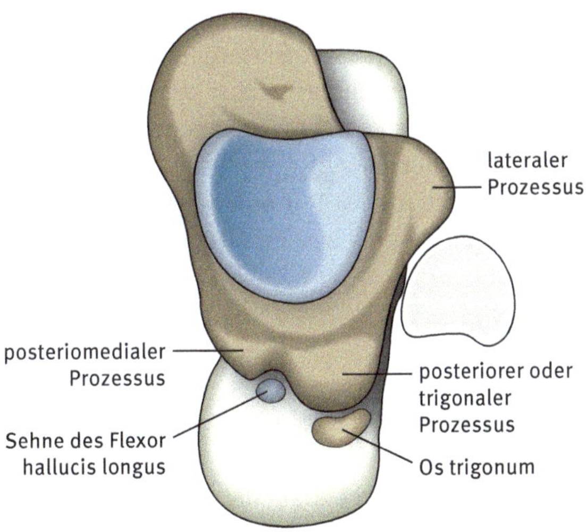

Abb. 10.22: Anatomische Darstellung des Processus posterior tali und Os trigonums in Beziehung zur Flexor-hallucis-longus-Sehne.

Die Sehnen des M. flexor hallucis longus und M. flexor digitorum longus sind in ihrem Verlauf von einer Sehnenscheide umgeben. Diese Sehnenscheide zieht mit den Sehnen am dorsomedialen Talus, medial des Processus posterior tali, durch einen osteofibrösen Kanal, dessen Volumen durch ein straffes bindegewebiges Dach limitiert ist. In diesem Kanal werden die Sehnen rechtwinklig umgelenkt. Von hier aus verläuft die Sehne schräg nach lateral-distal zur Planta pedis, wo sie in Höhe des Os naviculare von der Sehne des M. flexor digitorum longus überkreuzt wird (Chiasma plantare) [70].

Sportliche Belastungen mit Betonung der Plantarflexion führen zu einer Hypertrophie des Muskels. Dieser kann bei Dorsalextension der Großzehe und des Sprunggelenks nicht frei in die proximale Öffnung des osteofibrösen Kanals eintauchen (Stenosierung).

Im höheren Alter sind degenerative Veränderungen der Sehnen nachweisbar, die zu Partialrupturen und fusiformen Schwellungen in der Sehne führen. Durch diese Schwellungen (Knötchen) kommt es, vergleichbar zum schnellenden Daumen, beim aktiven Flextieren und Extendieren im passiv frei beweglichen Großzehengrundgelenk zu einem plötzlichen Schnappen, („Hallux saltans“, englisch: *trigger toe*), welches durch das Ein- und Austreten der Knötchen in den osteofibrösen Kanal entsteht [67].

10.5.3 Klinik

Die Patienten berichten über Schmerzen in Höhe des dorso-medialen Malleolus. Die Beschwerdesymptomatik wird durch Plantarflexion im oberen Sprunggelenk intensiviert.

Eine Beschwerdezunahme wird häufig beim kräftigen Abdrücken des Fußes, Tanzen, Fußballspiel oder Tragen von Schuhen mit hohen Absätzen berichtet. Im Falle einer ausgeprägten Tendovaginitis kann eine Schwellung sichtbar sein.

Vorerkrankungen und Traumata des Fußes sollten erfragt werden. Hierbei sind vor allem Supinations- und Pronationstraumata abzufragen.

Ein „Schnellen“ der Großzehe (Hallux saltans) ist nur in wenigen Fällen nachweisbar, wird jedoch von den Patienten eindrucksvoll beschrieben [67, 71].

10.5.4 Untersuchung

Klinisch ist die Rückfußachse auf eine vorliegende Valgus- oder Varus-Deformität zu untersuchen. Häufig ist eine akute Schmerzsymptomatik mit einer Schwellung retromalleolär durch die Tendovaginitis nach distal im Verlauf der Sehnen vorliegend. Diese zeigt sich dorsal des Gefäß-Nerven-Bündels in den paraachillären Weichteilen über den Sehnen, die durch passive Bewegungen der Großzehe im Grundgelenk oder der Kleinzehen in ihrer Funktion palpiert werden. Dabei kann ein Druckschmerz oder eine Krepitation objektiviert werden.

Zum Ausschluss anderer Erkrankungen sollten die Peronealsehnen, die Achillessehne sowie die Tibialis-posteriorer-Sehne untersucht werden. Der einbeinige Zehenspitzenstand kann differentialdiagnostisch beim Ausschluss einer Achillessehnenerkrankung hilfreich sein.

Die Beweglichkeit des oberen und unteren Sprunggelenks sowie des Großzehengrundgelenks ist zu untersuchen und dokumentieren.

Eine Ruptur einer oder beider Sehnen sollte anamnestisch und klinisch durch die Kraftminderung oder den Kraftverlust der Flexion in den Zehen detektiert werden.

10.5.5 Bildgebung

Die bildgebende Diagnostik beinhaltet zunächst ein Röntgenbild des Fußes in zwei Ebenen im Stehen, ein OSG a. p.-Aufnahme im Stehen sowie eine Saltzman-view-Aufnahme zur Beurteilung der Rückfußachse. Das seitliche Röntgenbild des Fußes im Stehen lässt ein ätiologisch relevantes Os trigonum leicht erkennen (Abb. 10.23). Um das Impingement des Os trigonum darzustellen, empfehlen einige Autoren ein seitliches Röntgenbild des Fußes im maximaler Plantarflexion. Hierbei kommt das so genannte *Nutcracker*-Phänomen zur Darstellung, das das Einklemmen des Os trigomun zwischen dem Calcaneus und der dorsalen Tibia zeigt.

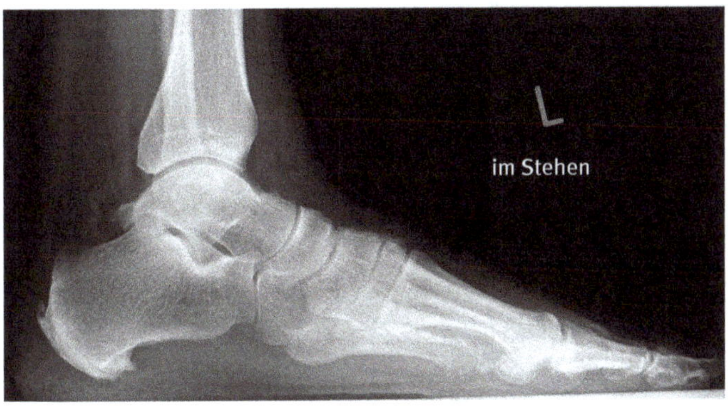

Abb. 10.23: Seitliches Röntgenbild mit Darstellung des Os trigonums.

Sonographisch können Flüssigkeitsansammlungen im Sinne einer Tendovaginitis der Sehnen des M. flexor hallucis longus und flexor digitorum longus dargestellt werden.

Eine Computertomographie kann ossäre oder osteochondrale Defekte darstellen und sollte vor allem bei vorliegendem Verdacht einer Fraktur des Processus posterior tali (*shepherd fracture*) eingesetzt werden (Abb. 10.24).

Eine genauere Darstellung der Anatomie und Pathologie erfolgt durch eine MRT-Untersuchung. Hiermit ist die Darstellung der Sehnen des Flexor hallucis longus und flexor digitorum longus möglich. Eine Tendovaginitis kommt durch eine Flüssigkeitsansammlung im Bereich der Sehnen zur Darstellung (Abb. 10.25). Eine postero-tibiale Synovitis und ein Knochenmarködem im Bereich des Talus und Calcaneus können nachgewiesen werden. Längsrupturen der Sehnen kommen auch in der MRT häufig nicht zur Darstellung.

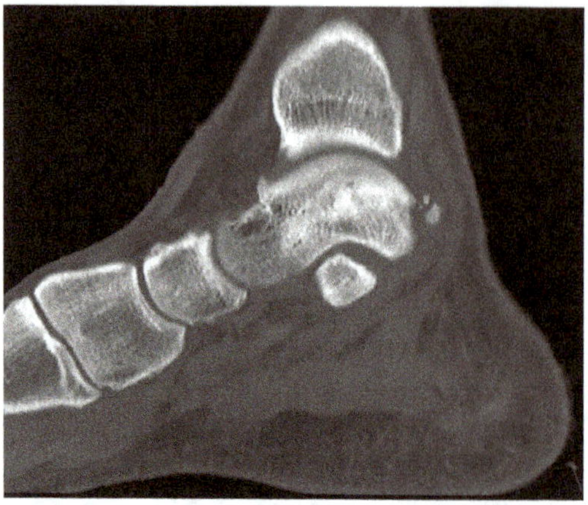

Abb. 10.24: Sagittale Computertomographie-Aufnahme einer Fraktur des Os trigonums/Processus posterior tali.

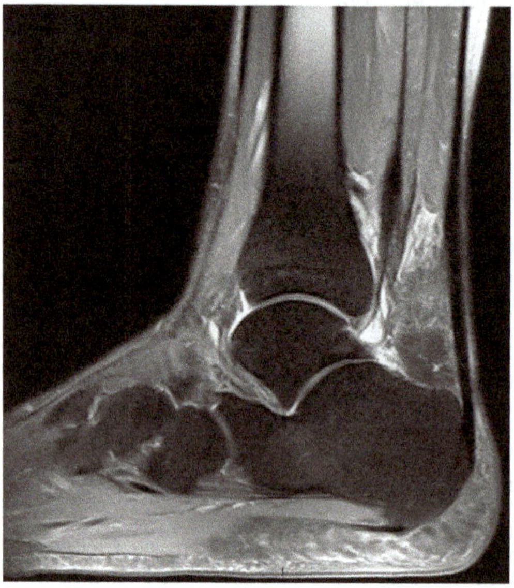

Abb. 10.25: Tenosynovitis/Ruptur der Flexor-hallucis-longus-Sehne mit Darstellung des Ergusses um die Sehne in der MRT.

10.5.6 Diffentialdiagnosen

Die unterschiedlichen Pathologien der Sehnen des Mm. flexor hallucis longus und flexor digitorum longus sind wenig bekannt und werden daher oft fehldiagnostiziert. Häufig werden Erkrankungen der Achillessehne oder der Bursa subachillea für die Beschwerdesymptomatik verantwortlich gemacht. Eine Arthrose des oberen oder unteren Sprunggelenks kann ein ähnliches klinisches Bild zeigen.

Bei spezifischen postero-medialen Schmerzen müssen weiterhin Pathologien des hinteren Deltabandes, der Tibialis-posterior-Sehne, osteochondrale Läsionen des medialen Talus, Tarsaltunnelsyndrom und posteromediale tarsale Coalitiones ausgeschlossen werden.

Beim so genannten „*jogger's foot*" wird der belastungsabhängige Schmerz ebenfalls im Verlauf der M.-flexor-hallucis-Sehne – allerdings distaler – empfunden. Ursache ist dabei ein chronischer Druck auf den N. plantaris medialis, der die Sehne plantar bis zu ihrer Kreuzungsstelle mit der Sehne M. flexor digitorum longus begleitet [67].

10.5.7 Konservative Therapie

Konservative Therapiemaßnahmen beinhalten in der akuten Phase eine nichtsteroidale antiphlogistische Medikation, Hochlagerung des Fußes und Cryotherapie. Die auslösende Noxe sollte für die Zeit der Behandlung vermieden werden.

Physiotherapeutische Maßnahmen sollten isometrische Übungen und Dehnung der Wadenmuskulatur beinhalten. Bei vorliegender Schwellung können eine manuelle Lymphdrainagenbehandlung sowie eine Elektrotherapie (z. B. Iontophorese) zur Reduzierung der Tenosynovitis hilfreich sein.

Orthopädieschuhtechnisch können Abrollhilfen und versteifende Sohlen unter dem Vorfuß, sowie eine leichte Fersenerhöhung die Bewegungsamplitude der Sehnen reduzieren [67].

In seltenen Fällen ist bei persistierenden Schmerzen eine Ruhigstellung des Fußes in einem Walker mit Fortsetzung der oben genannten Therapie notwendig.

Cortison-Injektionen können aufgrund des erhöhten Risikos einer Sehnenruptur nicht empfohlen werden.

Die Erfolgsrate einer konservativen Therapie wird in der Literatur mit 60 % angegeben. Hedrick und McBryde berichten jedoch, dass lediglich 40 % dieser Patienten den Aktivitätslevel vor der Erkrankung erreichen. Insgesamt ist die Prognose einer konservativen Therapie bei Hochleistungssportlern (Balletttänzern, Fußballspielern) schlecht [66, 71].

10.5.8 Operative Therapie

Die Indikation zur operativen Therapie besteht nach ausgeschöpfter konservativer Therapie oder Nicht-Erreichen des Leistungslevels (z. B. Balletttänzer, Leistungssportler).

Das Prinzip der Operation liegt in der Beseitigung der die Sehne irritierenden Struktur. Dies kann in der Entfernung eines Os trigonums mit Release der Sehne des M. flexor hallucis longus, einer Beseitigung der Stenose im Tarsaltunnel durch ein Tarsaltunnel Release oder eine Tenosynovektomie, ein Debridement und gegebenenfalls einer Naht der Sehne geschehen.

10.5.8.1 Entfernung des Os trigonum und Release der Flexor-hallucis-longus-Sehne

Der Patient wird in Bauchlage mit leicht überhängendem Fuß auf dem Operationstisch gelagert. Eine Blutsperre sollte vor dem Umlagern auf den Bauch am Oberschenkel angelegt werden. Der Operateur kann durch Aufbringen von Kraft mit seinem Körper intraoperativ eine Dorsalextension im oberen Sprunggelenk herbeiführen.

Der Zugang zum Os trigonum und unteren Sprunggelenk von dorsal kann offen oder arthroskopisch erfolgen. In offener Technik wird der posteromediale Zugang empfohlen, da hierdurch Pathologien des Nerven-Gefäß-Bündels als auch der Flexorsehnen gut zugänglich sind.

Der offene Zugang ist jedoch aktuell durch die dorsale Arthroskopie abgelöst worden, da hierdurch das operative Trauma und der postoperative Schmerz reduziert sowie eine schnellere Rückkehr in die Alltagsaktivitäten nachgewiesen werden konnten [72, 74] (Abb. 10.26).

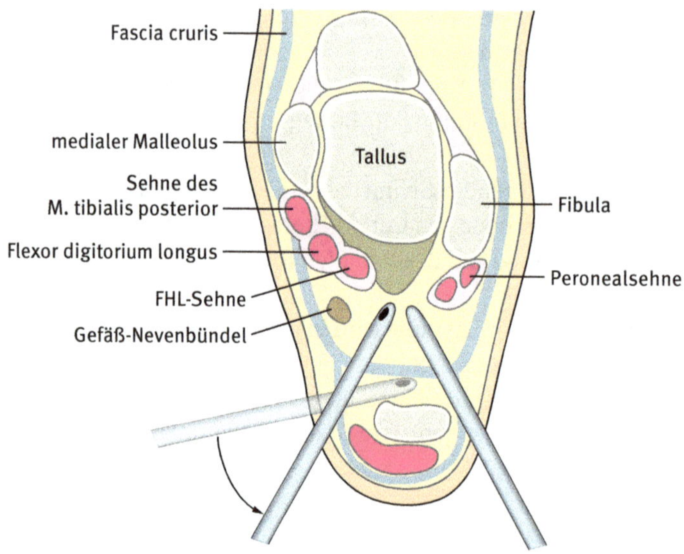

Abb. 10.26: Lage arthroskopischer Portale und Instrumente in Beziehung zu anatomischen Strukturen: Das Arthroskop liegt im posteromedialen Portal und zeigt in Richtung des 1.–2. Strahls.

Nach Einzeichnen der anatomischen Landmarken erfolgt die Anlage der Portale ca. 1,5 cm proximal des superioren Anteils des Calcaneus. Das Retinaculum der Flexor-hallucis-longus-Sehne wird eröffnet. Sollte die Sehne eine Tenosynovitis oder Ruptur zeigen, kann ein Debridment der Sehne durchgeführt werden. Sollte die Ruptur mehr als 50 % des Sehnendurchmessers ausmachen, ist ein offenes Vorgehen empfehlenswert [69]. Als Landmarke dient intraoperativ die Flexor-hallucis-longus-Sehne. Das Arthroskop und der Shaver sollten immer lateral der Sehne verbleiben, um eine Irritation des Nerven medial zu vermeiden [68]. Nach Möglichkeit sollte das Os trigonum mit einer Fasszange vollständig entfernt werden. Bei Vorliegen eines prominenten Processus posterior tali kann dieser mit einem Shaver oder kleinen Meisel reduziert werden. Der dorsale knöcherne Anteil des Talus wird anschließend geglättet, um eine weitere Irritation der Flexor-hallucis-longus-Sehne zu vermeiden. Begleitpatholgien der hinteren Facette des oberen und unteren Sprunggelenks können begutachtet und therapiert werden [73].

10.5.8.2 Tarsaltunnel-Release

Im Falle einer Stenosierung der Sehnen im Tarsaltunnel findet ein offenes oder artroskopisches Tarsaltunnel-Release statt. Die Lagerung des Patienten erfolgt in Bauch- oder Rückenlage mit Außenrotation der betroffenen Extremität, so dass der mediale Malleolus gut zur Darstellung kommt. Ein dorsal konvex geschwungener 3 cm messender Hautschnitt wird über der zu palpierenden Flexorsehne angelegt. Nach Spaltung der oberflächlichen Aponeurose muss das Gefäß-Nerven-Bündel dargestellt und mit einem Loop markiert werden. Durch Bewegung der Zehen lassen sich die Sehnen leicht identifizieren. Die Sehnenscheide kann oberhalb des osteofibrösen Kanals eröffnet werden. Im Anschluss erfolgt die Eröffnung des osteofibrösen Kanals über die gesamte Länge. Die Flexorsehnen können hiernach zur Inspektion aus ihrem Verlauf luxiert werden. Rupturen, Sehnenknötchen oder eine Tenosynovitis können entfernt bzw. genäht werden.

10.5.9 Nachbehandlung

Eine Sehnennaht erfordert die Ruhigstellung der Sehne über sechs Wochen in einem Walker. Nach einer Tenosynovektomie, einem Sehnendebridement oder Tarsaltunnel-Release ist eine frühfunktionelle postoperative Therapie möglich. Nach einer kurzen Ruhigstellung des Fußes bis zu trockenen Wundverhältnissen kann eine passive und aktive Mobilisation des Fußes/der Sehnen erfolgen. Sportliche Aktivitäten können nach sechs bis acht Wochen wiederaufgenommen werden.

10.5.10 Neue Therapien

Die Therapie der Erkrankungen der Sehnen des Mm. flexor hallucis longus und flexor digitorum longus hat sich durch den Einsatz der Arthroskopie verändert. Offene Techniken treten in den Hintergrund und die dorsale Arthroskopie mit Resektion des Os trigonum, Release der FHL-Sehne und Frakturversorgung ermöglichen eine Reduzierung des operativen Traumas und postoperativen Schmerzes sowie eine schnellere postoperative Belastungsfähigkeit. Auch ein Tarsaltunnelsyndrom kann arthroskopisch/endoskopisch behandelt werden.

Literatur

[1] Lee TH, Maurus PB. Plantar heel pain. In: Coughlin MJ, Mann RA, Saltzman CL. (eds.). Surgery of the foot and ankle. Philadelphia: Mosby Elsevier; 2007. 689–705 pp.

[2] Bartold S. Plantarfasziitis. In: Hohmann E, Imhoff A. (Hrsg.). Der Fuß des Läufers. Darmstadt: Steinkopff-Verlag; 2007. 151–167 pp.

[3] Schünke M, Schulte E, Schumacher U, et al. Prometheus, LernAtlas der Anatomie. Stuttgart: Georg Thieme Verlag. 2005.

[4] Narula R, Iraqi AA, Narula K, Katyal R, Saxena MS. Comparative study of: Non-invasive conservative treatments with local steroid injection in the management of plantar fasciitis. J Clin Diag Res. 2014; 8(9): LC05–LC07.

[5] Hicks JH. The mechanics of the foot, II: The plantar aponeurosis and the arch. J Anat. 1954; 88: 25–30.

[6] Bolgla LA, Malone TR. Plantar fasciitis and the windlass mechanism: A biomechanical link to clinical practice. J Athl Train. 2004; 39(1): 77–82.

[7] Büttner O, Horisberger M, Valderrabano V. Plantarer Fersenschmerz und Plantarfasziitis. In: Valderrabano V, Engelhardt M, Küster HH. (Hrsg.). Fuß- & Sprunggelenk und Sport. Köln: Deutscher Ärzte-Verlag; 2009. 204–214 pp.

[8] Myers TW. Anatomy trains. München: Urban & Fischer. 2004.

[9] Cole C, Seto C, Gazewood J. Plantar Fasciitis: Evidence-Based Review of Diagnosis and Therapy. University of Virginia School of Medicine, Charlottesville, Virginia. Am Fam Physician. 2005; 72(11): 2237–2242.

[10] Goff JD, Crawford R. Summa Health System, Akron, Ohio: Diagnosis and Treatment of Plantar Fasciitis. Am Fam Physician. 2011; 84(6): 676–682.

[11] Thomas JL, Christensen JC, Kravitz SR, et al. The diagnosis and treatment oh heel pain: A clinical practice guideline-revision 2010. The Journal of Foot & Ankle Surgery. 2010; 49: S1–S19.

[12] Lafuente Guijosa A, O'Mullony Muñoz I, Escribá de La Fuente M, Cura-Ituarte P. Plantar Fasciitis: Evidence-based review of treatment. Reumatol Clin. 2007; 3(4): 159–165.

[13] Kleinmann D. Laufnebenwirkungen. Köln: Deutscher Ärzte-Verlag. 2009. 5–7 pp.

[14] Radwan YA, Reda Mansour AM and Badawy WS. Resistant plantar fasciopathy: Shock wave versus endoscopic plantar fascial release. Int Orthop. 2012; 36(10): 2147–2156. doi: 10.1007/s00264-012-1608-4.

[15] Rompe JD, Auersperg V, Hausdorf J, Thiele R, Schmitz C. Die muskuskelettale extrakorporale Stoßwellentherapie. Arthritis + Rheuma. 2013; 5: 291–295.

[16] Saxena, A, Fournier M, Gerdesmeyer L and Gollwitzer H. Comparison between extracorporal shockwave therapy, placebo ESWT and endoscopic plantar fasciotomy for the treatment of chronic plantar heel pain in the athlete. Muscles Ligaments Tendons J. 2012; 2(4): 312–316.

[17] Arthornthurasook A, Gaew Im K. Anterior tibial tendon insertion: an anatomical study. J Med Assoc Thai. 1990; 73, 692–696.

[18] Potthast W, Lersch C, Segesser B, Koebke J, Bruggemann GP. Intraarticular pressure distribution in the talocrural joint is related to lower leg muscle forces. Clin Biomech (Bristol, Avon). 2008, 23: 632–639.

[19] Knobloch K, Yoon U, Vogt PM. Acute and overuse injuries correlated to hours of training in master running athletes. Foot Ankle Int. 2008; 29: 671–676.

[20] Ebrahimi FV, Tofighi M, Khatibi H. Closed tibial fracture associated with laceration of tibialis anterior tendon. J Foot Ankle Surg. 2010; 49(1): 86.e19–22.

[21] Anagnostakos K, Bachelier F, Furst OA, Kelm J. Rupture of the anterior tibial tendon: three clinical cases, anatomical study, and literature review. Foot Ankle Int. 2006; 27: 330–339.

[22] Szeimies U, Staebler A, Walther M. Diagnostic imaging of the foot and ankle. Stuttgart: Thieme. 2014.
[23] Schneppendahl J, Gehrmann SV, Stosberg U, Regenbrecht B, Windolf J, Wild M, [The operative treatment of the degenerative rupture of the anterior tibialis tendon]. Z Orthop Unfall. 2010; 148: 343–347.
[24] Aboukrat P. Tendinopathies of the foot. Rev Prat. 1997; 47: 56–61.
[25] Givissis P, Christodoulou A, Karataglis D, Terzidis I, Pournaras J. Laceration of tibialis anterior tendon complicating a closed tibial fracture: a case report. J Foot Ankle Surg. 2004; 43: 426–429.
[26] Speed C. A systematic review of shockwave therapies in soft tissue conditions: focusing on the evidence. Br J Sports Med. 2014; 48: 1538–1542.
[27] Coughlin MJ, Saltzman CL, Anderson RB. Mann's surgery of the foot and ankle. Ninth edition. ed. Philadelphia, PA: Saunders/Elsevier. 2013.
[28] Kaux JF, Drion P, Croisier JL, Crielaard JM. Tendinopathies and platelet-rich plasma (PRP): from pre-clinical experiments to therapeutic use. J Stem Cells Regen Med. 2015; 11: 7–17.
[29] Sobel M, Geppert MJ, Olson EJ, Bohne WH, Arnoczky SP. The dynamics of peroneus brevis tendon splits: a proposed mechanism, technique of diagnosis, and classification of injury. Foot Ankle. 1992; 13(7): 413–422.
[30] Zammit J, Singh D. The peroneus quartus muscle. Anatomy and clinical relevance. J Bone Joint Surg Br. 2003; 85(8): 1134–1137.
[31] Hyer CF, Dawson JM, Philbin TM, Berlet GC, Lee TH. The peroneal tubercle: description, classification, and relevance to peroneus longus tendon pathology. Foot Ankle Int. 2005; 26(11): 947–950.
[32] Dombek MF, Lamm BM, Saltrick K, Mendicino RW, Catanzariti AR. Peroneal tendon tears: a retrospective review. J Foot Ankle Surg. 2003; 42(5): 250–258.
[33] Heckman DS, Gluck GS, Parekh SG. Tendon disorders of the foot and ankle, part 1: peroneal tendon disorders. Am J Sports Med. 2009; 37(3): 614–625.
[34] Knupp M, Hintermann B. [Treatment of acute and chronic peroneal tendon disorders.]. Orthopade. 2010; 39(12): 1158–1162.
[35] Molloy R, Tisdel C. Failed treatment of peroneal tendon injuries. Foot Ankle Clin. 2003; 8(1): 115–129.
[36] Di Giovanni B, Fraga CJ, Cohen BE, Shereff MJ. Associated injuries found in chronic lateral ankle instability. Foot Ankle Int. 2000; 21(10): 809–815.
[37] Sobel M, Pavlov H, Geppert MJ, Thompson FM, DiCarlo EF, Davis WH. Painful os peroneum syndrome: a spectrum of conditions responsible for plantar lateral foot pain. Foot Ankle Int. 1994; 15(3): 112–124.
[38] Church CC. Radiographic diagnosis of acute peroneal tendon dislocation. AJR Am J Roentgenol. 1977; 129(6): 1065–1068.
[39] Shawen SB, Anderson RB. Indirect Groove Deepening in the Management of Chronic Peroneal Tendon Dislocation. Techniques in Foot & Ankle Surgery. 2004; 3(2): 118–125.
[40] Van Dijk CN, Kort N. Tendoscopy of the peroneal tendons. Arthroscopy. 1998; 14(5): 471–478.
[41] Prakash R, Narayanswamy C, Singh DK, Rajini T, Venkatiah J, Singh G. Anatomical variations of peroneal muscles: a cadaver study in an Indian population and a review of the literature. J Am Podiatr Med Assoc. 2011; 101(6): 505–508.
[42] Krause JO, Brodsky JW. Peroneus brevis tendon tears: pathophysiology, surgical reconstruction, and clinical results. Foot Ankle Int. 1998; 19(5): 271–279.
[43] Mook WR, Parekh SG, Nunley JA. Allograft reconstruction of peroneal tendons: operative technique and clinical outcomes. Foot Ankle Int. 2013; 34(9): 1212–1220.

[44] Redfern D, Myerson M. The management of concomitant tears of the peroneus longus and brevis tendons. Foot Ankle Int. 2004; 25(10): 695–707.

[45] Knupp M, Sammarco V. Tendoscopy. In: Bluman E, Chiodo C. (eds.). Minimally invasive foot and ankle surgery. Philadelphia: Lippincott Williams & Wilkins. 2015.

[46] Peterson W, Hohmann G, Stein V, Tillmann B. The blood supply of the posterior tibial tendon. J Bone Joint Surg Br. 2002; 84: 141–144.

[47] Prado MP, de Carvalho Jr AE, Rodrigues CJ, Fernandes TD, Mendes AAM, Salomao O. Vascular Density of the Posterior Tibial Tendon: A Cadaver Study. Foot Ankle Int. 2006; 27: 628–631.

[48] Bloome DM, Marymont JV, Varner KE. Variations on the insertion of the posterior tibialis tendon: a cadaveric study. Foot Ankle Int. 2003; 24: 780–783.

[49] Bas M, Lusskin R. Acute Disruption of the Posterior Tibial Tendon Associated with Open-Fracture Dislocation of the Ankle. Foot Ankle Int. 1997; 18: 823–826.

[50] Monto RR, Moorman CT, Mallon WJ, Nunley JA. Rupture of the Posterior Tibial Tendon Associated with Closed Ankle Fracture. Foot Ankle Int. 1991; 11: 400–403.

[51] Mosier SM, Lucas DR, Pomeroy G, Manoli A. Pathology of the Posterior Tibial Tendon in Posterior Tibial Tendon Insufficiency. Foot Ankle Int. 1998; 19: 520–524.

[52] Johnson KA, Strom DE. Tibialis posterior tendon dysfunction. Clin Orthop Relat Res. 1989; 239: 196–206.

[53] Marzano R. Nonoperative management of adult flatfoot deformities. Clin Podiatr Med Surg. 2014; 31: 337–347.

[54] Arangio GA, Salathe EP. A biomechanical analysis of posterior tibial tendon dysfunction, medical displacement calcaneal osteotomy and flexor digitorum longus transfer in adult acquired flatfoot. Clin Biomech. 2009; 24: 385–390.

[55] Iaquinto JM, Wayne JS. Effects of surgical correction for the treatment of adult acquired flatfoot deformity: a computational investigation. J Orthop Res. 2011; 29: 1047–1054.

[56] Knupp M, Schuh R, Stufkens SAS, Bolliger L, Hintermann B. Subtalar and talonavicular arthrodesis through a single medial approach for the correction of severe planovalgus deformity, J Bone Joint Surg Br. 2009; 91: 612–615.

[57] Anand P, Nunley JA, Deorio JK. Single-incision medial approach for double arthrodesis of hindfoot in posterior tibialis tendon dysfunction, Foot Ankle Int. 2013; 34: 338–344.

[58] Myerson MS, Badekas A, Schon LC. Treatment of stage II posterior tibial tendon deficiency with flexor digitorum longus tendon transfer and calcaneal osteotomy. Foot Ankle Int. 2004; 25: 445–450.

[59] Wacker JT, Hennessy MS, Saxby TS. Calcaneal osteotomy and transfer of the tendon of flexor digitorum longus for stage-II dysfunction of tibialis posterior. Three- to five-year results. J Bone Joint Surg Br. 2002; 84: 54–58.

[60] Haeseker GA, Mureau MA, Faber FW. Lateral column lengthening for acquired adult flatfoot deformity caused by posterior tibial tendon dysfunction stage II: a retrospective comparison of calcaneus osteotomy with calcaneocuboid distraction arthrodesis. J Foot Ankle Surg. 2010; 49: 380–384.

[61] DeVries JG, Scharer B. Hindfoot Deformity Corrected With Double Versus Triple Arthrodesis: Radiographic Comparison. J Foot Ankle Surg. 2015; 54: 424–427.

[62] Röhm J, Zwicky L, Horn Lang T, Salentiny Y, Hintermann B, Knupp M. Mid- to long-term outcome of 96 corrective hindfoot fusions in 84 patients with rigid flatfoot deformity. J Bone Joint Surg Br. 2015; 97: 668–674.

[63] Hatic II SO, Philbin TM. Management of the recurrent deformity in a flexible foot following failure of tendon transfer. Is arthrodesis necessary? Foot Ankle Clin N Am. 2012; 17: 299–307.

[64] Lee MS, Maker JM. Revision of failed flatfoot surgery. Clin Podiatr Med Surg. 2009; 26: 47–58.

[65] Ahn JH, Kim YC, Kim HY. Arthroscopic versus posterior endoscopic exision of a symptomatic os trigonum: a retrospective cohort study. Am J Sports Med. 2013; 41(5): 1082–1089

[66] Hedrick MR, McBryde AM. Posterior ankle impingement. Foot Ankle Int. 1994; 15: 2–8.

[67] Lohrer H. Überlastungsschäden. In: Wirth CJ. (Hg.). Orthopädie und Orthopädische Chirurgie: Fuß. Stuttgart: Thieme Verlag. 2002.

[68] Miyamoto W, Takao M, Matsushita T. Hindfoot endoscopy for posterior ankle impingement syndrome and flexor hallucis longus tendon disorders. Foot Ankle Clin. 2015; 20(1): 139–147.

[69] Phisitkul P, Amendola A. Endoscopic treatment of posterior ankle impingement through a posterior approach. In: Wiesel SW, Mark E. (eds.). Easley Operative techniques in foot and ankle surgery. Köln: Wolters Kluwer/Lippincott Williams & Wilkins. 2011.

[70] Plaass C, Abuharbid G, Waizy H, Ochs M, Stukenborg-Colsman C, Schmiedl A. Anatomical variations oft the flexor hallucis long and flexor digitorum longus in the chiasma plantare. Foot Ankle Int. 2013; 34(11): 1580–1587.

[71] Purushothaman R, Karuppal R, inassi J, Valsalan R. Hallux saltans due to flexor hallucis longus entrapment at a previously unreported site in an unskilled manual laborer: a case report. J Foot Ankle Surg. 2012; 51(3): 334–336.

[72] Rungprai C, tennant JN, Phisitkul P. Disorders of the flexor hallucis longus and Os trigonum. Clin Sports med. 2015; 34(4): 741–759.

[73] Lui TH. Arthroscopic management of posteromedial ankle impingement. Arthrosc Tech. 2015; 4(5): 425–427.

[74] van Dijk CN, de Leeuw PA, Scholten PE. Hindfoot endoscopy for posterior ankle impingement. J Bone Joint Surg AM. 2009; 91A: 287–298.

11 Apophysitiden – Sehnenprobleme am wachsenden Skelett

Carlo Camathias

Einleitung

Kinder und Adoleszente weisen im Vergleich zu Ausgewachsenen Besonderheiten auf. Es ist zwar nicht erstaunlich, dass sportlich engagierte Jugendliche ähnliche Verletzungen erfahren wie Erwachsene. Ursachen sowie Folgen der Läsionen oder Überlastungen können sich beim Kind aber andersartig ausprägen. Es erscheint daher sinnvoll, diese Patienten auch anders zu beurteilen.

Bis zum Wachstumsabschluss verändert sich der Körper fortwährend. Während der Pubertät wirken Wachstumshormone wie Somatropin (STH) neben den Geschlechtshormonen Testosteron und Östrogen auf Aussehen, Gewicht oder Größe. Die Psyche wandelt sich, maturiert, beeinflusst die ansteigende Risikobereitschaft und wirkt auf Verletzungs- und nicht zuletzt Überlastungsmuster ein.

Auf den offensichtlichsten Unterschied im Bewegungsapparat stößt man in den Epiphysen- und Apophysenfugen. Hier findet Wachstum statt, gesteuert durch die Hormone: Somatropin ändert die mechanischen Charakteristiken des Fugenknorpels, wie zugleich die Sexualhormone [1]. Testosteron vermindert die Belastbarkeit, Östrogen lässt die Fuge reifen und erhöht damit die Belastbarkeit [2]. Während der Pubertät steigt die Wachstumsgeschwindigkeit mit allen verbundenen Parametern. Druck- und Scherkräfte an der Fuge erhöhen sich. Gleichzeitig ändern sich die mechanischen Eigenschaften der Fuge, welche Zugbelastungen schlechter toleriert [2]. Testosteron beeinflusst Jungen länger als Mädchen, weshalb Erstere sich einem höheren Risiko aussetzen bzw. die Fuge länger geschwächt bleibt. Potenzielle Wachstumsschäden können resultieren. Die schwerwiegendste Erkrankung in diesem Zusammenhang vertritt die Epiphysiolysis capitis femoris.

Nicht nur die Fugen unterscheiden das Kind vom Erwachsenen, der Knochen ist im Vergleich zwar elastischer, jedoch minder resistent [3, 4]. Bei gleicher Energie deformiert der kindliche Knochen deutlicher oder bricht frühzeitig. Ligamenten und Sehnen fehlt im jugendlichen Alter zwar die Zugfestigkeit, eine höhere Elastizität wird ihnen im Gegensatz dazu aber bescheinigt. Im Laufe des Alters nimmt die Zugfestigkeit zu, der Wassergehalt hingegen ab [5, 6]. Ligamente werden während des Wachstums stetig belastbarer. Aus gleichem Grund reduziert sich die Laxität der Gelenke bis Pubertätsende [7].

Die erwähnten Unterschiede zum Erwachsenen lassen darauf schließen, dass die Ligamente wie Sehnen verglichen mit Knochen belastungsfähiger sind. Die größte Schwachstelle ist an der Verankerung, am Übergang von Ligament zum Knochen, zu suchen, häufig ein Ort, wo Apophysen bestehen. Es wundert daher auch kaum, dass die Kreuzbänder des Kniegelenkes mehrheitlich knöchern ausbrechen, als zu

DOI 10.1515/9783110424027-013

zerreißen [8, 9]. Ähnliches gilt für Sehnen, welche häufiger mitsamt ihren knöchernen Verbindungen ausreißen, anstatt zu reißen. Die Apophyse, an der die musculotendinöse Einheit ansetzt, bleibt bis zum Abschluss des Wachstums der schwächste Anteil.

Merke: Ligamente und Sehnen sind bei Kindern und Jugendlichen stärker als der Knochen. Avulsionsfrakturen der Sehnenansätze treten häufiger auf als eigentliche Sehnenrisse.

11.1 Apophysitiden & Avulsionsfrakturen Becken

11.1.1 Ätiologie & Epidemiologie

Apophysitiden kommen selten vor, Avulsionsfrakturen der Apophysen hingegen deutlich häufiger. Avulsionsfrakturen treten fast ausschließlich bei Jugendlichen auf, meist resultierend aus einer plötzlichen, kräftigen Kontraktion des Muskels. Betroffen sind vor allem Sportler (Fußballer, Turner, Eishockeyaner etc.), welche zum Sprint, zum Schuss des Balles ansetzen oder abrupt abbremsen. Mitunter kann der Muskel auch exzentrisch belastet worden sein, bevor es zur Verletzung kommt [10].

Bei etwa 16 % aller jungen Patienten mit akuten Schmerzen in der Hüfte nach sportlicher Betätigung findet sich eine Fraktur der Aphophysen. Am häufigsten ist die Tuberositas ischiadica betroffen, gefolgt von der Spina iliaca anterior superior (SIAS) und der Spina iliaca anterior inferior (SIAI) [10, 11]. Die Inzidenz der Avulsionsfrakturen nimmt bei den 14- bis 17-Jährigen stetig zu. Diese Altersklassen treiben zunehmend Sport im kompetitiven Umfeld, teilweise ohne die dazugehörende professionelle Betreuung [12]. Intensives Training verkürzt die Muskeln, erhöht im Gegenzug aber den Stress an der Apophyse. Die schwächere Verankerung, vergesellschaftet mit einem größeren Anspruch des Sportlers, prädisponiert zu Avulsionsverletzungen [13, 14]. Durch repetitive Traktion kann eine chronisch irritierte Apophysitis der Fraktur vorangehen. Auf dieser Basis einer Osteitis bricht der Knochen noch leichter [14].

Nach jeglichen Avulsionsverletzungen sollte die hohe Inzidenz an Pseudarthrosen (68 %) nicht unterschätzt werden [10, 15]. Pseudarthrosen besitzen ein großes Potenzial, die Behandlung zu komplizieren. Unter Umständen ist die Differenzialdiagnose zur Neoplasie nicht immer einfach.

11.1.2 Klinik

In der akuten Phase bemerken die Patienten meist einen einschießenden Schmerz im Bereich der betroffenen Apophyse. Die Schmerzen verunmöglichen es, den Sport auszuführen. Unter Umständen ist die Funktion der betroffenen Muskulatur deutlich eingeschränkt. In mancher Hinsicht präsentiert sich das klinische Bild ähnlich einer

Muskelzerrung. Avulsionsfrakturen verpasst der behandelnde Arzt zuweilen, sodass chronische Schmerzen entstehen, teilweise mit neurologischen Symptomen [10].

11.1.3 Die wichtigsten Apophysen des Beckens

11.1.3.1 Tuberositas ischiadica

An der Tuberositas ischiadica setzt der proximale Anteil des M. semimembranosus, des M. semitendinosus, des M. adduktor magnus, nicht zuletzt der lange Kopf des

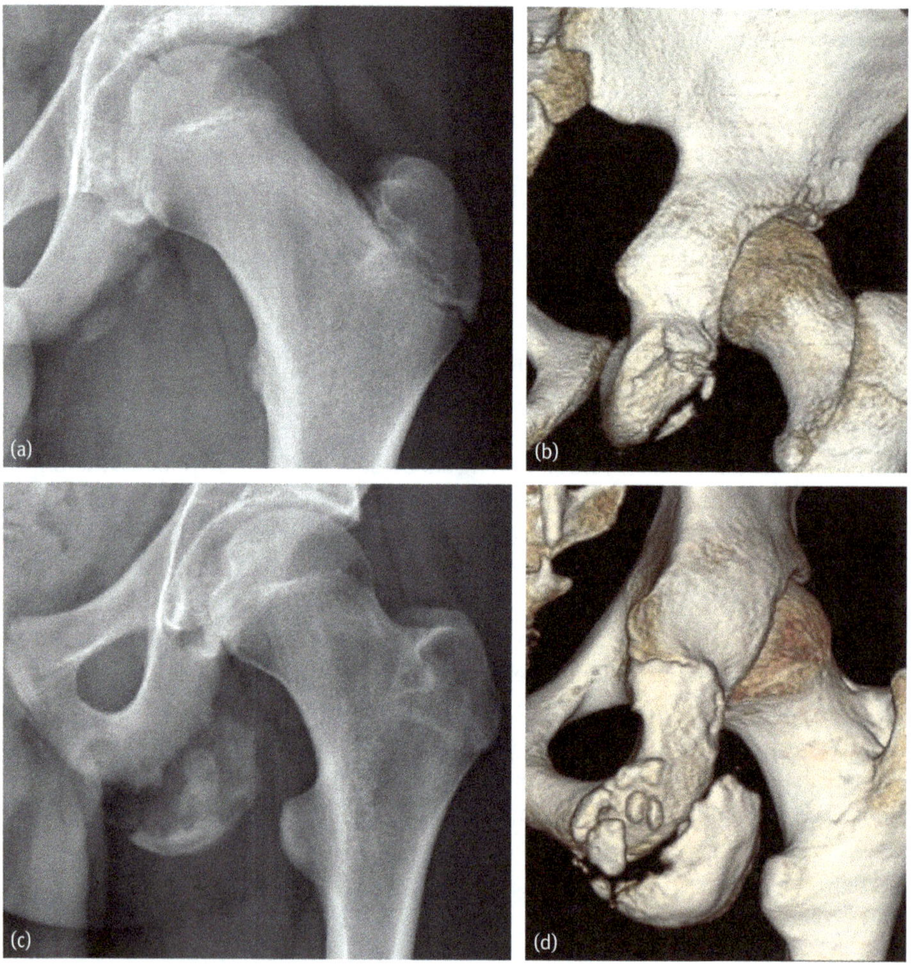

Abb. 11.1: (a) Avulsionsfraktur der Tuberositas ischiadica kurz nach dem Trauma. (b) Computer-Tomographie (CT) der gleichen Fraktur kurz nach Trauma. (c) Nach gut sechs Monaten der konservativen Therapie zeigen sich eine Pseudarthrose und eine heterotope Ossifikation. (d) CT der gleichen Fraktur.

M. bizeps femoris an. Der verletzte Sportler bemerkt häufig ein Knacken mit nachfolgend stärksten Schmerzen im Bereich des Gesäßes. Die chronische Verletzung kann zu einer grotesken Kallusbildung führen, die mitunter den N. ischiadicus irritiert (siehe Abb. 11.1) [16].

11.1.3.2 Spina iliaca anterior superior (SIAS)

Der SIAS entspringen der M. sartorius wie auch Teile des M. tensor fasciae latae. Die SIAS wird zumeist verletzt, wenn einer dieser Muskeln plötzlich angespannt wird. Sprinter, die abrupt starten oder springen, wenn das Knie noch gebeugt ist, gehören typischerweise zu den Verletzten. Auch hier kann eine verpasste Fraktur zur Hypertrophie des Knochens führen, zuweilen mit Irritation der umliegenden Nerven im Sinne einer Meralgia paraesthetica.

11.1.3.3 Spina iliaca anterior inferior (SIAI)

Ein Ansatz des M. rectus femoris entspringt der SIAI. Grundsätzlich entspricht der Verletzungsmechanismus dem der SIAS. Fußballer erleiden die Pathologie häufiger, erreichen diese Sportler doch beim Kicken des Balles eine hohe Anspannung des Rektus. Die Anamnese weist vielfach den Weg zur Diagnose. Die Hüfte schmerzt und lässt nur wenig Bewegung zu.

Es besteht die Gefahr einer überschießenden heterotopen Ossifikation [17]. Neben lokalen Schmerzen des Gewebetumors kann der zusätzliche Knochen zum Impingement an der Hüfte führen. Ähnlich dem Pincer-Impingement schlägt der Schenkelhals des Femurs an die vergrößerte SIAI [18–20]. Die Symptomatik entspricht der beim „konventionellen“ Hüft-Impingment.

11.1.4 Untersuchung

Bei der akuten Verletzung beschränkt sich die Untersuchung auf Druckdolenzen am Ort der erwarteten Avulsionsverletzung. Es werden der Bewegungsumfang sowie funktionelle Ausfall getestet.

Sind die Beschwerden längere Zeit (mehrere Monate) vorhanden, ist die Impingement-Testung der Hüfte sinnvoll.

11.1.5 Bildgebung

Das konventionelle Röntgenbild reicht in aller Regel aus, die Diagnose zu stellen. Chronische Verletzungen können fraglos schwierig zu interpretieren sein und aufgrund der heterotopen Ossifikation als Neoplasie missdeutet werden [21]. Als erweiterte Diagnostik empfiehlt sich in diesen Fällen eine Computertomographie (CT) oder eine Magnetresonanztomographie (MRT) (Abb. 11.1) [22, 23]. Bei Kindern kann teilweise auf strahlenintensive Untersuchungen verzichtet und die Diagnose mittels Ultraschall gefunden werden.

11.1.6 Therapie

Die Avulsionsfraktur des Beckens stellt im eigentlichen Sinne keine häufige Verletzung dar. Es bestehen daher keine einheitlichen Behandlungsempfehlungen. Der Konsens lautet, dass Frakturen mit einer Dislokation von weniger als 1,5–2 cm konservativ behandelt werden [23–25].

Konservativ

- Woche 1: Mit einer initialen Ruhephase mit Kühlung und strikter kompletter Stockentlastung der betroffenen Extremität lassen sich gute Resultate erwarten. Begleitend darf der Patient nichtsteroidale Antirheumatika einnehmen. Maximal isometrische Muskelübungen sind erlaubt.
- Woche 2–4: Die Patienten dürfen passive Bewegungen an der Hüfte ausführen. Nach wie vor sollte die Extremität nicht belastet werden.
- Woche 5–6: Aktive Bewegungen in der Hüfte gegen die Schwerkraft, inklusive Isokinetik, werden toleriert.
- Woche 7–9: Muskelaufbau gegen Resistenz ist erlaubt.
- Ab Woche 10: Eine zunehmende Belastung sowie ein langsamer Einstieg in sportliche Aktivität nach abgeschlossener Konsolidation der Fraktur sind angezeigt [26].

Operativ

Vor allem dislozierte Avulsionsfrakturen profitieren von einer primären Osteosynthese. Bei Frakturen der Tuberositas ischiadica und der SIAI kann die Indikationsstellung großzügiger erfolgen. Die Folgen einer Pseudarthrose wirken sich an diesen Orten prägnanter aus.

Für Frakturen der SIAS und SIAI bietet sich der Zugang nach Smith-Petersen mit Verschraubung an. Durch diesen Zugang kann auch eine Pseudarthrose angegangen werden.

Über einen hinteren Zugang werden Frakturen der Tuberositas ischiadica erreicht. Primär kann mit Schrauben fixiert werden. Falls eine Pseudarthrose mit Hypertrophie vorhanden ist, empfiehlt es sich, diese nach Mobilisation mit Schrauben, gegebenenfalls mit resorbierbaren Ankern, zu befestigen [25].

Um die Rehabilitation so kurz wie möglich zu halten, kann bei Wettkampfsportlern die primäre Operation einer kaum dislozierten Fraktur durchaus sinnvoll sein. Das Endergebnis, zumindest bei Frakturen der SIAS, wird vornehmlich nicht beeinflusst [27].

Nachbehandlung

Nach der Operation wird die Hüfte primär lediglich passiv bewegt. Der Bewegungsumfang sollte nur langsam gesteigert werden. Der volle Bewegungsumfang darf erst ab der 6. Woche nach der Operation freigegeben werden. Der Patient sollte in den ersten sechs Wochen die operierte Extremität nicht belasten. Danach wird die Therapie individuell gesteigert, wobei die Stockentlastung erst nach gut zwölf Wochen beendet wird. Mit Sport, insbesondere Wettkampfsport, sollte mindestens ein halbes Jahr zugewartet werden.

Merke: Pseudarthrosen und heterotrope Ossifikationen nach Avulsionsfrakturen sind häufig. Die Indikation zur Osteosynthese sollte früh und aggressiv gestellt werden (Dislokation > 15 mm).

11.1.7 Neue Therapien

Im Hinblick auf die hohe Rate an Pseudarthrosen und heterotopen Ossifikationen ist eine weitergehende Betrachtung auch nach Abheilung der Avulsionsfraktur sinnvoll (vor allem der konservativ Behandelten).

Die Impingementproblematik nach Frakturen der SIAI rückt mehr ins Zentrum des Interesses. Obwohl nicht nachgewiesen, darf angenommen werden, dass sich diese Deformation entsprechend einem Cam- oder Pincer-Impingement verhält und als Präarthrose anzusehen ist. Dementsprechend wird zunehmend propagiert, das Impingement frühzeitig zu behandeln. Es bieten sich vorweg minimalinvasive, arthroskopische Methoden an. Die Arthroskopie kann die Deformation adressieren, gleichzeitig auch intraartikuläre Verletzungen wie Labrumrisse mittherapieren [18–20]. Weitere Studien sind jedoch notwendig, um die Therapieform zu etablieren.

11.1.8 Tipps & Tricks

Avulsionsfrakturen gelten als Resultat von Trainingsfehlern. Intensive und häufige Trainings, gekoppelt mit insuffizienten Ruhepausen, können die Geweberegeneration überfordern. Mikroläsionen der Muskulatur oder Sehnen führen zu Entzündungen, welche weitere Verletzungen triggern können [28]. Die Prävention besetzt im Zusammenhang eine wichtige Position. Das Training sollte propriozeptive Übungen und Stretching beinhalten. Das Ziel besteht darin, eine ausgeglichene Balance zwischen

Extensoren und Flexoren der Hüfte zu erreichen. Langfristig kann damit die Verletzungsrate vermindert werden [29].

11.1.9 Zusammenfassung als Schema

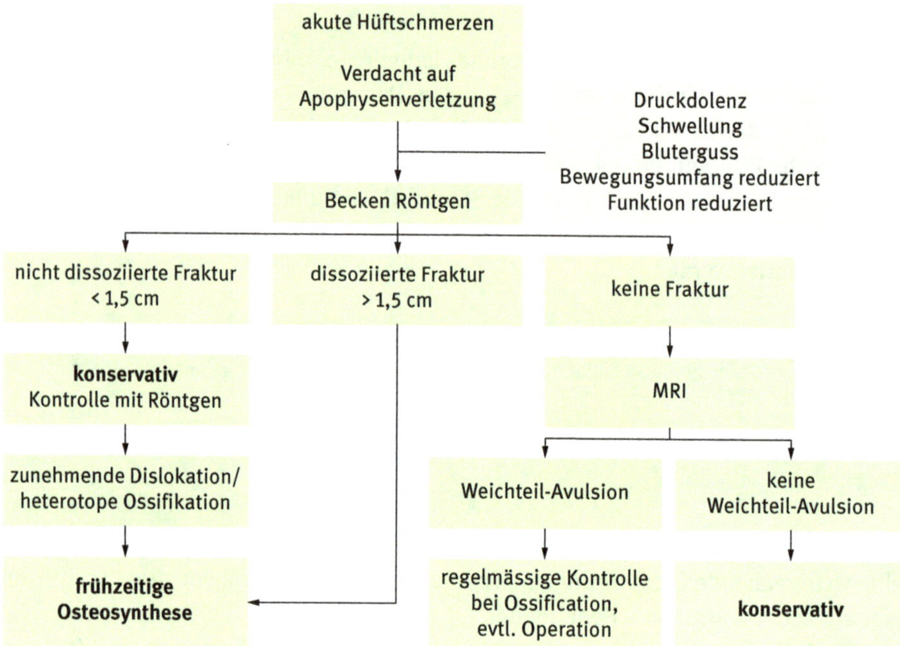

11.2 Morbus-Osgood-Schlatter/Morbus-Sinding-Larson-Johansson

11.2.1 Ätiologie & Epidemiologie

Der Morbus-Osgood-Schlatter, benannt nach den zwei Erstbeschreibern, stellt eine Traktionsapophysitis an der Tuberositas tibiae dar [30]. Die repetitive Belastung des M. quadrizeps femoris am sekundären Verknöcherungszentrum führt an der Tuberositas tibiae zur traumatischen Avulsion [31, 32]. Mikrotraumata verletzen die Apophysenfuge und können eine chronische Entzündung oder aseptische Knochennekrose nach sich ziehen [4]. Ursächlich wird eine mögliche Lösung der Epipyhsenfuge diskutiert wie auch eine Überlänge des Ligamentum patellae bei Patella alta [33, 34]. Dem Verlauf folgt eine solide Vergrößerung der Tuberositas. Der Morbus-Osgood-Schlatter wird vor allem während des pubertären Wachstumsschubes im Alter von etwa acht bis 15 Jahren beobachtet. Knaben sind etwas häufiger betroffen. Die verkürzte Quadrizeps-Muskulatur wird als Risikofaktor angesehen [35].

Ähnlich dem Morbus-Osgood-Schlatter präsentiert sich der Morbus-Sinding-Larson-Johansson am distalen Pol der Patella. Die gleiche Ätiologie wird angenommen, ebenfalls mit chronischer Entzündung der Patellaspitze. Die Abgrenzung zum *Jumpers Knee* ist fließend und eher auf das Alter bezogen.

11.2.2 Klinik

Typischerweise treten die Beschwerden der Erkrankung bei Anstrengung, jedoch vielfach auch erst danach auf. Sporttreiben ist teilweise nicht mehr oder lediglich unter Schmerzen möglich. Die Schmerzen können über viele Tage anhalten und sich nur langsam bessern.

Durch Druck der jeweiligen Region verstärkt sich der Schmerz bei beiden deutlich. Die chronische Schwellung der Tuberositas erschwert teilweise das Knien.

11.2.3 Untersuchung & Bildgebung

Die klinische Untersuchung ermöglicht in vielen Fällen die korrekte Diagnose, da die Schmerzen meist klar über der Tuberositas oder Patellaspitze lokalisiert werden können. Häufig findet sich eine Verkürzung des M. rectus femoris. Die funktionelle Testung des Muskels verursacht oder verstärkt die bekannten Schmerzen [36].

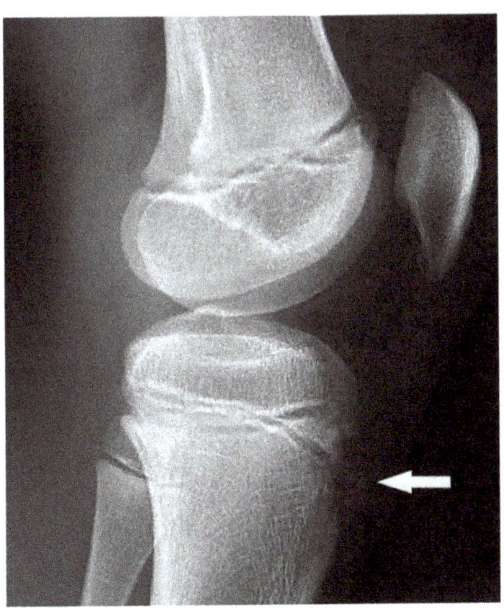

Abb. 11.2: 11-jähriger Patient mit Morbus-Osgood-Schlatter. Am Ansatz des Lig. patellae an der Tuberositas tibiae findet sich eine Fragmentation der Apophyse (Pfeil).

Der Morbus-Osgood-Schlatter wie der Morbus-Sinding-Larson-Johansson präsentieren im konventionellen Röntgenbild vielfach keine Auffälligkeiten. Teilweise kann an der Tuberositas tibiae eine Fragmentation des Ansatzes des Lig. patellae erkannt werden, ohne pathognomomisch Anhaltspunkte für den Morbus-Osgood-Schlatter zu erhalten (siehe Abb. 11.2). Das Pendant an der Patellaspitze zeigt zeitweise eine Osteolyse am Ort des Schmerzes. Die Osteolyse ist wiederum pathognomonisch für den Morbus-Sinding-Larson-Johansson. Selbstredend sollte eine Neoplasie ausgeschlossen werden [4].

11.2.4 Differentialdiagnose

Der Morbus-Osgood-Schlatter bietet meist keinen Grund für weiterführende Überlegungen. Trotzdem sollten differentialdiagnostisch Osteomyelitiden oder Tumore nicht vergessen werden.

Anders gebärdet sich der Morbus-Sinding-Larson-Johansson. Die Unterscheidung der extraartikulären Pathologie gegenüber einer intraartikulären ist nicht immer einfach. Eine vollständige Knie-Untersuchung, gegebenenfalls eine intraartikuläre Infiltration mit Lokalanästhetika, verhilft eventuell zur Klärung. Kann der Verdacht der intraartikulären Genese weiterhin nicht ausgeräumt werden, besteht die Indikation zur MRT-Untersuchung. Pathologien mit ähnlicher Symptomatik sind: Osteochondrosis dissecans, Hoffa-Impingement, Plica-Impingement, anteriore Meniskusläsion, *Jumpers Knee*.

11.2.5 Konservative Therapie

Der Morbus-Osgood-Schlatter wie der Morbus-Sinding-Larson-Johansson ist eine Domäne der konservativen Behandlung [37, 38]. Die Heilung kann jedoch sehr lange Zeit in Anspruch nehmen und sich bis zum Wachstumsabschluss hinziehen.

Die Therapie zielt darauf ab, den Stress an der Tuberositas tibiae bzw. der Patellaspitze zu vermindern. Bei akuten stärksten Schmerzen kann ein Oberschenkelgips das Kniegelenk kurze Zeit ruhigstellen (weniger als drei Wochen) [4]. Diese Maßnahme soll neue Mikrofrakturen an der Tuberositas verhindern. Natürlich geht damit eine Atrophie der Muskulatur einher und gegebenenfalls eine zusätzliche Verkürzung des M. rectus femoris. Beide Merkmale können im Verlauf die Erkrankung noch verschlechtern. Der Behandlung sind damit gewisse Grenzen gesetzt, die eine zeitliche Ausdehnung kaum erlauben. Verkürzte Oberschenkelmuskeln sollte der Patient in jedem Fall angehen. Stretching, gemeinsam mit Kraftübungen, vermindert den Zug an der Tuberositas. Die Resistenz gegenüber Stress bessert sich.

Sport sollte in jedem Fall für mindestens einen Monat sistiert werden. Sind danach keine oder nur wenige Schmerzen vorhanden, darf das Sportpensum teilweise aufgenommen werden.

Trotz aller Bemühungen verspüren aber viele Patienten auch nach Wachstumsabschluss zeitweise Schmerzen beim Knien [39–41].

11.2.6 Operative Therapie

Sind bei Wachstumsabschluss weiterhin schmerzhafte Ossikel an der Tuberositas tibiae vorhanden, ist die operative Entfernung indiziert. Obwohl mehrere Studien einen Benefit zeigen, hat sich das operative Vorgehen bei Patienten mit offenen Fugen bis anhin nicht durchgesetzt [42].

11.2.7 Neue Therapien

In unserer Klinik verfolgen wir seit wenigen Jahren ein neues konservatives Konzept in der Therapie des Morbus-Osgood-Schlatter und Morbus-Sinding-Larson-Johansson. Zusätzlich zu dem Stretching und der Kräftigung der Muskulatur implementieren wir Massage-Techniken, die Faszien direkt angehen. Der Patient muss selbstständig viele dehnende und stärkende Übungen zu Hause durchführen. Die Eltern massieren zusätzlich die Oberschenkelmuskulatur des Patienten – in der ersten Zeit täglich. Damit konnten wir die Therapiezeit erheblich verkürzen. Momentan dauert die Therapie zwischen zwei und drei Monaten. Bis zum jetzigen Zeitpunkt liegen uns zu dieser Behandlungsmethode jedoch keine Studien vor.

Merke: Übermäßige Traktion am proximalen oder distalen Ansatz des Ligamentum patellae führt zur Apophysitis. Die Oberschenkelmuskulatur ist häufig verkürzt. Die Behandlung gestaltet sich überwiegend konservativ.

11.3 Apophysitis calcanei – Morbus Sever

11.3.1 Ätiologie & Epidemiologie

Häufig schmerzen Fersen bei Kindern im Alter von sieben bis elf Jahren. Selten findet sich eine andere Diagnose als die der Apophysitis calcanei. Die Symptomatik kann beschwerlich sein und lange andauern (Monate bis Jahre). Obwohl häufig auftretend, ist die Ursache der Apophysitis calcanei nicht hinreichend geklärt. Eine mechanische Überlastung erscheint auch hier am wahrscheinlichsten. So steigert vor allem eine verkürzte Muskulatur die Zugkräfte an der Achillessehne und gleichzeitig an der Apophyse. Erhöhte Scherkräfte können Entzündungen auslösen und zu aseptischen Knochennekrosen führen. Zusätzlich erschwerend wirkt sich die Kombination aus Übergewicht, schnellem Wachstum oder intensivem Sport auf die Entwicklung der Erkrankung aus [43]. Vielfach sind beide Fersen betroffen. Wiederum sind Jungen häufiger betroffen als Mädchen [4]. Obwohl die Erkrankung selbstlimitierend ist, beeinträchtigt sie die Lebensqualität der Kinder beträchtlich [44].

11.3.2 Klinik, Untersuchung und Bildgebung

Typischerweise schmerzt die Ferse mehr unter direktem Druck. Schwellungen oder Rötungen sind in der Regel nicht vorhanden. Die Patienten verspüren deutlich vermehrte Schmerzen im Einbeinstand. Der Zehenspitzenstand ist möglich, teilweise aber sehr schmerzhaft. Vielfach findet sich eine Verkürzung des M. trizeps surae mit eingeschränkter Dorsal-Extension im Sprunggelenk [45].

Radiologisch lässt sich auf dem konventionellen Bild größtenteils keine Diagnose stellen. Neoplasien oder Osteomyelitiden können mit dem Röntgen in der Regel abgegrenzt werden, sonographisch kann teilweise eine Fragmentation nachgewiesen werden. Abklärungen anhand einer MRT sind nur dann sinnvoll, wenn ein weiterer Verdacht auf andere Erkrankungen vorliegt (siehe Differentialdiagnose).

11.3.3 Differentialdiagnose

Die Insuffizienz der M. tibialis posterior mit Knick-Senkfuß und Schmerzen posterior des Malleolus medialis sind häufig und können eine ähnliche Symptomatik aufweisen. Fersenschmerzen anderer Ursache sind bei Kindern hingegen selten. Nie außer Betracht ziehen sollte man aber Stressfrakturen, Osteomyelitiden oder Neoplasien.

Die Abgrenzung der Apophysitis zur Tendinopathie ist überwiegend nicht möglich und grundsätzlich irrelevant. Die gleichen Therapiemaßnahmen greifen. Haglund-Exostosen tauchen extrem selten auf. Die posterolaterale Exostose ist eine anatomische Variante des Calcaneus mit Problemen in Schuhen und tritt gelegentlich auf [4].

11.3.4 Therapie

Die Therapie der Apophysitis calcanei ist ausschließlich konservativ. Primär sollte der Fuß geschont, evtl. die Sportaktivität reduziert werden. Teilweise helfen dämpfende Einlagen an der Ferse [46].

Die Physiotherapie vermindert die Verkürzung der Muskulatur. Hier verfolgen wir die gleichen Maßnahmen und Therapieschemata wie beim Morbus-Osgood-Schlatter.

Merke: Die Apophysitis calcanei stellt ein häufiges Problem bei Kindern dar. Die Krankheit ist selbstlimitierend. Abgegrenzt werden sollte sie von der häufigen Insuffizienz der M. tibialis posterior mit Knick-Senkfuß.

Literatur

[1] Lind M, Bünger C. Factors stimulating bone formation. Eur Spine J. 2001; 10(2): 102–109.

[2] Morscher E. Strength and morphology of growth cartilage under hormonal influence of puberty. Animal experiments and clinical study on the etiology of local growth disorders during puberty. Reconstr Surg Traumatol. 1968; 10: 3–104.

[3] Hatton JP, Pooran M, Li C-F, Luzzio C, Hughes-Fulford M. A short pulse of mechanical force induces gene expression and growth in MC3T3-E1 osteoblasts via an ERK 1/2 pathway. J Bone Miner Res. 2003; 18(1): 58–66.

[4] Hefti F. Kinderorthopädie in der Praxis. Berlin, Heidelberg: Springer-Verlag. 2015.

[5] Hefti FL, Kress A, Fasel J, Morscher EW. Healing of the transected anterior cruciate lig-ament in the rabbit. J Bone Joint Surg Am. 1991; 73(3): 373–383.

[6] Wren TA, Beaupré GS, Carter DR. A model for loading-dependent growth, development, and adaptation of tendons and ligaments. J Biomech. 1998; 31(2): 107–114.

[7] Flynn JM, Mackenzie W, Kolstad K, Sandifer E, Jawad AF, Galinat B. Objective evalua-tion of knee laxity in children. J Pediatr Orthop. 2000; 20(2): 259–263.

[8] Hudgens JL, Dahm DL. Treatment of anterior cruciate ligament injury in skeletally immature patients. Int J Pediatr. Hindawi Publishing Corporation. 2012; 2012: 932702.

[9] Dorizas JA, Stanitski CL. Anterior cruciate ligament injury in the skeletally immature. Orthop Clin North Am. 2003; 34(3): 355–363.

[10] Porr J, Lucaciu C, Birkett S. Avulsion fractures of the pelvis – a qualitative systematic review of the literature. J Can Chiropr Assoc. 2011; 55(4): 247–255.

[11] Rossi F, Dragoni S. Acute avulsion fractures of the pelvis in adolescent competitive athletes: prevalence, location and sports distribution of 203 cases collected. Skeletal Radiol. 2001; 30(3): 127–131.

[12] Kocher MS, Tucker R. Pediatric athlete hip disorders. Clin Sports Med. 2006; 25(2): 241–253.

[13] Anderson K, Strickland SM, Warren R. Hip and groin injuries in athletes. Am J Sports Med. 2001; 29(4): 521–533.

[14] Sundar M, Carty H. Avulsion fractures of the pelvis in children: a report of 32 fractures and their outcome. Skeletal Radiol. 1994; 23(2): 85–90.

[15] Barnes ST, Hinds RB. Pseudotumor of the ischium. A late manifestation of avulsion of the ischial epiphysis. J Bone Joint Surg Am. 1972; 54(3): 645–647.

[16] Spinner RJ, Atkinson JL, Wenger DE, Stuart MJ. Tardy sciatic nerve palsy following apophyseal avulsion fracture of the ischial tuberosity. Case report. J Neurosurg. 1998; 89(5): 819–821.

[17] Resnick JM, Carrasco CH, Edeiken J, Yasko AW, Ro JY, Ayala AG. Avulsion fracture of the anterior inferior iliac spine with abundant reactive ossification in the soft tissue. Skele-tal Radiol. 1996; 25(6): 580–584.

[18] Larson CM, Kelly BT, Stone RM. Making a Case for Anterior Inferior Iliac Spine/Subspine Hip Impingement: Three Representative Case Reports and Proposed Con-cept. Arthroscopy. 2011; 27(12): 1732–1737.

[19] Hetsroni I, Larson CM, Torre Dela K, Zbeda RM, Magennis E, Kelly BT. Anterior Inferi-or Iliac Spine Deformity as an Extra-Articular Source for Hip Impingement: A Series of 10 Patients Treated With Arthroscopic Decompression. Arthroscopy. 2012; 28(11): 1644–1653.

[20] Pan H, Kawanabe K, Akiyama H, Goto K, Onishi E, Nakamura T. Operative treatment of hip impingement caused by hypertrophy of the anterior inferior iliac spine. J Bone Joint Surg Br. 2008; 90(5): 677–679.
[21] Dhinsa BS, Jalgaonkar A, Mann B, Butt S, Pollock R. Avulsion fracture of the anterior superior iliac spine: misdiagnosis of a bone tumour. J Orthopaed Traumatol. 2011; 12(3): 173–176.
[22] Singer G, Eberl R, Wegmann H, Marterer R, Kraus T, Sorantin E. Diagnosis and treatment of apophyseal injuries of the pelvis in adolescents. Semin Musculoskelet Radiol. 2014; 18(5): 498–504.
[23] Gidwani S, Bircher MD. Avulsion injuries of the hamstring origin – a series of 12 patients and management algorithm. Ann R Coll Surg Engl. 2007; 89(4): 394–399.
[24] Ferlic PW, Sadoghi P, Singer G, Kraus T, Eberl R. Treatment for ischial tuberosity avul-sion fractures in adolescent athletes. Knee Surg Sports Traumatol Arthrosc. 2014; 22(4): 893–897.
[25] Biedert RM. Surgical management of traumatic avulsion of the ischial tuberosity in young athletes. Clin J Sport Med. 2015; 25(1): 67–72.
[26] Yildiz C. Sequential avulsion of the anterior inferior iliac spine in an adolescent long jumper. Br J Sports Med. 2005; 39(7): e31.
[27] Kautzner J, Trc T, Havlas V. Comparison of conservative against surgical treatment of anterior-superior iliac spine avulsion fractures in children and adolescents. Int Orthop. 2014; 38(7):1495–1498.
[28] Launay F. Sports-related overuse injuries in children. Orthop Traumatol Surg Res. 2015; 101(1): S139–147.
[29] Kraemer R, Knobloch K. A soccer-specific balance training program for hamstring muscle and patellar and achilles tendon injuries: an intervention study in premier league female soccer. Am J Sports Med. 2009; 37(7): 1384–1393.
[30] Osgood RB. Lesions of the tibial tubercle occurring during adolescence. 1903. Clinical orthopaedics and related research. 1993. 6 p.
[31] Ogden JA, Southwick WO. Osgood-Schlatter's disease and tibial tuberosity development. Clin Orthop Relat Res. 1976; 116: 180–189.
[32] Ehrenborg G. The Osgood-Schlatter lesion. A clinical study of 170 cases. Acta Chir Scand. 1962; 124: 89–105.
[33] Visuri T, Pihlajamäki HK, Mattila VM, Kiuru M. Elongated patellae at the final stage of Osgood-Schlatter disease: a radiographic study. Knee. 2007; 14(3): 198–203.
[34] Falciglia F, Giordano M, Aulisa AG, Poggiaroni A, Guzzanti V. Osgood Schlatter lesion: histologic features of slipped anterior tibial tubercle. Int J Immunopathol Pharmacol. 2011; 24(2): 25–28.
[35] Nakase J, Goshima K, Numata H, Oshima T, Takata Y, Tsuchiya H. Precise risk factors for Osgood–Schlatter disease. Arch Orthop Trauma Surg. 2015; 135(9): 1277–1281.
[36] Nakase J, Aiba T, Goshima K, Takahashi R, Toratani T, Kosaka M, et al. Relationship between the skeletal maturation of the distal attachment of the patellar tendon and physi-cal features in preadolescent male football players. Knee Surg Sports Traumatol Arthrosc. 2014; 22(1): 195–199.
[37] Baltaci G, Ozer H, Tunay VB. Rehabilitation of avulsion fracture of the tibial tuberosity following Osgood-Schlatter disease. Knee Surg Sports Traumatol Arthrosc. 2004; 12(2): 115–118.
[38] Levine J, Kashyap S. A new conservative treatment of Osgood-Schlatter disease. Clin Orthop Relat Res. 1981; 158:126–128.
[39] Krause BL, Williams JP, Catterall A. Natural history of Osgood-Schlatter disease. J Pediatr Orthop. 1990; 10(1): 65–68.
[40] Binazzi R, Felli L, Vaccari V, Borelli P. Surgical treatment of unresolved Osgood-Schlatter lesion. Clin Orthop Relat Res. 1993; 289:202–204.

[41] Orava S, Malinen L, Karpakka J, Kvist M, Leppilahti J, Rantanen J, et al. Results of sur-gical treatment of unresolved Osgood-Schlatter lesion. Ann Chir Gynaecol. 2000; 89(4): 298–302.
[42] Pihlajamäki HK, Mattila VM, Parviainen M, Kiuru MJ, Visuri TI. Long-term outcome after surgical treatment of unresolved Osgood-Schlatter disease in young men. J Bone Joint Surg Am. 2009; 91(10): 2350–2358.
[43] Scharfbillig RW, Jones S, Scutter SD. Sever's disease: what does the literature really tell us? J Am Podiatr Med Assoc. 2008; 98(3): 212–223.
[44] Scharfbillig RW, Jones S, Scutter S. Sever's disease – does it effect quality of life? Foot (Edinb). 2009; 19(1): 36–43.
[45] Perhamre S, Lazowska D, Papageorgiou S, Lundin F, Klässbo M, Norlin R. Sever's injury: a clinical diagnosis. J Am Podiatr Med Assoc. 2013; 103(5): 361–368.
[46] Perhamre S, Lundin F, Norlin R, Klässbo M. Sever's injury; treat it with a heel cup: a randomized, crossover study with two insole alternatives. Scandinavian Journal of Medicine & Science in Sports. Blackwell Publishing Ltd; 2011; 21(6): e42–47.

Stichwortverzeichnis

S

T

www.ingramcontent.com/pod-product-compliance
Lightning Source LLC
LaVergne TN
LVHW060617300926
849162LV00008B/1645
9783110427288